DIE SYPHILIS DES ZENTRALNERVENSYSTEMS

IHRE URSACHEN UND BEHANDLUNG

VON

PROFESSOR Dr. WILHELM GENNERICH
KIEL

ZWEITE
DURCHGESEHENE UND ERGÄNZTE AUFLAGE

MIT 7 ABBILDUNGEN

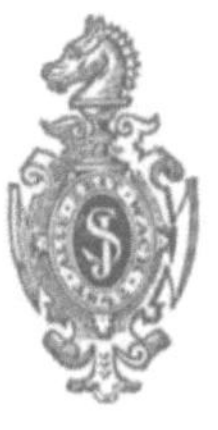

BERLIN
VERLAG VON JULIUS SPRINGER
1922

ISBN-13: 978-3-642-89743-6   e-ISBN-13: 978-3-642-91600-7
DOI: 10.1007/978-3-642-91600-7

Vorwort zur ersten Auflage.

Die vorliegende Arbeit bezweckt auf Grund von zwölfjährigen Dauerbeobachtungen in erster Linie eine Klarstellung des Entwicklungsganges der meningealen Syphilis und damit die Ausfüllung jener Lücke, welche bisher zwischen der vorwiegend kutanen Syphilis der frischen Luesstadien und der Spätsyphilis des ZNS vorhanden war. Nach einer kurzen Wiederholung der bereits 1915 bekannt gegebenen Ursachen der Metalues werden diejenigen Wege der spezifischen Therapie angegeben, welche den geschilderten biologischen Beobachtungen entsprechen. Letztere erweisen, daß bei der modernen Luesbehandlung das Schicksal des Syphilitikers mehr als je in der Hand des behandelnden Arztes ruht; dieser ist imstande, die Entstehung und Entwicklung der meningealen Syphilis zu provozieren und auf der anderen Seite bei sachgemäßer Erkenntnis der latenten Entwicklungsgänge eine völlige und dauerhafte Ausheilung der vorklinischen meningealen Veränderungen herbeizuführen und damit die Spätsyphilis am ZNS auszuschalten. Das Buch soll außerdem ein sicherer Führer sein in der so schwierigen Behandlung der verschiedenartigen klinischen Ausfälle. In dieser Richtung kann seine Aufgabe darin bestehen, die bereits vorhandenen Hand- und Lehrbücher über Syphilis und Nervensystem zu ergänzen.

Kiel, im September 1920.

Wilhelm Gennerich.

Vorwort zur zweiten Auflage.

Die neue Auflage hat entsprechend dem Fortschritt der Erfahrungen eine Reihe von Ergänzungen notwendig gemacht. Unsere früheren Ausführungen über die ursächliche Bedeutung der Allergieschwäche des Organismus für die Metalues haben durch neuerliche Feststellungen [1]) meines jüngst verstorbenen früheren Schülers Gärtner eine weitere Stütze erhalten. Es ist allerdings auffallend, daß Gärtner in seiner in Frage stehenden Paralysearbeit seinen ehemaligen Lehrer als Anhänger der Syphilis nervosa anführt und als Quellenort gerade jene Arbeit nennt, in der ich 1915 zum ersten Male über die Allergieschwäche des Organismus und über den Fortbestand des Sekundarismus in der pialen Abwehrreaktion als Ursachen der Liquordiffusion und damit der Metalues berichtet habe [2]). Von meiner Seite ist das Virus nerveux stets be-

---

[1]) Gärtner, Zeitschr. f. Hyg. u. Infektionskrankh. Bd. 92, H. 3, 1921.
[2]) Gennerich, Praxis der Salvarsanbehandlung S. 90 unten.
     „   Derm. Zeitschr. H. 12, S. 727, 729—736. 1915.
     „   Zeitschr. f. d. ges. Neurol. Bd. 30, H. 4/5, S. 546/47. 1916.
     „   Die Syphilis des ZNS. 1. Aufl. Berlin: Julius Springer. 1921. S. 31.

kämpft, ferner seit 1912 stets in Wort und Schrift zum Ausdruck gebracht
worden, daß zur Immunkörperbildung in erster Linie ein ungestörter längerer
Kontakt zwischen syphilitischer Allgemeindurchseuchung und Organzellen
gehört, bzw. daß die spezifische Behandlung die Umstimmung des Organismus
verhindert und damit zur Metalues führt. Während sich uns diese Erfahrungen
bei der eingehenden klinischen Durcharbeitung und Nachbeobachtung eines
recht großen Krankenmateriales aufdrängen mußten, hat Gärtner den statistischen Weg eingeschlagen, ob aus sich heraus, oder unter dem Einflusse seiner
$1^1/_2$jährigen Tätigkeit auf meiner Abteilung, auf die er als Neuling kam, muß
heute dahingestellt bleiben. Jedenfalls verdient seine dem Paralyseproblem
gewidmete und mit großem Schwung verfaßte Studie durch ihre außerordentlich
vielseitigen und beweiskräftigen statistischen Erhebungen die weitgehendste
Beachtung. Wenn Gärtner dazu ausersehen war, dem Anergieproblem bei
der Entstehung der Metalues eine breitere und wohlgesicherte Grundlage zu
geben, so hat er diese Aufgabe glänzend gelöst.

Weitere Ergänzungen des Buches haben stattgefunden infolge Verbesserung
der endolumbalen Technik und infolge Aufnahme der Fieberbehandlung.
Die erzielten therapeutischen Fortschritte betreffen sowohl eine weitere Verbesserung der Behandlungserfolge, wie auch eine gesicherte Vermeidung von
Störungen. Vor allem wird es mit der neuerlichen Technik, welche die Heran-
bringung relativ hoher endolumbaler Dosierungen an die zerebrale Pia unter
Umgehung spinaler Irritationen gestattet, möglich sein, in kurzer Zeit alle
frischen Fälle von meningealer Syphilis zur völligen Ausheilung zu bringen.
Dadurch werden die Gefahren einer ungenügenden und zu schwächlichen
spezifischen Behandlung, welche sich nach dem Stande der heutigen Erfahrungen als ein mächtiger Eingriff in die Allergieäußerung des Organismus
herausgestellt hat, in sachgemäßer Weise paralysiert. Nach dem Stande
unserer heutigen Kenntnis von dem Entstehungsmechanismus der Metalues wird
das Schicksal der spezifischen Therapie davon abhängen, ob in den frischen
Luesstadien die sich heute ergebenden Möglichkeiten voll ausgenutzt werden,
um das im Körper allgemein ausgebreitete syphilitische Virus in allen Lokalisationen des Organismus gleichmäßig zu erfassen und zu vernichten.

Um die endolumbale Therapie völlig gefahrlos und sicher erfolgreich anwenden zu können, hat sich eine kurze praktische Einführung in unsere Technik
und in die häufig außerordentlich komplizierte Dosierungsfrage als unbedingt
notwendig erwiesen. Ohne die Grundlage unserer fast zehnjährigen Erfahrungen
in der endolumbalen Behandlung aller nur möglichen luetischen und metaluetischen Krankheitsvorgänge am ZNS wird der Anfänger gar nicht selten
erheblichen Schwierigkeiten oder Mißerfolgen gegenüberstehen, die sich bei
einwandfreier Technik und Schulung vermeiden lassen. Verschiedene Besucher
meiner Klinik haben mich ersucht hierauf hinzuweisen, weil sie in anderen
Kliniken eine völlig veränderte Methode als endolumbale Behandlung kennen
gelernt hatten.

Kiel, 1. Oktober 1922.

Wilhelm Gennerich.

Inhaltsverzeichnis.

Einleitung.

Die sachgemäße Bekämpfung und Behandlung eines Leidens beruht einmal auf den pathologisch-anatomischen Feststellungen über die von ihm hervorgerufenen Veränderungen und zum anderen auf den klinischen Erfahrungen über den Krankheitsverlauf. Die Forschungsergebnisse dieser beiden Richtungen fügen sich sehr bald zu einem übersichtlichen Bild zusammen, wenn der Krankheitsverlauf völlig überblickt und jederzeit der ärztlichen Erkenntnis zugänglich gemacht werden kann.

Bei dem chronischen Verlauf der Syphilis war es aber bisher ungemein schwierig, die Zusammenhänge der frischen Luesstadien mit der Spätsyphilis und zwar insbesondere mit den Späterkrankungen des ZNS herzustellen. Eine ausreichende Durchbeobachtung eines großen Krankenmaterials war bei dem Charakter des Leidens sehr schwierig. Es kam noch hinzu, daß die diagnostischen Methoden viele Jahrzehnte zu erschöpfenden Feststellungen über den Stand des Leidens im Einzelfalle nicht ausreichten und erst im letzten Jahrzehnt eine tiefere Durchdringung des klinischen Problems ermöglichten. Wenn auch die Verbesserung des diagnostischen Rüstzeugs imstande war die Wege für die weitere Erforschung zu ebnen, und die Vorbedingung für eine ersprießliche Weiterarbeit war, so konnte die soeben erwähnte Lücke im Entwicklungsgange der Syphilis doch nur dadurch einer hinreichenden Erkenntnis zugänglich gemacht werden, daß ein genügend großes Krankenmaterial für eine jahrzehntelange Dauerbeobachtung zur Verfügung stand.

Trotz größter Schwierigkeiten gelang es zwar hier ein Krankenmaterial von annähernd 8000 Fällen eine große Reihe von Jahren, zum Teil bis zu 12 Jahren hin zusammenzuhalten und gründlich nachzuuntersuchen; aber diese Ergebnisse wären nach unseren jahrelangen Erfahrungen mit alleiniger Hg-Behandlung doch nicht ausreichend gewesen, wenn nicht das neue Syphilisheilmittel, das Salvarsan, wesentlich zur Förderung unserer Erkenntnis des Luesverlaufes beigetragen hätte. Das neue Heilmittel ermöglichte es, größere Massenverschiebungen in der Allgemeinsyphilose vorzunehmen und hierbei die biologischen Äußerungen der Erreger weit deutlicher, als es sonst je möglich gewesen wäre, zu erkennen; außerdem bewirkte es eine wesentliche Abkürzung des Infektionsverlaufes.

Die Erwartungen, welche dem Salvarsan im besonderen in der Heilung der Syphilis des ZNS entgegengebracht wurden, sind leider nicht ganz in Erfüllung gegangen. Einmal bleibt es dem Praktiker nicht verständlich, weshalb sich schon in den frischen Luesstadien trotz energischer und bester Salvarsanbehandlung schwere Veränderungen am ZNS einstellen und unaufhaltsam weiter entwickeln. In fachärztlichen Kreisen hat man sogar von einer Reizwirkung des Salvarsans auf die meningeale Infektion gesprochen und glaubt sie als Ursache für die häufigere Früherkrankung des ZNS anschuldigen zu sollen. Nach den früher veröffentlichten Statistiken (Münch. med. Wochenschr. 1916, Nr. 35 u. 36) kann es in der Tat keinem Zweifel unterliegen, daß die Häufigkeit der meningealen Syphilis in der allgemeinen Praxis seit Einführung des Salvarsans, und zwar vorwiegend infolge unzulänglicher Anwendung zugenommen hat.

Wenn die Schäden einer ungenügenden Behandlung wenigstens bald zu einer fachmännischen Feststellung gelangten, so würden noch in einem großen Teil der Fälle die bisher üblichen Behandlungsmethoden zur Behebung der eingetretenen meningealen Veränderungen ausreichen. Leider gelangen aber die meisten Fälle erst dann zu einer sachgemäßen Behandlung, wenn fortgeschrittenere Veränderungen dazu zwingen. Eine Beseitigung der meningealen Infektion ist dann nur noch zu einem geringen Teile mit den üblichen Behandlungsmethoden möglich.

Will man der meningealen Syphilis jedoch auf der ganzen Linie begegnen, so muß einmal über ihre Entwicklungsgänge und Ursachen volle Klarheit bestehen und zum andern eine Behandlungsmethode an die Hand gegeben werden, welche während der ersten Infektionsjahre eine sichere Assanierung der Meningen gestattet. Erst in zweiter Linie kam es darauf an, auch die Heilmethode bei der Spätsyphilis des ZNS zu verbessern. Um hier vorwärts zu kommen, mußte zunächst darüber Klarheit geschaffen werden, worin die bisherige therapeutische Unzugänglichkeit der metaluetischen Bildungen gegenüber den syphilitischen Bildungen am ZNS beruhte. Die pathologisch-anatomische Forschung hatte die ärztliche Einsicht auf ein totes Geleise geführt, insofern die biologischen Verhältnisse am Lebenden bisher keine genügende Beachtung erfahren hatten. Auf andere Weise ist es gar nicht zu erklären, weshalb die Erkenntnis, daß die Metalues nichts anderes als eine Meningitis, bzw. Meningoencephalitis serosa (infectiosa) ist, bislang verborgen bleiben konnte. Die durch den Liquoreinbruch hervorgerufene seröse Durchtränkung der Meningen und des Parenchyms bewirkte einmal, wie zu zeigen ist, die·therapeutische Unzugänglichkeit und zum andern die Ausschwemmung und ein üppiges Fortgedeihen der Spirochäten im Nervenparenchym, also auf der ektodermalen Substanz, welche in unverwässertem Zustande absolut resistent ist und als Nährboden für Syphiliserreger nicht in Betracht kommt. An die Feststellung der Liquordiffusion ins Nervenparenchym als Ursache der Metalues knüpft sich die Erkenntnis, daß die chemische Behandlung dieses Krankheitsausganges ohne Wiederherstellung einer undurchlässigen Pia nur Stückwerk bleiben mußte.

Von den sich hier eröffnenden therapeutischen Wegen:

1. operativen Ersatz der erkrankten Pia,
2. Immunotherapie zur Hebung der lokalen Abwehrreaktion gegen die eingedrungenen Erreger,
3. Versuch einer Ausheilung der Pia unter Wiederherstellung ihrer Funktion, und zwar durch eine fortlaufende energische Bekämpfung der Erreger am Krankheitsherd von zwei Seiten, vom Blut und vom Liquor aus,

kommen nur die beiden letzteren in Betracht.

Bei Beschränkung dieser Methoden auf die geeigneten Fälle und bei sachgemäßer Durchführung sind die Erfolge durchaus beachtenswert und rechtfertigen eine konsequente Fortführung, bis andere Methoden gefunden sind, die eine radikalere Bekämpfung der Metalues versprechen.

I. Entwicklungsursachen der meningealen Syphilis[1].

Die syphilidogenen Erkrankungen am ZNS nehmen bekanntlich immer ihren Ausgang von den Meningen und ihren Fortsätzen. Diese von Virchow, Heubner, Oppenheim, Siemerling, Lubarsch usw. für die Syphilis cerebrospinalis behauptete Tatsache trifft nach den Beobachtungen von Alzheimer, Nißl, Obersteiner, Redlich, Stargardt u. a. auch für die Metalues zu. Es ist daher natürlich, daß wir zur Klärung des vorliegenden Problems der Infektion der Meningen und des Liquors bereits im frischen Stadium unsere besondere Aufmerksamkeit zuwenden müssen.

Nach den Neißerschen Anschauungen über den Hergang der Allgemeindurchseuchung aller Organe mit Spirochäten sollte man annehmen, daß im frischen Luesstadium auch in den Liquor und die Meningen stets Spirochäten, wenn auch in sehr verschiedener Menge hingelangten. Bei der bekannten Eigenbewegung der Spirochäten würde ein derartiger Vorgang jedenfalls durchaus erklärlich erscheinen. Daß nun tatsächlich in allen Fällen eine Liquorinfektion stattfindet, ist bisher aber noch an keinem Krankenmaterial erwiesen worden und wird sich meines Erachtens auch in Zukunft nicht einwandfrei erweisen lassen. Das Vorhandensein einer Liquorinfektion ist nämlich, wie anderseitige und unsere eigenen positiven Impfergebnisse mit normalem Liquor von frischen Sekundärfällen ergaben, keinesfalls unbedingt mit dem Eintritt von Liquorveränderungen verbunden, bzw. davon abhängig. Auf der anderen Seite ist auch ein negatives Impfergebnis nicht maßgebend (d. h. es spricht nicht gegen bestehende Liquorinfektion), einmal wegen der geringen und an entlegener Stelle entnommenen Liquormenge und zum andern, weil sich erfahrungsgemäß später noch häufig Liquorveränderungen einstellen können. Wie oft dies unter bestimmten Verhältnissen, d. h. bei einer gewissen Art von Behandlung der Fall ist, wird unten noch mehrfach berührt werden.

Es läßt sich jedenfalls nur mit einer gewissen Wahrscheinlichkeit die Vermutung aussprechen, daß im frischen Luesstadium zunächst in allen Fällen auch eine Liquorinfektion stattfindet. Die Zahl der Fälle, wo es nun im weiteren Verlauf zu meningealen Erkrankungen kommt, ist bekanntlich beschränkt; immerhin fordert jedoch die absolute Zahl und die Schwere der syphilitischen Erkrankungen des ZNS dazu auf, ihren Entwicklungsursachen nachzugehen und damit auch die Frage nach ihrer zweckmäßigsten Bekämpfung aufzurollen.

Wir müssen uns zunächst fragen, ist die Annahme eines Virus nerveux berechtigt, d. h. eines Virus mit einer besonderen Vorliebe für die Meningen, oder sind es stets besondere Gründe, welche für die Fortentwicklung der meningealen Infektion in bestimmten Fällen maßgebend sind. Auf die vielen

---

[1] Unveränderter Vortrag, gehalten auf der Südwestdeutschen Dermatologenversammlung in Bonn, September 1917.

Beobachtungen in der Literatur, welche zur Stellung dieser Frage berechtigen, möchte ich hiermit nur kurz hinweisen. Eine Aufzählung der vielen Beispiele aus gleicher Infektionsquelle und mit gleichem Infektionsverlauf würde hier zu weit führen.

Außerdem erhebt sich noch eine Reihe von anderen Fragen: „Wann kommt das Virus an den Meningen zur Entwicklung, wie lange dauert es bis zum klinischen Ausfall, was bestimmt dessen Eigenart, und haben wir irgendeine Handhabe, um im Anfangsstadium der meningealen Erkrankung vorzubeugen oder sie in ihren Anfängen zu beseitigen?" Die Beantwortung all' dieser Fragen ist natürlich an eine genaue Kenntnis des Entwicklungsganges der meningealen Infektion geknüpft. Um hierzu zu gelangen, sind aber einmal massenhafte Dauerbeobachtungen über ein bis zwei Jahrzehnte und zum anderen eine genaue Erforschung der Beziehungen der Liquorinfektion zur Allgemeininfektion im Einzelfalle erforderlich (eine gewisse Dauerkontrolle von Liquor und SR). Die Möglichkeit zu einer erfolgreichen Durchführung dieser Art von ätiologischer Forschung hat sich allerdings erst im letzten Jahrzehnt mit dem weiteren Ausbau unserer modernen Untersuchungsmethoden ergeben; trotzdem lassen sich aber die noch vorhandenen zeitlichen Lücken in der Durchbeobachtung des Materials zum großen Teil durch Aufarbeitung der alten Luesfälle ausgleichen.

Zur Lösung der vorliegenden Fragen bedarf es natürlich in erster Linie einer ausgiebigen Liquordiagnostik. Sie ist unbedingt notwendig, nicht nur, weil sie uns über den syphilitischen Krankheitsvorgang in einer bestimmten und für uns besonders wichtigen Lokalisation unterrichtet, sondern weil sie auch im Zusammenhang mit den übrigen Untersuchungs- und Beobachtungsergebnissen bestimmte Rückschlüsse auf das Verhalten der Gesamtinfektion gestattet.

Neben den modernen Untersuchungsmethoden beanspruchen auch die klinischen Beobachtungen eingehende Berücksichtigung, und zwar deshalb, weil die syphilitischen Entzündungsvorgänge, welche stets als Reaktionserscheinungen des Organismus aufzufassen sind, sich immer an denjenigen Herden abspielen, wo die Spirochäten nicht nur an Zahl, sondern auch an Virulenz das biologische Übergewicht gegenüber den sonstigen Lokalisationen besitzen, bzw. erhalten haben. Wir werden uns mit diesen Vorgängen weiter unten noch mehrfach beschäftigen müssen.

Um im Einzelfalle den Ablauf der syphilitischen Infektion verstehen zu können, ist es vor allen Dingen notwendig, den sich jeweils darbietenden Infektionszustand stets als ein Ganzes zu betrachten. Er bildet immer eine biologische Einheit, insofern als die Syphiliserreger in den einzelnen Lokalisationen zu einander in bestimmter Beziehung stehen, und das Verhalten des Einzelherdes immer vom Zustand der Gesamtinfektion abhängig ist. Selbst in denjenigen Fällen, wo die Syphilis anscheinend nur noch ein lokal beschränktes Leiden bildet, läßt sich der Nachweis erbringen, daß sich dieses in seinem biologischen Verhalten in deutlicher Abhängigkeit von klinisch nicht hervortretenden Krankheitsresten befindet. Wenn die Veränderungen an der Allgemeindurchseuchung heute besser erkennbar sind als früher, so liegt das zum guten Teil auch an unserem neuen Heilmittel, dem Salvarsan. Seit seiner Anwendung treten die quantitativen und qualitativen Verschiebungen der Infektionsmasse in weit kürzerer Zeit und in viel ausgesprochenerem Maße zutage als in der Zeit vor der Entdeckung des Salvarsans. Die unter der Behandlung sich ergebenden Beobachtungen waren auch ein guter Wegweiser zum Studium des Syphilisverlaufes bei unbehandelt gebliebenen Fällen. Durch Beobachtung gleichen Verlaufes und gleicher Ausgänge des Leidens mit und ohne Behandlung ergaben sich deutliche Hinweise auf die Wirkung der spezifischen Abwehrvorgänge. Wir hätten da zu untersuchen, in welcher Weise die beiden genannten Faktoren, die spezifische Behandlung und die Immunvorgänge, in den Ablauf der syphilitischen Infektion eingreifen und auch für das Schicksal der meningealen Spirochäteneinwanderung einen bestimmten Einfluß ausüben.

Zunächst sind von den Fällen mit Liquorveränderungen eine gewisse Anzahl abzusondern, die das stärkere Hervortreten ihrer meningealen Infektion einer Zufälligkeit, und zwar einer vermehrten Spirochätenaussaat nach der Kopfregion verdankt. Ihre Häufigkeit beträgt annähernd 5% des Gesamtzuganges an frischer Sekundärsyphilis und ungefähr 15% der bereits in den ersten Jahren mit Liquorveränderungen behafteten Fälle. Für gewöhnlich sind sie schon äußerlich kenntlich an der aus gleicher Ursache entstandenen Alopecia specifica, die gelegentlich auch mit Leukoderma colli verbunden ist. Es ist für die Rückfallbildung im frischen Luesstadium im Sinne einer wiederkehrenden Durchseuchung recht bemerkenswert, daß auch die Fälle mit Rezidivalopezie fast immer pathologische Liquores aufweisen, die früher, manchmal 1—2 Jahre vorher noch normalen Liquor besaßen.

Die biologischen Grundlagen des Luesverlaufes. Die dem Luesverlauf zugrundeliegenden biologischen Vorgänge, über die bereits mehrfach berichtet wurde, möchte ich hier in Kürze wiederholen. Wie die Beobachtung der frischen Luesstadien lehrt, kommt es im Anfange des Leidens zu einer allgemeinen Durchseuchung, bei welcher die kutane Infektion durch ihre Quantität bei weitem das biologische Übergewicht besitzt. In den ersten Krankheitsjahren ist fast ausschließlich die Haut Sitz aller syphilitischen Veränderungen, während die inneren Organe von virulenteren Prozessen und dadurch bedingten Funktionsstörungen verschont bleiben. Es sind auch, wie wir weiter unten noch zu erörtern haben werden, bestimmte Kräfte und Umstände vorhanden, welche auf die Erhaltung des Übergewichts der kutanen Infektion hinzuwirken vermögen. Diese Sachlage unterliegt jedoch im weiteren Luesverlaufe der Veränderung infolge der Einwirkung der die Allgemeindurchseuchung einschränkenden beiden Faktoren, nämlich der spezifischen Behandlung und der Abwehrvorgänge. Ihr Einfluß äußert sich in zwei Richtungen hin, und zwar erstens im Anreiz zur Rückfallbildung eben als Provokation und zweitens in häufiger Verschiebung des Infektionszustandes, so daß der Schwerpunkt des weiteren Luesverlaufes in die inneren Organe verlegt wird. Der spezifischen Behandlung kommt ferner, wie unten noch zu erörtern, eine Virulenzschwächung der Spirochäten im Infektionsträger, wie auch bei seinen Vorwirten zu, so daß die Anregung zu kräftigen allergischen Vorgängen im Organismus unterbleibt.

Was zunächst den Anlaß zu Rückfallbildungen nach stattgehabter Einschränkung der Allgemeindurchseuchung anbelangt, so ist er im Früh- wie im Spätstadium in der vitalen Expansionstendenz der Spirochäten gegeben, die immer auf eine Wiedererlangung der Allgemeinausbreitung hinausläuft. Es ist dabei belanglos, ob die Allgemeinspirochätose durch die Therapie in mehr oder weniger kurzer Zeit oder durch die Abwehrvorgänge in jahrelangem

Verlauf an Boden verloren hat. Immer erfolgt der Ausgang der Rückfallbildung, wie unten noch ausführlicher zu erörtern ist, in erster Linie an denjenigen Herden, die quantitativ oder qualitativ das biologische Übergewicht besitzen, und die im besonderen sich den einschränkenden und schädigenden Einflüssen der Therapie und der Immunvorgänge am meisten entziehen konnten. Die erneute Expansionstendenz geht im allgemeinen der Hochgradigkeit der Einschränkung parallel; sie ist aber nicht nur von der Heftigkeit des einschränkenden Faktors, sondern auch von dem Stadium des Falles abhängig. Sie ist z. B. in den frischen Stadien, wo ein frisches und wenig verankertes Virus und die Möglichkeit hochgradigster Einschränkung durch Salvarsan in Betracht kommt, sehr viel reger und massiver als im Spätstadium, wo plötzliche und erhebliche Einschränkungen schwierig sind, und wo neue Allgemeinschübe infolge zunehmender Bindung des Virus durch sessile Rezeptoren gehemmt werden. Sie ist aber auch im Spätstadium, wie es die Beschleunigung der metaluetischen Prozesse nach Allgemeinbehandlung, insbesondere mit Salvarsan häufig zeigt, deutlich vorhanden. Bevor wir die Wirkung der einschränkenden Faktoren auf die verschiedenen Hauptherde der Lues betrachten, müßten wir uns noch kurz mit dem Vorgang der Rezidivbildung selbst, und zwar mit der Bewegung der Spirochäten im Organismus beschäftigen.

Vorgang der syphilitischen Rückfallbildung. Im jüngeren Sekundärstadium stehen der Wiederkehr neuer Allgemeinschübe der Erreger für gewöhnlich keinerlei Hemmungen entgegen. Zunächst geraten allerdings die nach stattgehabter Einschränkung virulenter gebliebenen Herde in Wucherung, d. h. es kommt zum Monorezidiv. Dieses läßt aber auch ohne jegliche Allgemeinbehandlung alsbald in seiner Lokalentwicklung nach, falls die Allgemeindurchseuchung sich wieder herstellen kann. Ein bezeichnendes Beipsiel in dieser Hinsicht bilden die mit starken Kopfschmerzen oder apoplektiformen Anfällen eingehenden Salvarsanneurorezidive, insofern hier das spontane Verschwinden der Anfälle und Beschwerden mit Wiederkehr positiver SR oder neuer Allgemeinerscheinungen deutlich zutage tritt. Wir werden auf diese Fälle nachher noch zurückkommen. Im Spätstadium der Syphilis, wo die Einschränkung der Allgemeindurchseuchung in der Hauptsache auf die Wirkung der Immunvorgänge zurückzuführen ist, bilden diese für gewöhnlich ein absolutes Hindernis für die Wiederkehr der früheren Allgemeindurchseuchung: in diesem Stadium bleibt es daher lediglich bei den lokalen Monorezidiven. Die progrediente Entwicklung therapeutisch schwer erreichbarer oder zugänglicher Herde läßt sich dann nicht mehr aufhalten, weil eben — man könnte oft sagen leider — die Allgemeindurchseuchung, die das natürliche Gegengewicht gegen virulente Monorezidive bildet, sich nicht wieder einstellt. Wo Reaktionserscheinungen am Krankheitsherde eintreten, entsprechen sie natürlich in ihrem Äußeren der in den einzelnen Fällen verschiedenen Reaktionsfähigkeit des Gewebes. Die biologisch gesetzmäßige Bewegung der Spirochäten, eben die Provokation vollzieht sich jedoch, wie wir dieses besonders deutlich an der Progredienz der tabischen Optikusatrophie nach Allgemeinbehandlung sehen, unabhängig von den Reaktionserscheinungen, d. h. sie können fehlen, wenn ihre Etablierung verhindert wird (als Folge der Liquordiffusion).

Die Wirkung der einschränkenden Faktoren auf die Allgemeindurchseuchung. Was nun die Bedeutung der einschränkenden Faktoren anbelangt, so ist der

Einfluß beider zunächst allgemein auf den Rückgang der Allgemeindurchseuchung unverkennbar. Durch spezifische Behandlung lassen sich ganz entsprechend ihrer Güte mehr oder weniger lange negative Phasen der SR erzielen. Auch zeigt vielfältige Erfahrung, daß unter der unmittelbaren Einwirkung guter Kuren zunächst gesunde Kinder erzeugt werden können, während eine spätere matrimonielle Übertragung gar nicht ausgeschlossen ist.

Die Wirksamkeit der Immunvorgänge tritt uns ebenfalls in einer Reihe ganz bekannter Beobachtungen entgegen, und zwar in erster Linie in der Häufigkeit negativer SR bei gänzlich unbehandelter Tertiär- oder Spätsyphilis. Schon die örtliche Beschränkung dieser Spätformen gegenüber den Allgemeinerscheinungen in den frischen Stadien ist recht bezeichnend, nicht weniger aber auch die außerordentliche Abnahme der Spirochäten bei diesen Veränderungen. Bekannt ist ferner, daß selbst bei positiver SR in gänzlich unbehandelten Fällen von Spätsyphilis gesunde Kinder vorhanden sein können.

Die Einwirkung der Hg-Behandlung auf die Allgemeinsyphilose, wie auf die Heilung überhaupt, ist, wie bereits unsere Tabellen in der Münch. med. Wochenschr. 1916, Nr. 35 und 36 zeigen, früher erheblich überschätzt worden. Die absolute Zahl der Kuren hat bei dem früheren Heilungsgange — das kann man heute ohne Bedenken eingestehen — keine ausschlaggebende Rolle gespielt. Viele hundert von recht gut behandelten Syphilisfällen teilen, wie unsere Tabellen erweisen, das gleiche Schicksal mit den nur wenig oder gar nicht behandelten Fällen. Der Nutzen der Hg-Behandlung lag in erster Linie in der Herabsetzung der Infektiosität der frischen Luesstadien. Daß eine energische, intermittierende Hg-Behandlung zum Ziele führen kann, ist durchaus nicht in Abrede zu stellen; der Behandlungserfolg ist aber, wie eine Reihe unserer bestbehandelten Fälle erweist, die später an Hirnlues oder Metalues erkrankt sind, beim Hg stets unsicher. Jedenfalls haben bei der früheren Hg-Behandlung in erster Linie die Immunvorgänge den Ablauf der Syphilis beeinflußt.

Die Einwirkung der einschränkenden Faktoren auf die meningeale Infektion. Über die Einwirkung der beiden einschränkenden Faktoren auf die meningeale Infektion wäre folgendes zu bemerken: Die Piaoberfläche ist wegen ihrer nur einseitigen Ernährung — auf der anderen Seite steht sie mit einer nahezu eiweißfreien Flüssigkeit in Berührung — hinsichtlich ihres Stoffwechsels bei weitem nicht so günstig gestellt, als zentraler gelegene Gewebsabschnitte mit allseitiger Blutversorgung. Sie befindet sich daher sowohl hinsichtlich der Aufnahme von Arzneistoffen, wie hinsichtlich der Entfaltung der Abwehrreaktion gegenüber anderen Körperregionen im Nachteil [1]). Ähnlichen Beobachtungen begegnen wir ja auch beim Gefäßsystem, das ebenfalls so häufig der Sitz der Spätsyphilis ist.

Bedeutung der spezifischen Allgemeinbehandlung für die Provokation der méningealen Infektion. Für das Schicksal der meningealen, wie der Liquorinfektion ist es nach unseren Beobachtungen, über die Gärtner ausführlicher berichtet hat, von größter Bedeutung, daß die hier lokalisierten Spirochäten von den einschränkenden Faktoren nicht in gleicher Weise wie im übrigen Organismus geschädigt werden können. Die Durchdringung der Meningen und des Liquors mit Salvarsan oder anderen Chemikalien erfolgt nach dem

---

[1]) Siehe Gärtner, Dermatol. Zeitschr. 1919. Heft 3.

physiologischen Gesetz des Konzentrationsausgleichs. In die obersten Pia-schichten gelangt auf diesem Wege nur wenig Salvarsan, weil hier die Blutver-sorgung nur eine einseitige ist, und weil der vom Blutstoffwechsel unberührte Liquor das dort hingelangende Salvarsan stark verwässert. Der Salvarsan-spiegel des Blutes muß schon enorm hoch sein, wenn auf diesem Wege hin-reichend Salvarsan an die meningeale Oberfläche hingelangen soll. Für den Durchtritt des Salvarsans in den Liquor kommen, wie unsere Beobachtungen beim Salvarsan-Ikterus ergaben, nicht nur die Plexus, sondern die gesamte Leptomeninx in Betracht. Die durch die Pia in den Liquor im Konzentrations-ausgleich übertretenden Stoffe sind nicht nur von der Höhe, sondern auch von der Dauer ihrer Konzentration im Blut abhängig. Da die stärkere ikterische Verfärbung des Liquors erst einsetzt, nachdem die Skleren schon längst dunkel-gelb sind, und wo die Gelbfärbung des Liquors weit länger anhält als die der Skleren, so kann man diese Trägheit des Konzentrationsausgleichs unbedenk-lich auch auf die Salvarsandurchdringung übertragen.

Im Konzentrationsausgleich machen sich ferner gewisse individuelle Unter-schiede geltend. Ihnen zufolge und entsprechend der so außerordentlich ver-schiedenen Intensität der spezifischen Behandlung lassen sich drei verschiedene Gruppen von Krankheitsfällen unterscheiden.

1. Bei der ersten Gruppe verschwindet die meningeale Infektion infolge der Behandlung dauernd. In der Mehrzahl dieser Fälle hat im frischen Stadium eine ausreichende Sterilisationsbehandlung mit genügend großer Einzeldosierung stattgefunden. Diese Gruppe von Krankheitsfällen ist beim hiesigen Material die umfangreichste. Sie zählt nach mehreren Tausenden. Nur bei einer Minder-zahl hat ein zur Gesamtsterilisation nicht genügendes Behandlungsmaß infolge leichterer Durchgängigkeit der Meningen und infolge geringerer meningealer Herde zu einer ausreichenden Wirkung auf die meningeale Oberflächen- und Liquor-Infektion geführt.

2. In der zweiten Gruppe begegnen wir einer Reihe von Fällen, wo eine Ein-wirkung der Allgemeinbehandlung auf die meningeale Infektion gänzlich fehlt, und wo noch unter der Behandlung die üppigsten Liquorveränderungen empor-wachsen und trotz energischer Weiterbehandlung ihren Fortgang nehmen. Aus einer großen Reihe einschlägiger Fälle mögen hier einige als Beispiel dienen. Sie kommen am häufigsten bei kleiner und mittlerer Dosierung zur Beobachtung, sobald bei einer Gesamtkur von 7—8 Salvarsaninjektionen eine Einzelgabe von 0,3 nicht wesentlich überschritten wird.

Fall 4935. Infektion Anfang Juni 1917. Zugang 25. 8. 1917 mit PA am Glied, maku-lösem Exanthem am ganzen Körper und Angina specifica. Behandlung: Erste Kur: Vom 26. 8. bis 10. 9. 1917, 5 Spritzen Kalomel, 6 Wochen Schmierkur. Vom 4. bis 15. 9. 4 Salv.-Inj. (0,3 und 3 mal 0,4) und vom 30. 10. bis 8. 12. 7 Salv.-Inj. (,3 bis 0,35 pro dosi). Liquor-befund am 3. 10. 1917 völlig normal. Zweite Kur: Vom 25. 1. bis 15. 3. 1918 Schmierkur und vom 21. 3. bis 7. 5. 1918 8 Salv.-Inj. 0,25 bis 0,35 pro dosi). SR vom 23. 6. bis 12. 8. 1917 positiv, dann stets negativ. Erneuter Zugang am 31. 5. 1918 mit heftigen Kopfschmerzen, Schwindelgefühl, Schwerhörigkeit links und getrübtem Sensorium; Patient gibt unklare Antworten, hört links nur $^1/_4$ Meter Umgangssprache. Alle Reflexe stark gesteigert, Pupillen o. B., SR negativ. Endolumbale Behandlung am 2. 8. 1918 mit 1,35 mg/56 ccm Liquor. Liquorbefund: Phase I zarter Ring, Pandy ∓ L. 55, Esbach $2^1/_2$ Nißl, W. + 1,0. Am 4. 6. Sensorium völlig frei, noch etwas Sausen am linken Ohr, Hörleistung links 1 Meter Umgangs-sprache. Zweite endolumbale Behandlung 19. 6. 1918: 1,8 mg/85, Liquorbefund Ph. I 0—opal, P. ±, Esb. $1^1/_5$, L. 3, W. 1,0 ±. Vom 3. 6. 1918 ab Beginn der dritten Salvarsankur.

Im vorliegenden Falle war die intravenöse Behandlung nicht imstande, die meningeale Infektion genügend zu beeinflussen. Diese wurde vielmehr durch den Schwund der Allgemeindurchseuchung immer mehr in den Vordergrund des weiteren Luesverlaufes gedrängt. Durch eine einzige endolumbale Behandlung gelang es jedoch, sämtliche nervöse Störungen mit Ausnahme der Akustikusaffektion völlig zu beseitigen. Die Funktion des Nervus VIII konnte, wie das ja meistens der Fall zu sein pflegt, nicht mehr völlig wieder hergestellt werden.

Fall 5066. Infektion Februar 1917. Zugang am 22. 6. 1917 mit Narbe am Glied und fleckigem Exanthem am Körper. Behandlung: Erste Kur: Vom 23. 6. bis 4. 10. 1917 15 Spritzen Kalomel und 7 Salv.-Inj. Am 10. 10. Liquorbefund normal. SR vom 23. 6. bis 12. 8. +, dann stets —. Zweite Kur: 1. 11. 1917 bis 26. 1. 1918 Schmierkur (tgl. 4 g) + 4 Salv.Inj. Dritte Kur: 2. 2. bis 31. 3. 1918 7 Salv.-Inj. (0,25—0,33). Erneuter Zugang 23. 4. 1918 mit heftigen Kopfschmerzen, Schwindel und Schwinden des Gehörs links. Hörfähigkeit links ¹/₂ Meter Umgangssprache. SR —. Endolumbale Behandlung 24. 4. 1918 mit 1,3 mg/58 ccm. Liquorbefund Ph. I dtl. Ring, P. +++, Esb. 1¹/₃, L. 534, W. —++ 0,2; +++ 0,5; +++ 1,0 ccm. Am 26. 4. Kopfschmerzen verschwunden, Schwindel beseitigt, Hörleistung etwas gebessert. Noch etwas Sausen vorhanden. Endolumbale Behandlung am 8. 5. 1918 1,8 mg/63 ccm. Liquorbefund Ph. I zarter Ring, P. +, L. 53, W. — 1,0. Endolumbale Behandlung 22. 5. 1,5 mg/61 ccm. Liquorbefund Ph. I: opal, P. ±, L. 30, W. — 1,0. Endolumbale Behandlung 5. 6. 1,5 mg/65. Liquorbefund Ph. I opal, P. ±, L. 18, W. — 1,0. Danach Hörstörung fast völlig behoben. Vierte Kur hat seit 2. 5. 1918 begonnen.

Fall 5980. Infektion 24. 11. 1915. Zugang 25. 1. 1918 mit PA am Glied und makulösem Exanthem. Behandlung: Erste Kur: Vom 26. 1. bis 23. 4. 1918 15 Hg- und 7 Salv.-Inj., letzte Salvarsaninjektion am 23. 4. (0,35), 10 Tage später Eintritt heftiger Kopfschmerzen. Nach 4 weiteren Tagen wird Patient mit stark getrübtem Bewußtsein, heftig stöhnend und kaum noch auf Anruf reagierend ins Lazarett wieder aufgenommen. Morphiuminjektionen und eine erneute Salvarsaninjektion von 0,3 Neosalvarsan blieben ohne Einfluß, weshalb ein Tag später endolumbal behandelt wurde. Erste endolumbale Behandlung am 9. 5. 1918 mit 1,8 mg/60 ccm. Liquorbefund: Ph. I deutlicher Ring, Esb. 3³/₄, P. +, L. 890, W. 0,5 ++. Nach der Behandlung 1 Tag hohes Fieber. 24 Stunden später war Patient bei klarem Bewußtsein und völlig beschwerdefrei. Zweite endolumbale Behandlung am 22. 5. 1918: Ph. I zarter Ring, Esb. 2, L. 69, P. ++, W. 1,0 ——+. Dritte endolumbale Behandlung am 5. 6. 1918. Ph. I 0—opal, Esb. 1³/₄, L. 21, P. +, W. 1,0.—. Neue Salvarsankur seit 8. 5. 1918.

Also auch in diesen Fällen unter endolumbaler Behandlung prompte Besserung des meningealen Krankheitsprozesses. Eine große Reihe weiterer Fälle, bei denen die ebenfalls in heftiger Weise aufflackernde meningeale Entzündung durch endolumbale Behandlung in gleicher Weise noch rechtzeitig erfaßt und völlig beseitigt werden konnte, wird weiter unten berichtet werden.

Es ist nun nicht ganz uninteressant, daß auch durch energische Quecksilberkuren mit Kalomel gelegentlich Fälle mit meningealen Frühsymptomen bald nach der Behandlung beobachtet werden können; auch hierfür ein Beispiel:

Fall 5549. Infektion 8. 8. 1917. Zugang am 28. 10. 1917 mit PA am Glied und klein fleckigem Exanthem. Behandlung: Erste Kur: Vom 30. 10. 1917 bis 2. 2. 1918 15 Kalomel-Inj. Seit Ende Januar Eintritt heftiger Kopfschmerzen. Endolumbale Behandlung am 30. 1. 1918 mit 1,35 mg/55 ccm; Liquorbefund Ph. I dtl. Ring, Esb. 3¹/₂. P. milchig, L. 520, W. +++. Am 31. 1. 1918 Patient völlig beschwerdefrei. Zweite endolumbale Behandlung am 13. 2. 1918 mit 1,35 mg/52. Liquorbefund Ph. I dtl. Ring, Esb. 2¹/₆, P. —, L. 32, W. —. Die SR war vom 30. 10. bis 4. 12. 1917 positiv, vom 16. 12. bis 26. 3 negativ und vom 17. 5. ab wieder positiv. Unter weiterer endolumbaler und intravenöser Salvarsanbehandlung wurde der Liquor allmählich zur Norm gebracht.

In derartigen Fällen ist es sehr wahrscheinlich, daß bereits bei der Anlage der Infektion eine erhebliche meningeale Spirochätenaussaat stattgefunden hat und es dadurch dem meningealen Herd nach Einleitung der spezifischen Allgemeinbehandlung leicht gemacht wurde, das biologische Übergewicht zu gewinnen. Fälle dieser Art lassen sich mit solchen in Parallele stellen, bei denen bereits im frischen unbehandelten Sekundärstadium, also bereits 2—3 Monate nach der Ansteckung Neurorezidive vorhanden sind.

Eine große Reihe von weiteren Fällen zeigen ferner auch bei höherer Dosierung der intravenösen Behandlung eine ungenügende Beeinflussung der meningealen Infektion.

Fall 1994. Infektion August 1915. Zugang 1. 11. 1915 mit Narbe am Glied und kleinfleckigem Exanthem und Papeln am After. Behandlung: Erste Kur: Vom 2. 11. bis 24. 12. 1915 15 Kalomel- und 8 Salv.-Inj. (0,4 bis 0,5). Zweite Kur: Vom 17. 1. bis 4. 3. 1916 8 Salv.-Inj. (0,3 bis 0,48); danach vom 25. 3. bis 4. 6. 1916 12 Kalomel-Inj. SR vom 28. 10. bis 23. 12. 1915 positiv, vom 17. 1. bis 7. 2. 1916 negativ vom 12. 5. bis 19. 10. 1916 positiv, danach negativ. Liquorbefund am 23. 6. 1916 Ph. I opal, Esb. $3^1/_3$ L. 31, W. 1,0 +. Endolumbale Behandlung am 19. 7. 1916 mit 1,3 mg/70 ccm Liquor. Liquorbefund Ph. I: zarter Ring, Esb. $2^1/_2$, L. 22, P. +, W. 1 0 +. Unter 4 weiteren endolumbalen Behandlungen und 3 kombinierten Hg-Salvarsankuren wurde der Liquor wieder vollkommen normal. Ein Ergebnis, das sich über 2 Jahre hin als dauerhaft erwiesen hat.

Fall 1704. Infektion Juli 1916. Zugang 15. 9. 1916 mit PA am Glied und Roseola. Behandlung: Erste Kur: Vom 16. 9. bis 31. 10. 1916 12 Hg- und 6 Salv.-Inj. Zweite Kur: Vom 2. bis 30. 12. 1916 6 Salv.-Inj. (0 4 bis 0 45). Wegen seit Anfang Februar bestehender Kopfschmerzen am 21. 2. 1917 endolumbale Behandlung mit 1 35 mg/60; Liquorbefund Ph. I, zarter Ring, P. ++, Esb. 3, L. 488 W. 0 5 ++. Zweite endolumbale Behandlung 14. 3. 1917 mit 1,5 mg/63. Liquorbefund: Ph. I dtl. Ring, P. +++, Esb. $2^1/_4$, L. 87,5, W. 0,5 ++. Unter 2 weiteren Salvarsankuren und 5 endolumbalen Behandlungen wurde auch hier der Liquor dauernd normal. Die Kopfschmerzen waren auch in diesem Falle einen Tag nach der ersten endolumbalen Behandlung verschwunden.

Fall 2584. Infektion 7. 11. 1915. Zugang 22. 1. 1916 mit PA am Glied und kleinfleckigem Exanthem. Behandlung: Erste Kur: Vom 22. 1. bis 5. 2. 1916 Schmierkur und 7 Salv.-Inj. (0,4 bis 0,5 pro dosi). Zweite Kur: Vom 16. 3. his 15. 4. 1916 12 Hg- und 7 Salv.-Inj. (0,4 bis 0,5 pro dosi). Dritte Kur: Vom 15. 5. bis 15. 7. 1916 Gelokalkapseln 0,2, dreimal täglich 2 Kapseln. SR bis Anfang März 1916 positiv, dann negativ bis 10. 8. 1916. Vom 6. 9. 1916 ab dauernd negativ. Seit Anfang August 1916 Kopfschmerzen. Endolumbale Behandlung: Am 16. 8. 1916 mit 1,5 mg/60 ccm. Liquorbefund: Ph. I, dtl. Ring, P. milchig, Esb. $3^3/_4$, L. 78, W. 0,5 +++. Zweite endolumbale Behandlung: Am 3. 9. 1916 mit 1,5 mg/60. Liquorbefund Ph. I opal, P. ++, Esb. $2^1/_2$, L. 12, W. 1,0 ++. Die Kopfschmerzen waren nach der ersten endolumbalen Behandlung sofort verschwunden. Ein völlig normaler Liquor wurde durch 3 weitere endolumbale Behandlungen und eine Kombinationskur von 15 Kalomel- und 10 Salv.-Inj. erzielt. Die letzte Liquorkontrolle am 13. 8. 1920 ergab normalen Befund.

Die berichteten Fälle, die aus dem hiesigen Krankenmaterial ad libitum vermehrt werden könnten, lassen die einzelnen Entwicklungsphasen des hochinteressanten meningealen Krankheitsvorganges, wo trotz der besten, fast ununterbrochenen Allgemeinbehandlung Liquorveränderungen entstehen und an Schwere ständig zunehmen, deutlich hervortreten.

Es erhebt sich nun die Frage: Ist dieser Vorgang als eine Reizwirkung des Salvarsans auf die nervöse Substanz anzusehen? Daß dieses nicht zutrifft, geht deutlich daraus hervor, daß in allen Fällen der angegebenen Art durch endolumbale Salvarsanbehandlung die nervösen Beschwerden und Ausfallserscheinungen und der pathologische Liquor völlig beseitigt werden konnten. Es handelt sich also um eine durch die Allgemeinbehandlung hervorgerufene Provokation einer auf Allgemeinbehandlung unzugänglichen meningealen Infektion.

Ein ungeschädigt bleibendes Virus drängt eben beim Verlust der Allgemeindurchseuchung zur Expansion.

Als Gegenstück zu unseren endolumbal geheilten Fällen soll hier vorerst ein von anderer Seite vorbehandelter Fall als Beispiel angeführt werden.

Fall Br. Ansteckung Herbst 1914. Aufnahme der Behandlung wegen frischer Sekundaria Januar 1915. Behandlung: Erste Kur: Januar/März 1915. 12 Hg-Inj. und 6 Salv.-Inj. Zweite Kur: April/Mai 1915. 12 Hg- und 4 Salv.-Inj. Da bald nach Abschluß der ersten Kur Kopfschmerzen und allgemeine Nervosität eintraten, wurde sofort eine zweite Kur eingeleitet, unter der die vorhandenen Beschwerden noch weiterhin zunahmen. Von einer weiteren Behandlung wurde schließlich deshalb Abstand genommen. Eine Liquoruntersuchung wurde bei der in Privatbehandlung befindlichen Patientin nicht vorgenommen; aber 2 Monate nach der letzten Kur waren die nervösen Beschwerden spontan verschwunden. Letzteres war natürlich dadurch bewirkt, daß sich die Allgemeindurchseuchung wieder in hinreichendem Maße eingestellt hatte. Jetzt hat sich aber der Fall $2^{1}/_{2}$ Jahre später mit heftigen Kopfschmerzen, Schlaflosigkeit und einer Reihe von neurasthenischen Beschwerden erneut zur ärztlichen Behandlung eingestellt. Seine Liquorkontrolle am 17. 5. 1917 ergibt: Ph. I breiter Ring, P. +++, Esb. 3, L. 40, W. +++ 0,21. Es handelt sich also bereits um einen paralytischen Liquor.

Auch dieser Fall, der durch zweijährige kombinierte (intravenös + endolumbal) Behandlung dauernd assaniert wurde, zeigt demnach aufs deutlichste, welche biologische Bedeutung dem Schwund, bzw. der Wiederkehr der Allgemeindurchseuchung im Hinblick auf die Gestaltung der syphilitischen Vorgänge im Organismus zukommt.

Vor der Zeit der endolumbalen Salvarsanbehandlung haben wir eine große Anzahl von Fällen beobachtet, bei denen die intravenöse Behandlung trotz ausgiebigster Durchführung nicht zum Ziele geführt hat, und wo, wie wir unten noch näher sehen werden, später Metalues eingetreten ist. Es soll hier aber noch ein Fall Erwähnung finden, der in seinem späteren Verlaufe etwas Ungewöhnliches dargeboten hat.

Fall L III 352. Infektion 1901. Von 1901 bis 1903 wegen Sekundärsyphilis 5 Hg-Kuren. Patient gelangte im Oktober 1911 wegen Lues latens mit positiver SR und unbekanntem Liquorbefund erneut in Behandlung. Vom 2. 10. 1911 bis 15. 5. 1913 wurden 5 planmäßige Hg-Salvarsankuren, davon jede 10—12 Hg-Inj. und 6—7 Salv.-Inj. vorgenommen. Von November 1912 ab war die SR dauernd negativ. In diesem Monat wurde wegen Eintritts von Kopfschmerzen punktiert und folgender Befund erhoben: 18. 11. 1912 Ph. I 0—opal, P. ±, Esb. 3,5, L. 43, W. —1,0. Wegen zunehmender Kopfschmerzen wurde am 11. 4. 1913 wieder punktiert mit folgendem Ergebnis: Ph. I trüb, P. ++, Esb. 2,25, L. 100, W. + 1,0. Da sich die Kopfschmerzen und die ständig steigende Nervosität des Patienten nicht beheben ließen, wurde die Weiterbehandlung abgebrochen. Erst 4 Jahre später sahen wir den Patienten wieder. Seine nervösen Beschwerden hatten sich ca. 3 bis 4 Monate nach der letzten Kur verloren, so daß er seinen Dienst an Bord unbehindert hatte versehen können. Die SR war jetzt (20. 6. 1917) wieder positiv, der Liquor zeigte am 30. 5. 1917 folgendes Bild: Ph. I zarter Ring, P. +, Esb. $1^{1}/_{2}$, L. 69, W. 1,0—. Durch 6 endolumbale Behandlungen und 1 intravenöse Salvarsankur gelang es jetzt Liquor wie SR völlig zu assanieren. Auch in diesem Falle verschwanden demnach die zerebralen Reizerscheinungen im Jahre 1913 bald nach Aussetzung der Behandlung, weil eben, wie in dem oben angeführten Falle Br., die Allgemeindurchseuchung wiederkehrte und naturgemäß die intensive Fortentwicklung des meningealen Monorezidivs aufhob. Der Fall bietet aber dadurch etwas Besonderes und nach den übrigen Erfahrungen ziemlich Seltenes, daß sich die Liquorveränderungen nach Wiederkehr der Allgemeindurchseuchung spontan etwas gebessert haben.

Aus allen diesen Beobachtungen geht hervor, daß die Annahme verschiedener Autoren, wonach die meningealen Frühsymptome nach Salvarsanbehandlung auf einer Herxheimerschen Reaktion, bzw. auf einer meningealen Reizwirkung des Salvarsans beruhen sollten, nicht zu Recht besteht. Insbesondere der Umstand, daß die große Reihe der hier behandelten Fälle mit meningealen Frühsymptomen nach Salvarsan unter wiederholter endolumbaler Behandlung sämtliche Beschwerden verloren und bald wieder einen normalen Liquor bekommen haben, dürfte wohl keinen Zweifel darüber aufkommen lassen, daß die leider sehr verbreitete Anschauung von der Reizwirkung des Salvarsans auf die nervöse Substanz gänzlich unhaltbar ist. Auch die erörterten Beispiele zeigen aufs deutlichste, daß die oben näher ausgeführten Gründe über das Hervortreten der meningealen Infektion (Provokation durch die Therapie) der vorhandenen Sachlage voll und ganz entsprechen.

3. Nun gibt es noch eine dritte Gruppe von Syphilisfällen, die ein Vielfaches der vorstehenden Gruppe ausmacht, und bei der die mangelhafte Beeinflussung der Liquorinfektion nur dadurch entstanden ist, daß die Salvarsanbehandlung viel zu kurz war, es an der notwendigen Nachbehandlung gemangelt hat, oder auch die Nachkuren in zu großen Zeitabständen und auch in zu schwächlicher Weise erfolgt sind. In der überwiegenden Mehrzahl dieser Fälle kommt es dann ebenfalls infolge der erheblich unterlegenen Schädigung der meningealen Infektion zu einem ausgesprochenen Virulenzabstand zwischen körperlicher und meningealer Infektion zugunsten der letzteren, so daß die nachfolgende Rückfallbildung, wie oben ausgeführt, von ihr in erster Linie ihren Ausgang nehmen muß. In welchem Maßstabe dies der Fall ist, hängt von verschiedenen Umständen ab, der Größe des Virulenzabstandes, dem Umfange der restierenden Allgemeindurchseuchung und dem Infektionsalter des Falles. Diesen Faktoren entspricht die Progredienz der sich entwickelnden syphilitischen Meningitis und auch ihr Übergreifen auf die nervöse Substanz.

Vor allem ist nicht zu verkennen, daß ein in der genannten Weise entstandenes biologisches Übergewicht der menginealen Infektion sich trotz eventueller Wiederkehr der Allgemeindurchseuchung oft nur sehr schwer wieder beseitigen läßt und die weitere Prognose recht ungünstig beeinflußt. Auch hier mögen einige Fälle als Beispiel dienen:

Fall a 204. Infektion April 1914. Wegen Sekundaria Mai/Juni 1914 mit Schmierkur und 4 Salv.-Inj. behandelt. Lazarettzugang am 9. 1. 1915 mit Lues latens, SR positiv und nachstehendem Liquorbefund: 10. 11. 1915 Ph. I dtl. Ring, P. +, Esb. 3, L. 186,7, WR 0,2 ++. Durch 7 endolumbale Behandlungen und 3 Salvarsankuren gelangte der Fall zu dauerhaft negativer SR und normalem Liquor.

Fall a 281. Infektion 14. Dezember 1913. Behandlung: Erste Kur: Vom 29. 2. bis 3. 4. 1914 12 Kalomel- und 6 Salv.-Inj. Zweite Kur: Vom 7. 5. bis 30. 7. 1914 12 Kalomel-Inj. Dritte Kur: Vom 22. 4. bis 1. 6. 1915 14 Hg- und 5 Salv.-Inj. Am 12. 11. 1915 wegen Lues latens und hartnäckig positiver SR hier aufgenommen. Liquorbefund am 23. 11. 1915 Ph. I dtl. Ring, P. +, Esb. 2½, L. 109, W. ++ 0,2. Auch hier wurde mit 5 endolumbalen Behandlungen und 4 Salvarsankuren Liquor und SR dauernd assaniert.

Sobald der Liquorwassermann bei den Meningorezidiven höhere Werte aufweist, gelingt die Assanierung des Liquors durch alleinige Allgemeinbehandlung erfahrungsgemäß nur noch in den seltensten Fällen. Selbst bei mittelkräftigen Meningorezidiven, wo durch recht gute Behandlung ein normaler Liquor erzielt worden war, hat dieses Ergebnis häufig nicht Stand gehalten. Auch hierfür ein Beispiel:

Fall V 750. Infektion Mai 1905. 1905 eine Schmierkur, 1908 Jodkalikur. Dezember 1911/Januar 1912 7 Salv.-Inj. 18 Hg-Inj. Juli/August 1912 10 Hg-, 8 Salv.-Inj. Zugang im hiesigen Lazarett am 8. 11. 1912 wegen Lues latens mit positiver SR und nachstehendem Liquorbefund: Ph. I 0—opal, P. +, Esb. 3,0, L. 130, W. + 1,0. Durch 5 Salvarsankuren wurde bis zum 14. 11. 1913 außer negativer SR auch ein normaler Liquor erzielt. Am 12. 2. 1918 erneuter Zugang mit Paralyse. Liquorbefund war folgender: Ph. I dtl. Ring, P. +++, Esb. 2¹/₆, L. 22 W. 0,2 +.

Es fällt vor allem auf, daß der Eintritt der Metalues bei den mit Salvarsan behandelten Fällen gegenüber den früheren Erfahrungen mit Hg-Behandlung nicht unerheblich beschleunigt ist. Wie einige aus einer großen Reihe entnommener Beispiele erweisen, ist es gänzlich zwecklos, durch intermittierende Salvarsankuren auf die Beseitigung fortbestehender oder wieder rückfällig eingetretener positiver SR hinzuarbeiten. Die Hauptsache ist die Assanierung des Liquors und die Kontrolle darüber, daß er auch normal bleibt.

Fall VII 1409. Infektion April 1909. Im Juli 1909 Alopecia specifica (pathologischer Liquor!) und Plaques muqueuses. Erste Kur: Juli/August 1909 144 g Ungt. ciner. + 5 Kalomelspritzen. Juli 1911 Halbseitenlähmung links infolge Apoplexie. Zweite Kur: Juli 1911 Schmierkur, August 1911 6 Kalomelspritzen. Wiederaufnahme 7. 10. 1914: Keinerlei Lähmungen mehr. R.-Pupille etwas entrundet, < als L. Lichtreaktionen träge. Patellarreflexe gesteigert. Liquorbefund: Ph. I dtl. Ring, L. 113, Esb. 1³/₄, WR − 1,0, SR. −. Dritte Kur vom 8. 10. bis 22. 11. 1914 12 Kalomel- und 6 Salv.-Inj. Erneuter Zugang am 8. 6. 1917 mit schwerer Tabes. Liquorbefund am 8. 6. 1917: Ph. I Ring, Pandy milchig, Esb. 3¹/₂, L. 16. WR. 0,2 inc. 0,5 +++.

Fall 909. Infektion September 1910. Ende November 1910 PA an der Oberlippe und Exanthem. Erste Kur: 30. 11. 1910 bis 2. 1. 1911 3 Salv. + 8 Kalomel-Inj. Zweite Kur: Vom 8. 3. bis 18. 4. 1911 3 Salv.-Inj. Am 30. 8. 1912 erneuter Zugang mit Alopecia specifica (pathol. Liquor!), Rezidivroseola und positiver SR. Danach vom 30. 8. 1912 bis 25. 8. 1913 3 Salvarsan-Kalomelkuren. Liquorkontrolle verweigert. Wiederaufnahme am 15. 4. 1916 mit Paralyse. Liquorbefund am 16. 4. 1916: Ph. I dtl. Ring, Pandy +++, Esb. 3, L. 19, WR. 0,2 +++.

Fall VII 1389. Infektion Sommer 1913. Wegen Sekundaria Oktober/November 1913 mit 12 Hg- und 4 Salv.-Inj. behandelt. Hiesige Lazarettaufnahme am 25. 9. 1913 wegen Lues latens mit positiver SR und nachstehendem Liqorbefund: Ph. I dtl. Ring, P. +, Esb. 2,5, L. 76, W. 1,0 −. Darauf 2 Salvarsankuren mit 7, bzw. 6 Salv.-Inj. und 10 Kalomel-Inj. vom 26. 9. bis 19. 11. 1914 und vom 31. 12. 1914 bis 1. 2. 1915. 2¹/₂ Jahre später erneuter Zugang mit ausgesprochener Tabes dorsalis. Liquorbefund am 30. 5. 1917: Ph. I opal, P ++, Esb. 2²/₃, L. 59, W. 1,0 +.

Als Gegenstück zu den drei vorstehenden Fällen möge hier noch ein Fall von Lues cerebrospinalis Platz finden, der erweist, daß man selbst noch in sehr hartnäckigen Fällen dem Fortschreiten des meningealen Prozesses Einhalt tun und ungünstigen Ausgang verhindern kann.

Fall Bg. Infektion September 1916. In Brügge erste Kur: Von Dezember 1916 bis Januar 1917 6 Salv.-Inj. und 15 Hg.-Inj Ende März Auftreten von Kopfschmerzen und Schmerzen in der Wirbelsäule, die sich besonders beim Auftreten geltend machen; deshalb zweite Kur: April 1917 4 Salv.-Inj. Während der zweiten Kur ständige Zunahme der Kopfschmerzen. Es trat starkes Schwindelgefühl auf, dem allmählich noch eine Reihe anderer Symptome folgten, und zwar häufiges Erbrechen, Empfindlichkeit der Augen gegen Licht und der Ohren gegen selbst geringfügige Geräusche. Die Lumbalpunktion Anfang Mai in Gelsenkirchen ergab erhebliche Pleozytose. Darauf dritte Kur: Mai/Juli 1917 8 Salv.-Inj., 14 Quecksilber-Inj. Daraufhin allmählicher Rückgang aller Beschwerden. Die Liquorkontrolle am 3. August 1917 in Kiel ergab nur noch geringe Liquorveränderungen, und zwar 18 Lymphozyten im ccm und im übrigen normale Werte. Es wurden 3 endolumbale Behandlungen am 3. 8., 24. 8. und 17. 10. mit je 1,35 mg vorgenommen, womit jedoch, wie der weitere Verlauf erwies, der meningeale Prozeß noch nicht zum Abschluß gelangte. Es war dies um so mehr auffallend, als die Allgemeinbehandlung ununterbrochen ihren Fortgang nahm. Vierte Kur: Vom 19. 10. bis 20. 11. 6 Salv.-Inj. Vom 2. 11. 1917 bis

30. 1. 1918 15 Kalomel-Inj. Seit Mitte Januar bemerkte Patient erneute Schmerzen in der Wirbelsäule und einen zeitweilig etwas benommenen Kopf, die Pupillen waren o. B., die Sehnenreflexe gesteigert; daraufhin endolumbale Behandlung am 2. 2. 1918 mit 1,2 mg/63. Liquorbefund: Ph. I zarterRing, P. +, Esb. $1^3/_4$, L. 160, W. +++ 0,75. Sofort nach dieser Behandlung waren sämtliche Beschwerden wieder verschwunden, obgleich der Liquor am 18. 2. bei der nächsten endolumbalen Behandlung noch pathol. Befund ergab: Ph. I zarter Ring, P. +, Esb. $1^1/_2$, L. 41, W. + 1,0. Durch 6 weitere endolumbale Behandlungen und unter gleichzeitiger intravenöser Behandlung wurde der Liquor vollkommen zur Norm zurückgebracht. Die erneute Allgemeinbehandlung bestand in 2 Kuren zu 7 Salv.-Inj. vom 6. 2. bis 19. 3. und vom 14. 5. bis 14. 6. 1918. Die 2 Jahre später ausgeführte Liquorkontrolle ergab normalen Befund.

Dadurch, daß uns die Fälle in den verschiedensten Entwicklungsstadien des Leidens und mit der verschiedenartigsten Vorbehandlung zugingen, war es möglich, den allmählichen Werdegang des meningealen Krankheitsprozesses von seinen ersten Anfängen bis zu seiner Höchstentwicklung oder auch bis zum Endausgang zu verfolgen.

Bei der frischen syphilitischen Meningitis, die durch ungenügende Salvarsanbehandlung provoziert ist, ist der Grad der entzündlichen Veränderungen im Liquor natürlich von dem Umfang des meningitischen Prozesses abhängig, während bei diesem häufig ein Parallelismus zwischen der Ausgiebigkeit der Pleozytose und der Heftigkeit der Salvarsanprovokation festzustellen ist. Mit zunehmendem Alter geht die akute Entzündung, die hohe Zellzahl allmählich zurück, während Eiweiß- und Wassermannwerte ansteigen. Hierfür einige Beispiele:

Fall 1174. Infektion 20. 6. 1910. Oktober 1910 Sekundaria, später Latenz mit positiver SR. Juli 1917 Syphilis cerebrospinalis. 1910 und 1911 4 Kalomel- bzw. Salvarsankuren. Von 1911 bis 1914 4 Hg-Salvarsankuren in einer Kieler Klinik. Herbst 1915 8. Kur in Wilhelmshaven (6 Salv.- und 8 Hg-Inj.), desgleichen 9. Kur Mai/Juli 1916 (7. Salv.Inj.). Bei hiesiger Untersuchung am 26. 7. 1916 bestanden mäßige Kopfschmerzen, Parästhesien in beiden Händen, erhöhte Sehnenreflexe, leicht path. Pupillenphänomene, positive SR und folgender Liquorbefund: Ph. I zarter Ring, P. +++, Esb. $2^1/_2$, L. 26, W. 0,15 +++. Zur völligen Assanierung des Liquors bedurfte es hier 11 endolumbaler Behandlungen. Der Dauererfolg wurde in diesem Falle von Pürckhauer-Brügge durch erneute Liquorkontrolle, die im Sommer 1918 normalen Befund ergab, bestätigt.

Ein ähnliches Verhalten des Liquorbefundes sehen wir in den beiden nachstehenden Fällen, bei denen es sich zwar noch um ein histologisches, im übrigen aber doch schon recht schweres Meningorezidiv handelt.

Fall 1649. Infektion März 1913. Sekundaria Ende April 1913. Von April 1913 bis Dezember 1916 8 Hg-Salvarsankuren zu je 10 Hg-Inj. und 2—4 Salv.-Inj. in Privatbehandlung. Bei der hiesigen Untersuchung am 17. 1. 1917 fand sich Lues latens mit positiver SR und nachstehendem Liquorbefund: Ph. I dtl. Ring, P. ++, Esb. $1^2/_3$, L. 40, W. + 0,2. Zur Assanierung des Liquors bedurfte es hier 24 endolumbaler Behandlungen.

Fall 1865. Infektion Dezember 1913. Sekundaria Mitte Januar 1914. Von Januar 1914 bis Dezember 1915 4 Salvarsan-Hg-Kuren zu je 15 Hg-Inj. und 6 bis 7 Salv.-Inj. Bei hiesiger Untersuchung am 22. 4. 1917 fand sich Lues latens mit negativer SR und nachstehendem Liquorbefund: Ph. I zarter Ring, P. +++, Esb. $2^1/_2$, L. 26, W. + 0,5. In diesem Falle gelang die Assanierung des Liquors mit 15 endolumbalen Behandlungen.

Spontane Besserungen des Liquors sind nach mehrjähriger Behandlungspause nur ausnahmsweise beobachtet worden. Wo sie eintreten, wie z. B. im Falle III, 352 (siehe Seite 11!), muß man wohl an die Wirkung gesteigerter Abwehrvorgänge denken. Wir kommen damit zu dem zweiten für die Entwicklung der meningealen Syphilis wichtigen Faktor, nämlich den Abwehrvorgängen.

Bedeutung der Abwehrvorgänge für das Schicksal der meningealen Infektion.

In welcher Weise der einzelne Organismus auf die syphilitische Infektion reagiert, wurde bereits ausführlich in der Arbeit über Entstehungsursachen der Metalues [1]) unter parenteraler Verdauung berichtet. Es dürfte daher wohl ausreichen, wenn wir uns nur einen kurzen Überblick über die in Frage kommenden Dinge verschaffen.

Das Vorhandensein gewisser Immunitätsvorgänge bei Syphilis war nach der zuerst von Hutchinson und Neißer beschriebenen Umstimmung der Gewebe, die sich zunächst nur auf klinischen und histologischen Erfahrungen, später aber auch auf experimentellen Untersuchungen stützte, wohl anzunehmen. Einen weiteren Einblick in die Beteiligung der im Organismus zur Entfaltung kommenden Immunitätsvorgänge an dem Ausgange der Syphilis geben indessen selbst Neißers Ausführungen über die Immunitätsfragen bei der Syphilis nicht. Weshalb wir nicht imstande sind, die Wirkung der individuell verschiedenen Abwehrvorgänge in vitro, sondern nur im lebenden Organismus zu verfolgen, hat, wie an anderer Stelle ausführlicher berichtet, seinen besonderen Grund, insofern es sich bei der Abwehrreaktion der Körperzellen hauptsächlich um sessile Rezeptoren handelt. Diese Reaktion ist daher nur durch massenhafte Dauerbeobachtungen unter vollster Ausnützung unseres modernen diagnostischen Rüstzeugs zu erkennen und weiter zu verfolgen. Hierbei kommt es darauf an, durch klinische, serologische und Liquoruntersuchungen, Luetinimpfung und Herzdurchleuchtung die qualitativen und quantitativen Veränderungen der Infektion und die eventuelle Verschiebung ihrer Masse in den einzelnen Lokalisationen festzustellen und bei der regelmäßigen Wiederkehr der einzelnen Beobachtungen die Gesetzmäßigkeit der einzelnen Vorgänge in ein gewisses System zu bringen.

Bevor jedoch die verschiedenen Ausgänge des Leidens besprochen werden, möchte ich noch auf einige allgemeine Beobachtungen über den Krankheitsverlauf in Kürze eingehen. Zum Teil sind sie ja schon seit langer Zeit bekannt und in früheren Arbeiten ausführlicher erörtert worden, zum Teil sind es aber auch neuerliche Anschauungen, die sich aus den weiteren Nachuntersuchungen des hiesigen Krankheitsmaterials ergeben haben. Bleibt die Lues unbehandelt und sich selbst überlassen, so ist der Verlauf des Leidens einmal von der Anlage der Allgemeindurchseuchung und zweitens von den biologischen Beziehungen zwischen Erreger und Körperzelle abhängig.

Die Anlage der Allgemeindurchseuchung ist, wie das bereits oben erwähnt wurde, keine mathematisch gleichmäßige. Der Grad der Überschwemmung mit Spirochäten in den einzelnen Körperregionen ist zum Teil ein absolutes Zufallsprodukt. Auf der anderen Seite geschieht aber die Aussaat der Erreger über alle Organe um so ausgiebiger und reichhaltiger, je weniger Widerstände vorhanden sind und je intensiver das vorhandene Virus sich vermehrt und nach Ausbreitung drängt. Bei dem Umfang des Hautorgans ist es kein Wunder, daß es bei der Ausbreitung der Erreger auf dem Blutwege zunächst am ausgiebigsten bedacht wird und deshalb hinsichtlich der Masse der Infektion für gewöhnlich eine absolute Vorzugsstellung erhält. Deshalb wird die Haut selbst in denjenigen Fällen, wo die Ausbreitung auf Widerstände stößt, immer noch dasjenige Organ bilden, das relativ noch am meisten Erreger aufnimmt.

---

[1]) Die Ursachen von Tabes und Paralyse. Dermatol. Zeitschr. 1915. Heft. 12.

Wo sich bei überempfindlichen Individuen Widerstände gegen eine vollständige Durchseuchung geltend machen, kommen sie natürlich dadurch zustande, daß sich bereits nach teilweiser Durchseuchung starke Abwehrreaktionen einstellen. Obgleich diese also schon von einer unvollständigen Durchseuchung, deren Hauptsitz, wie gesagt, meistens die Haut bildet, ausgehen, so handelt es sich doch immer um eine Gesamtreaktion, die auf der einen Seite lokale Überempfindlichkeitsreaktionen und auf der anderen Seite eine relative Unzugänglichkeit für das noch kreisende Virus zur Folge hat. Diese Überempfindlichkeit kann so ausgesprochener Natur sein, daß hochmaligne Fälle die Anbahnung des Rezidivs in der alten Lokalisation und gleichzeitig damit auch das Kreisen neuen Virus oder seiner giftigen Abbauprodukte in der Blutbahn durch Verschlechterung ihres Allgemeinbefindens deutlich fühlen und richtig voraussagen (siehe z. B. Berl. klin. Wochenschr. 1910, Nr. 46). Die Abwehrreaktion bei Syphilis hängt, was mit den klinischen Erfahrungen immer deutlicher hervortritt, an der Zelle selbst (sessile Rezeptoren).

Liegt nun ein sehr expansionsfähiges Virus vor, dessen Ausbreitungsneigung keinen sonderlichen Widerständen begegnet, so sind natürlich besonders günstige Aussichten dafür vorhanden, daß alle Körperregionen in reichlicher Weise von den Erregern erreicht und durchsetzt werden. Es bestehen dann auch für eine ausgiebige meningeale Infektion die größten Chancen. Wenn diese auch im Vergleich zur Gesamtdurchseuchung und der anfänglichen Vorzugsstellung der Haut zunächst und insbesondere ohne therapeutische Einflüsse noch nicht ins Gewicht fällt und sich keineswegs bald geltend zu machen braucht, so ist doch die Tatsache einer ausgiebigen Anlage einer meningealen Infektion stets außerordentlich bedeutungsvoll, weil die Erreger nur sehr schwer aus dieser Lokalisation wieder verdrängt werden können. Besonders in solchen Fällen, wo das Eruptionsstadium spät kommt, oder wo es nur schwach, undeutlich oder gar nicht zur Entwicklung gelangt, sind die Aussichten für eine reichliché Verschleppung von Spirochäten auch in die Meningen und den Liquor meistens recht groß. Der Eintritt der Abwehrreaktion, eben des Eruptionsstadiums, bedeutet nämlich für den Fortgang der Allgemeindurchseuchung einen gewissen Abschluß, wodurch der weiteren Zunahme des Virus relative Grenzen gezogen werden. Verschiebungen an der Masse nach einzelnen Lokalisationen sind natürlich beim Erhaltenbleiben des sekundären Charakters noch für gewisse Zeiten möglich, aber sicher keine Zunahme der Gesamtinfektion. Diese würde sofort wieder Reaktionserscheinungen auslösen, die natürlich auf eine Einschränkung der Infektion wieder abzielen.

Welche Bedeutung sonst den Reaktionserscheinungen beizumessen ist, daß sie nämlich ein klinisch höchst bedeutungsvoller Hinweis auf den hauptsächlichsten Luesherd sind und ferner bei genügendem Umfang dazu führen, den Krankheitsprozeß von anderen Organen abzulenken, wurde oben bereits ausgeführt. Es darf hier jedoch nicht unbeachtet bleiben, daß die anscheinende Verschleppung des Eruptionsstadiums in einem gewissen Prozentsatz von Fällen eine ganz andere Bedeutung hat wie oben und bereits darauf beruht, daß sich schon frühzeitig Hemmungen in der Ausbreitung der Infektion eingestellt haben, die eine vollständige Durchseuchung gar nicht erst zur Entwicklung kommen lassen. Welche Ursache im Einzelfalle in Betracht kommt, läßt sich indessen nur durch genaue Beobachtungen des weiteren Verlaufes, insbesondere durch eingehende serologische Kontrollen unter planmäßiger Behandlung weiter verfolgen. Die richtige Beurteilung der Fälle macht aber keine Schwierigkeit. Serologische Hartnäckigkeit unter der Behandlung weist immer auf starke Durchseuchung bei mangelhafter Reaktionsfähigkeit hin, während der schnelle Eintritt negativer SR auf eine geringere und unvollständige Anlage der Allgemeindurchseuchung und eine stärkere Reaktionsfähigkeit des Organismus hindeutet. Ob es bei den Fällen der letztgenannten Art bald zu sichtbaren Reaktionserscheinungen kommt, hängt nach unseren Erfahrungen zum Teile von der Expansionstendenz der jeweilig vorhandenen Erreger, zum Teil von dem Grade der sich einstellenden zellulären Überempfindlichkeit ab. Je nachdem beide Faktoren harmonieren oder nicht, ist der Verlauf, wie wir weiter unten noch näher sehen werden, chronisch oder mehr akut.

Die wichtigste Feststellung in der Lokalisationsfrage der Rückfallbildung ist jedoch darin zu erblicken, daß bei den unbehandelt bleibenden Luesfällen die erste Anlage der Allgemeindurchseuchung bei weitem das entscheidendste für den weiteren Luesverlauf und insbesondere für die eventuelle Entwicklung einer meningealen Erkrankung ist. Hierbei ist allerdings nicht zu verkennen, daß bereits bei der Anlage der Infektion die Art der Erreger wie die der Abwehrreaktion schon eine erhebliche Rolle spielt.

Die Beziehungen zwischen den Krankheitserregern und der Abwehrreaktion. Nächst der soeben erwähnten bedeutsamen Frage nach der ersten Anlage der Infektion sind es die Beziehungen zwischen den individuellen Abwehrvorgängen und der jeweilig vorhandenen Infektion, welche für den Ablauf der Krankheit maßgebend sind. Bei den Abwehrvorgängen interessiert nicht allein die verschiedene Intensität ihrer einschränkenden Wirkung, sondern auch die biologischen Begleitumstände, die sich zwischen Erregern und Körperzellen abspielen. Bei den Erregern hingegen wird unsere Aufmerksamkeit auch in der Richtung in Anspruch genommen, inwiefern ihre Virulenz von der spezifischen Therapie geschädigt wird.

Der verschiedene Grad der Immunkörperbildung wurde bisher von der bereits von Kraepelin hervorgehobenen, allgemein und familiär verschiedenen Empfänglichkeit der einzelnen Individuen abhängig gemacht, die der früheren Durchseuchung ihrer Vorfahren parallel geht. Daraus wurde der Gegensatz im Syphilisverlauf bei Naturvölkern und Kulturvölkern erklärt.

Besondere Studien über die Virulenz der Syphiliserreger sind außerordentlich schwierig und bisher nur sehr spärlich vorhanden. Wir sind daher in der Beurteilung der Virulenzvorgänge vornehmlich auf klinische Massenbeobachtungen und statistische Erhebungen im Bereiche ganzer Volksstämme angewiesen. Allerdings macht es in unseren Breiten, d. h. bei der heimischen Syphilis oft den Eindruck, als ob eine häufig im frischen Stadium übertragene Infektion virulenter ist als eine erst im höheren Infektionsalter übertragene Infektion (Virulenzabschwächung durch Behandlung). Erstere zeigt oft eine abgekürzte Inkubation und häufige Schübe — der Eintritt des Tertiarismus wird anscheinend nur durch die Behandlung verhindert, — letztere dagegen neigt ganz besonders zu latentem Verlauf. Bei ihr fehlt oft, wie es z. B. die matrimonielle Syphilis zeigt, das Eruptionsstadium und auch während der ganzen ersten Infektionsjahre jedes äußerliche Symptom. Diese Beobachtungen können indessen, wie unten noch zu erörtern, sowohl beim Sekundarismus wie beim Tertiarismus vorkommen. Analog der matrimoniellen Syphilis verhält sich auch oft die angeborene Syphilis; sie zeigt sehr häufig eine ungemein langdauernde Latenz bei hartnäckig positiver SR. Hier kommt es auch öfter zur Spontanheilung; nur das teilweise oder völlige Vorhandensein der Hutchinsonschen Trias erinnert manchmal an die überstandene Erbkrankheit.

Der häufige Eintritt von Tertiarismus bei exotischen Infektionen von Europäern ist unzweifelhaft dahin zu deuten, daß sehr virulente Infektionen auch die Abwehrreaktion zu steigern vermögen. Oft dürfte bei den exotischen Infektionen aber auch der Umstand mit ins Gewicht fallen, daß die Allergie des Organismus durch häufige interkurrente Fieberattacken (infolge von Malaria, Rekurrenz u. dgl.) vermehrt sein kann. Auf Grund der schon seit langem bekannten Beobachtungen, daß fieberhafte Erkrankungen, wie Erysipel, Angina, Gelenkrheumatismus u. dgl. den Syphilisverlauf und besonders auch die meningeale Syphilis günstig beeinflussen, ist man sogar dazu übergegangen, die Fieberbehandlung zur Unterstützung der Chemotherapie der frischen Syphilisstadien wie auch zur Behandlung der meningealen Spätsyphilis auszunutzen. Es sind hier zu nennen die Methoden von Wagner, v. Jauregg und Biach mit Tuberkulin, mit Proteinkörpertherapie von R. Müller und Kyrle und die Nukleinbehandlung von O. Fischer und Donath. Das gleiche, nämlich den Wert der Fieberbehandlung lehrten schon die ersten Erfahrungen mit der intravenösen Salvarsanbehandlung, wo fast nach jeder Infusion ein ein- bis zweitägiges Fieber bis 40° C und darüber fast regelmäßig vorhanden war. Aus jener Zeit stammt eine große Reihe von Patienten des frischen Sekundärstadiums, die durch eine Serie von 4—6 Salvarsaninjektionen völlig ausgeheilt worden sind und niemals wieder positive SR oder einen pathologischen Liquor aufgewiesen haben. Diese Erfahrungen, welche neuerdings durch die Versuche von Weichbrodt und Jahnel an Kaninchen (durch Einbringung dieser Tiere in den Thermostaten erzielten sie eine Erhöhung der Körperwärme bis 45° und ein Absterben der Spirochäten) eine experimentelle Stütze erfahren haben, werden weiter unten bei der Therapie noch zu berücksichtigen sein.

Entsprechend den beiden Hauptstadien der Lues lassen sich auch zwei verschiedene Entwicklungsstufen der Abwehrvorgänge, der Allergie, unterscheiden. Die erste, dem Sekundärstadium entsprechend, übt nur eine einschränkende Wirkung auf die Allgemeindurchseuchung aus, die sich im höheren Infektionsalter steigert, im übrigen aber den sekundären Charakter des Leidens unverändert läßt. Sie übt schließlich auch eine hemmende Wirkung gegen neue Allgemeinschübe der Erreger aus. Nach mehr oder minder langem Bestehen kann sie in die zweite Entwicklungsstufe übergehen oder aber sie bleibt sekundär bis zum Endausgang. Selbst bei metaluetischen Prozessen, für deren Entstehung bekanntlich ein durchaus sekundärer Krankheitsprozeß (die syphilitische Meningitis und Meningoenzephalitis Nißl-Alzheimer) Voraussetzung ist, kann sich vereinzelt später auch noch ein umschriebener tertiärer Prozeß an irgendwelchen Organen einstellen. Diese Umstimmung kommt aber zu spät, weil die Pia dann schon längst zermürbt und von Liquor durchbrochen ist.

Die zweite Entwicklungsstufe des Abwehrvorganges, welche neben der einschränkenden Wirkung auf die Allgemeindurchseuchung auch zur Umstimmung und Überempfindlichkeit des Gewebes führt, stellt sich sowohl klinisch wie histologisch als die höher entwickelte Gewebsreaktion dar. Sie wird als Tertiarismus bezeichnet. Qualitativ ist sie sowohl nach den klinischen Erfahrungen, wie nach Ausfall der Luetinreaktion recht verschieden. Die äußersten Grenzen bedeuten einmal die soeben erwähnten hochgradig malignen Fälle und auf der anderen Seite der Tertiarismus nach jahrzehntelanger Latenz. Wie der positive Ausfall der Luetinreaktion in Latenzfällen erweist, kann eine Umstimmung des Gewebes schon vorliegen, ohne daß diese biologische Sachlage bereits klinisch hervorgetreten zu sein braucht.

Was den Tertiarismus auszeichnet, ist vor allem die frühzeitige Bindung des Virus in der einmal erreichten Ausbreitung und die Abneigung der Gewebszellen, neues Virus aus der Blutbahn in sich aufzunehmen. Wesentliche Verschiebungen der Infektion in den einzelnen Lokalisationen sind daher beim Eintritt dieses Stadiums, wie wir noch sehen werden, ausgeschlossen. Je früher die Gewebsumstimmung eintritt, um so mehr ist natürlich die anfängliche Verteilung der Spirochäten im Organismus für den Ausgangspunkt des Krankheitsückfalls von ausschlaggebender Bedeutung. Im allgemeinen spielt während der ersten Infektionsjahre die derzeitige quantitative Überlegenheit der Spirochäten für die Lokalisation des Rückfalls eine größere Rolle als die qualitative; sie ist aber auch in höherem Infektionsalter, wie wir es bei der spätsekundären Syphilis sehen, nicht ohne Belang.

Wenn sich auch einige Fragen hinsichtlich des inneren Zusammenhanges der verschiedenen Entwicklungsgänge der Syphilis bis zu ihrem Endausgang noch nicht völlig überblicken lassen, so sind doch eine Reihe von sicheren Beobachtungen vorhanden, die darauf hinweisen, in welcher Richtung die Lösung des Problems zu suchen und weiter zu verfolgen ist. Aber leider wird es recht schwer sein, die noch vorhandenen Lücken zu schließen, weil wir kaum so weit gelangen werden, daß bei der Feststellung eines der unten angeführten Endausgänge im größeren Umfange auf erschöpfende Untersuchungsergebnisse im Frühstadium der in Frage kommenden Fälle zurückgegriffen werden kann. Dort, wo sie erhoben worden sind, dürfte wohl immer eine in jeder Richtung ausreichende Behandlung Platz gegriffen haben, um das Krankheitsgift in allen Lokalisationen zu erfassen und zu beseitigen. Die sich aus den bisherigen Dauerbeobachtungen ergebenden Schlüsse werden daher so lange auf Geltung Anspruch machen können, bis wir durch weiteren Fortschritt der Erfahrungen in der Lage sind, neuere Gesichtspunkte in das klinische Problem hineinzutragen.

Die Beziehungen zwischen Krankheitserregern und Organismus sind, wie vorhin erwähnt, auch bei der Syphilis oft Gegenstand des ärztlichen Studiums gewesen. Ihre Kenntnis ist von äußerst weittragender Bedeutung, weil sie uns sehr wichtige Aufschlüsse über die verschiedenen Entwicklungsgänge bringen und dementsprechend auch das therapeutische Handeln entscheidend beeinflussen muß. Die Aufrollung dieses Problems ist auch mit der der Syphilisparalyse- (besser Metalues-) Frage identisch. Es handelt sich eben darum, die Frage, weshalb es bei den Naturvölkern keine, bei den Kulturvölkern oftmals Metalues gibt, jetzt ihrer endgültigen Lösung entgegenzuführen.

Die Syphilis der Naturvölker besteht im wesentlichen nur aus gummösen Prozessen an der Haut, Knochengerüst und Eingeweiden, während Späterkrankungen (Metasyphilis) am ZNS fast nie beobachtet worden sind. Besonders bekannt sind bei uns die Berichte von v. Dühring aus der Türkei, wo ganze

Ortschaften an endemischer Syphilis ausgestorben sind. In einem Dorfe in Kleinasien von 45 Einwohnern war nicht eine Frau mit heilem Gaumen oder Nase. In einem Dorfe Djiddeh fand Dühring in 14 Tagen an den aus den Bergen herauskommenden Bauern gegen 600 Fälle schwerer gummöser Syphilis, darunter mehr als 100 Menschen ohne Nase. Weitere Berichte über vorwiegend tertiäre Prozesse an Haut und Knochen und über das Fehlen von nervöser Syphilis bei exotischen Völkern stammen von Jeanselmes aus Indochina, Seifert und Külz aus Kamerun, von Mouchet aus dem belgischen Kongo, von van Brero aus Batavia, von Morreira und Revecz aus Brasilien, von Kraepelin aus Java und noch von anderen zahlreichen Autoren. Auch die Medizinalstatistik der deutschen Schutzgebiete ergibt nur sehr vereinzelt eine metasyphilitische Erkrankung, während die Tertiärsyphilis in einzelnen Gegenden, besonders in Ostafrika, sehr verbreitet ist. Sehr bemerkenswert sind auch die Beobachtungen von Pilcz, Mattauscheck und Neumeyer aus Bosnien und der Herzogowina, wo trotz hochgradiger Durchseuchung des Volkes ebenfalls fast keine metasyphilitischen Erkrankungen gesehen wurden.

Interessant ist ferner die Siebertsche Stastitik aus Riga, aus der sich ergibt, daß die kulturell am höchststehenden (in diesem Falle die Deutschen) am häufigsten von der Paralyse betroffen werden. Auffallend gering ist dabei die Erkrankungsziffer der Frauen. Es ergaben sich hier jedoch erhebliche Unterschiede in der Häufigkeit der Frauenparalysen im Verhältnis zu den Männerparalysen bei den einzelnen Volksstämmen, die sich nach der von meinem früheren Schüler Gärtner gemachten Tabelle wie folgt stellte:

Deutsche . . 12:1   Russen . . . 8:1   Litauer . . . 1:1
Letten . . . 10:1   Juden 5:1

Demnach hätten in Livland die kulturell am höststehenden Volksstämme die wenigsten 'Frauenparalysen, während die kulturell tieferstehenden Volksstämme, die das Hauptkontigent der Prostitution stellen, die meisten Frauenparalysen aufzuweisen haben. Hinsichtlich der sonst noch vorliegenden statistischen Forschungsergebnisse über den Zusammenhang der Paralysehäufigkeit mit der Kultur der einzelnen Völker ist auf die sehr fleißige Zusammenstellung Gärtners in der Zeitschr. f. Hygiene (Bd. 92, Heft 3) hinzuweisen.

Aber welche Einflüsse der Kultur sind es denn, die das Zustandekommen der Paralyse fördern? Nach meinen früheren Angaben über die Ursache von Tabes und Paralyse (Dermatol. Zeitschr. 1915, Nr. 12) können hier nur solche Einflüsse in Betracht kommen, die imstande sind, die Abwehrreaktion (Allergie) des Organismus herabzusetzen, so daß letztere nur einen sekundären Charakter beibehält und die höhere Entwicklungsstufe des Immunvorganges, den Tertiarismus nicht mehr erreicht. Nur eine sekundärsyphilitische Veränderung der Meningen, die natürlich dem allgemeinen Reaktionszustand des Organismus entspricht, bildet, wie weiter unten ausgeführt, die Grundlage für die Entwicklung der metasyphilitischen Prozesse.

Daß gewisse körperliche und seelische Überanstrengungen die Allergie des Organismus schädigen können, möchte ich nicht ganz in Abrede stellen. Für die überwiegende Mehrzahl der Metaluetiker dürfte dieses jedoch kaum in Betracht kommen. Der mächtigste Faktor in der Beeinflussung der Virulenz der Spirochäten und demzufolge auch in der Qualität der Allergie ist in der spezifischen Behandlung zu suchen, worauf bereits in der ersten Auflage dieses Buches von mir hingewiesen wurde. Sie ist es auch, welche mit den Fortschritten der Kultur, was Gärtner betont, gleichen Schritt gehalten hat.

Die Beschleunigung des metasyphilitischen Krankheitseintrittes durch spezifische Behandlung, und zwar sogar durch eine bessere ist seit Fournier, Kron und Schuster bekannt. Ähnlichen Gedanken über die Förderung der metasyphilitischen Erkrankungen durch Behandlung begegnen wir bei Carle und Bourcart, bei Mendel und Tobias, Mattauscheck und Pilcz und anderen Autoren. Auch Gärtner ist dieser Frage der Allergieschädigung des Organismus durch antisyphilitische Behandlung weiter nachgegangen; auf Grund der von ihm gebrachten Statistiken kommt er zu folgenden Schlüssen: „Ein Einfluß der Umwelt auf Entstehung und Verlauf der Paralyse ist in unseren Kulturbreiten zahlenmäßig nicht faßbar, womit auch dieser Einfluß hinter anderen Momenten an Bedeutung zurücktreten muß. Insofern besteht allerdings eine Abhängigkeit der Verbreitung der Syphilis und Paralyse von der Kultur, als das Verantwortungsgefühl der Kranken mit zunehmender Bildung steigt, und daher durch die Behandlung die Infektiosität herabgesetzt wird. Die Frauen dieser Kreise, deren Promiskuität verschwindend gering ist, werden seltener der Infektion ausgesetzt (s. obige Statistik aus Sieberts Material)." Gärtner stellt dann folgendes Gesetz auf: „Je höher die Gesellschaftsklasse, um so mehr vergrößert sich der Unterschied in der Häufigkeit der Männer- zur Frauen-paralyse, und je niedriger die Gesellschaftsklasse, um so mehr nähert sich das Häufigkeitsverhältnis der Paralysen zueinander."

Man darf Gärtner unbedenklich beipflichten, wenn er meint, daß die Ungebildeten nur von ihren Symptomen befreit werden wollen, daß aber die Gebildeten einer prophylaktischen Behandlung viel leichter zugänglich sind, und daß sie sich auch in den erscheinungsfreien Stadien, bzw. nach Beseitigung der ersten Erscheinungen, die den Ungebildeten oft gar nicht zum Arzt führen, behandeln lassen.

Die seinerzeit von hier berichteten klinischen Beobachtungen werden somit durch die Gärtnerschen Statistiken einwandfrei belegt. Durch die spezifische Behandlung, soweit sie eben nicht zur Gesamtsterilisation durchgeführt wird, wird die Allgemeindurchseuchung nur eingeschränkt. Die restierende Infektionsmasse reicht dann sowohl quantitativ wie qualitativ sehr häufig nicht mehr aus, um den Organismus zu kräftigen Allergieäußerungen zu veranlassen und diese auf das Niveau des Tertiärstadiums zu bringen; dies wird natürlich um so mehr der Fall sein, je häufiger eine insuffizient bleibende Behandlung stattfindet. Mit anderen Worten: Die spezifische Behandlung wird stets zu einem Eingriff von verschiedener Stärke in den Immunitätsvorgang und zwar dergestalt, daß der Eintritt der Umstimmung des Organismus verzögert wird oder ganz ausbleibt. Mit dem Fortbestande schwächlicher Allergievorgänge, eben des Sekundarismus ist aber, wie unten noch zu zeigen ist, die Grundlage zur Entwicklung der metasyphilitischen Krankheitsvorgänge gegeben.

Es sind noch Beobachtungen vorhanden, die darauf hinweisen, daß nicht allein die Herabsetzung der Infektionsmasse für die Schwächung der Allergie verantwortlich zu machen ist. Wenn wir uns vor Augen halten, daß viele Metaluetiker (ca. 20%) an unbewußter Syphilis gelitten haben und nie spezifisch behandelt worden sind, so müssen wir notwendigerweise eine Abschwächung des

Syphilisvirus schon durch die spezifische Behandlung der Infektionsüberträger, und zwar vielleicht schon seit Generationen annehmen.

Sollen wir aus dieser Erkenntnis heraus etwa auf die spezifische Behandlung verzichten? Einmal ist sehr fraglich, ob wir so ohne weiteres wieder mit einer Virulenzsteigerung des Virus bei Nichtbehandlung rechnen können. Auf der anderen Seite würden wir durch Nichtbeseitigung der Infektiosität der frischen Stadien der Weiterverbreitung Tür und Tor öffnen. Außerdem haben wir ja heute in der Salvarsanbehandlung ein Mittel, bei dessen richtiger Anwendung in den frischen Stadien, wie die Statistik an meinem eigenen Krankenmaterial (s. S. 62) zeigt, Halbsterilisationen vermieden und in 95% der Fälle mit einem erprobten Behandlungsmaß definitive Ausheilungen erzielt werden können.

Unsere Feststellungen betreffs der Virulenzabschwächung des Virus durch die spezifische Therapie und betreffs ihrer ursächlichen Bedeutung für den anergischen, d. h. sekundären Syphilisverlauf dürften richtig sein, wenn einwandfreie Beobachtungen auch dafür vorliegen, daß exotische Infektionen (d. h. von unbehandelten Eingeborenen) auch bei Europäern häufig zu allergischem Verlauf, d. h. zum Tertianismus führen. Letzteres ist nun in der Tat der Fall. Wir haben hier in einer Reihe von Fällen, die in China oder in Westafrika bei Eingeborenen infiziert waren, einen frühzeitigen und oft auch schweren Tertianismus beobachtet. Ein im Jahre 1901 hier zugehender Signalmaat zeigte bereits ein halbes Jahr nach der Ansteckung schwerste gummöse Hautsyphilis am ganzen Körper; er konnte in fünfjähriger Behandlung nicht geheilt werden. Von vier Europäern, die ich in Kamerun an frischer Syphilis behandelt habe, wurden zwei noch im ersten Infektionsjahr gummös, einer erkrankte 14 Jahre später an gummöser Spinallues, der letzte blieb mehrere Jahre latent. Auch in zahlreichen anderen Fällen von exotischer Infektion und zwar meistens aus Ostasien, welche erst 1—2 Jahre nach der Ansteckung hinzugingen, wurde ein frühzeitiger Tertiarismus beobachtet. Jedenfalls erweisen diese Beobachtungen, daß ein unbehandelt gebliebenes Virus auch für den Europäer giftiger ist, als das heimische Virus, und bei ihm zu kräftigen allergischen Vorgängen führt.

In diesem Zusammenhange bleibt noch zu erwähnen, daß auch unsere heimische Syphilis ohne Behandlung in den nächsten Infektionsträgern ihren Charakter wieder ändern kann. Wir beobachteten mehrfach Metalues bei unbewußter und unbehandelter Syphilis bei Ehemännern, während die ebenfalls unbehandelt gebliebene Ehefrau an tertiärer Syphilis bei normalem Liquor erkrankte.

Die vier Verlaufsformen der Syphilis. Die Hauptausgänge der Syphilis, mit denen wir uns zunächst zu beschäftigen hätten, lassen sich in vier Gruppen zusammenfassen:

1. Fälle mit spätsekundärer Syphilis der Haut.

2. Fälle mit spätsekundärer Syphilis an bestimmten inneren Organen, und zwar hauptsächlich an den Gefäßen (peripheren, zentralen und zerebralen) und den Meningen (Meningitis, Meningoenzephalitis und Metalues).

3. Fälle mit gummöser Syphilis der Haut, Knochen, Muskel, Leber usw.

4. Fälle mit gummöser Syphilis der Meningen und ihrer Ausläufer und Fälle mit Mischformen (Meningitis gummosa mit fibrös-hyperplastischer Meningitis und mit gummöser Arteriitis).

Die Metalues ist, wie schon in den Vorbemerkungen erwähnt, der spätsekundären Syphilis zuzurechnen, weil ihre Vorstadien — die syphilitische Meningitis und Meningoenzephalitis — durchaus sekundärer Natur sind. Auch die Mehrzahl der syphilitischen Gefäßveränderungen gehören pathologisch-anatomisch zum gleichen Stadium. Wenn sich bei der Döhleschen Aortenerkrankung in manchen Fällen noch kleine Gummen im weiteren Verlaufe der Mesaortitis hinzugesellen, so sind sie doch wohl als Folge einer sich erst später einstellenden Steigerung der Abwehrreaktion anzusprechen und brauchen daher bei den Entwicklungsfragen nicht besonders berücksichtigt zu werden.

Die Erkrankung der Hirngefäße erfolgt unter denselben biologischen Vorbedingungen im Organismus wie die Durchseuchung der Meningen. Die biologische Sachlage, welche für eine stärkere meningeale Ausstreuung der Spirochäten maßgebend ist, ist es natürlich in gleicher Weise auch für die den Meningen zugehörigen Gefäße. Besondere Betrachtungen, weshalb die Spirochäten bei einer gewissen Anzahl von Fällen sich vorzugsweise an den Gefäßen lokalisieren, erübrigen sich demnach.

Bei der dritten Gruppe handelt es sich in der überwiegenden Mehrzahl um Fälle mit kutanen Prozessen, weshalb diese auch bei der Besprechung in den Vordergrund gestellt werden sollen. An Stelle der kutanen Prozesse können aber natürlich auch andere gummöse Prozesse am Knochengerüst oder an den Eingeweiden treten, insofern sie hinsichtlich ihres Umfanges die Aufgabe erfüllen, ein Gegengewicht gegen die meningeale und die Aortenlokalisation der Erreger zu bilden.

1. Fälle mit spätsekundärer Syphilis der Haut.

Bei den beiden sekundären Krankheitsgruppen handelt es sich um ein Virus, dem es zwar meist nicht an Ausbreitungsneigung, aber doch an höherer Giftigkeit mangelt. Auch die Intensität des Abwehrvorganges hält sich in bestimmten Grenzen und erreicht nicht die beim dritten Stadium vorhandene Höhe der Entwicklung.

Es wäre nun am einfachsten, wenn sich der verschiedene Endausgang beider Gruppen einmal mit stärkerer Anlage der Hautinfektion und auf der anderen Seite mit einer besonders kräftigen meningealen Ausstreuung der Spirochäten begründen ließe. Bei einem gewissen Teile der Fälle mag eine derartige verschiedene Anlage der Infektion gewiß rein zufälliger Natur sein. Im übrigen sind aber noch verschiedene Umstände vorhanden, die den Eintritt einer ausgiebigeren meningealen Infektion, wie schon unter den Vorbemerkungen erwähnt, bis zu einem gewissen Grade behindern, bzw. fördern können.

Die Schnelligkeit mit der sich die Erreger ausbreiten, ist, wie die Beobachtungen über den Eintritt positiver SR zeigen, enorm verschieden. Auch das Eruptionsstadium weist hinsichtlich der Inkubationszeit die weitgehendsten Differenzen auf, was auf eine verschiedene Schnelligkeit im Ausbreitungsvermögen der Erreger und auf individuelle Unterschiede in den sich dem Vordringen der Erreger entgegenstellenden Hemmungen schließen läßt.

Sodann sind ganz ausgesprochene quantitative Unterschiede in der Infektionsmasse bei gleichalten und gleichgearteten frischen Sekundärfällen festzustellen. Die Dauer der positiven SR unter der Kur ist bei ihnen trotz gleichen Behandlungsmaßes, für dessen Wirkung durch entsprechende Auswahl der

Fälle gute Vergleichsbedingungen geschaffen sind, durchaus verschieden [1]). Die Quantität der Erreger, auf die der einzelne Organismus mit Abwehrerscheinungen (Eruptionsstadium) reagiert, ist eben von Fall zu Fall sehr wechselnd. Nach den vorliegenden Erfahrungen erreicht die allgemeine Durchseuchung bei den hier in Frage stehenden Fällen meist schon eher ihren Abschluß als es zu einer stärkeren meningealen Aussaat kommt. Hierbei ist es jedoch keineswegs notwendig, daß die Inkubationszeit besonders kurz ist, sie kann vielmehr ebensolang sein, wie in anderen Fällen. Der geringere Gesamtumfang der Durchseuchung erklärt sich einmal aus dem Vorhandensein gewisser Hemmungen, auf die noch näher eingegangen wird, und aus einer beschränkten Toleranz. Wenn auch die Quantität der frischen Durchseuchung bei dieser ersten Krankheitsgruppe gegenüber der nächsten Gruppe eine relative Beschränkung aufweist, so liegt darin noch keineswegs eine Verminderung der äußerlich sichtbaren Reaktionsvorgänge, des Eruptionsstadiums. Es handelt sich bei diesen Fällen eben nur darum, daß sie gegenüber anderen Fällen bereits auf ein verhältnismäßig geringeres Gesamtmaß der Durchseuchung mit Allgemeinerscheinungen reagieren und sich weiterer Zunahme der Erreger mit Steigerung des Abwehrvorganges zu erwehren suchen.

Wenn nun die Allgemeindurchseuchung quantitativ beschränkt wird, so ist die Gefahr für eine ausgiebigere Spirochätenaussaat nach den Meningen erheblich eingeschränkt. Es ist dies nicht etwa eine willkürliche Annahme, sondern eine unbestreitbare Tatsache, welche durch viele hunderte von Beobachtungen festgelegt ist. Diese erweisen, daß die unter der hier üblichen Sekundärbehandlung früh negativ werdenden frischen Sekundärfälle — es ist dabei gleichgültig, ob sie 2 oder 6 Monate alt sind — weit weniger zur Neurorezidiv-, oder histologischer Meningorezidivbildung neigen, als die serologisch hartnäckigen. Mit anderen Worten — den bald negativ werdenden Fällen mit relativ beschränkter Allgemeindurchseuchung fehlt es an einer umfangreicheren und genügend weit entwickelten meningealen und Liquorinfektion, die nach Einschränkung der Allgemeindurchseuchung Ausgangspunkt der Rückfallbildung werden könnte. Die in diesen Fällen zustandegekommene meningeale Aussaat läßt sich am besten mit der des spätprimären Stadiums vergleichen, wo sie durch eine entsprechende Allgemeinbehandlung noch leicht erfaßt werden kann. Setzt keinerlei Behandlung ein, so bleibt sie gegenüber der übrigen Infektionsmasse erst recht so bedeutungslos, daß sie nie eine biologische Sonderstellung erreichen kann. Der Rückgang der Allgemeindurchseuchung, insbesondere auch durch Abwehrvorgänge kann vielmehr jede beliebige Ausdehnung annehmen, ohne daß dadurch die in der Entwicklung steckengebliebene meningeale Infektion jemals provoziert werden kann. Die Rückfallbildungen werden sich vielmehr für gewöhnlich im Hauptausbreitungsgebiet der frischen Infektion, an der Haut, lokalisieren und hier in Form der spätsekundären Monosyphilide äußern, sobald die fortschreitende Einschränkung der Allgemeindurchseuchung den Spätrückfall wachruft.

Es ist nach den jetzt feststehenden Erfahrungen über die vermehrte Inkubationsdauer, die für gewöhnlich die Entwicklung der meningealen Infektion in

---

[1]) Selbst unter weitgehendster Berücksichtigung der PA.-Lokalisation, die bekanntlich (s. Eicke und Zimmern) für die Schnelligkeit der Durchseuchung eine erkennbare Rolle (Eintritt positiver SR.) spielt, bleiben unter der Salvarsanbehandlung der gleichalten Sekundärfälle deutliche Unterschiede in der Dauer der positiven SR. nachweisbar.

Anspruch nimmt, nicht ganz uninteressant, sich einiger bekannter Tatsachen zu erinnern, die hierzu in gewisser Beziehung stehen. Der verzögerten Anlage der meningealen und der Liquorinfektion entspricht zunächst ihre erschwerte therapeutische Zugänglichkeit, so daß man schließen kann, daß beides eine gleiche Ursache hat. Diese dürfte wohl in der Entlegenheit des Liquors und der meningealen Oberfläche von der Blutzirkulation zu suchen sein. Weiter unten werden wir uns noch mit einer anderen bekannten Erfahrung zu beschäftigen haben, daß nämlich Fälle mit langdauernder Inkubation, die eventuell nicht mal einen deutlichen Abschluß gefunden hat, gar nicht so besonders selten mit Hirnsyphilis als erstem Krankheitssymptom zur Feststellung gelangen.

Die bei der menginealen Lokalisation sich hinsichtlich der verzögerten Entwicklung ergebenden Erfahrungen treffen aus naheliegenden Gründen auch auf das Zustandekommen der Aortenerkrankung zu. Auch hier steht die erschwerte therapeutische Angreifbarkeit damit in Übereinstimmung, daß die Anlage der Infektion in dieser Lokalisation eine längere Entwicklungszeit benötigt. So weitgehende Folgerungen, wie sie sich aus der eingehenden serologischen Beobachtung des frischen Sekundärstadiums bezüglich des Umfanges einer eventuell vorhandenen meningealen Infektion ergeben haben, sind nun im höheren Infektionsalter insbesondere bei der Lues latens nicht mehr möglich. Die Dauer der positiven SR ist dann nicht mehr allein vom Umfang der Infektion, bzw. der eingetretenen Veränderungen abhängig, sondern auch von ihrem sich immer mehr differenzierenden pathologisch-anatomischen Charakter. Es ist hier im besonderen von Wichtigkeit, in welchem Umfange sich das Virus am Gefäßsystem, an den kleinen und großen Gefäßen und ihren Lymphräumen lokalisiert hat, und welche Störungen sich dadurch für die Zirkulation und damit auch für die therapeutische Zugänglichkeit ergeben haben.

Also nur im frischen Sekundärstadium ist es bei fortlaufender serologischer Beobachtung — seit ca. 10 Jahren machen hier alle frischen Syphilisfälle unter der Kur 2—3 mal die Woche und später in größeren Zeitabständen Blutprobe — möglich, aus dem Verhalten der SR und den planmäßigen Liquorkontrollen bestimmte Rückschlüsse auf die Anlage der einzelnen Infektion und auf die Wirkung der letztere beeinflussenden Faktoren zu ziehen.

Die Anwesenheit etwas gesteigerter Abwehrvorgänge, als deren Ergebnis wir die bei der spätsekundären Kutansyphilis von vornherein bei Anlage der Infektion vorhandenen Hemmungen ansprechen mußten, ergibt sich auch aus ihrem klinischen Bild, dem gruppierten oder zirzinären papulösen Syphilid, der häufigen Narbenbildung bei papulo- oder tubero-serpiginösen Syphiliden und der gelegentlichen Kombination mit papulo-ulzerösen Syphiliden. Letztere weist auch auf die nahen Beziehungen zum dritten Stadium hin, bei dem ja eine ganz besonders frühzeitige Bindung und Verankerung des Virus in Betracht kommt.

Trotz der Hemmung der Allgemeindurchseuchung im frischen Stadium kann indessen die Entstehung meningealer Herde im gewissen Umfange nicht ganz aubleiben, weil das Zufallsmoment bei der Spirochätenausstreuung eine viel zu große Rolle spielt, es muß daher auch beim Vorhandensein spätsekundärer Kutansyphilis gelegentlich mit dem gleichzeitigen Vorkommen pathologischen Liquors gerechnet werden. In solchen Fällen übt jedoch die vorwiegend kutane Lokalisation ein erhebliches Gegengewicht gegenüber der

Entwicklung des meningealen Herdes aus. Letztere nimmt dann einen ganz besonders langen latenten Verlauf und führt trotz eines Infektionsalters von 25 bis 30 Jahren oftmals nicht zum klinischen Ausfall. Eines unserer Beispiele ist folgender Fall:

Nr. 5397. Infektion ca. 1890. Seit 1895 verheiratet. Gesunde Kinder. 1890 wegen Schankers in der Kranzfurche nur lokal behandelt, auch späterhin keinerlei Kuren. Zugang am 5. 6. 1918 mit papuloserpignösen Syphiliden an beiden Gesäßbacken. Am ZNS keine nachweisbaren Veränderungen. Pupillenphänomene o. B. Patellarreflexe erhalten, sehr geringer Romberg, Psyche intakt. SR vom 5. 1. bis 15. 7. 1918 positiv. Liquorbefund am 9. 1. 1918: Ph. I trübe, Pandy milchig, Esb. $2^{1}/_{2}$ Nißl, L. 51, WR 0,2 +++. Der Fall zeigt also trotz paralytischen Liquors noch keinerlei Ausfallserscheinungen am ZNS.

2. Fälle mit spätsekundärer Syphilis an den inneren Organen (ZNS) und Aorta.

Bei der zweiten Krankheitsgruppe der spätsekundären Syphilis an den inneren Organen liegen die den Gang der ersten Allgemeindurchseuchung und auch die Entwicklung neuer Allgemeinschübe, bestimmenden biologischen Verhältnisse gerade entgegengesetzt wie bei der ersten Gruppe. Bei einem Teil der Fälle ist ein sehr ausbreitungsfähiges Virus vorhanden, das neben oft recht massiven Allgemeinerscheinungen von Anbeginn an zu sehr beträchtlichen Liquorveränderungen führt. Bei den meisten Fällen erhebt sich jedoch die Entwicklungstendenz der Erreger keinesfalls über den Durchschnitt, ist eher schon etwas abgeschwächt. Die Durchseuchung dauert dann aber länger als bei den erstgenannten Fällen und hält ungehemmt an, ohne daß sie während der üblichen Inkubationszeit zu einem äußerlich sichtbaren Abschluß (Eruptionsstadium) gelangt. Eine nicht unerhebliche Anzahl dieser Fälle weist 4 bis 6 Monate nach der Infektion eine spezifische Alopezie auf, die fast immer eine stärkere meningeale Aussaat verrät, oder manchmal auch meningeale Frühsymptome, ohne daß Allgemeinerscheinungen irgendwelcher Art vorausgegangen sind. Die Durchseuchung erreicht auch in diesen Fällen schließlich ihr Ende, weil jeder Organismus nur auf ein gewisses Quantum von Spirochäten eingestellt ist und ihre weitere Entwicklung hemmt.

Bei beiden Arten des Entwicklungsganges der Infektion liegt ein abgeschwächtes Virus und dementsprechend eine relative Unempfänglichkeit gegenüber diesem vor, insofern der Organismus imstande ist, ein erhebliches Maß von Anreicherung der Erreger zuzulassen, bevor es zur Abwehrreaktion kommt. Die Folge hiervon ist eine recht ausgiebige Durchseuchung, bei der die Aussichten für die Anlage einer reichlicheren meningealen Infektion besonders günstig sind.

Bei der zuerst unter dieser Gruppe angeführten Art von Fällen gibt offensichtlich die große Expansionsfähigkeit des Virus (wahrscheinlich infolge häufiger Übertragung im frischen Stadium) den Anlaß zur schnellen und reichhaltigen Ausstreuung, während die geringe Giftigkeit und die dementsprechende geringere Empfänglichkeit nur das begünstigende Moment bilden. Bei der zweiten Art von Fällen bildet aber die geringere Giftigkeit des Virus infolge spezifischer Behandlung der Überträger die Hauptursache für dessen ausgiebigere Entwicklungsmöglichkeiten und für die erhöhte Aufnahmefähigkeit des Organismus. Das Gros dieser Fälle zeichnet sich demzufolge unter der Salvarsankur durch gesteigerte serologische Hartnäckigkeit aus. Sie ist zwar dem Grade nach in den einzelnen Fällen verschieden, aber nach den vielen hunderten von gleichen Beobachtungen, bei denen ein pathologischer Liquor festgestellt wurde, doch so häufig und im ausgesprochenen Maße gegenüber den Fällen der ersten Krankheitsgruppe vorhanden, daß über ihre Deutung im Sinne einer ausgiebigeren Durchseuchung gar kein Zweifel aufkommen kann. Ist aber einmal eine ausgiebige meningeale Infektion erfolgt, so hat dies immer eine ernste Bedeutung, weil ihre Beseitigung unter der üblichen Allgemeinbehandlung sehr schwierig ist.

Die entstehenden meningealen Entzündungsvorgänge können bereits im frischen Stadium, wie es oben ausgeführt wurde, therapeutisch sehr schwer zugänglich sein. Mit zunehmendem Infektionsalter nimmt die therapeutische Zugänglichkeit aber noch immer mehr ab, worauf noch weiter unten näher einzugehen sein wird. Es ist keineswegs erforderlich, daß eine stärkere meningeale Ausstreuung der Spirochäten auch regelmäßig mit frühzeitigen meningealen Reaktionserscheinungen, d. h. mit pathologischem Liquor einhergeht. In manchen Fällen tritt dieser erst recht spät zutage, und zwar zu einer Zeit, wo man es nicht mehr erwarten sollte. Sieht man sich jedoch dann den Verlauf dieser Fälle im frischen Stadium an, so muß man nach den soeben berichteten Erfahrungen über die Bedeutung einer langdauernden positiven SR doch der Erkenntnis Raum geben, daß diese Fälle im Hinblick auf meningeale Erkrankungen sehr gefährdet waren. Ein sehr ausgesprochenes Beispiel gibt nachstehender Fall:

Nr. 1043. Ansteckung angeblich August 1913. Zugang 22. 10. 1913 mit PA an der linken Seite der Kranzfurche. Spir.-Bef. +. Keine Allgemeinerscheinungen. 1. Kur: vom 23. 10. bis 21. 12. 1913 8 Salv.- + 15 Kalomel-Inj. 2. Kur: vom 3. 1. bis 12. 1. 1914 2 Salv.-Inj.; vom 7. 2. bis 12. 4. 1914 8 Kalomel-Inj. 3. Kur: vom 12. 2. bis 6. 4. 1914 7 Salv.-Inj.; vom 30. 5. bis 27. 7. 1914 8 Kalomel-Inj. 4. Kur: vom 30. 5. bis 30. 7. 1914 6 Salv.-Inj. 5. Kur: vom 5. 5. bis 30. 6. 1915 6 Salv.- + 6 Kalomel-Inj. (Cuxhaven). SR vom 18. 10. 1913 bis 10. 4. 1914 +, dann bis Herbst 1914 —. Im April 1915 wieder SR + in Cuxhaven. Liquor: 5. 11. 1913. Ph. I 0—opal, L. 7, Esb. 0,3⁰/₀₀, WR —. Wiederaufnahme zur Kontrolle am 28. 12. 1915. Keine Beschwerden. SR vom 31. 12. 1915 bis 8. 2. 1916 ± ∓, dann bis 1919 dauernd negativ. Liquor 29. 12. 1915 Ph. I dtl. Ring, Pandy + +, Esb. 2, L. 53, WR 0,5 — ∓. Der Fall erhielt zur völligen Assanierung 4 Salvarsan-Hg-Kuren und 7 endolumbale Behandlungen vom 3. 1. 1916 bis 30. 6. 1917.

Die SR ist im vorstehenden Falle so enorm hartnäckig, daß die Infektion höchstwahrscheinlich als älter anzunehmen ist, als Patient den letzten Verkehr angegeben hat. Möglicherweise handelt es sich hier auch um einen durch den letzten Verkehr hervorgerufenen Chancre redux. Eine chankriforme Papel war wegen der klassischen Sklerose und der starken regionären Drüsenschwellung nicht anzunehmen. Welches Infektionsalter wir aber auch zugrunde legen wollen, beachtenswert bleibt das Fehlen jeglicher Sekundaria und die äußerst hartnäckige positive SR, wie wir sie in dieser Intensität nur noch dreimal bei ganz analogen Fällen gesehen haben.

In der Quantität der Anlage der meningealen Infektion und in ihren quantitativen Beziehungen zur Allgemeindurchseuchung gibt es natürlich alle nur möglichen Abstufungen. Je größer die erste Anlage der meningealen Infektion, um so wahrscheinlicher sind Liquorveränderungen schon im frischen Luesstadium vorhanden. Bei der 4. Krankheitsgruppe werden wir hierauf noch zurückkommen.

Im höheren Infektionsalter gewinnt aber auch die qualitative Beschaffenheit der meningealen Spirochäten an ständig zunehmender Bedeutung, weil sie den einschränkenden und schädigenden Faktoren weniger zugänglich sind als die übrigen in den Geweben vorhandenen Spirochäten. Es können dann schließlich auch schon geringere, aber immerhin über den Durchschnitt hinausgehende meningeale Ausstreuungen besonders durch die spezifische Therapie in den Vordergrund des weiteren Verlaufes gedrängt werden, weil die hier lokalisierten Erreger gegenüber der restlich noch vorhandenen Körperinfektion eine größere Ausbreitungsneigung behalten haben.

Zu welchem Zeitpunkte nun die meningealen Spirochäten zu latenten Entzündungsvorgängen (histologischen Meningorezidiven Ravauts) und schließlich durch Übergreifen des meningealen Entzündungsvorganges auf das ZNS zu klinischen Ausfallserscheinungen Veranlassung geben, richtet sich nach der bereits im ersten Teile dieser Arbeit beim Provokationsvorgang besprochenen biologischen Sachlage. Es kommt darauf an, wie lange und in welchem Maßstabe die Allgemeindurchseuchung und insbesondere das Übergewicht der Kutaninfektion erhalten bleibt und dadurch der Monorezidivbildung entgegenwirkt, und in welchem Tempo die einschränkenden Faktoren imstande sind, die Allgemeindurchseuchung zum Schwund zu bringen. Je nachdem erfolgt die Provokation des angelegten meningealen Herdes schneller oder langsamer. Bleibt der Rückgang der Allgemeindurchseuchung nur dem Abwehrvorgang überlassen, so kann die Entwicklung des meningealen Entzündungsvorganges viele Jahre in Anspruch nehmen, bis es zu nervösen Ausfallserscheinungen kommt. Eine Ausnahme hiervon bilden nur die Fälle, bei denen es infolge Virulenzschwäche der Infektion von vornherein zu einer so reichlichen Anlage der meningealen Infektion gekommen ist, daß sich an den Meningen auch die ersten und hauptsächlichsten Reaktionsvorgänge abspielen, während sonstige Allgemeinerscheinungen mehr oder weniger ganz ausbleiben. Die in diesen Fällen eintretenden Ausfallserscheinungen beruhen auf einer sekundärsyphilitischen Meningitis, Meningoenzephalitis oder auch Arteriitis und Endarteriitis. Zumeist an der Hirnbasis lokalisiert sind die Entzündungsvorgänge entweder mehr umschrieben — sie greifen dann häufig auf einzelne Hirnnerven über — oder auch mehr diffuser Art, so daß komplexe Ausfallserscheinungen die Folge sind. Auf die Lokalisationsfrage der hirnluetischen Krankheitsvorgänge wird weiter unten noch näher einzugehen sein.

Einen besonders schweren Fall von meningealer Frühsyphilis beschreibt Krause[1]). Eines der hiesigen Beispiele ist folgendes:

Nr. 5992. Ansteckung Januar 1918. Zugang am 22. 3. 1918. Angeblich seit 3 Wochen Papeln am Glied und entzündliche Phimose. Jetzt entzündliche Phimose, Papeln am Penisschaft, Skrotum und After, makulöses Exanthem am ganzen Körper, Alopecia specifica und allgemeine Drüsenschwellung mäßigen Grades. Außerdem rechtsseitige Fazialisparese. Rechte Gesichtshälfte völlig gelähmt, Lagophthalmus. Pupillen o. B. Liquor am 10. 5. 1918 Ph. I zarter Ring, Pandy +, Esb. 2³/₇, L. 179, WR. 0,25 + +. SR zeigte unter der spez. Behandlung noch am 7. 5. schwache Hemmung.

Im vorliegenden Falle handelte es sich offensichtlich um ein ziemlich expansionskräftiges Virus. Es führte nicht nur zu sehr umfangreichen Sekundärerscheinungen, sondern auch relativ frühzeitig zur spezifischen Alopezie. Letztere gehört sonst zu den spätesten Symptomen des frischen Sekundärstadiums; oft kommt sie erst im 4.—5. Monat der Infektion und ist, wie ich an anderer Stelle nachgewiesen habe, für eine ausgiebige meningeale Infektion fast patho-

---

[1]) Krause, Beiträge zur pathol. Anatomie der Hirnsyphilis. Jena 1913. S. 373.

gnomisch. Ihre frühzeitige Entwicklung macht daher auch den spontanen Eintritt des vorliegenden Neurorezidivs (Teilerscheinung einer vorhandenen sekundärsyphilitischen basalen Meningitis) durchaus erklärlich.

Während hier der Fazialis betroffen war, zeigen andere Fälle eine Erkrankung des Optikus oder auch Akustikus. Aber auch frühzeitige Gefäßerkrankungen (Endarteriitis und Apoplexien) sind nicht ganz selten. Unser frühester Fall mit zerebraler Gefäßlues war folgender:

Nr. 25. Ansteckung angeblich Juli 1909. Zugang 28. 8. 1909 mit PA und Exanthem. 1. Kur: 28. 8. bis 16. 10. 1909 10 Spritzen Kalomel. 2. Kur: 19. 3. bis 4. 5. 1910 5 Spritzen Kalomel + 5 Ol. ciner. Am 8. 8. 1910 neue intermittierende Kalomelkur begonnen. Nach 2 Spritzen erfolgte am 14. 8. abends im Bett Lähmung von rechtem Arm und Bein. Allmähliche Verschlechterung bis zur völligen Paraplegie. Am 17. 8. Sprache unverständlich, Schlucken erschwert, sensorische Aphasie. Starkes Zittern und Abweichen der Zunge nach rechts. Rechte Pupille zeigt etwas träge Lichtreaktionen. Rechts stark verwaschene, kaum sichtbare Papille. Bauchdecken- und Kremasterreflex rechts —, Patellarreflex rechts gesteigert, Achillessehnenreflex —. Babinski rechts +. Deutliche Intelligenzstörung und Amnesie. Fall wurde durch Salvarsan-Depotbehandlung geheilt. Es blieb Lähmung des rechten Fußes zurück. Bei der Sektion des an Tuberkulose geendeten Falles fanden sich keine meningealen Veränderungen.

Beiläufig möge hier erwähnt werden, daß auch in denjenigen Fällen, wo es später zur Apoplexie kommt, vorher ein pathologischer Liquor vorhanden ist. Ein derartiges Beispiel gibt folgender Fall:

Nr. 704. Ansteckung Ende März 1908. Anfang Juni makulöses Exanthem. Wurde von mir im Juni/Juli 1908 mit Schmierkur (144 g) und Lichtbädern (zweimal die Woche) behandelt. 2. Kur: November/Dezember 1908 10 Hg-Inj. Wiederaufnahme mit Lues latens und + SR am 11. 9. 1912. Keinerlei Beschwerden. 1. Kur: 12. 9. bis 28. 12. 1912 6 Salv.- + 15 Kalomel-Inj. 2. Kur: 11. 1. bis 14. 3. 1913 7 Salv.- + 12 Kalomel-Inj. SR vom 13. 9. bis 6. 10. 1912 +, dann —. Liquor: 1. 11. 1912 Ph. I opal, L. 17, Esb. 0,5⁰/₀₀, WR —; 10. 1. 1913 Ph. I opal-trüb, L. 28, Esb. 0,3⁰/₀₀, WR 1,0 +. Im April 1913 blieb Patient aus der ambulanten Behandlung fort, im Dezember 1914 ging er im Lazarett Kiel an Apoplexie zugrunde. Sektion ergab ein Aneurysma der Arteria fossae Sylvii, sonst keine sichtbaren meningealen Veränderungen.

Die durchschnittliche Anlage der meningealen Infektion ist indessen bei dieser Krankheitsgruppe derart, daß sie in den ersten Krankheitsjahren gegenüber dem Massiv einer guterhaltenen Allgemeindurchseuchung und gegenüber der kutanen Gesamtinfektion zunächst noch keine bedeutende Rolle spielt. Es kommt wohl zu Liquorveränderungen und schleichender Fortentwicklung der meningealen Infektionsherde, worüber hier viele hunderte von Beispielen vorliegen; bis es aber bei ihnen zu nervösen Erscheinungen kommt, bedarf es einer ganz erheblichen Einschränkung der Gesamtsyphilose. Wie diese Einschränkung durch die Abwehrvorgänge nur sehr langsam und erst im jahrelangen Verlauf bewirkt wird, so erfolgt auch die Entwicklung der meningealen Herde in ganz entsprechend schleichender Weise. Auch der histologische Charakter der meningitischen Veränderungen bleibt vollkommen der schwächlichen biologischen Abwehrreaktion entsprechend; schon von Virchow wurde er als dem Sekundärstadium zugehörig gekennzeichnet.

Infolge der eminenten Chronizität der sekundär-syphilitischen Spätmeningitis ist es nun kein Wunder, daß die Pia allmählich immer mehr zerstört, durch Granulationsgewebe ersetzt und schließlich an zahlreichen Stellen zum Einbruch der Liquordiffusion hergerichtet wird. Mit ihrem Eintritt geht aber, wie bereits früher berichtet, die Entwicklung der Metasyphilis unaufhaltsam ihren Weg.

3. Fälle mit Tertiarismus der Haut.

Die beiden nächsten Krankheitsgruppen unterscheiden sich von den soeben erörterten dadurch, daß es bei ihnen früher oder später zu Überempfindlichkeitsreaktionen, eben zum Tertiarismus kommt. Die Ursache hierfür liegt, wie bereits in den Vorbemerkungen erwähnt, vorzugsweise in einer größeren Giftigkeit des Virus und demzufolge auch in einer höheren Empfänglichkeit des Organismus. Beide Faktoren sind imstande sich wechselseitig zu beeinflussen, und zwar im Sinne einer weiteren Steigerung der ihnen eigenen biologischen Tendenzen.

Ein giftigeres Virus kann die Reaktionsfähigkeit des Organismus steigern, während die Zunahme des Abwehrvorganges auch den Anstoß zur vermehrten Rückfallneigung der Erreger zu geben vermag (maligna gravis). Die Expansionsfähigkeit des Virus kann sehr verschieden sein, im großen und ganzen ist sie jedoch nicht besonders intensiv und hat daher in der überwiegenden Mehrzahl der Fälle in den ersten Krankheitsjahren keinen besonders stürmischen Verlauf der Krankheit zur Folge. Es gibt hiervon jedoch eine Reihe von Ausnahmen, wie die Syphilis maligna gravis und tertiaria praecox, an denen sich auch die Eigenart der dem Tertiarismus zugrundeliegenden biologischen Vorgänge am besten verfolgen läßt. Die Giftigkeit des zum Tertiarismus führenden Virus zeigt, selbst wenn man die virulenzschädigenden Einflüsse einer vereinzelt stattgehabten Therapie mit berücksichtigt, eine verschiedene Hochgradigkeit, die in der entsprechenden Allergieäußerung des Organismus zum Ausdruck gelangt. Diese zeigt sich häufig nur in quantitativen Hemmungen der Allgemeindurchseuchung an, wie wir es in ähnlicher Weise bei der spätsekundären Kutansyphilis gesehen haben, und zwar ohne daß das sekundäre Gepräge des anfänglichen klinischen Verlaufes verloren zu gehen braucht. Je nachdem sich diese Hemmungen mehr oder minder ausgesprochen in einer quantitativen Begrenzung der Allgemeindurchseuchung, wie es bereits bei der spätsekundären Kutansyphilis erörtert wurde, äußern, wird auch die Anlage der meningealen Infektion entsprechend ausfallen. Immerhin besteht bei den vielen Zufälligkeiten in der Dispersion des syphilitischen Virus doch die Möglichkeit, daß eine nicht zu geringe Anzahl von Fällen, deren Infektionsverlauf zunächst noch ein sekundäres Gepräge besitzt, auch latente meningeale Entzündungsvorgänge mit verschieden hochgradig pathologischem Liquor aufweist. Letzterer kann auch noch gewisse Zeit nach Eintritt des Tertiarismus fortbestehen. So berichten z. B. Levy-Bing und Gerbay über den Ausfall von Liquorkontrollen an arabischen Soldaten der französischen Kolonialarmee; sie fanden hier die gleichen Liquorveränderungen wie bei Europäern. Da es dort aber so gut wie keine Spätsyphilis am ZNS (Metasyphilis) gibt, so muß man notgedrungenerweise schließen, daß die sich im Tertiarismus kundtuende gesteigerte Allergie des Organismus den weitaus größten Teil der meningealen Entzündungsprozesse zu unterdrücken vermag oder zum mindesten ihnen durch Fortbestand von ausgedehnteren kutanen Prozessen das Gleichgewicht hält (ableitende Wirkung s. o.). Die Sekundärperiode ist bei den Kolonialvölkern, wie z. B. auch Brault berichtet, sehr kurz; es handelt sich vorwiegend immer um Tertiarismus. In ähnlicher Weise äußert sich Lacapère; er sah in Fez 609 Eingeborene mit tertiären Erscheinungen, 28 mit primären und 167 mit sekundären; nur bis 5%

hatten nervöse Symptome gegenüber 30% in Europa. Nach unseren eigenen bei Tertiärfällen vorgenommenen Liquoruntersuchungen waren pathologische Befunde doch recht selten, wofür ich nur zum Teil die Ableitung durch umfangreiche kutane Prozesse, zum anderen aber auch die erste Anlage verantwortlich machen möchte. Je geringer die Spirochätenmenge, auf die der Organismus mit der Mobilisation seiner Allgemeinreaktion antwortet, um so größer wird stets die Wahrscheinlichkeit sein, daß die einer ausgiebigeren Durchseuchung parallel gehende meningeale Infektion in ihren Anfängen stecken bleibt. In manchen Fällen kommt es aber infolge sehr ausgesprochener Giftüberempfindlichkeit der Gewebszellen nicht einmal zu einer vollständigen Generalisation. Dementsprechend zeigt die Syphilis maligna viele Monate lang negative SR; auch unter Salvarsan ist die positive Schwankung der SR nur kurzdauernd, ein deutliches Zeichen für das geringe Maß der Allgemeindurchseuchung. Die außerordentliche Überempfindlichkeit der Gewebszellen ist in diesen Fällen nicht nur klinisch an den gummösen Veränderungen, sondern auch am positiven Ausfall der Luetinreaktion erkenntlich. In solchen Fällen bildet bekanntermaßen die Anlage eines größeren meningealen Herdes eine ziemliche Seltenheit; daß aber auch sie vorkommen kann, lehren die Fälle mit Syphilis maligna oder tertiaria praecox am ZNS, und zwar besonders an den Gefäßen der Hirnbasis, über die außer anderen auch Mingazini berichtet hat, und die auch hier verschiedentlich beobachtet ist.

In den meisten Fällen mit frühzeitigen Tertiärerscheinungen der Haut kommt es nach verschiedener Zeit, manchmal erst nach einer Reihe von Jahren, nach der ersten Kur zur Wiederkehr von gummösen Erscheinungen in der Nähe der ersten Lokalisation des Prozesses. Auch dieser Umstand ist sehr bezeichnend, weil er einmal die Bedeutung der ersten Lokalisation des Virus erweist und zum andern die starke Verankerung der Erreger an die Körperzellen und die Nichtaufnahmefähigkeit anderer Körperregionen für eventuell weitere oder neue Ausstreuungen zum Ausdruck bringt. Daß die Haut bei diesen tertiären Vorgängen als Hauptlokalisationsgebiet überwiegt, wird bei der allgemeinen Vorzugsstellung, welche die Haut wegen ihres Umfanges bei der ersten Durchseuchung einnimmt, nicht wundernehmen. Ob die einzelnen Fälle nun serologisch hartnäckig sind oder nicht, hängt bei den mangelhaft oder gar nicht behandelten Fällen davon ab, in welcher Hochgradigkeit die Abwehrvorgänge in der verschiedenen Zeit zur Entwicklung gelangt sind, und welchen Umfang sie dann der lokalen Weiterentwicklung des Virus gestatten. Von Anbeginn an hochgradig maligne Fälle bleiben trotz ungenügender Behandlung nur kurze Zeit positiv unter der Voraussetzung, daß das Virus nicht besonders rezidivkräftig ist; in solchen Fällen ist Spontanheilung nichts Seltenes. Ein derartiges Beispiel ist folgender Fall, den wir seit dem frischen Stadium kennen:

Nr. A. 62. Ansteckung August 1909. Zugang Lazarett Kiel September 1909 mit verdächtigem Ulkus. Spirochätennachweis wegen Vorbehandlung mißlungen. Wegen Syphilisverdachts bis Ende des Jahres von Rost weiter kontrolliert. SR blieb negativ. Mitte Januar 1910 markstückgroße gummöse Geschwüre auf der Stirn und rechten Wange und syphilitische Kachexie. SR am 1. 2. 1910 schwach positiv, späterhin vom 28. 4. 1910 ab dauernd negativ. 1. Kur: Vom 31. 1. bis 27. 4. 1910 100 g Ungt. ciner., 4 Kalomel, 6 Hg atoxylic. + 2 Ol. ciner. Die Geschwüre heilten gut. Der Fall erholte sich sichtlich unter der Kur. Wiederaufnahme zur Kontrolle am 8. 10. 1918. Sehr guter Allgemeinzustand. Keine Beschwerden. Klinisch o. B. SR 3. 10. 1918 —. Zur Provokation der SR erhielt

Patient in fünftägigen Abständen 4 Salv.-Inj. und machte einen Tag nach jeder Salv.-Inj. und 5 Tage nach der letzten Blutprobe. Die SR blieb negativ. Der am 9. 10. 1918 kontrollierte Liquor war normal. Durchleuchtung ergab normalen Herzbefund. Höchstwahrscheinlich liegt Spontanheilung vor.

In anderen Fällen stellt sich trotz anfänglich malignen Verlaufes bei lang anhaltender negativer SR mit und ohne Erscheinungen später doch noch eine erhebliche Anreicherung des lokalen Krankheitsvorganges ein, so daß die SR über längere Zeit hin positiv wird. Eine derartige Beobachtung bietet nachstehender Fall:

Nr. 6583. Ansteckung Mitte Oktober 1914 Bordell Wilhelmshaven. Lokalbehandlung des Ulkus. Kein Exanthem. SR bei dauernder Kontrolle bis August 1918 negativ. Anfang Juli 1918 stellten sich auf der linken Brustseite mehrere stecknadelkopfgroße Erhabenheiten ein, die sich allmählich vergrößerten. Nach 3 Hg. salic war SR am 2. 9. 1918 +. Hiesiger Zugang am 25. 10. 1918. Am inneren Vorhautblatt mehrere Narben, allgemeine Drüsenschwellung gering. Auf der linken Brustseite talergroßes papuloulzeröses Syphilid. Unter der Salvarsankur blieb der Fall während der ganzen Beobachtungszeit (2$^{1}/_{2}$ Monate) positiv. Liquor 30. 10. 1918 normal.

Im übrigen ist die Zunahme des syphilitischen Krankheitsvorganges im dritten Syphilisstadium eine recht alltägliche Beobachtung; sie erfolgt durch Ausdehnung und Wachstum der vorhandenen Herde, nicht aber auf dem Wege neuer Durchseuchung. Ihre Ursache ist wie immer die Einschränkung der ursprünglichen Allgemeindurchseuchung durch Abwehrvorgänge oder wie im nachstehenden Falle durch energische Behandlung:

Nr.2392. Ansteckung Juni 1909. Zugang Mitte Juli mit PA in der Kranzfurche oben. Spirochätenbefund +. Im Primärstadium 144 g Ungt. ciner. + 3 Kalomelspritzen. Im November/Dezember 1909 wegen Exanthems 12 Spritzen Ol. ciner. Danach in Privatbehandlung von Juni 1912 bis Mai 1913 drei Salvarsankuren à 6 Salv.-Inj. und im September 1915 provokatorisch eine Salvarsaninjektion, die angeblich negativ ausfiel. Erneuter Zugang 26. 1. 1916 mit bohnengroßer Perforation des weichen Gaumens. SR trotz planmäßiger Durchbehandlung über ein Jahr lang positiv. Liquor dauernd normal.

An dem Fall ist noch bemerkenswert, daß es sich um einen Mißerfolg der Hg-Abortivbehandlung im seropositiven Primärstadium handelt. Derartige Fälle werden sehr häufig nach einiger Zeit tertiär.

Aus den angeführten Beobachtungen geht hervor, daß die Aussichten für die Behinderung einer völligen Durchseuchung und dadurch für die Vermeidung größerer meningealer Herde um so günstiger sind, je frühzeitiger sich kräftige Abwehrvorgänge geltend machen. Aber auch später bei den tertiär werdenden Fällen sind analog den Fällen mit spätsekundärer Kutansyphilis schon frühzeitig Hemmungen vorhanden, welche mit der Allgemeindurchseuchung auch die meningeale Infektion begrenzen. Es ist dies allerdings nicht regelmäßig der Fall, worauf bei Erörterung der nächsten Krankheitsgruppe noch näher einzugehen sein wird. Jedenfalls ist aber das Verschontbleiben der Meningen von aktiven syphilitischen Prozessen auch bei der spättertiären Syphilis der Haut und anderer Organe eine so vorwiegende Beobachtung, daß sich bekanntlich seinerzeit besondere Behandlungsmethoden darauf aufgebaut haben, die Reaktionsfähigkeit des Organismus zu heben.

Nur in sehr wenigen Fällen ist von uns die Beobachtung gemacht worden, daß neben spättertiären Prozessen an der Haut auch äußerst schwere, ja sogar paralytische Liquorveränderungen vorlagen, ohne daß das ZNS irgendwelche Ausfallserscheinungen darbot. Daraus ist zu entnehmen, daß die in derartigen

Fällen zutage getretene Erhaltung umfangreicher kutaner Herde ein erhebliches Gegengewicht gegen das Fortschreiten der meningealen Entzündung und gegen ihr Übergreifen auf das ZNS abgibt. Unser ältester Fall in dieser Kategorie ist folgender:

Nr. 5408. Ansteckung 1889. Im Sekundärstadium 1889 eine Schmierkur. Seit ca. einem Jahr beiderseitige Unterschenkelgeschwüre ohne variköse Veränderungen an den Beinen. Pupille l. < r., leicht entrundet.. Licht- und Konvergenzreaktionen beiderseits wenig ausgiebig. Psychisch o. B. Reflexe leicht gesteigert. Sensibilität o. B. SR +, Liquor: 4. 1. 1918. Ph. I deutlicher Ring, Pandy ++, Esb. $3^{1}/_{6}$, L. 31, WR 0,25 +—++. 0,5 ++++. Geschwüre heilten prompt auf spezifische Allgemeinbehandlung. (6 Salv.-Inj. + Jodkali.) Nach zwei endolumbalen Behandlungen schied Patient aus der Behandlung aus. Es wurde ihm der Rat gegeben, außer Jodkali keine weitere Allgemeinbehandlung nachzusuchen, weil sonst das Nervensystem durch die Syphilis in beschleunigtem Maße zum Ausfall gebracht werden würde.

Nach den berichteten Erfahrungen können auch bei den sehr bald oder auch späterhin tertiär werdenden Fällen in einem umschriebenen Umfange meningeale Infektionen und auch meningeale Entzündungsvorgänge vorhanden sein. Sie werden jedoch zum Teil von den Allergieäußerungen des Organismus überwunden, zum Teil durch das biologische Übergewicht der kutanen und ossalen Prozesse paralysiert. Nur ein geringer Teil gelangt als gummöse Syphilis am ZNS zum klinischen Ausdruck.

4. Fälle mit tertiärer Syphilis der Meningen.

Die letzte Krankheitsgruppe betrifft einmal Fälle, bei denen sich zu den sekundär-syphilitischen Veränderungen an den Meningen und den zerebralen Gefäßen gummöse .Vorgänge hinzugesellt haben, wo jedoch bei der ersten Anlage des Leidens annähernd gleichartige Vorbedingungen für das Zustandekommen einer menginealen Infektion vorhanden waren wie bei Gruppe 2, der spätsekundären Syphilis der Meningen. Beim Eintritt der Infektion fehlte es eben an frühzeitigen Hemmungen von seiten des Organismus, um das Maß der Durchseuchung und damit auch eine ausgiebigere Anlage der meningealen Infektion zu beschränken, bzw. zu verhindern. Gelegentlich hat auch eine spezifische Behandlung in den frischen Stadien zur Hebung der biologischen Sonderstellung (Provokation) der meningealen Infektion beigetragen. Erst in späterer Zeit sind Einflüsse hinzugetreten, die imstande waren, die Abwehrreaktion des Organismus zu heben. Bei unseren Fällen haben hierbei interkurrente Krankheiten und der Aufenthalt in den Tropen häufig eine erkennbare Rolle gespielt.

Bei anderen Fällen war wohl von Anbeginn der Infektion an eine ausgesprochene Disposition zum Tertiarismus, d. h. frühzeitige Hemmung der Allgemeindurchseuchung vorhanden. Die stärkere meningeale Ausstreuung erfolgte jedoch zufälligerweise, wie es gelegentlich bei der Anlage der ersten Durchseuchung der Fall sein kann. Fälle mit einer stärkeren meningealen Ausschwemmung der Spirochäten ohne syphilitischen Haarausfall und ohne irgendein sonstiges sekundäres Symptom — also vielleicht tertiären Charakters — wurden hier wiederholt beobachtet, und zwar in allen Altersstufen. Zum Teil stammen die Fälle von der Hautabteilung, wo jeder Zugang auch mit banaler Hautaffektion einmal Blutprobe macht, zum Teil waren es Fälle mit Ausfallserscheinungen am ZNS oder mit komplizierenden syphilitischen Tertiärerscheinungen an irgendwelchen anderen Organen, während die Vorgeschichte keinen Anhalt für Syphilis darbot. Jedenfalls ist die Möglichkeit für eine stärkere meningeale Durchseuchung in einem geringen Prozentsatze auch bei Fällen gegeben, wo von vornherein die Disposition zum Tertiarismus vorliegt.

Fälle mit gleichzeitigen gummösen Veränderungen an der Haut sind indessen, wie bereits bei der vorstehenden Gruppe erwähnt, ziemlich selten. Falls ein frisches Luesstadium überhaupt beobachtet wurde, so waren für gewöhnlich doch nur einmal Sekundärerscheinungen zum Ausbruch gekommen. Der Ausbruch der gummösen Syphilis cerebrospinalis stellte sich durchschnittlich nach achtjähriger Latenz ein. Bei der gummösen Myelitis schwankte das Infektionsalter zwischen 6 und 16 Jahren. Fälle mit umfangreichen gummösen Hautprozessen neben schweren Liquorveränderungen hatten ein Infektionsalter zum Teil bis zu 30 Jahren hin. Daraus ergibt sich für die Gesamtheit der Fälle der Gruppe 4, daß bei ihnen die Grundlage der meningealen Erkrankung, eben die stärkere meningeale Durchseuchung stets im frischen Stadium erfolgt, und daß hierbei die ursprünglichen Anlagebedingungen für die Gesamtinfektion durchaus nicht immer gleichartig zu sein brauchen. Der Zeitpunkt für den Eintritt der Ausfallerscheinungen hängt naturgemäß von den bekannten Faktoren ab, nämlich dem quantitativen, bzw. qualitativen Übergewicht der meningealen Infektion und dem Stande der Allgemeindurchseuchung, insofern dieser für den Grad der neuen Expansionstendenz bestimmend ist.

Zusammenfassung.

Zusammenfassend ist über die Entwicklungsursachen der durch Syphilis verursachten Erkrankungen des ZNS festzustellen: Den Ausgangspunkt aller syphilitischen und syphilidogenen Erkrankungen des ZNS bilden die Meningen und der Liquor. Abgesehen von gewissen Zufälligkeiten bei der ersten Ausstreuung des meningealen Virus wird das spätere Schicksal des Syphilitikers bestimmt einmal durch die individuell verschiedenen Anlagebedingungen für die meningeale Infektion und zum anderen durch die Einwirkung der die Syphilis einschränkenden Faktoren auf die Gesamtdurchseuchung und auf die eventuell eingetretene und verschieden stark angelegte meningeale Infektion. Der Eintritt und der Umfang der meningealen Infektion wird begünstigt durch ein infolge spezifischer Behandlung der Überträger abgeschwächtes Virus und eine entsprechende Unempfänglichkeit des Organismus, die der Quantität der Allgemeindurchseuchung und damit auch der sich für gewöhnlich erst spät entwickelnden meningealen Spirochätenaussaat förderlich ist. Sie wird bei ungeschwächter Virulenz der Infektion gehemmt durch eine konsekutive höhere Empfänglichkeit des Organismus, welche der Ausgiebigkeit der Gesamtsyphilose und damit auch dem Zustandekommen der meningealen Infektion frühzeitige Schranken setzt.

Ohne spezifische Behandlung würden fraglos viele Syphilisfälle späterhin nicht am Metalues, sondern an Tertiärsyphilis irgendwelcher Organe erkranken. Die spezifische Behandlung verhindert infolge hochgradiger Einschränkung der Allgemeindurchseuchung oftmals nicht nur eine sonst noch zu erwartende gesteigerte Entwicklung der Immunvorgänge (den Tertiarismus), sondern lenkt auch infolge Beseitigung des biologischen Übergewichtes der kutanen Infektion die später nachfolgende Rezidivbildung auf die therapeutisch schwer zugängliche und deshalb virulenter bleibende meningeale Infektion ab.

Die Anlage des ZNS in einem mit wässeriger Flüssigkeit erfüllten Sack, die mit dem Stoffwechsel des Blutes nur in einem äußerst geringfügigen Zusammenhang steht, und die sich hieraus ergebende geringe Beeinflußbarkeit der meningealen Oberflächen- und Liquorinfektion sind die Hauptgrundlagen für die Sonderstellung der meningealen Infektion gegenüber der Infektion der allseitig gut durchbluteten und daher dem Stoffwechsel gut zugänglichen Gewebe. Die in die Meningen und in den Liquor hineingelangenden Spirochäten unterliegen auf Grund dieser anatomischen Verhältnisse weit weniger den die Infektion einschränkenden Faktoren als in anderen Körperregionen.

Gelangt daher eine irgendwie nennenswerte meningeale Infektion zur Entwicklung, so ist sie nur sehr schwer wieder zu beseitigen. Der Anstoß zur lebhafteren Entwicklung einer meningealen Infektion ist gegeben entweder in einer bei der ersten Allgemeindurchseuchung entstandenen stärkeren Anlage der meningealen Spirochätenaussaat oder aber in der Provokation ursprünglich durchaus geringfügiger meningealer Herde. Wann und in welcher Form diese auf das ZNS übergreifen, ergibt sich aus den besonderen individuellen Verhältnissen. Jedenfalls kommt keine der syphilitischen Erkrankungen des ZNS plötzlich oder unerwartet zum Ausbruch, weder ein Neurorezidiv noch eine luetische Apoplexie, noch irgendeine sonstige Form der Hirnsyphilis, noch die Metalues. Stets gehen der Störung meningitische Entzündungsvorgänge voraus, die auf den sie umgebenden Liquor ihren Abklatsch geben und, wie wir bei der Besprechung der Liquorveränderungen noch sehen werden, mehr oder minder lange Zeit vorhanden sind, ehe es zum Übergreifen des meningealen Prozesses auf das Nervengewebe und damit zum klinischen Ausfall kommt. Ein pathologischer Liquor ist daher stets ein sicherer Anhaltspunkt zur Feststellung derjenigen Syphiliskranken, deren ZNS gefährdet ist. Auch lassen sich aus der verschiedenen Schwere der einzelnen Liquorreaktionen oft schon bestimmte Schlüsse auf Alter, Umfang und Prognose der Erkrankung ziehen. Hierauf wird unten noch näher einzugehen sein.

Die wichtigste Aufgabe des Arztes besteht darin, die etwa vorhandenen Liquorveränderungen rechtzeitig, d. h. vor dem Übergreifen des meningealen Prozesses auf das Nervengewebe festzustellen. Während dieses früher nur wenig Wert hatte, weil eine Assanierung des Liquors mit den alten Behandlungsmethoden nur äußerst selten möglich war, hat sich heute die Sachlage mit dem weiteren Ausbau unserer Behandlungsmethoden von Grund aus geändert. Heute gelingt es fast in allen Fällen mit latenten Liquorveränderungen die vorhandenen meningealen Entzündungsvorgänge auszuheilen und damit die Gefahr einer späteren syphilitischen Erkrankung der ZNS endgültig zu beseitigen.

II. Lokalisationsfragen.

Während sich die Hirnsyphilis in allen nur möglichen meningealen Lokalisationen abspielen kann, findet sich die Metalues vorzugsweise an ganz bestimmten Stellen des ZNS. Hierfür kommen eine Reihe von Gründen in Betracht.

Bei der Hirnsyphilis wäre zunächst hervorzuheben, daß sie entsprechend ihrem mannigfaltigen Sitz auch ein sehr vielgestaltiges klinisches Bild aufweist.

Auch im Einzelfalle können bekanntlich Schwankungen und Veränderungen im klinischen Verhalten eintreten. Dies wird offenbar dadurch bedingt, daß die meningeale Entzündung sowohl der Fläche wie der Tiefe nach an den verschiedensten Stellen zunimmt oder auch Rückgänge aufweist.

Nun sind auch bei der Metalues ganz erhebliche Schwankungen im Krankheitsverlauf bekannt, das Krankheitsbild entwickelt sich hier jedoch stets nach einer ganz bestimmten Richtung hin. Im besonderen können auch hinsichtlich der Vollständigkeit des Symptomenkomplexes und hinsichtlich der Hochgradigkeit der Ausfallerscheinungen bei den einzelnen Fällen die weitgehendsten Verschiedenheiten vorhanden sein, die durch den Umfang des Prozesses sowohl der Fläche wie der Tiefe nach ihre Berechtigung haben; im übrigen ist aber das Gesamtbild gerade der Paralyse typisch und fast immer in einen bestimmten Rahmen einfügbar. Die Ursache hierfür liegt einmal in einer gewissen Regelmäßigkeit der Lokalisation und zum andern in der pathologisch-anatomischen Sonderstellung der metaluetischen Prozesse.

Je frischer die Syphilis ist, um so sicherer sind die eventuell vorhandenen meningealen Herde dort am größten, wo sie den zuführenden Gefäßbahnen am nächsten sind. Im Anfange der meningealen Ausstreuung wird natürlich die Hirnbasis, die Pia sowohl wie die Gefäße zunächst von den Spirochäten überschwemmt und weisen daher im Anfange der Infektion die stärkste Durchseuchung auf. Erst mit der weiteren Verschleppung der Spirochäten, die zum geringsten Anteil auf dem Blutwege, hauptsächlich jedoch durch die Liquorerschütterung erfolgt, gelangen die Erreger allmählich auch immer mehr an die Peripherie des ZNS, so daß auch diese in Mitleidenschaft gezogen wird. Die meisten meningealen Krankheitsprozesse in den frischeren Luesstadien betreffen somit ganz naturgemäß die Hirnbasis; die sich hier einstellenden meningitischen Entzündungen greifen dann bekanntlich auf die Hirnnerven über, oder aber es bilden sich hier Krankheitsvorgänge im wesentlichen an den basalen Gefäßen heraus Findet bei einer derartigen Sachlage eine kräftige Salvarsanbehandlung statt, so zeigt sich häufig eine gute therapeutische Beeinflussung der der Zirkulation zunächst liegenden basalen Herde, während die bereits an der Konvexität gelegenen nur unzureichend oder gar nicht beeinflußt werden und daher gar nicht selten eine ausgiebigere Entwicklung nehmen (z B. epileptiforme Neurorezidive nach besserer Salvarsanbehandlung). Je länger indessen eine energische Fortentwicklung des meningealen Krankheitsprozesses auf sich warten läßt, um so größer sind im allgemeinen die Aussichten, daß die basalen, eben der Zirkulation zunächst gelegenen Spirochätenherde durch Therapie und Abwehrvorgänge erreicht und beseitigt werden oder auch durch die hydrodynamischen Vorgänge im Liquor (Pulsation) herausgerissen und nach der Peripherie des Lumbalsackes zu disloziert werden.

Von dieser Verschleppung der Spirochäten sind jedoch ganz bestimmte Fälle, nämlich die tertiären auszunehmen. Bei ihnen kommt es, wie oben näher ausgeführt, zu einer stärkeren Bindung des Virus in der einmal erreichten Lokalisation. Je nachdem nun die Bindung des Virus schon von vornherein durch eine mehr oder minder ausgesprochene tertiäre Anlage der Infektion oder erst durch späteren Eintritt der Umstimmung erfolgt, bleibt die Hauptlokalisation des meningealen Prozesses mehr basal, bzw. wird um so mehr überall hin nach der Peripherie verlegt, je später die Umstimmung und damit die Verankerung der

Infektion zustande kommt. So kann bei der gummösen Meningitis gelegentlich auch die Konvexität betroffen werden, der Lieblingssitz bleibt aber aus den mehrfach beim Tertiarismus erörterten Gründen (Fixation des Virus in der ursprünglichen Anlage) die Hirnbasis, und zwar das Chiasma und der interpedunkuläre Raum.

Je frühzeitiger sich der zerebrale Prozeß klinisch hervordrängt, sei es durch bevorzugte Anlage bei der ersten Allgemeindurchseuchung, oder sei es durch Provokation durch Therapie oder Abwehrvorgänge, um so größer sind auch die Aussichten für eine vielgestaltige multilokuläre Entwicklung des Prozesses, weil dann die Erreger noch mehr oder minder überall in den Meningen und Gefäßscheiden vorhanden sein können. Ein gleiches gilt für die Fälle, wo der zerebrale Prozeß wohl spät zum Ausbruch gelangt, wo aber die Erreger durch größere Empfänglichkeit der Gewebszellen schon frühzeitig fixiert gewesen sind. Immerhin sind aber diese späteren meningealen Prozesse keineswegs so vielgestaltig, wie die der frischeren Entwicklungsstadien.

Bleibt der sekundäre Charakter der Syphilis nun fortbestehen, so sind wohl gewisse Aussichten dafür vorhanden, daß Therapie und Immunvorgänge oder beide gemeinsam alle der Zirkulation und dem Stoffwechsel zugänglichen Spirochäten beseitigen. Die in den oberflächlichsten Schichten der Pia und ihrem Arachnoidealbelag vorhandenen Spirochäten entziehen sich jedoch oft der Vernichtung, weil sie von den abbauenden Faktoren nicht genügend erreicht werden. Sie werden aber mit der Zeit, ebenso wie die sonstigen im Liquor erhaltenen Spirochäten durch die bereits erwähnten hydrodynamischen Verhältnisse des Liquors an die äußerste Peripherie des ZNS fortgeführt. Der Umstand, daß sie sich hier lokalisieren, und daß die biologischen Verhältnisse mittlerweile auf eine Expansion des noch vorhandenen meningealen Virus hindrängen, wird dann zum Ausgangspunkt eines besonders gearteten Krankheitsprozesses.

Die hydrodynamischen Verhältnisse im Liquor, die zuerst wohl von Kafka einer heuristischen und für den Ausbau unserer Ansichten grundlegenden Betrachtung unterzogen wurden, liegen nun folgendermaßen: Die Liquorsäule erfährt durch die von den Arterien auf das Gehirn übertragene Pulsation fortlaufend regelmäßige Erschütterungen, welche eine allmähliche Fortbewegung der im Liquor suspendierten festen Teilchen (Spirochäten) an die äußerste Peripherie des Lumbalsackes bewirken. Zunächst überträgt sich die Pulsation der Carotis interna auf den basalen Liquor der meningealen Oberfläche entlang, sie bewirkt ferner infolge Streckung der Karotiden eine pulsatorische Hebung des Gehirns und damit eine rhythmisch wiederkehrende Kompression der subarachnoidealen Räume besonders auf dem Gipfel der Konvexität, so daß auch von hier aus frontalwärts und okzipitalwärts eine gewisse pulsatorische Bewegung des Liquors entsteht. Beide Bewegungen führen ohne den Liquor in seiner Lage nennenswert zu beeinflussen — es entsteht keine Liquorströmung — zu einer allmählichen Fortstoßung aller suspendierten Teile nach den beiden Enden des Lumbalsacks. Durch diese hydromechanischen Verhältnisse werden also die Spirochäten an die äußerste Peripherie des Lumbalsackes, nämlich an die Konvexität des Vorhirns, in die Optikusscheide und an die hinteren Wurzeln hingedrängt. Daß die vorderen Wurzeln nicht unter den Begriff der Peripherie fallen und daher für den metaluetischen Krankheitsprozeß, wie wir unten noch sehen werden, nur sehr selten in Betracht kommen, hat einmal darin seinen Grund, daß der Mensch ca. ein Drittel des Tages in horizontaler Lage zubringt und zum anderen darin, daß bei der physiologischen Krümmung der Wirbelsäule, die beim dritten Brustwirbel dorsalwärts den Höchstpunkt erreicht, jeder von oben kommende Druck vom vierten Zwischenwirbelloch ab am stärksten auf die Hinterfläche des Lumbalsackes zur Geltung kommt. Es ist daher verständlich, daß die durch die Wellenbewegung des Liquors dislozierten Spirochäten in erster Linie an den hinteren Wurzeln abgefangen werden und dadurch die Gelegenheit zur weiteren Haftung finden können. Ob an den Nervenscheiden auch Resorptionsstätten des Liquors zu suchen sind, mag dahingestellt bleiben. Aus den bei der endolumbalen Behandlung zu beobachtenden Irritationen und Herxheimerschen Reaktionen geht nur das mit Sicherheit hervor, daß eine vermehrte Liquorresorption am vorderen Ende der Optikusscheide und am unteren Ende des Lumbalsackes stattfindet.

Die Klärung des bei der endolumbalen Behandlung durch Salvarsannatrium-Zusatz getrübten Liquors beansprucht höchstens 2 Wochen. Während dieser Zeit findet demnach eine mehr oder minder vollständige Erneuerung des Liquors statt. Um eine alleinige Salvarsanabgabe aus dem Liquor in die Gewebe auf dem Wege des Konzentrationsausgleichs dürfte es sich kaum handeln; der Liquor dürfte vielmehr an der Pia überall und dabei besonders an der soeben angegebenen Peripherie resorbiert werden. Sehr wahrscheinlich findet hierbei auch eine gewisse Liquorbewegung statt, die eventuell auch für die Dislokation der aus der basalen Pia und ihren Gefäßen austretenden Spirochäten in Betracht kommt. Das Entscheidende für die Fortschwemmung der Spirochäten im Liquor zur Peripherie hin bildet aber, wie gesagt, die wellenmäßige Liquorerschütterung.

Je älter demnach ein sekundärsyphilitischer Prozeß an der Pia wird, um so sicherer werden wir ihn an der soeben erwähnten Peripherie des ZNS (Vorhirn und hintere Wurzeln) späterhin zu gewärtigen haben.

Es wäre sodann noch die Frage zu beantworten, wann sich der endgültige Sitz der meningealen Spirochäten entscheidet. Aus tausenden von Kontrollpunktionen geht mit Deutlichkeit hervor, daß zunächst die meningeale Entzündung, deren Grad wir durch die Liquoruntersuchung stets bestimmen können, in allen Fällen von Spätsyphilis des ZNS dem klinischen Ausfall um viele Jahre vorausläuft. An und für sich gestattet zwar die Liquoruntersuchung bei den Latenzfällen kein Urteil über die Lokalisation noch über den Charakter des Entzündungsvorganges. Über letzteren könnte höchstens die Luetinreaktion näheren Anhalt geben. Trotzdem hat sich aber im Laufe der Jahre bei vielen Tausenden von Liquoruntersuchungen herausgestellt, daß gewisse Werte des Liquors oft auch über Umfang und Alter und damit auch etwas über Lokalisation des meningealen Prozesses Aufschluß geben. Obgleich auf die Beurteilung der einzelnen Liquorveränderungen erst weiter unten näher eingegangen wird, so muß hier doch schon Erwähnung finden, daß Liquorveränderungen, welche für einen erheblichen Umfang der meningealen Entzündung sprechen, keinesfalls am Rückenmark, sondern nur am Gehirn lokalisiert sein können. So sprechen z. B. starke Pleozytose oder auch hohe Wassermann-Werte bei geringer Pleozytose stets für einen umfangreicheren Prozeß und damit für eine Erkrankung der zerebralen Pia, während leichte und mittlere Veränderungen sowohl für einen zerebralen Entzündungsvorgang beschränkten Umfanges an der Pia, oder auch allein an den Gefäßen, oder auch für eine spinale Lokalisation sprechen können.

Diese Feststellungen ergaben sich aus einer großen Reihe von Fällen, die mit pathologischem Liquor hier beobachtet, aber nur ungenügend behandelt wurden und dann später mit irgendwelchen Ausfallserscheinungen am ZNS wieder in Zugang kamen. Die Häufigkeit dieses Vorkommnisses erklärt sich einmal daraus, daß die militärischen Verhältnisse oft eine ausreichende Durchbehandlung des Falles nicht gestatteten, oder daß die Leute selber von der Behandlung absprangen, bzw. für mehr oder weniger lange Zeit von der Marine entlassen wurden. Bei derartigen Fällen wurde trotz ungenügender Behandlung durch mehrere Salvarsankuren vielfach ein Zurückgehen oder sogar ein völliges Verschwinden mittelstarker meningealer Entzündungserscheinungen erreicht, während sich trotzdem innerhalb weniger Jahre eine floride Tabes oder Taboparalyse entwickelte. Bei den meisten Fällen dieser Art lagen bei der ersten Feststellung des pathologischen Liquors noch keine klinischen Anhaltspunkte für eine meningeale Erkrankung vor, nur äußerst selten wurde mal über gelegentliche Kopfschmerzen geklagt. Wegen des erheblichen Grades der Pleozytose, die meist über hundert betrug, und wegen des bereits im frischen Stadium bei 0,5 oder 1,0 positiven Liquor-Wassermanns wurde aber stets eine Erkrankung der zerebralen Pia angenommen. Derartige Werte werden bei Fällen, die ohne jegliche Weiterbehandlung späterhin nur eine Tabes bekommen, nicht gefunden. Nur nach längerer Salvarsanbehandlung ist es möglich, daß aus einem ursprünglich zerebralen Krankheitsprozeß sich späterhin nur ein Rückenmarksprozeß entwickelt. Findet keine bessere Behandlung statt, so bekommen diese Fälle späterhin Paralyse oder Taboparalyse. Auch bei ungenügend behandelt bleibenden Neurorezidiven ist späterhin der Eintritt einer sehr schweren Tabes beobachtet worden; dahingegen sind rein spinale Neurorezidive in den frischen Luesstadien während der ganzen letzten 10 Jahre nicht ein einziges Mal zur Feststellung gelangt.

Nach all diesen Beobachtungen nehmen wir an, daß die Erkrankung der zerebralen (basalen) Pia stets das Primäre ist, und daß die Erkrankung des Rückenmarks erst durch die Verschleppung der Spirochäten von dem zerebralen Prozeß aus zustande kommt. Die zerebrale Meningitis kann hierbei (durch einschränkende Vorgänge) zurückgehen, oder auch an anderer Stelle, wie z. B. am Vorhirn erneut und in erheblicher Ausdehnung wieder aufleben. Die beiden Möglichkeiten werden durch nachstehende Beispiele illustriert. Der erste Fall zeigt bei der ersten Behandlung sehr umfangreiche, wie hartnäckige Liquorveränderungen, die auf einen zwar noch latenten, aber doch schon stark entwickelten Prozeß an der zerebralen Pia hinweisen. Obgleich sie durch sehr ausgiebige Allgemeinbehandlung schließlich beseitigt wurden, kam es später wieder zu einem schweren zerebralen und spinalen Rezidiv. 4$^{1}/_{2}$ Jahre später ging Patient mit Taboparalyse zugrunde.

Nr. 750. Ansteckung Mai 1905. Im Sekundärstadium Schmierkur 1905 mit 150 g Ungt. ciner. Wegen Lues latens mit positiver SR im November 1911 erneute Behandlung: 1. Kur Dezember 1911 bis Januar 1912 7 Salv.-Inj. + 20 Hg-Inj. 2. Kur Juli/August 1912 8 Salv.-Inj. + 10 Hg-Inj. 3. Kur 5. 11. 1912 bis 3. 1. 1913 6 Salv.-Inj. + 12 Kalomel-Inj. 4. Kur 4. 2. 1912 bis 14. 5. 1913 10 Salv.-Inj. + 15 Kalomel-Inj. 5. Kur 8. 5. 1912 bis 31. 7. 1913 8 Salv.-Inj. 6. Kur 5. 8. 1912 bis 18. 9. 1913 5 Salv.-Inj. + 8 Kalomel-Inj.

Der Liquorbefund wurde während der Kur regelmäßig kontrolliert. Der Verlauf ergibt sich aus nachstehender Übersicht:

Datum	Ph. I	Esb.	Lymphoz.	WR
8. 11. 1912	opal	$0,4\,^0/_{00}$	130	$1,0+$
10. 1. 1913	opal-trübe	$0,4\,^0/_{00}$	121	$1,0-$
20. 3. 1913	,,	$0,3\,^0/_{00}$	116	,,
19. 9. 1913	,,	$0,3\,^0/_{00}$	63	,,
23. 9. 1913	0—opal	$0,25\,^0/_{00}$	75	,,
14. 11. 1913	,,	$0,25\,^0/_{00}$	2	,,

Die Blutprobe fiel vom 7. 12. 1912 ab negativ aus. Im Herbst 1917 bekam Patient nervöse Beschwerden (Kopfschmerzen, Ziehen in den Gliedern, Schlaflosigkeit und Vergeßlichkeit). Am 12. 2. 1918 kam er mit Wahnvorstellungen, Desorientiertheit und Silbenstolpern hier wieder in Zugang. Pupillen waren sehr eng, Lichtreaktionen fehlten, Konvergenzreaktion war vorhanden. Patellar- und Achillessehnenreflexe erloschen; deutlicher Romberg. Patient war sehr aufgeregt, glaubte Unterschlagungen begangen zu haben, was nicht der Fall war. Liquorbefund am 15. 2. 1917: Ph. I deutlicher Ring, Pandy $+++$, Esb. $2^1/_6$, L. 22, WR 0,2 $+++$.

Die frühere Allgemeinbehandlung hatte demnach die meningeale Infektion, die sehr wahrscheinlich noch rein zerebral lokalisiert war, nicht völlig beseitigen können. Die schon recht erheblichen und hartnäckigen Liquorveränderungen deuteten bereits auf einen längeren Bestand des latenten zerebralen Piaprozesses hin. Es ist daher ganz verständlich, daß das Rezidiv sich in erster Linie und zunächst wieder an der zerebralen Pia einstellte, von wo aus dann infolge sehr ausgiebiger Spirochätenzunahme — die starke Einschränkung der Allgemeindurchseuchung wirkte auf die restliche meningeale Infektion im Sinne einer besonders kräftigen Provokation — eine sehr baldige Metastasierung der Erreger auf dem Liquorwege zu den hinteren Wurzeln hin erfolgte. Diese Rezidivbildung der meningealen, und zwar zerebralen Infektion findet sich am häufigsten bei den älteren Fällen, wo der piale Entzündungsvorgang offenbar schon eine größere Tiefe erreicht hat. In den frischen Stadien ist es dagegen leichter, die Entzündung der zerebralen Pia zum Rückgang zu bringen; auch kann es dann bisweilen trotz ungenügender Behandlung zur spontanen Beseitigung des zerebralen Ausgangsprozesses kommen, während die spinale Metastase sich weiter entwickelt. Dieser hier mehrfach beobachtete Vorgang wird durch nachstehendes Beispiel veranschaulicht.

Frau J. Ansteckung April 1915. Wegen Sekundaria Juli/August 1915 Hg-Kur. Im September zwei Savarsaninjektionen. Im November schwere Hörstörung auf dem linken Ohr (starkes Rauschen, sehr geringes Hörvermögen, Schwindelgefühl). Anfang Dezember trotz energischer Hg-Kur auch auf dem rechten Ohr Rauschen und geringe Abnahme der Hörfähigkeit. SR —. Liquorbefund am 15. 12. 1015: Ph. I zarter Ring, L. 140, Esb. 3, WR 1,0 schw. +. Durch 3 endolumbale Behandlungen und 10 Salvarsaninjektionen wurde das rechte Ohr wieder ganz normal; auf dem linken blieb eine Spur Rauschen und etwas verminderte Hörleistung zurück. Patientin blieb nach Eintritt normalen Liquors im März 1916 aus der Behandlung fort. Erneuter Zugang mit marantischer Tabes am 22. 11. 1918. Sehr elender Allgemeinzustand. Enge, lichtstarre Pupillen. Bauchdecken-, Patellar- und Achillessehnenreflexe fehlen. Sensibilitätsstörungen vorhanden. Dauernd heftige Schmerzen und häufiges Erbrechen. Mehrere intravenöse Salvarsankuren brachten Besserung, doch immer nur für kurze Zeit. Im Herbst 1919 durfte keine längere Salvarsanpause als 2 Wochen mehr gemacht werden, sonst verschlechterten sich der Allgemeinzustand und die tabischen Beschwerden außerordentlich schnell, so daß sich die Patientin schließlich wieder zur endolumbalen Behandlung entschloß. Sie erhielt zwei endolumbale Behandlungen ($^1/_2$ mg auf 70 ccm Liquor), die sie sehr schwer überstand. Der Erfolg war aber glänzend; die Patientin erholte sich sehr gut, wurde völlig beschwerdefrei und arbeitsfähig. Besonders hervorzuheben ist, daß der Liquor bei beiden Behandlungen völlig normal war. Bei der Behandlung der Tabes werden wir hierauf nochmals zurückkommen.

Der Fall sollte hier nur als Beispiel dienen für den Rückgang eines zerebralen Infektionsherdes und die schnelle Fortentwicklung der spinalen Metastase der Infektion. Seine Weiterbehandlung erfolgt in der Weise, daß neben milder intravenöser Salvarsanbehandlung (alljährlich 3 Kuren zu 8 Injektionen) alle 3—4 Monate eine endolumbale Behandlung mit $^1/_2$ mg erfolgt.

Späte Meningorezidive nach Salvarsanbehandlung sind dem stürmischen Charakter der Salvarsanprovokation entsprechend ziemlich selten. Es ist hier jedoch in denjenigen Fällen, die uns erst in älteren Stadien zugingen, trotz erheblicher Allgemeinbehandlung späterhin noch häufig ein pathologischer Liquor festgestellt worden. Bei einem Teil dieser Fälle war der Liquor ursprünglich normal, bei einem anderen Teil zunächst pathologisch, sodann unter dem Einfluß der Allgemeinbehandlung normal und erst nach längerem Intervall wieder pathologisch. Bis jetzt ist aber noch kein Fall zur Beobachtung gelangt, bei dem später als $2^1/_2$ Jahre nach der Behandlung ein pathologischer Liquor zustande gekommen, bzw. beobachtet worden wäre, ohne daß die Veränderungen schon auf einen längeren Bestand hingewiesen hätten. Der nachstehende Fall bildet ein Beispiel für das Vorhandensein normalen Liquors im frischen Stadium, bei dem sich aber trotzdem $3^1/_2$ Jahre später ein pathologischer Liquor anfand.

Nr. 2874 (509). Ansteckung Juni 1911. Im Sekundärstadium eine Schmierkur + 1 Salvarsaninjektion. Wegen Latenz mit positiver SR vom 9. 3. 1912 bis 23. 11. 1912 drei Kalomelsalvarsankuren (17 Salv.-Inj. à 0,4 bis 0,5 Altsalvarsan). Liquor 29. 11. 1912 normal. SR vom 26. 3. 1912 bis 1. 3. 1914. —. Erneuter Zugang zwecks Kontrolle am 30. 5. 1916. SR —. Liquor pathologisch 31. 5. 1916: Ph. I dtl. Ring, Pandy +, Esb. $3^1/_4$, L. 78, WR —. Durch vier endolumbale Behandlungen und eine Salvarsankur wurde der Liquor assaniert. Die SR blieb auch unter der Salvarsankur negativ.

Ähnliche Beispiele wurden hier noch mehrfach beobachtet. Sie sind ein weiterer Betrag zu der längst bekannten Tatsache, daß eine meningeale Infektion im frischen Stadium häufig nicht zu Liquorveränderungen führt, sondern erst dann eine regere Entwicklung nimmt, wenn die Allgemeindurchseuchung genügend abgebaut ist (Provokation). Bei diesen erst spät zu einem pathologischen Liquor gelangenden Fällen fand sich im frischen Stadium oft eine abnorm hartnäckig positive SR, die wir, wie oben ausgeführt, als ein Anzeichen einer quantitativ erheblichen Allgemeindurchseuchung angesprochen haben. Es konnte uns nicht zweifelhaft sein, daß die ausgiebige Entwicklung der Allgemeindurchseuchung auf das Zustandekommen einer meningealen Infektion begünstigend eingewirkt hatte.

Die angeführten Beobachtungen sprechen demnach dafür, daß alle durch Syphilis verursachten Erkrankungen des ZNS zunächst auf die Infektion der zerebralen Pia und zwar zumeist ihrer basalen Teile zurückreichen. Erst späterhin kommt es allmählich zu einer Verschleppung des Virus an die Peripherie und zwar nach verschieden langer Zeit, spätestens innerhalb von 2—3 Jahren nach Eintritt des pathologischen Liquors. Die Progredienz der meningealen Entzündung in der neuen Lokalisation richtet sich natürlich ganz nach den individuellen Verhältnissen, sie kann wie in den soeben erwähnten Fällen unter der provozierenden Wirkung der Salvarsan-Allgemeinbehandlung sehr schnell erfolgen oder aber auch, wenn der Rückgang der Allgemeindurchseuchung sich selbst überlassen bleibt, viele Jahre auf sich warten lassen.

III. Die pathologisch-anatomischen Veränderungen.

Allgemeines.

Wohl selten ist ein Krankheitsprozeß Gegenstand so ausgiebiger pathologisch-anatomischer Forschungen gewesen, wie gerade die durch Syphilis bedingten Erkrankungen des ZNS. Die Ergebnisse der bisher vorliegenden pathologisch-anatomischen wie klinischen Forschungen sind mit den Namen einer großen Reihe bekannter Autoren aufs engste verknüpft, von denen ich hier nur wenige nennen möchte: Virchow, Fournier, Mendel, Heubner, Binzwanger, Oppenheim, Kraft-Ebing, Ziehen, E. Meyer, Kräpelin, Uhthoff, Siemerling, Alzheimer, Nißl, Nonne, Weygandt, Jacob usw.

Die wichtigsten Etappen, welche auf diesem Forschungswege erreicht wurden, waren die Klärung der selbständigen Stellung und Bedeutung der diffusen Meningitis und Meningoenzephalitis neben den gummösen Bildungen, die Abtrennung der Metalues von den rein syphilitischen Bildungen und zuletzt das Studium der Erreger bei den einzelnen Krankheitsprozessen. Wenn auch die anatomische Forschung weder die Entwicklungsursachen der meningealen Syphilis, noch die Ursachen und das Wesen der Metalues aufzuklären vermochte, so bildet sie doch den Ausgangspunkt der meisten Erwägungen und die Grundlage, auf die sich die meisten weiteren Feststellungen erst aufbauen. Wir wollen daher in eine kurze Betrachtung der pathologisch-anatomischen Veränderungen eintreten.

An sich sind die syphilitischen Krankheitsprozesse am ZNS pathologisch anatomisch das gleiche wie die syphilitischen Veränderungen an den übrigen mesodermalen Geweben, d. h. es sind Reaktionserscheinungen des Organismus auf die am Krankheitsherd vorhandenen Spirochäten. Sie bezwecken Vernichtung, bzw. Ausscheidung der Erreger. Ihr Verlauf entspricht auch an dem ZNS durchaus den maßgeblichen biologischen Einflüssen. Bei diesen haben wir, wie oben vermerkt, zu unterscheiden: 1. in solche, welche die verschiedene Hochgradigkeit der Reaktionsvorgänge bestimmen, und 2. solche, die auf Ausbreitung des Prozesses und auf sein Übergreifen auf die nervöse Substanz hinwirken.

Was zunächst die Reaktionsfähigkeit im Hinblick auf die anatomisch Entwicklung des meningealen Prozesses anbelangt, so ist hier folgendes zu bemerken:

Einfluß der Abwehrreaktion auf die Entwicklung des meningealen Prozesses. Der syphilitische Krankheitsvorgang führt entsprechend der individuellen Reaktionsfähigkeit in sehr verschiedener Hochgradigkeit zu entzündlichen, zunächst perivaskulären, später aber bei gesteigerter Reaktion immer dichter werdenden Infiltrationen (Plasmonbildung) des Bindegewebes und der Gefäße und daran anschließend zu einer Wucherung der fixen Bindegewebszellen. Je nachdem Exsudation oder Proliferation mehr im Vordergrunde stehen, kann man meist nach akuten, subakuten oder mehr chronischen Formen unterscheiden. Nur bei der Syphilis maligna und tertiaria praecox steht schon sehr bald die Gewebsneubildung im Vordergrunde. Entsprechend den zutage tretenden verschiedenen Gewebsreaktionen ist auch der Ausgang der meningealen Bindegewebswucherung verschieden. Bei einer großen Anzahl von Fällen kommt es zur fibrösen Entartung des Granulationsgewebes — es sind das diejenigen Fälle, bei denen der relativ schwache oder nur mittelmäßig entwickelte Granulationswall allmählich von dem andringenden Liquor überwunden wird — im anderen Falle, wo die Reaktion des Bindegewebes stärker ausfällt, stehen Exsudation, Wucherung der fixen Bindegewebszellen und Gefäßneubildung auch weiterhin im Vordergrunde (chronische hyperplastische Formen). Je nach der Intensität der entzündlichen Gewebsneubildung kommt es demnach zur fibrösen Umwandlung, die sich letzten Endes auch bei den hyperplastischen Formen geltend macht, oder zur gummösen Erweichung. Es handelt sich eben beim syphilitischen Krankheitsprozeß um eine unterbrochene Reihe von chronisch proliferierenden Entzündungsvorgängen (s. Virchow, Ziegler, Ribbert, Krause u. a.), die in den einzelnen Fällen einen verschiedenen Grad der Entwicklung erreichen. Gegenüber anderen chronischen Prozessen haben die einzelnen Entwicklungsstufen der Granulationsgewebsbildung nichts besonders Charakteristisches voraus, außer dem einen Endausgang, der Gummibildung.

Denselben Entwicklungsgang, den der Krankheitsprozeß am Bindegewebe nimmt, findet man auch an den Gefäßen. Entsprechend der Reaktionsfähigkeit des Individuums und entsprechend dem Alter des Krankheitsvorganges findet man auch hier infiltrierende (Peri- und Endarteriitis), wuchernde, sklerosierende und erweichende Prozesse. Sie bilden entweder eine Teilerscheinung des bindegewebigen Prozesses oder einen mehr oder minder selbständigen Krankheitsvorgang.

Einfluß der Provokation auf die Entwicklung des meningealen Prozesses. Für die Expansionstendenz des jeweilig vorhandenen meningealen Entzündungsvorganges ist natürlich, wie oben unter Entwicklungsursachen ausführlich erörtert, ein anderer Faktor maßgebend, nämlich der Stand der Provokation. Auf ihre einzelnen Komponenten — Quantität der restlichen Körper-(kutanen) Infektion, qualitativen Virulenzüberschuß der meningealen Infektion und schließlich die gewissen Hemmungen neuer Schübe durch die Immunvorgänge (sessile Rezeptoren) — braucht hier wohl nicht mehr näher eingegangen zu werden. Entsprechend der verschiedenen Anlage des Provokationsvorganges in den einzelnen Fällen erfolgt die Ausbreitung des meningealen Prozesses in einem recht verschiedenen Tempo und zwar sowohl der Fläche wie der Tiefe nach und unabhängig von der jeweiligen Reaktionsart des Gewebes. Die Entzündung dringt dann schließlich die Pialfortsätze und Gefäßscheiden infiltrierend in die Rindenpartien vor, die allmählich in den Infiltrations- und Granulationsprozeß und seine Ausgänge einbezogen werden.

Die Folge der Beteiligung der nervösen Substanz am Krankheitsprozeß sind die Herdsymptome. Sie sind das, was die Bedeutung schon geringer syphilitischer Veränderungen am ZNS über die irgendwelcher anderer Organe heraushebt. Durch diese Eigenschaft der syphilitischen Meningitis vermögen schon Krankheitsprozesse von geringer Ausdehnung einen tödlichen Funktionsausfall herbeizuführen. Schon wenige Monate nach der Infektion können letal verlaufende syphilitische Hirnhautentzündungen (apoplektiforme Neurorezidive) eintreten. Aber in jedem Stadium des meningealen Entzündungsvorganges kann durch ein besonders heftiges Umsichgreifen der Infektion, durch eine stürmische Fortentwicklung des Prozesses (frühzeitige Gummibildung) oder durch eine besonders verhängnisvolle Lokalisation ein ungünstiger Ausgang hervorgerufen werden.

Die syphilitischen Veränderungen am ZNS.

Formen der syphilitischen Meningitis. Entsprechend dem angeführten Entwicklungsgange der meningealen Entzündungd werden nachstehende Formen unterschieden (s. Oppenheim, Nonne, Kahane, Kraepelin, Alzheimer, Nißl u. a.): 1. Die syphilitische Meningitis und Meningoenzephalitis (Meningomyelitis). Sie charakterisiert sich als eine zusammenhängende Entzündung der Meningen und der von ihr ausgehenden, in die Rinde eindringenden Bindegewebssepten. Die Infiltration und Proliferation ist immer das primäre, während das Nervengewebe erst sekundär durch Zirkulationsstörung und Einwanderung von Infiltrationszellen in Mitleidenschaft gezogen wird. Nach der Intensität der Veränderungen werden drei Unterabteilungen gemacht und zwar:

a) Eine einfache Form, bei der Infiltration und Proliferation über ein gewisses, relativ schwächeres Entwicklungsmaß nicht hinausgehen. Im Vordergrunde stehen bei ihr die Infiltrationsvorgänge, an denen natürlich auch die Gefäße teilnehmen, während die Bindegewebswucherung keine erheblichen Grade erreicht. Sie findet sich sowohl im frischen Stadium (Neurorezidive), wie im höheren Infektionsalter (Alzheimer, Krause, Wohlwill). In letzterem ist der Verlauf bei völlig sekundärem Charakter ungemein chronisch.

b) Die stärker entzündlichen Formen, die mit einer mehr oder minder ausgiebigen Granulationsgewebsneubildung einhergehen und entweder zur einfach fibrösen oder chronisch hyperplastischen Meningitis führen. Es handelt sich hier um Fälle, die mit den papulösen Formen der spätsekundären Kutansyphilis in Parallele zu setzen sind. Bei dem Zustandekommen der fibrösen Prozesse spielt sehr wahrscheinlich die Ernährungsstörung durch eingetretene Liquordiffusion, wie oben bereits erwähnt, die ursächliche Rolle. Eine Abtrennung der Meningitis von der Meningoenzephalitis ist wohl kaum zweckmäßig. Diese Prozesse gehen einmal ineinander über; und zum anderen hängt der jeweilige Umfang des pathologisch-anatomischen Prozesses nicht von einer Änderung seiner Eigenart und der jeweilig maßgebenden Gewebsreaktion, sondern, wie mehrfach ausgeführt, vom Stande der Provokation ab.

Nur eine Einteilung der Fälle nach der verschiedenen Hochgradigkeit der Reaktionsvorgänge, die schon Bechterew vorgeschwebt hat, ist praktisch von Wichtigkeit, weil alle diejenigen meningealen Prozesse, bei denen die Proliferationsvorgänge einen gewissen Grad nicht überschreiten, dem andrängenden Liquor auf die Dauer keinen nachhaltigen Widerstand entgegenzusetzen vermögen und über kurz oder lang infolge eintretender Liquordiffusion in Metalues übergehen. Dies dürfte in erster Linie für die einfache Form und die einfach fibröse Form der Meningitis zutreffen, während die stärker hyperplastischen Formen erst nach mehrfacher spezifischer Behandlung und dem eventuell durch sie erzielten Rückgange der Hyperplasie oder spontan erst nach sehr langer Dauer des meningealen Prozesses für eine Liquordiffusion zugänglich werden.

c) Mischformen. Bei ihnen sind neben dem mehr oder minder kräftig entwickelten diffusen Infiltrations- und Proliferationsprozeß gleichzeitig zirkumskripte luetische Neubildungen vorhanden. Sie entsprechen der papuloulzerösen Kutansyphilis und sind ebenso wie diese dem Tertiärstadium anzugliedern.

2. Die zirkumskripten luetischen Neubildungen am ZNS, oder die rein gummöse Form der Hirnlues. Am häufigsten an der Hirnbasis, seltener an der Konvexität oder im Innern des Gehirns nimmt die gummöse Neubildung immer ihren Ausgang von den Meningen, bzw. ihren Fortsätzen (Virchow, Heubner, Oppenheim, Nonne, Siemerling u. a.). Wie bei den sekundärsyphilitischen Entzündungsvorgängen nehmen auch die Gefäße an dem gummösen Prozeß teil und zwar in einem sehr ausgedehnten Maße. Die hierdurch und durch die Gewebswucherung selbst hervorgerufene Zirkulationsstörung bildet dann den Anlaß zur Erweichung.

3. Die syphilitische Endarteriitis der Hirnarterien. Bei ihr werden der individuellen Abwehrreaktion entsprechend, ähnlich wie beim Bindegewebe, zwei Hauptformen unterschieden, eine diffus infiltrierende und eine gummöse. Zwischen beiden werden zahlreiche Übergänge beobachtet, was nach den obigen Ausführungen über spätere Steigerung der Abwehrreaktion am Bindegewebe wohl zu erwarten stand. Die Erkrankung nimmt ihren Ausgang von der Adventitia und den perivaskulären Lymphräumen und bildet einen chronisch entzündlichen Prozeß, hauptsächlich an der Intima, bei dem entzündliche Infiltrationen und Proliferationen nebeneinander hergehen (Heubner, Marchand, Baumgarten, Versé u. a.). Die Krankheitsfolgen sind Verschluß der Gefäße mit nachfolgender Erweichung der von ihnen versorgten Gehirnpartien oder Ruptur der bindegewebig entarteten Gefäße mit und ohne Aneurysmenbildung. Bei den hier an Hirnblutung zugrundegegangenen Fällen handelt es sich bis auf eine Ausnahme um Aneurysmenbildung.

Die gesonderte Aufführung der syphilitischen Gefäßerkrankung des Gehirns hat deshalb ihre Berechtigung, weil sie gar nicht selten als selbständige Affektion auftritt. Die Beschränkung der Infektion auf die Gefäße dürfte in einem Teil dieser Fälle wohl darin ihren Grund haben, daß bei der ersten Allgemeindurchseuchung sich vorzeitig gewisse Hemmungen, ähnlich wie bei der Anlage der spätsekundären und tertiären Syphilis geltend gemacht haben. In anderen Fällen erscheint es näher liegend, die stattgehabte Therapie mit der geringen Beteiligung der Meningen in Zusammenhang zu bringen. Die erste Annahme wird dadurch gestützt, daß die interstitiellen Entzündungs- und Wucherungsvorgänge sichtlich über das Niveau des sekundären Stadiums hinausgehen. Die diffus infiltrierende Form entspricht zum wenigsten den Veränderungen der spätsekundären Kutansyphilis (dem papuloserpiginösen Syphiliden). Die Annahme, daß auch bei dem selbständigen Vorkommen der zerebralen Gefäßsyphilis schon die erste Anlage der Infektion wesentlichen Anteil besitzt, wird auch durch die gelegentliche Beobachtung gleichzeitig vorhandener gummöser Veränderungen an anderen Organen gestützt. Ein Beispiel dieser Art ist folgendes:

Cl. Infektion Sommer 1903. Im September 1903 Allgemeinerscheinungen. 1. Kur September/Oktober 1903 Schmierkur. 1904 und 1905 an Bord im Auslande je zwei intermittierende Spritzkuren. Im Oktober 1908 wegen syphilitischer Pneumonie Spritzkur und Jodkali. Im Juni 1909 leichter apoplektischer Anfall. Gleichzeitig bestanden mäßige

Herzbeschwerden (Cor bovinum, Wurzelaortitis mit Koronarsklerose, systolisches Geräusch) und ausgesprochener Drahtpuls (universelle syphilitische Arteriosklerose). Energische Jodquecksilberkur. Im August 1910 SR negativ. Im März 1911 auf Salvarsanprovokation nur vorübergehend positive SR. Behandlung verschoben. Im Juli 1911 Exitus an Hirnblutung. Die Sektion ergab zahlreiche Miliaraneurysmen des Gehirns, Gummen der Herzwand, Verengerung der Kranzgefäße, Sklerose und leichte Ausbuchtung der Aorta ascendens und Gummi der Leber.

Ob der von Nißl zuerst beschriebenen Endarteriitis der kleinen Rindengefäße eine selbständige Bedeutung zukommt, ist noch nicht genügend geklärt. Die bei ihr beschriebenen Veränderungen sind unseres Erachtens ebenfalls spätsekundären Charakters.

Die metasyphilitischen Bildungen.

Nach diesem kurzen Überblick über die rein syphilitischen Krankheitsprozesse am ZNS hätten wir uns nunmehr mit der Abgrenzung dieser Affektionen von den sogenannten metaluetischen Prozessen, der Tabes und Paralyse, näher zu befassen.

Die einzigste Form der Hirnsyphilis, die gegenüber der Paralyse differentialdiagnostisch in Betracht kommen kann, ist die syphilitische Meningitis und die Meningoenzephalitis. Sie haben, wie hier nochmals hervorgehoben sei, ihr charakteristisch syphilitisches Gepräge in der Abhängigkeit der in die Rinde vordringenden Neubildung von dem gleichen Krankheitsvorgang in der Pia, d. h. in der primären Erkrankung der Meningen und in der sekundären Beteiligung der nervösen Substanz, und ferner in der Massigkeit der syphilitischen Infiltration der Meningen und Rindengefäße, in der örtlich verschiedenen Intensität der Erkrankung und in der Beschränkung der Gefäßvermehrung auf das Bereich der von den Meningen vordringenden Gewebsbildung (Alzheimer).

Auch die Paralyse entwickelt sich, wie schon oben erwähnt, aus einer sekundärsyphilitischen Meningitis, die schon viele Jahre als latenter Entzündungsvorgang bestanden und sehr allmählich die ganze Pia durchsetzt hat. Infolge Abschwächung des Virus durch spezifische Behandlung des Erkrankten selbst oder seiner Vorwirte und infolge der konsekutiven Anergie des Organismus sind auch die Reaktionsvorgänge an den Meningen, obwohl sie allmählich zum biologischen Schwerpunkt des Infektionsverlaufes geworden sind, sekundärsyphilitischer, d. h. vorwiegend infiltrativer Natur. Der den gummösen Prozeß auszeichnende dichte Granulationswall, der den Abschluß des ZNS gegen den umgebenden Liquor nicht gefährdete, fehlt hier vollkommen. Während die Allergie des Organismus beim Tertiarismus die meningealen Spirochätenherde überwindet oder durch exzessive Steigerung der vorhandenen reaktiven Entzündungsvorgänge, die dann natürlich zu klinischen Symptomen führen, zu eliminieren sucht, reicht der dem Sekundarismus zugrunde liegende Reaktionsvorgang zur Überwindung der meningealen Infektion nicht aus. Der chronische Infiltrationsprozeß nimmt, wie wir weiter unten sehen werden, einen chronischen Verlauf und führt zur Zerstörung der Pia und ihren schwerwiegenden Folgen, eben der die Metasyphilis auslösenden Liquordiffusion. Manchmal zeigt die der Paralyse vorausgehende chronische Meningitis auch Ansätze zur Enzephalitis. Hierfür sprechen jedenfalls die bei einem längeren (ein halbes Jahr und mehr)

Prodromalstadium sich geltend machenden Beschwerden (Kopfschmerzen, Oppressionsgefühl, gereiztes Wesen, Vergeßlichkeit usw.). Es ist allerdings schwer zu sagen, ob letztere nicht zum Teil schon durch sehr umschriebene und eben beginnende Liquordiffusionsvorgänge mitverursacht werden können. Die Paralyse kommt nun dadurch zustande, daß die Pia durch den diffusen Infiltrations- und Proliferationsvorgang immer mehr zerstört und durch Bindegewebe ersetzt wird, das dem andrängenden Liquor keinen genügenden Widerstand mehr entgegenzusetzen vermag. Zunächst kommt es zur Liquordiffusion ins Piagewebe, die sehr wesentlich dazu beiträgt, den Widerstand dieses Gewebes zu brechen. Schließlich ist die Pia außerstande, ihrer Hauptfunktion, nämlich die Rindenpartien gegen das Eindringen des Liquors und damit vor der Liquordiffusion zu schützen, noch weiterhin nachzukommen. Ihr letzter Widerstand wird durch den Liquordruck, der dem Gewebedruck in den peripheren Rindenpartien offensichtlich überlegen ist, überwunden. Es kommt dies zum Teil wohl dadurch, daß der Gewebedruck infolge Beteiligung der Gefäße am Krankheitsprozeß abnimmt, zum Teil aber dadurch, daß der Liquordruck dem Gewebedruck der periphersten Rindenpartien überhaupt um ein geringes überlegen ist.

Der Liquordruck als Ursache der Liquordiffusion. Der Liquordruck summiert sich aus zwei Komponenten: Durch die Pulsation der großen Arterien an der Hirnbasis überträgt sich zunächst ein etwas höherer arterieller Druck auf den zerebralen Liquor als durch die kleinen Endarterien, bzw. Kapillaren auf die peripheren Rindenteile. Außerdem steht der Liquor als ein Transsudationsprodukt ziemlich großer Arterien, eben der Plexusarterien unter einem höheren Druck als die peripheren Rindenteile, für deren Gewebsflüssigkeit nur der Kapillardruck in Betracht kommt. Der durch die Pulsation der Hirnbasisarterien und des Gehirns selbst erzeugte Liquordruck im zerebralen Teil des Lumbalsackes sollte nun eigentlich durch Fortpflanzung des Druckes auf den spinalen Liquor eine gewisse Abnahme erfahren. Das ist bei horizontaler Lage des Körpers in einem gewissen Maßstabe auch der Fall, wodurch auch die Transsudation des Liquors aus den Plexusarterien erleichtert wird. Anders liegen die Verhältnisse aber bei Aufrechthaltung des Körpers; dann macht sich für den spinalen Liquordruck nicht nur die Höhe der Liquorsäule geltend, sondern es kommt hier auch noch die Last des Gehirns mit seinem höheren spezifischen Gewicht als druckerhöhendes Moment in Betracht. Durch die relative Elastizität des Lumbalsackes ist ein Ausgleich des Liquordruckes in einem geringfügigen Maßstabe wohl möglich, doch kann man annehmen, daß bei aufrechter Körperhaltung der spinale Druck den zerebralen um ein geringes überwiegt.

Die Annahme von Walter, daß der zerebrale Liquor einen Minusdruck aufweist, kommt natürlich nur für Leichen in Betracht, wo die basale Arterienpulsation und die Liquorproduktion fehlt. Dem Einbruch des Liquors in das Zentralnervensystem geht indessen, wie schon erwähnt, bereits ein reger Diffusionsstrom zwischen Pia und Liquor voraus. Dieser erhellt nicht nur aus den sehr starken Eiweiß- und Wassermannwerten des Liquors bei älteren Latenzfällen, sondern auch aus der Unzulänglichkeit der Allgemeinbehandlung in der Beseitigung dieser Liquorveränderungen, worauf später noch näher einzugehen sein wird.

Die pathologische Anatomie und die Liquordiffusion bei der Paralyse.

Das histologische Bild der Paralyse. Die bei der Paralyse vorhandenen pathologisch-anatomischen Veränderungen sind nach Alzheimer, Nißl, Nonne, Krause u. a. kurz folgende:

a) In der Pia diffuse Infiltration mit Lymphozyten, Plasmazellen, Mastzellen und Fettkörnchenzellen, Wucherung des Bindegewebes und der Endothelien und Neubildung von Gefäßen.,

b) In der Hirnrinde am Mesoderm Wucherung an Endothelien und Adventitia, Gefäßvermehrung, Quellung und Infiltration der Lymphscheiden vornehmlich mit Plasmazellen. Daneben sind auch Lymphozyten, Mastzellen, Körnchenzellen und Abbauprodukte vorhanden. Außerdem noch in der Rinde gelegentliches Vorkommen von hyaliner Degeneration an den Gefäßen und von Stäbchenzellen. Das nervöse Gewebe zeigt nach den Randpartien zunehmenden Schwund an Ganglienzellen, Markfasern und Fibrillen, so daß die Zellarchitektonik der Rinde allmählich immer mehr verwischt wird. Daneben besteht starke Gliawucherung besonders in den Randpartien. Es handelt sich demnach um diffuse degenerative Vorgänge am Nervenparenchym und starke Wucherung der ektodermalen Stützsubstanz. — Die Degeneration des Nervengewebes kommt jedenfalls unabhängig von den entzündlichen Vorgängen zustande (Alzheimer, Nonne, Nißl u. a.), wofür man bisher jedoch keinen rechten Grund (Toxine?) anzuführen imstande war.

. Durch die Arbeiten von Jahnel und Jacob sind bei Paralyse sowohl in den bindegewebigen Teilen, Gefäßscheiden usw., wie auch im Nervenparenchym ausgiebigste Spirochätenwucherungen nachgewiesen worden, eine Beobachtung, die, wie wir unten bei der Erörterung der einzelnen Fälle noch sehen werden, für den weiteren Ablauf des paralytischen Prozesses von großer Bedeutung ist. Ohne den Hinzutritt eines besonderen Faktors würde es aber unverständlich bleiben, weshalb die mesodermalen Entzündungsvorgänge bei der Paralyse so enorm eingeschränkt sind gegenüber dem Befund bei anderen syphilitischen Prozessen, und weshalb die Spirochäten bei der Paralyse sogar in der ektodermalen Substanz ein ausgezeichnetes Fortkommen finden.

Die ursächliche Bedeutung der Liquordiffusion. Diese ursächliche Frage ist indessen seit 1915 [1]) durch die Erkennung der ursächlichen Bedeutung der Liquordiffusion für das Zustandekommen der Paralyse wie der Tabes endgültig gelöst. Die Liquordiffusion bringt nämlich in allmählicher Steigerung die entzündliche Infiltration, zunächst natürlich die kleineren, labileren Infiltrationszellen zur Quellung und zum Zerfall, bzw. verschleppt sie aus den oberflächlichen Regionen noch in den Liquor. Sie verhindert durch die Zerstörung und Ausschwemmung der Infiltratzellen nach dem Liquor ein weiteres Vordringen des Granulationsprozesses, der als Reaktion des mesodermalen Gewebes doch keinesfalls fehlen dürfte, und beseitigt die Infiltration im Parenchym immer mehr. Dadurch wird aber das typische histologische Bild der Syphilis zerstört; es bleiben hauptächlich nur die größeren Zellen des syphilitischen Plasmons, eben die Plasmazellen, am längsten erhalten, aber auch diese nur dort, wo sie' den meisten Schutz gegen die Osmose genießen, nämlich in den Gefäßscheiden

---

[1]) Die Ursachen von Tabes und Paralyse, Dermatol. Zeitschr. 1915, Heft 12.

Aber auch diese sind schon gequollen. Auf diese Weise wird durch die Liquordiffusion die bei Hirnlues stets vorhandene Abhängigkeit der Gefäßinfiltrate der Hirnrinde von der Infiltration der Meningen, bzw. der Pialgefäße aufgehoben, weil die den Zusammenhang vermittelnde Infiltration völliger Auslaugung anheimfällt.

Unter dem Einfluß der Liquordiffusion, die infolge des überlegenen Liquordrucks ständig weiter vorzudringen sucht, kommt es ferner zu ausgedehnter Verwachsung zwischen Pia und Rinde und zum Einwachsen der Randglia in die Pia. Auch wird die Gliahülle der Gefäße manchmal so stark (Klippel), daß beim Abziehen der Pia die Gefäße nicht abreißen, sondern mit den angrenzenden Hirnpartien herausgerissen werden. Das Vorhandensein dieser innigen Gewebsverlötung weist zwar zunächst nur darauf hin, daß hier neue Wege der Zirkulation und Saftströmung entstehen, die einem Durchtritt des Liquors sehr günstig sind. Der Umstand jedoch, daß die Zusammenwachsung mit dem weiteren Fortschritt des Krankheitsprozesses zunimmt, während zugleich mit ihrer Zunahme die Verhältnisse für die Liquordiffusion immer günstiger werden, läßt wohl auch über die aktive Beteiligung des stets unter vermehrtem Druck stehenden Liquors an dem Zustandekommen der Gewebsverwachsung kaum einen Zweifel aufkommen. Außerordentlich bezeichnend ist ferner, daß sich dort, wo die Pia nicht verwachsen ist, häufig ein Ödem zwischen Rinde und Pia finden kann (Hirschel-Marburg).

Der Untergang der Ganglienzellen bietet bekanntlich an sich nichts Charakteristisches, ihre Ernährung wird durch die Liquordiffusion in allmählich fortschreitendem Maße gestört, so daß sie schließlich der kompletten Homogenisierung anheimfallen. Dabei sehen wir ganz deutlich, wie der Rindenprozeß von außen nach innen an Intensität abnimmt. Das gilt auch für solche Fälle, bei denen die besonders empfindliche dritte Schicht, die Lamina pyramidalis stärkere Veränderungen aufweist, als die beiden oberen Schichten. Auch der Befund an Fettkörnchenzellen hängt ganz offenbar mit der Eigenart des die Degeneration bewirkenden Faktors eng zusammen. Die starke Verwässerung des Gewebssaftes entzieht den Nervenzellen und vielleicht auch einigen, der Blutzirkulation etwas entlegeneren Bindegewebszellen lebenswichtige Bestandteile, so daß die Zellen zum Teil erheblich schrumpfen, zum Teil die in ihnen enthaltene Fettsubstanz nicht mehr festzuhalten vermögen. Der Schrumpfung folgt die Gliawucherung am stärksten naturgemäß am Rande, aber auch im tieferen Degenerationsbereich (Stäbchenzellen!).

Die anscheinende Vermehrung der Kapillaren bei der Paralyse wird wahrscheinlich gleichfalls zum Teil durch die auslaugende Wirkung des ständigen Liquordiffusionsstromes hervorgerufen, weil nämlich der Zellsaft durch die Osmose mit dem Liquor immer mehr verwässert wird, wodurch die Zellen selbst allmählich durchsichtiger werden. Eine stärkere Quellung der Zellen ist natürlich ausgeschlossen, weil der Liquor fortlaufend durch die reichlich vorhandenen Lymphbahnen resorbiert wird; die Zellen werden im Gegenteil, wie wir soeben sahen, durch Entziehung ihres Zellsaftes immer homogener. Daß die Zellen des Stützgewebes diese Veränderung im großen und ganzen nicht mitmachen, liegt zum Teil an ihrer geringen Empfindlichkeit im Gegensatz zu den Nervenzellen, zum Teil daran, daß das Stützgewebe Träger der Zirkulation und Ernährung ist.

Daß das Bindegewebe in der bekannten Weise sich der Spirochäten zu erwehren sucht, zeigen die Infiltrate der gequollenen Lymphscheiden. Hierüber hinaus läßt aber der Liquordiffusionsstrom keine Exsudationserscheinungen mehr festen Boden gewinnen. Die Gliawucherung geschieht ex vacuo, sie wird durch die Gefäßneubildung, wie es besonders die äußersten, mit der Pia verwachsenen Randpartien zeigen, wesentlich gefördert. Sobald einmal der Einbruch des Liquors durch die funktionell erledigte Pia erfolgt, und die meningoenzephalitische Verwachsung zwischen Pia und Rinde eingetreten ist, so ist der Liquor, den vorhandenen Lymphbahnen folgend, natürlich auch in der Lage, die Spirochäten ins Parenchym auszuschwemmen und hier ihrem weiteren Eindringen den Boden zu ebnen. Die normale Widerstandsfähigkeit des Ektoderms gegen die Spirochäten, die uns sonst in allen zirrhotischen Luesformen an den parenchymatösen Organen entgegentritt, wird durch die infolge der Liquordiffusion eintretende Auslaugung der Nervenzellen gebrochen, so daß hier der Ausschwemmung und dem Fortkommen der Erreger auf dem ungewohnten Wirtsboden keine Schranke mehr entgegensteht. Die Zerstörung des Maschenwerks der Pia ist in allen Fällen deutlich erkennbar; zum Teil ist noch der infiltrative Charakter der Entzündung vorherrschend, zum Teil handelt es sich schon um ein kernarmes Bindegewebe. Je älter die Paralyse und je länger demnach der Bestand der Liquordiffusion, um so mehr erhalten sich nur noch an den inneren Piaschichten dichtere perivaskuläre Infiltrationen, und zwar in der Hauptsache aus Plasmazellen. Die Lymphozyten haben selbst in dem gefäßreichen Bindegewebe infolge der Verwässerung des Gewebssaftes durch die Liquordiffusion nur eine beschränkte Lebensdauer. Der Umstand, daß der Übergang von histologischer Hirnsyphilis zur Paralyse erst künstlich durch einen neu hinzutretenden mechanischen Faktor, eben den Eintritt der Liquordiffusion geschaffen wird, erklärt uns auch ohne weiteres die Übergänge, bzw. Kombinationen mit gummösen Formen der Hirnsyphilis. Auch bei den gemischten Meningitisformen, wo stellenweise gummöse Einlagerungen vorhanden sind, ist es bei langer Dauer des Prozesses möglich, daß nach Ersatz des eigentlichen Piagewebes durch die chronisch entzündliche Bindegewebswucherung trotz ihrer eventuellen Hyperplasie der Liquor infolge seines überlegenen Druckes doch den Weg durch die bindegewebig entartete Pia zur Rinde findet. Es wäre eigentlich ein Wunder, wenn es anders sein sollte. Zu diesem Übergange der gemischten Meningitisformen zur Paralyse disponiert demnach in erster Linie die Anergie des erkrankten Organismus und die lange Dauer des syphilitischen Granulationsprozesses, die ihrerseits erwähntermaßen dadurch bedingt wird, daß der zur weiteren Expansion der Erreger und ihrem Übergreifen auf das ZNS notwendige Antrieb infolge stärkerer Reste der Allgemeindurchseuchung übermäßig lange auf sich warten läßt. Damit findet auch die gelegentliche Kombination der Paralyse mit gummösen Meningitisformen ihre sachgemäße Erklärung.

Im übrigen ist jedoch daran festzuhalten, daß in erster Linie die über viele Jahre (1—2 Jahrzehnte) sich erstreckende schleichende syphilitische Meningitis, die wegen ihres klinisch völlig latenten Verlaufes soeben als „histologische Hirnlues" bezeichnet wurde, Grundlage und Vorstadium der Paralyse bildet. Bei den stärker hyperplastischen Formen bleiben die Fälle nur dann für die Paralyse disponiert, bzw. aufgespart, wenn es an stärkerer Progredienz der Erreger

fehlt. Beide Formen haben jedoch gemeinsam, daß der chronische Granulationsprozeß mehr, bzw. weniger leicht zur funktionellen Zerstörung der Pia hinführt,
und daß sich die dem Krankheitsausbruch vorausgehende meningeale Entzündung in ihren Produkten auch dem Liquor mitteilt. Sie kann von ihren
ersten Anfängen, die in der überwiegenden Mehrzahl der Fälle in die ersten
2—3 Jahre des Luesverlaufes zurückreichen, bis zum Endstadium verfolgt
und zumeist auch in ihrer Hochgradigkeit nach den vorhandenen Liquorveränderungen beurteilt werden. Hierauf wird noch weiter unten einzugehen sein.

Die Entwicklung der Paralyse geht auch aus zahlreichen klinischen Erfahrungen hervor. Vorläufer der Paralyse bilden häufig Augenmuskellähmungen,
Ophthalmoplegia externa oder interna, oder auch sonstige Herdsymptome
meist basaler Natur. Sie können der Paralyse um Jahre vorausgehen; aber
auch kürzere Intervalle, in denen es nicht zur völligen Rückbildung kommt,
sind, wie spätere Beispiele noch zeigen werden, gar nicht selten.

Der Umfang der Liquordiffusion steht naturgemäß in direktem Verhältnis
zur Größe der Krankheitsoberfläche und zur Höhe des Liquordrucks. Zur ausgedehntesten Liquorresorption kommt es dementsprechend bei der Paralyse,
so daß sich hier nach dem Weigertschen Regenerationsgesetz eine im Übermaß
gesteigerte Liquorproduktion einstellt. Bei Paralytikern kann man infolgedessen auch bei der endolumbalen Behandlung unschwer die 2—3fache Liquormenge gewinnen, wie bei Gesunden. Dies wird gewiß nicht allein durch die
größere Unempfindlichkeit der Hirnrinde bedingt, denn alle Symptome zu starker
Liquorentziehung (Meningismus oder sogar Synkope) kann man auch beim
Paralytiker hervorrufen. Je tiefer der Krankheitsprozeß eindringt, um so mehr
Lymphbahnen stehen natürlich auch zur Resorption des Liquors zur Verfügung.
Je länger die Liquordiffusion anhält, um so mehr werden aber nicht allein die
exsudativen Krankheitsvorgänge ausgelaugt, sondern es kann schließlich unter
gegebenen Verhältnissen auch dazu führen, daß infolge der beschleunigten
Liquorresorption ein rückläufiger Osmosestrom nur noch wenig oder gar nicht
mehr einzutreten vermag. So sehen wir z. B. bei den älteren Paralysefällen
eine ständige Abnahme der entzündlichen Liquorwerte; bei kleiner Krankheitsoberfläche und genügender Dauer des Prozesses könnten sich, rein theoretisch
gedacht, die entzündlichen Liquorwerte sogar schließlich der Erkenntnis entziehen.

Die pathologische Anatomie und die Liquordiffusion bei der Tabes.

Bei der Tabes finden sich geringe meningitische Veränderungen im Bereiche
der hinteren Wurzel (Redlich, Obersteiner, Nageotte und Bresowski)
und eine Degernation der Hinterstränge, der zuführenden Fasern der Clarkeschen Säule und der sogenannten direkten Reflexkollateralen, Fasern, welche
sensible Impulse direkt an die Vorderhornzellen leiten (Hirschl, Marburg).
Die Degeneration nimmt außerhalb des Rückenmarks ihren Anfang und zwar
an jenem Stück der hinteren Wurzel, das zwischen Spinalganglion und Rückenmark gelegen ist, dort, wo die Schwannsche Scheide endet und die Glia beginnt.
Es kommt auch stets zu einer retrograden Degeneration der Wurzel bis zum
Spinalganglion. Schließlich stellen sich auch am Spinalganglion selbst gewisse
Degenerationsveränderungen ein. Es kommt vom Wurzelnerven ausgehend

zu einer allmählich aufsteigenden und zunehmenden einfachen, nicht entzündlichen Degeneration der Hinterstränge mit sekundärer Gliawucherung. Die Degeneration hält sich sonst streng an die Fasern des betroffenen Wurzelsegments. Es kann nur ein Segment oder auch eine größere Reihe von Segmenten befallen sein.

Die von den verschiedensten Autoren unternommenen Versuche zur Erklärung des tabischen Krankheitsbildes haben zu keiner endgültigen Lösung dieses Problems geführt. Von den bekannteren Anschauungen möchte ich nur die wichtigsten hervorheben.

Zunächst ist die Flechsig-Strümpellsche Anschauung der primären Affektion myelogenetischer Einheiten durch die Untersuchungen Redlichs, Bresowskis u. a., welche die radikuläre Affektion einwandfrei dartaten, belanglos geworden. Die von Marie und Redlich vertretene Ansicht, daß die Tabes die Erkrankung des sensiblen Protoneurons in seinem intraspinalen Abschnitte sei, gibt keine Erklärung, weshalb gerade der Prozeß die hinteren Wurzeln beim Eintritt ins Rückenmark ergreift, und wie in fortgeschrittenen Fällen die Beteiligung endogener Systeme zu deuten ist. Auch auf die Erkrankung des Spinalganglions hat man die Degeneration der Hinterstränge zurückgeführt (Schaffer, Marinesco); die Veränderungen des Spinalganglions sind gelegentlich aber nur ganz minimaler Art und, wie Elschnig angibt, in allen Fällen von der gleichen einfach degenerativen Natur und von sekundärem Charakter, wie die der Hinterstränge.

Noch weit mehr gesucht sind die Erklärungsversuche mit den meningitischen Strangulationsvorgängen am Wurzelnerven. Das pathologisch-anatomische Bild ergibt eben den gleichen Degenerationsvorgang vom Spinalganglion durch die Wurzeleintrittszone bis in den Strang hinauf, wenn auch in verschiedener Intensität. Es ist daher doch das nächstliegende, daß die sich hier abspielende sekundäre Degeneration durch das gleiche Agens hervorgerufen sein muß. Als dieses kommt, wie zu zeigen ist, aber nur die Liquordiffusion nach Ablauf der meningitischen Veränderungen an der hinteren Wurzel in Betracht.

Die anatomischen und hydromechanischen Ursachen der Tabes.

Die Liquordiffusion bei der Tabes. Besonders günstig liegen die Verhältnisse für einen einseitigen Osmosestrom bei alleiniger lumbaler Tabes und Optikusatrophie, wenn man bedenkt, daß sich das allmählich eröffnende Lymphgebiet über ganze Stränge erstreckt, während die funktionell zerstörte Piaoberfläche gering bleibt. Für die Fortentwicklung der lumbalen Tabes sind ferner die Druckverhältnisse des Liquors von wesentlicher Bedeutung. Der Druck dürfte hier beim Stehen durch den Druck der Liquorsäule selbst und der auf ihr lastenden Hirnteile regelmäßig noch etwas höher sein als in den oberen Abschnitten des Lumbalsackes und das Eindringen und Aufsteigen des Liquors in den Hintersträngen mehr fördern, als dies bei der Hirnoberfläche der Fall ist.

Indem nun der Liquor durch die zerstörte Pia der Wurzelnerven (an der Bresowskischen oder an der Nageotteschen Stelle) hindurch den durch die anatomische Anlage gegebenen Lymphbahnen folgt, erkranken naturgemäß nur ganz bestimmte Fasersysteme. Die anatomische Begrenzung des tabischen Krankheitsprozesses auf bestimmte Stränge, die eben mit den hinteren Wurzeln der Einbruchsstelle des Liquors, gemeinsame Lymphbahnen haben, hat somit ihre volle Berechtigung.

Ursachen der tabischen Lokalisation. Aus welchen Gründen die hinteren Wurzeln des Rückenmarks im Spätstadium der Lues mit Vorliebe von den Spirochäten befallen werden, wurde oben ausführlich besprochen. Es wäre hier eventuell noch zu erwähnen, daß bei allen unseren reinen Tabesfällen, die wenige Jahre vor Ausbruch der Tabes untersucht worden waren, bereits nur mittelmäßige Liquorveränderungen bestanden. Klinische Anhaltspunkte für eine tabische Lokalisation des Virus fehlten aber noch vollkommen. Es ist daher anzunehmen, daß die Vorbedingung für eine tabische Dislokation der Spirochäten, wie oben erwähnt, stets ein aktiver und mit Liquorveränderungen einhergehender meningitischer (basaler) Prozeß ist, und daß die Verschleppung der Spirochäten aus dem genannten Herd bis an die äußerste Peripherie (hintere Wurzel und Optikus) verschieden lange Zeit gebraucht. Sobald aber hier die Spirochäten erst festen Fuß gefaßt haben, so hängt die Progredienz des neuen pialen Entzündungsprozesses und ferner auch sein Übergreifen auf die nervöse Substanz von der Ausbreitungsneigung der Erreger ab, die von dem bekannten Faktoren bestimmt wird.

Ich möchte hier auf die Lokalisationsfrage bei der Tabes nochmals in Kürze zurückkommen. Hinsichtlich der Lokalisation des Virus an der hinteren Wurzel kommt der Redlich-Obersteinerschen Stelle nach den Untersuchungen von Bresowski, der hier regelmäßig meningitische Verdickungen und Infiltrationen fand, sicherlich die größere Bedeutung zu. Nur hier vermag auch der Liquor durch die veränderte Pia in ausgiebigster Weise in den intraspinal freiliegenden Wurzelnerven einzudringen und vermöge seines überlegenen Druckes durch die Wurzeleintrittszone auch in dem der betroffenen Wurzel entsprechenden Anteil des Gollschen Stranges aufzusteigen. Für gewöhnlich hält sich der vordringende Liquor an diese eben durch die anatomische Anlage vorgeschriebene Lokalisation, er verfolgt hier die von ihm an der Wurzel eröffneten Lymphbahnen.

Demgegenüber spielt die weiter zum Ganglion hin gelegene Nageottesche Stelle, wo der Wurzelnerv die Dura mater durchsetzt, für den Liquoreintritt keine sehr wesentliche Rolle. Hier sind die pialen Veränderungen auch nicht regelmäßig vorhanden. Ihr gelegentliches Vorhandensein läßt aber vielleicht darauf schließen, daß hier eine gewisse Liquorresorption stattfindet. In diesem Sinne sind wohl auch die gelegentlichen Veränderungen am Ganglion (Schaffer, Marinesco) und am sensiblen Nerven (Oppenheim, Siemerling) zu bewerten.

Für die ursächliche Bedeutung der Liquordiffusion bei dem Zustandekommen der Tabes ist es nun sehr bezeichnend, daß der aufsteigende Liquor sich streng an den Faserverlauf des befallenen Wurzelnerven hält und Stränge mit vorwiegend endogenen Fasern für gewöhnlich freiläßt. Welche Segmente von dem Krankheitsvorgang ergriffen sind, läßt sich aus der Zerstörung der Wurzeleintrittszone unschwer erkennen. Daß der Prozeß gelegentlich einige Wurzelsegmente überspringen kann, ist bei dem Zufallsmoment, das die hydromechanische Lokalisation der Spirochäten an den hinteren Wurzeln mit sich bringt, nicht zu verwundern. Spielt sich jedoch an einer hinteren Wurzel ein meningealer Entzündungsprozeß ab, so geht von diesem sekundären Krankheitsvorgang stets eine gewisse Ausschwärmung von Spirochäten aus, wodurch in erster Linie natürlich die andere Wurzel des gleichen Segments ergriffen, und danach auch der Liquorbewegung entsprechend die tieferen Segmente gefährdet werden. Hiermit steht im Einklang, daß der tabische Prozeß häufig klinisch auf beiden Seiten ungleich fortgeschritten ist.

Der in das Nervengewebe eindringende Liquor, der, wie erwähnt, vermöge seines Überdruckes ständig nachströmt, ruft hier die gleiche Ernährungsstörung hervor, wie in der Rinde und bewirkt fortschreitenden Faserzerfall und sekundäre Gliawucherung. Auch hier wird durch die Verwässerung des Gewebssaftes das ektodermale Gewebe für das Eindringen der Spirochäten vorbereitet. Die im Nervengewebe der Wurzelstränge vorhandenen Spirochäten haben aber neben der Liquordiffusion auch einen gewissen Anteil an der Zunahme des Krankheitsvorganges selbst. Ob sie die Nervenfasern mehr mechanisch oder mehr durch Entziehung von Nährstoffen schädigen, bleibt unentschieden. Jedenfalls tragen sie zur Schädigung des Nervengewebes mit bei. Es geht dies auch daraus hervor, daß selbst in denjenigen Tabesfällen, wo die meningealen Entzündungserscheinungen bereits völlig verschwunden sind, eine gewisse klinische Besserung der eingetretenen Funktionsstörung schon durch alleinige intravenöse Salvarsanbehandlung möglich ist. Die pathologisch-anatomischen Verhältnisse bei der Tabes sind für die Indikationen der verschiedenen Behandlungsmöglichkeiten von ausschlaggebender Bedeutung, worauf wir bei der Besprechung der Therapie noch zurückkommen werden.

Auch die tabische Sehnervenerkrankung zeigt denselben Entstehungsmechanismus wie die Erkrankung der hinteren Wurzeln. Auch hier gehen exsudative Vorgänge an der Piascheide des Optikus den degenerativen Veränderungen voraus. Auch hier bewirkt der durch die zerstörte Pia eindringende Liquor eine schwere Ernährungsstörung des Nervengewebes und schafft einen günstigen Nährboden für die eingeschwemmten Spirochäten. Diese haben auch auf den Fortschritt des Sehnervenschwundes, wie die noch weiter unten zu besprechenden therapeutischen Erfahrungen zeigen, einen deutlichen Einfluß, sie tragen wesentlich dazu bei, die bereits durch die Liquordiffusion geschädigte Funktion der Leitungsbahn völlig zum Ausfall zu bringen. Entsprechend dieser Genese des Sehnervenschwundes, der von außen nach innen vordringt, verhält sich auch der Fortschritt der Gesichtsfeldeinschränkung, eben der klinische Ausfall der Leitungsbahnen.

Ein örtlicher Zusammenhang zwischen der Erkrankung der Sehbahn und derjenigen der hinteren Wurzeln ist natürlich nicht denkbar. Hier wie dort handelt es sich um einen durchaus selbständigen Prozeß, der jedoch den gleichen hydromechanischen Verhältnissen und der gleichen biologischen Sachlage (in bezug auf Abwehrreaktion und Zeitpunkt der erneuten Expansionsneigung der Erreger) seine Anlage, bzw. Entwicklung verdankt. Nur dort, wo ein meningealer Entzündungsprozeß von einer Lokalisation auf die andere übergreifen kann, wie bei Vorhirn und Optikus, sind Zusammenhänge zwischen zwei verschiedenen metaluetischen Lokalisationen möglich. Für die Kenntnis der Entwicklung der metaluetischen Optikusatrophie haben besonders die Stargardtschen Untersuchungsergebnisse eine große Bedeutung gehabt, so daß ich die Schlußfolgerungen dieses Autors hier kurz erwähnen möchte. 1. Daß keine Faser degeneriert, wenn nicht an irgendeiner Stelle ihres Verlaufes ein exsudativer Prozeß sich abspielt. Die exsudativen Prozesse gehören demnach zum Bilde des Sehnervenschwundes, genau so wie sie zum Bilde der Paralyse und der Tabes gehören. 2. Der Hauptsitz der exsudativen Prozesse sind die intrakraniellen und die im knöchernen Kanal gelegenen Teile des Sehnerven, ferner das Chiasma. Die orbitalen Optici, die Traktus und die Corpora geniculata werden nur selten befallen. 3. Irgendeine Gesetzmäßigkeit in der Lokalisation und Ausbreitung der exsudativen Prozesse besteht nicht. 4. Bei der Paralyse greifen die exsudativen Prozesse im allgemeinen vom Gehirn aus auf die Sehbahn über. Bei der Tabes entstehen die exsudativen Prozesse isoliert von den exsudativen Prozessen am Rückenmark an der Sehbahn und können von hier aus auf das Gehirn übergreifen. Auch hier sind, wie es scheint, alle nur denkbaren Variationen möglich. Die exsudativen Prozesse gehen den degenerativen Veränderungen in der Sehbahn voraus. Den letzten Satz der Stargardtschen Ausführungen möchte ich besonders hervorheben. Gibt er doch einen deutlichen Hinweis auf die zeitliche Abhängigkeit der degenerativen von den exsudativen Prozessen, die in der vorhin bei der Paralyse näher ausgeführten Weise durch den neu hinzutretenden Faktor der Liquordiffusion ihre weitere Erklärung findet. Bilder von rein degenerativer Erkrankung der Sehbahn sind somit durch die Liquorauslaugung erst künstlich hervorgerufen. Auch bei der Optikusatrophie äußert sich daher der Einfluß der Liquordiffusion bei den endolumbal behandelten Fällen, wie ich schon an anderer Stelle näher ausgeführt habe, in recht bezeichnender Weise.

Bei allen tabischen Prozessen macht sich aber der Eintritt der Liquordiffusion anders bemerkbar als bei der Paralyse. Bei der Tabes erfolgt er unmerklich und schleichend, weil hier zunächst noch andere Nervenbahnen die Funktion von ausgefallenen übernehmen können, und weil letzten Endes die Nervenfaser nicht so schnell und vollständig versagt, wie die Ganglienzelle. Bei der Paralyse kommt es dagegen nach Einbruch des Liquors zu einer schweren und ziemlich plötzlichen Funktionsstörung der nervösen Substanz, die sich indessen infolge allmählicher Ausschwemmung der entzündlichen Infiltration und Anpassung der Lymphbahnen zur Resorption des Liquors nach einiger Zeit wieder etwas erholen kann. Die Folge hiervon ist die spontane Remission. Die Verschlechterung kommt dann zum Teil allmählich dadurch, daß das bereits betroffene Parenchym immer mehr durch die Diffusion und die nachrückenden Spirochäten in der Ernährung geschädigt wird und erweicht, während der Liquor immer tiefer eindringt, zum Teil plötzlich dadurch, daß sich seine Einbruchspforten vermehren und schubweise erweitern.

In welcher Weise bei verletzter Pia durch den Liquor die nervöse Substanz leidet und der Infektionsstoff weit ins Parenchym hineingeschwemmt werden kann, darüber dürften gerade in dieser Zeit bei den Schädelschüssen umfangreiche Beobachtungen vorliegen. Die Bedeutung der Liquordiffusion ist zwar auch hier nicht erkannt; wohl aber wird die erfahrungsgemäß nützliche plastische Deckung des entstandenen Hirndefekts so früh wie möglich geübt.

Die Metalues ist eine Meningitis serosa infectiosa. Es gibt ferner noch ein anderes Krankheitsbild, wo die Liquordiffusion ins Nervengewebe eine ähnlich große Rolle spielt, wie bei den metaluetischen Krankheitsprozessen. Ich meine hier die Meningitis serosa traumatica aseptica von Quincke, Peyer, Schlecht u. a., bei der infolge Traumas auch Kontinuitätsschädigungen oder Trennungen der Pia eingetreten sind, die entsprechend ihrem Umfange eine mehr oder minder erhebliche Liquordiffusion zur Folge haben. Die hierdurch entstehenden

Veränderungen führen bei entsprechender Lokalisation zu Ausfallserscheinungen, welche denen der Paralyse sehr ähnlich sind. Die Patienten leiden an Kopfschmerzen, mangelnder Konzentrationsfähigkeit, Arbeitsunlust, verschieden großem Ausfall von Erinnerungsbildern, starker Vergeßlichkeit, psychischer und motorischer Unruhe und Reizerscheinungen, die manchmal bis zu Wutanfällen gesteigert sein können. In leichteren Fällen ist nur der bekannte Symptomenkomplex schwerer neurasthenischer Erscheinungen vorhanden wie im Prodromalstadium der Paralyse.

Bei der Meningitis serosa kann die Pia jedoch wieder verheilen und je nach Umfang und Dauer der Liquordiffusion eine Erholung der Nervenzellen wieder eintreten. Ein gewisser Funktionsausfall bleibt aber sehr häufig zurück. Bei der Paralyse indessen, wo die Pia durch einen Granulationsprozeß zerstört ist, kann eine völlige Wiederherstellung der Pia nicht mehr erwartet werden. Nur bei Fällen mit geringer Krankheitsoberfläche, wo noch erheblichere infiltrative Vorgänge vorhanden sind, sind die therapeutischen Aussichten günstiger. Die ätiologische Bedeutung der Liquordiffusion für die Parenchymschädigung möchte ich ferner noch an einem Falle näher beleuchten, der auch sonst noch einiges klinisches Interesse in Anspruch nehmen kann.

Fall Sr. Infektion 1908. Vom 10. 8. 1911 bis 16. 8. 1912 3 Hg-Salvarsan-Kuren, September 1912 Hg-Kur. Februar 1913 Hg-Salvarsan-Kur, Juni/Juli 1914 Hg-Salvarsan-Kur. Wegen häufiger Kopfschmerzen und Schwindelanfälle von Dezember 1914 bis März 1915 zwei weitere große Salvarsankuren und Kal. jodat.; sodann wegen leichter apoplektischer Insulte neue Salvarsan-Quecksilber-Kur von Mai bis August 1915, im Oktober 1915 Lazarettaufnahme nach einem neuen apoplektischen Insult, nach welchem der Patient mehrere Stunden bewußtlos war. Diagnose: Lues cerebri und Retinitis haemorrhagica. Trotz der enormen Vorbehandlung erwies sich der Liquor am 10. 2. 1915 noch als stark pathologisch und zeigte deutliche Gelbfärbung. Im Präparat fanden sich noch deutliche Schatten von roten Blutkörperchen. Der Liquorbefund war folgender: Ph. I dtl. Ring, L. 53, Esb. 2, WaR ++, ++, ++. SR war dauernd negativ.

Am 17. 2. 1915 erfolgte eine schwere Apoplexie mit völligem Koma. Trotzdem der Fall als moribund angesehen wurde, die Punktion auch nur Blut ergab, wurde doch noch mit 2 mg Na-Salvarsan endolumbal behandelt. In den nächsten Tagen erholte sich der Patient zusehends und zeigte vorübergehend klare Momente. Durch weitere fünf endolumbale Behandlungen wurde ein völlig normaler Liquor erzielt. Neben der endolumbalen Behandlung wurde noch eine energische intravenöse Salvarsankur vorgenommen. Trotz alledem stellte sich bei dem Patienten im Laufe der nächsten 4 Monate eine ständig zunehmende Verblödung und ein ausgesprochener Korsakow ein. Wegen Paralyseverdacht wurde der Kranke nach der Universitäts-Nervenklinik verlegt. Hier bildete sich nach weiteren 2 Monaten der psychische Ausfall gänzlich zurück. Patient ist jetzt über 5 Jahre in seinem ärztlichen Berufe wieder sehr ausgiebig tätig. Die Wiederholung der Liquorkontrolle ergab 3 Jahre nach Abschluß der Behandlung völlig normale Verhältnisse.

Die nach der Apoplexie sich allmählich einstellende Verblödung und gänzliche Desorientiertheit dürfte schwerlich durch eine Gefäßthrombose zu erklären sein. Dazu steht der ganz allmähliche Eintritt und die über 4 Monate sich hinziehende Entwicklung der Geistesstörung in absolutem Widerspruch. Es spricht vielmehr alles dafür, daß durch die Gefäßruptur nicht nur eine blutige Durchtränkung des Rindenparenchyms stattfand, sondern daß durch das Einreißen der Pia auch in ausgedehnter Weise der Anlaß zur Liquordiffusion gegeben wurde. Nur diese ist imstande, uns die über reichlich 4 Monate hin ständig zunehmende Funktionsstörung der Rinde zu erklären. Daß es in diesem Falle wieder zur Ausheilung der Pia mit Erhaltung ihrer Funktion kam, muß uns in diesem Falle ganz natürlich erscheinen. Handelte es sich doch bis zum Eintritt der schweren Apoplexie um eine klinisch sehr ausgesprochene Hirnsyphilis, bei der also die Pia keinesfalls metasyphilitisch verändert, d. h. vom Liquor selbst durchbrochen war. Zudem war der syphilitische Krankheitsvorgang, wie die letzten Liquorbefunde während der Lazarettbehandlung ergaben, offenbar gänzlich beseitigt. Bei Heilung des Piaeinrisses war demnach die Möglichkeit zur Wiederherstellung eines völligen Abschlusses des Parenchyms gegen den Liquor gegeben und damit auch die Möglichkeit zur Erholung des durch die Liquordiffusion geschädigten Rindenparenchyms.

Im vorliegenden Falle war somit die piale Schranke nicht wie bei der Metasyphilis durch den Liquor durchbrochen, sondern von innen heraus durch den Bluterguß, der auch bei der Punktion unter hohem Druck herausschoß, aufgerissen worden. Durch die entstandene Lücke gelangte der Liquor ins Parenchym und fügte der bereits durch den Bluterguß eingetretenen Schädigung eine neue und sehr nachhaltige hinzu, die indessen durch Heilung der Pia im vorliegenden Falle noch frühzeitig genug zum Abschluß kam, so daß sich die Nervenzellen wieder erholen konnten. Zu beachten ist auch die enorme Vorbehandlung des Falles. Trotz der vier unmittelbar vorausgehenden, sehr intensiven und planmäßigen Hg-Salvarsankuren fehlte jegliche Beeinflussung des in der Entwicklung begriffenen zerebralen Prozesses. Schließlich Ausheilung der vaskulären und meningealen Veränderungen durch die endolumbale Salvarsanbehandlung!

Über den bei Metasyphilis im Gegensatz zur Syphilis cerebrospinalis vorhandenen Diffusionsvorgang liegen aber noch eine Reihe weiterer Beweise vor, die unseres Erachtens an Eindeutigkeit nichts zu wünschen übrig lassen. Einmal tritt uns die Abwanderung der Entzündungs- und Stoffwechselvorgänge im Krankheitsherd zum Liquor hin besonders bei der Paralyse in der bereits erwähnten starken Steigerung aller Eiweißkörper (inkl. Reagine, Hämolysine) im Liquor entgegen. Auf der andern Seite zeigt sich aber auch, daß dem Liquor einverleibte Stoffe, wie z. B. bei der endolumbalen Behandlung der Metasyphilis, sehr schnell ins Parenchym eindringen und hier Irritationen und Herxheimersche Reaktionen hervorrufen, wie sie bei der Syphilis cerebrospinalis bei gleicher Dosierung überhaupt nicht oder nicht in dem gleichen Maße eintreten. Besonders deutlich äußert sich die Irritation naturgemäß bei der Tabes, wo sensible Leitungsbahnen zugänglich geworden sind. Aber auch bei der Paralyse kann man mit genügender Dosis bei der ersten Behandlung und manchmal auch später, wenn zu große Behandlungspausen erfolgt sind, paralytische Anfälle erzeugen.

Mit den bei der endolumbalen Behandlung eventuell zu beobachtenden mehr oder minder heftigen Schmerzanfällen infolge chemischer Irritation der leicht zugänglichen sensiblen Nervenbahnen sind jedoch die bei der intravenösen Salvarsanbehandlung der Tabes manchmal eintretenden Schmerzen und Krisen hinsichtlich Umfang und Intensität nicht in eine Reihe zu stellen. Wie unten noch ausführlich zu erörtern sein wird, sind die bei der endolumbalen Behandlung zu beobachtenden Schmerzen und Krisen weit ausgesprochener (komplexer) Natur als die nach intravenöser Salvarsaninjektion. Hier entsteht auch die Irritation der durch den Krankheitsprozeß sehr empfindlich gewordenen Nervensubstanz mehr oben im Strang an derjenigen Stelle, bis zu welcher der Degenerationsvorgang vorgedrungen ist, wo aber im übrigen die Liquordiffusion nicht mehr so ausgiebig ist, als in denjenigen Teilen des Stranges, welche der meningealen Oberfläche und damit dem freien Liquor näher liegen. Bis oben in den Strang hinauf gelangt das endolumbal einverleibte Salvarsan nicht in der ursprünglichen Konzentration, es wirkt aber stets sehr energisch auf sämtliche oberflächlich gelegenen Herde, so daß die eventuell eintretenden Krisen und Schmerzen in ihrer Projektion des spinalen Prozesses nach außen ein recht deutliches Bild von dem Umfange der tabischen Lokalisation ergeben. Die eintretenden Schmerzanfälle sind nur dann als Herxheimersche Reaktion zu deuten, wenn sie bei der zweiten endolumbalen Behandlung, bzw. intravenösen Injektion nicht wiederkehren.

Auf das dritte Argument, das uns ebenfalls in vivo die ätiologische Bedeutung der Liquordiffusion in krassester Form vor Augen führt, soll erst weiter unten an Hand der betreffenden Krankengeschichten näher eingegangen werden.

Auch bei der Myelitis oft Degeneration infolge Liquordiffusion. Außer der Tabes und Paralyse gibt es noch eine große Anzahl von Myelitisfällen, bei denen sich rein degenerative Veränderungen finden, und die deshalb ebenfalls als Metalues angesprochen werden müssen. Das Zustandekommen der hier in Frage stehenden degenerativen Veränderungen erfolgt in analoger Weise, wie es bereits bei der Tabes ausführlich besprochen worden ist, d. h. durch Eintritt der Liquordiffusion durch die nach Überstehen von Entzündungsprozessen bindegewebig veränderte, bzw. durch den Diffusionsvorgang selbst sklerosierte Pia. Auf die Besonderheiten des myelitischen Prozesses werden wir im nächsten Abschnitt noch zurückkommen.

IV. Klinischer Teil.

Den angeführten Beobachtungen über die Vielgestaltigkeit des pathologisch-anatomischen Prozesses bei der Syphilis cerebrospinalis entspricht auch die außerordentliche Verschiedenheit der klinischen Beobachtungen. Fassen wir nochmals die in Betracht kommenden Faktoren zusammen, welche die Entwicklung des jeweilig vorhandenen meningealen Prozesses beeinflussen, so ergibt sich folgendes:

Schon die verschiedene Ausgiebigkeit der ersten Anlage der meningealen Infektion, wie auch die individuelle Reaktionsfähigkeit und der Stand der Provokation können bei durchaus gleichartiger Lokalisation den verschiedensten Verlauf bedingen. Noch variabler wird das Krankheitsbild durch die ungleiche Lokalisation und durch das gleichzeitige Auftreten verschiedener Herde in beliebiger Lokalisation. Die beiden Haupttypen der Erkrankung, die basiläre Meningitis und die Konvexitätserkrankung können in verschiedenstem Umfange vorliegen und schließlich auch Kombinationen aufweisen, wobei hier der meningitische Prozeß, dort die Arteriitis überwiegt. Der Einfluß dieser verschiedenartigen syphilitischen Bildungen auf das Gehirn äußert sich in Reizdruck- und Ausfallserscheinungen von verschiedenstem Umfang, bzw. Heftigkeit. Bald überwiegt dieses bald jenes Symptom, je nach Art des Prozesses. Entsprechend seiner Lokalisation gibt es intelektuelle, motorische oder auch sensible Störungen. Schließlich unterliegt auch noch das einzelne Krankheitsbild selbst im weiteren Verlaufe durch die Eigenart des syphilitischen Krankheitsvorganges, wie z. B. Rückbildungsvorgänge, spontane Resorptionen und

Involutionen und Neubildung von Gefäßen oder ihre zunehmende Verengerung, weiteres Umsichgreifen der Infektion und endlich Zunahme der Lokalreaktionsvorgänge sehr ausgiebigen Schwankungen. Sie gelangen, je nachdem sich der Ablauf des Leidens unter dem Einflusse der genannten Faktoren mehr akut, subakut oder mehr chronisch gestaltet, mehr oder minder deutlich zum Ausdruck und werden von allen maßgebenden Autoren (Oppenheim, Nonne, Kraft-Ebing, Ziehen, Kraepelin u. a.) als differentialdiagnostisch besonders bedeutsam angesehen. Für die Abgrenzung der syphilitischen Meningoenzephalitis von der Paralyse gibt jedenfalls das Wechselhafte im Verlaufe der syphilitischen Störungen einen wichtigen Anhaltspunkt, auf den wir weiter unten noch zurückkommen werden.

Auch bei der Rückenmarksyphilis begegnen wir je nach Lokalisation, Umfang des Prozesses, Reaktionsart und Stand der Provokation von Fall zu Fall einem verschiedenartigen Krankheitsbild. Manchmal kann die Querschnittsmyelitis Ausgang einer ansteigenden Entzündung werden (Bild der Landryschen Paralyse). Je nachdem sich der Prozeß nur an einer oder vielen Stellen lokalisiert, einen oder mehrere Stränge befällt, einseitig oder doppelseitig ist, können Krankheitsbilder wie bei der multiplen Sklerose, der Brown-Séquardschen Halbseitenlähmung oder einer amyotrophischen Lateralsklerose entstehen; auch kann das Leiden unter der Form einer syphilitischen Spinalparalyse (Erb) oder einer Pseudotabes (Oppenheim) verlaufen.

Bei den akuten Formen, die hauptsächlich die transversale Myelitis betreffen, spielen naturgemäß die infiltrativen Vorgänge die Hauptrolle, während bei den chronischen Formen, die bald funikulär, bald disseminiert vorkommen, das degenerative oder malazische Moment (durch Liquordiffusion hervorgerufen) vorwiegt. Für die syphilitischen Erkrankungen des Rückenmarks ist es geradezu kennzeichnend, daß es sich nur selten um ganz bestimmte Krankheitstypen handelt. Es entspricht auch vielmehr der ganzen Natur und dem oben geschilderten Entwicklungsgange der syphilitischen Prozesse am ZNS, daß, je früher ein spinaler Herd zum Ausbruch kommt, um so mehr auch noch in anderen meningealen Lokalisationen Entzündungsvorgänge vorhanden sind.

1. Die wichtigeren Krankheitsbilder.

a) Die Frühmeningitis.

Die ersten Anfänge der syphilitischen Entzündung der Meningen bleiben, wie oben ausgeführt, Arzt wie Patienten häufig verborgen, weil sie nicht notwendigerweise mit Beschwerden oder Ausfallserscheinungen einherzugehen brauchen. Sie verlaufen vielmehr in der überwiegenden Mehrzahl der Fälle ein Dezennium und länger latent. Sehen wir von der pathognomonischen Bedeutung der spezifischen Alopezie und des Leucoderma colli ab, so vermag uns nur die Liquorkontrolle über die latente meningeale Erkrankung zu unterrichten und damit die bedrohten Fälle festzustellen.

Gewisse Anhaltspunkte über die meningealen Erkrankungen im Frühstadium haben bekanntlich auch Untersuchungen am Optikus ergeben (Schnabel, Wilbrandt und Staelin), doch fehlt hier die gleichzeitige Liquoruntersuchung. Nur Igersheimer hat bei frischen Luesfällen gelegentlich kleine zentrale Skotome festgestellt, welche die Aufmerksamkeit auf einen pathologischen

Liquor lenken. Diese Skotome blieben dem Patienten selbst unbewußt, sie haben aber gleichwohl die Bedeutung eines meningealen Frühsymptoms.

Der Grad der Liquorentzündung, d. h. die Höhe der Lymphozytose ist, wie wir weiter unten noch näher sehen werden, nicht immer ausschlaggebend für den eventuellen Eintritt von klinischen Ausfallserscheinungen. So werden z. B. im ersten Krankheitsjahr häufig Liquorentzündungen bis zu 500 Zellen im cmm beobachtet ohne das Vorhandensein irgendeiner Störung oder wesentlicher Beschwerden, während gelegentlich schon bei mäßiger Lymphozytose (ca. 50 Zellen im cmm) nicht nur Affektionen einzelner Hirnnerven, sondern auch erhebliche psychische Störungen (s. Fall Nr. 4935 auf S. 8!) vorhanden sein können. Bezüglich des Eintritts klinischer Symptome wird es eben immer auf die Lokalisation der meningealen Entzündung ankommen, die neben der Expansionsneigung der Erreger von ausschlaggebender Bedeutung ist.

b) Die Meningitis basalis luetica.

Entsprechend dem Hergange der Spirochätenausstreuung und dem Reichtum größerer Gefäße an der Hirnbasis bildet letztere, wie schon oben ausgeführt, im Anfange der Infektion und vielfach auch später noch den Hauptausgangs- und Angriffspunkt der Hirnsyphilis. Selbst über ein Infektionsalter von 10 Jahren kann sich das Virus hier vorzugsweise erhalten, wenn es eben durch eine gesteigerte Abwehrreaktion von Anbeginn an in dieser Lokalisation verankert ist. Infolge der Verschiedenartigkeit der sich hier abspielenden Prozesse und der sehr häufigen Vergesellschaftung mit luetischen Bildungen in anderen zerebralen oder auch spinalen Lokalisationen ist das Krankheitsbild ·außerordentlich vielgestaltig.

Die früheste Form der syphilitischen Basalmeningitis bilden die Neurorezidive. Ihre Bezeichnung ist insofern nicht ganz zutreffend, weil sich, wie das auf S. 28 angeführte Beispiel (Fall Nr. 5992) zeigt, manchmal nicht um Rückfallbildung, sondern um die fortlaufende Entwicklung eines ausgiebig angelegten meningealen Herdes im unbehandelten frischen Sekundärstadium handelt. Bei den vorbehandelten Fällen und bei den älteren unbehandelten Fällen, wo die Einschränkung der Allgemeinsyphilose durch die Abwehrvorgänge von statten gegangen ist, trifft die Bezeichnung jedoch das Richtige, weil hier in der Tat Rückfallbildung vorliegt. In der überwiegenden Mehrzahl der Fälle kommt sie zustande, ohne daß vor der Behandlung des frischen Luesstadiums Liquorveränderungen, also deutliche meningeale Entzündungsvorgänge vorgelegen haben. Nur die mit Hg behandelten Fälle, die bereits in den ersten Krankheitsjahren Neurorezidive aufweisen, beruhen fast durchgängig auf einer ausgiebigeren ersten Anlage der meningealen Infektion.

In welcher Weise die meningeale Infektion im übrigen unter der Einwirkung der Therapie bei der Rückfallbildung in den Vordergrund des weiteren Luesverlaufes tritt, wurde oben bereits näher ausgeführt. Wegen ihrer außerordentlich weittragenden Bedeutung für die Erhaltung wichtiger Hirnnervenfunktionen soll hier nur nochmals auf die Tatsache hingewiesen werden, daß bei der Anbahnung des Neurorezidivs die SR häufig oder zumeist negativ ist (jedenfalls nach Salvarsanbehandlung). Die weitgehende Einschränkung der Allgemeindurchseuchung bewirkt eben die Provokation des ungeschwächten meningealen

Herdes. Die negative SR darf deshalb niemals der Anlaß sein, die planmäßig verordnete Nachkur hinauszuschieben, weil dadurch eventuelle meningeale Entzündungen noch weiter um sich greifen und dann sehr leicht die Hirnnerven in Mitleidenschaft ziehen können.

Die Häufigkeit der meningealen Syphilis. Über die Häufigkeit des pathologischen Liquors bei Lues latens haben eine Reihe von Autoren berichtet (Merzbacher, Nonne, Schönborn u. a.); sie betrug durchschnittlich 40%. Die Häufigkeit des pathologischen Liquors in den frischen Luesstadien wurde von einigen Autoren noch höher angegeben (Dreyfuß, Altmann, Gutmann u. a.). Nur über die gesteigerte Häufigkeit eines pathologischen Liquors in den frischen Luesstadien nach unzulänglicher Salvarsanbehandlung lagen bisher noch keine größeren Statistiken anderer Autoren vor. Von den eigenen Statistiken aus den verschiedenen Jahren möchte ich deshalb hier einige anführen: Zunächst hatte eine von uns im März 1914 abgeschlossene Übersicht über Liquorbefunde in den einzelnen Luesstadien nachstehendes Ergebnis:

Punktionen	bei Primärsyphilis	bei Sekundärsyphilis	bei älteren Luesstadien	bei Lues latens
Vor, während und bei Abschluß der Kur normal .	177 (93%)	140 (79%)	20 (51%) (Mehrzahl III)	72 (66%)
Vor, während oder beim Abschluß der Kur pathologisch	13 (7%)	37 (21%)	19 (49%) (2 Stad. III)	36 (33%)
Summe	190	177	39	108

Bei dieser Statistik sind Grenzwerte zur Norm gerechnet, später sich einstellende histologische Meningorezidive, die erst $1/2$—1 Jahr oder noch später festgestellt wurden, nicht berücksichtigt. Ausgiebige Erfahrungen über die Häufigkeit der latenten Meningorezidive nach den verschiedenen in Deutschland üblichen Behandlungsarten ergaben sich erst bei der Nachuntersuchung des während des Krieges uns zugehenden Krankenmateriales, das schon mehr oder weniger lange Zeit anderorts vorbehandelt war.

Die beiden Tabellen III und IV stammen aus dem Jahre 1916, Münch. med. Wochenschr. Nr. 35 u. 36. Bei der Tabelle III erschien die Zahl der meningealen Erkrankungen (es waren hier latente meningeale Prozesse und klinische Ausfälle zusammengefaßt) reichlich hoch. Es wurde deshalb durch eine weitere halbjährliche Nachuntersuchung, die sich auf 323 neue, bisher noch nicht gezählte Rezidive erstreckte, zur Kontrolle dieser Tabelle eine zweite aufgestellt. Sie ergab zwar einen etwas geringeren Prozentsatz an meningealen Erkrankungen bei vorausgehender Salvarsanbehandlung als bei der ersten Tabelle; es gelangte aber auch hier ein recht beträchtlicher Prozentsatz an meningealen Erkrankungen nach Salvarsanbehandlung zur Feststellung. Diese Beobachtungen waren der Anlaß auf die Notwendigkeit einer planmäßigen und ausreichenden Salvarsanbehandlung der frischen Luesstadien hinzuweisen.

Die Ergebnisse der einzelnen Tabellen zeigen nach der verschiedenen Art des Krankenmaterials ziemlich erhebliche Unterschiede. Diese betrafen nicht nur die mit Salvarsan, sondern auch die mit Hg vorbehandelten Fälle. Das Zahlenergebnis war auch davon abhängig, ob mehr frische oder ältere Stadien zugingen, und ob mehr oder weniger auch seronegative Latenzfälle, bei denen eventuell Heilung in Frage kam, zur Kontrolle herangezogen werden konnten. Auf die Einrechnung der seronegativen Latenzfälle kann man bei der Statistik nicht verzichten, weil sich hierunter doch eine recht erhebliche Anzahl mit pathologischem Liquor befindet.

Besonders hervorzuheben ist die große Anzahl von meningealer Erkrankung bei den Lues ignorée-Fällen; stimmt sie doch mit den oben ausgeführten Beobachtungen über den verspäteten oder mangelhaften Abschluß der Inkubationsperiode überein. Kommt nämlich die Durchseuchung wegen relativer Unempfänglichkeit des Individuums erst spät zum Abschluß, so ist die Gefahr für die Anlage einer ausgiebigeren meningealen Infektion besonders groß. Es bedarf hier gar nicht eines intensiveren provokatorischen Einflusses der Therapie um die meningeale Infektion in höherem Prozentsatze allmählich in den Vordergrund treten zu lassen. In welchem Maßstabe die Neurorezidive in den frischen Luesstadien unter der Salvarsanbehandlung ganz allgemein gegen früher zugenommen haben, läßt sich in absoluten Zahlen niemals ausdrücken, weil ihre Häufigkeit mit der Mangelhaftigkeit der Salvarsanbehandlung, bzw. Kombinationsbehandlung parallel geht und deshalb je nach dem Orte der Behandlung sehr weitgehend verschieden ist.

Rückbildungsmöglichkeiten für die meningeale Frühsyphilis. Um zunächst jeglichen Mißverständnissen vorzubeugen, ist darauf hinzuweisen, daß eine planmäßige und ausreichende Durchbehandlung der frischen Syphilisstadien mit Salvarsan und Hg in einem sehr hohen Prozentsatz (durchschnittlich 95% der Fälle) zur definitiven Ausheilung führt, ohne daß eine mehr als zehnjährige Nachkontrolle im Blut und im Liquor eine Rückfallbildung nachzuweisen vermag. Um dies zu erhärten, möchte ich den späteren Betrachtungen zwei Tabellen (I und II) voranstellen, die aus den Jahren 1914 und 1916 stammend, den Erfolg des hier allmählich ausgebauten Behandlungsplanes erweisen. Es handelt sich um Ergebnisse, die bei der behördlich auf 10 Jahre festgelegten Nachkontrolle keinerlei nennenswerte Veränderungen mehr erfahren haben.

Tabelle I.

Übersichtstabelle der Dauerbeobachtungen.

	Primärfälle			Frische Sekundärfälle			Ältere Sekundärfälle			Tertiärfälle			Latenzfälle		
	Summa	ohne Rückfall	mit Rückfall	Summa	ohne Rückfall	mit Rückfall	Summa	ohne Rückfall	mit Rückfall	Summa	ohne Rückfall	mit Rückfall	Summa	ohne Rückfall	mit Rückfall
Juli 1910/März 11	39			38			8			9			20	.	
Absolute Zahl .		34	5		20	18		2	6	.	5	4	.	12	8
Prozentzahl . .	.	87	13		52,6	47,4		25	75		55	45	.	55	45
Reinfektionen .		5			.			.					.	.	.

	Primärfälle			Frische Sekundärfälle			Ältere Sekundärfälle			Tertiärfälle			Latenzfälle		
	Summa	ohne Rückfall	mit Rückfall	Summa	ohne Rückfall	mit Rückfall	Summa	ohne Rückfall	mit Rückfall	Summa	ohne Rückfall	mit Rückfall	Summa	ohne Rückfall	mit Rückfall
März 1911/März 12	73		.	77			17	.	.	12			32		.
Absolute Zahl .	.	65	8	.	67	10	.	12	5	.	11	1		28	4
Prozentzahl . .		89	11	.	87	13	.	70	30		92	8		87,5	12,5
Reinfektionen .		7	.	.			.	.	.	.		.		.	
März 1912/März 13	92			70			11	.		8			43		.
Absolulte Zahl.		89	3	.	66	4	.	10	1	.	8	.	.	42	1
Prozentzahl . .	.	97	3	.	94	6	.	90	10	.	100	.	.	98	2
Reinfektionen .	.	1	.	.	3	.	.	.	.	.		.	.	.	.

Der hier allmählich ausgestaltete Behandlungsplan über den verschiedentlich berichtet worden ist, hat sich fast ausschließlich auf die Verwendung von Altsalvarsan bezogen. Im klinischen Betrieb wird es auch heute noch vorzugsweise benutzt, während die ambulante Behandlung meistens mit Natriumsalvarsan geschieht. Nachstehende Übersicht zeigt die Liquorkontrollen am obigen Krankenmaterial.

Tabelle II.

Liquorkontrollen am eigenen Krankenmaterial.

Nach der Behandlung	Im Primärstadium behandelt			Im frischen Sekundärstadium behandelt				Summe
	ausreichend, jetzt dauernd negativ SR und normaler Liquor	ungenügend		ausreichend, jetzt dauernd — SR und normaler Liquor	ungenügend			
		jetzt bei — SR pathol. Liquor	jetzt bei — SR pathol. Liquor		jetzt bei — SR pathol. Liquor	jetzt bei + SR pathol. Liquor	jetzt bei + SR normal. Liquor	
5—6 Jahre	12	—	—	18	—	—	—	39
3—4 „	37	—	—	50	—	—	—	37
1—2 „.	48	2	—	36	1 (später+)	3 (+1)	6	98
Summe	97	2	—	104	1	3 (+1)	6	214

Wie die vorstehende Tabelle erweist, ist weit über ein Drittel des in Tabelle I aufgeführten Krankenmaterials in späteren Jahren auch im Liquor nachkontrolliert worden. Bis auf verschwindende Ausnahmen ergaben sich einwandfreie Liquorverhältnisse. Von den 7 Ausnahmefällen sind 6 kaum zu rechnen, weil sie in der Entwicklungszeit der Salvarsanbehandlung ein nach heutiger Erfahrung völlig ungenügendes Behandlungsmaß erhalten haben. Es bleibt eigentlich nur der in Klammern verzeichnete Fall in Spalte 7 als histologisches Meningorezidiv übrig. Da die Kontrollen weit über ein Drittel unseres alten Krankenmaterials aus der Vorkriegszeit umfassen, so dürften sie im großen und ganzen auch für die übrigen Fälle Geltung besitzen.

Das weitere Krankenmaterial, über das nunmehr berichtet werden soll, entstammt größtenteils der Kriegszeit und ist bis auf wenige Fälle nicht hier,

sondern andernorts vorbehandelt worden. Infolge der Anforderungen des Kriegsdienstes, infolge der Unterernährung und auch aus sonstigen Gründen ist ihre
Behandlung mehr oder weniger hochgradig hinter den für das jeweilig vorhandene frische Stadium zu stellenden Anforderungen zurückgeblieben. Eine
derartige unzureichende Behandlung mit Salvarsan beseitigt zwar die Infektiosität auf längere Zeit, wirkt im übrigen aber recht ungünstig auf das Verhalten
der meningealen Infektion. Letztere wird dadurch, wie es bereits oben ausführlich erörtert ist, noch in wesentlich höherem Maße als durch Hg-Behandlung in den Vordergrund des weiteren Verlaufes gedrängt und leider auch für
Allgemeinbehandlung immer schwerer erfaßbar. Die nächsten beiden Übersichten geben Aufschluß über das Verhalten der meningealen Infektion bei den
ungenügend behandelten Fällen.

Beide Tabellen erweisen aufs deutlichste den provokatorischen Einfluß einer
insuffizienten Salvarsanbehandlung auf die meningeale Infektion. Die Zunahme
der meningealen Syphilis umfaßt alle Formen. Den frühzeitigsten klinischen
Ausfall verursachen die Neurorezidive. Ihre überwiegende Mehrzahl stellt
sich im ersten Krankheitsjahr, und zwar $1^1/_2$—3 Monate nach der ersten Kur ein.
Bleibt die meningeale Infektion bis zu dieser Zeit nur in latenter Entwicklung,
so kann eine energisch einsetzende Allgemeinbehandlung den Prozeß eventuell
noch beseitigen. Die Zahl der Fälle, wo sich auf diesem Wege noch eine Ausheilung der Meningen erzielen läßt, beträgt schätzungsweise 50 % der mit latenten
meningealen Prozessen Behafteten; sie kann natürlich nach der Güte der Behandlung erheblichen Schwankungen unterliegen. So berichtet z. B. eine unserer
früheren Statistiken (Tabelle 11, Münch. med. Wochenschr. Nr. 35 u. 36) über
129 Meningorezidive (mit Einschluß der klinischen Ausfälle), von denen über
die Hälfte mit mehreren Kuren behandelt worden sind. Wieviele von den
hier verzeichneten, nur mit einer Kur behandelten Fällen unter weiterer Allgemeinbehandlung vielleicht noch einen normalen Liquor wieder bekommen
hätten, entzieht sich der Beurteilung, weil seit Herbst 1913 nach Feststellung
der unzulänglichen Wirkung der Allgemeinbehandlung auf nicht mehr ganz
frische meningeale Entzündungsvorgänge möglichst umgehend zur Kombination
mit der endolumbalen Behandlung übergegangen wurde.

Sehr wahrscheinlich hätten sich die Verhältnisse für die Assanierung des
Liquors nach 1916 unter alleiniger Allgemeinbehandlung noch sehr viel un-
günstiger gestaltet, weil die Behandlungsintensität infolge der Kriegsernährung
wesentlich herabgesetzt werden mußte. Hierfür spricht jedenfalls die mehrfache
Beobachtung von latenten Meningorezidiven oder sehr frühzeitiger Hirnlues
bei Fällen mit mehreren planmäßigen Hg-Salvarsankuren nach 1916, wo im
Anfange der Behandlung normaler Liquor bestanden hatte (s. Fall 4935, 933 usw.).
Überhaupt hatten wir seit 1916 aus den angeführten Gründen auch am eigenen
Krankenmaterial verschiedentlich meningeale Frühsyphilis (latente Meningorezidive und Neurorezidive), die indessen durch frühzeitige endolumbale Behand-
lung noch wieder zur völligen Ausheilung gebracht werden konnten.

Kasuistik der Neurorezidive. Über die Art des Ausfalles ist zu berichten:
Von 25 Neurorezidiven, die uns zur Nachuntersuchung, bzw. Nachbehandlung (inklusive Privatklientel) zugingen, betrafen 16 verschiedene Hirnnerven
und 9 Allgemeinsymptome. Hierbei sind alle diejenigen Fälle, welche nur mäßige
oder mittelheftige Kopfschmerzen bei mehr oder minder stark pathologischem

Tabelle III.

Nummer	Art der Fälle	Gesamtzahl	Normaler Liquor	Pathol. Liquor, darunter					Summe
				histolog. Meningo-rezidiv	Zerebro-spinallues	Tabes	Paralyse	Tabo-paralyse	
1	Unbehandelte Syphilis ignorée	69	28 (40,5%)	12	19	6	4	—	41 (59,5%)
2	Unbehandelte Syphilis mit verspäteter Diagnose (½—12 Jahre alt) . .	46	20 (43%)	18	5	2	1	—	26 (57%)
3	Nur mit Hg behandelte Syphilis	257	183 (70%)	36	25	10	3	—	74 (30%)
4	Im Primärstadium mit Hg + Salvarsan behandelt	64	23 (36%)						41 (64%)
5	Im frischen Sekundärstadium mit Hg + Salvarsan behandelt . . .	104	16 (15,3%)	104	23	1	1	—	84 (84,7%)

Tabelle IV.

Häufigkeit der meningealen Syphilis nach verschiedenartiger Behandlung (neues Krankenmaterial seit 1. Nov. 1915).

Nummer	Art der Fälle	Gesamtzahl	Normaler Liquor	Pathol. Liquor, darunter					Summe
				histolog. Meningo-rezidiv	Zerebro-spinallues	Tabes	Paralyse	Tabo-paralyse	
1	Unbehandelte Syphilis ignorée	48	25 (52%)	10	6	5	1	1	23 (48%)
2	Nur mit Quecksilber behandelt	111	69 (62%)	19	8	10	5	—	42 (38%)
3	Im Primärstadium (I N) mit Hg + Salvarsan behandelt	40 } 48	20 (50%) } 22 (54%)	19	1	—	—	—	20 (50%) } 26 (54%)
4	Im spätprimären Stadium (IN) mit Hg + Salvarsan behandelt	8	2 (25%)	6	—	—	—	—	6 (75%)
5	Im frischen Sekundärstadium (II N) mit Hg + Salvarsan behandelt .	58	17 (30%) } (37%)	37	3	—	1	—	41 (70%) } (63%)
6	Im frischen Sekundärstadium unbehandelt, im spätern Stadium (II oder III) mit Hg + Salvarsan behandelt	12	9 (75%)	3	—	—	—	—	3 (25%)
7	Mit Hg-Kuren vorbehandelt, später mit Hg + Salvarsan behandelt. .	46	29 (63%)	11	1	1	3	1	17 (37%)

Liquor aufwiesen, nicht mitgerechnet. Bei den Hirnnervenerkrankungen waren fast regelmäßig mehr oder minder starke Kopfschmerzen vorhanden, mehrere Fälle waren leicht benommen, einer sogar intelektuell schwer gestört, stumpf und desorientiert, mit nachfolgender Amnesie.

Der Nervenausfall betraf:

Nervus acusticus (isoliert) . . . . 6 mal
Nervus facialis „ . . . . 4 „
Nervus abducens „ . . . . 1 „
Nervus opticus „ . . . . 1 „
Nervus facialis und acusticus . . . . 2 „
Nervus opticus, Facialis und acusticus . . . . 1 „
Nervus oculomotorius und abducens . . . . 1 „

Bei den Fällen mit Allgemeinsymptomen lagen vor:

Epileptiforme Krämpfe . . . . 4 mal
Sehr heftige Kopfschmerzen . . . . 3 „
Ein schwer benommener Zustand (Coma gravis) . . . 1 „
Eine Halbseitenlähmung (Apoplexie) . . . . 1 „

In der Hauptsache äußern sich demnach die Neurorezidive als Hirnnervenausfälle oder epileptiforme Anfälle. Eine Kombination beider ist hier nicht beobachtet worden.

Die epileptiformen Neurorezidive zeigen die bessere Vorbehandlung und sind nur nach einer einzigen Kur beobachtet worden. Die in Kopfschmerzen und oft auch in leichter Benommenheit bestehenden Prodromalerscheinungen fehlen so gut wie niemals, sie äußern sich in verschiedener Stärke und verschieden langer Zeit, bevor der Ausfall eintritt. Sie sind durch Phenazetin und ähnliche Analgetika nicht zu beinflussen. Besonders heftig waren die Kopfschmerzen in dem Falle mit Koma und ferner bei dem Patienten, der 5 Monate nach der Ansteckung, bzw. 7 Wochen nach der ersten Salvarsankur eine Apoplexie bekam.

Bei den Hirnnervenaffektionen handelt es sich um das Übergreifen der im interpedunkulären Raum, bzw. Kleinhirnbrückenwinkel sich ausbreitenden basalen Meningitis auf die Nervenscheiden, die ernährenden Gefäße und den Nerven selbst, während bei den epileptiformen Neurorezidiven sowohl eine Pedunkulusaffektion (Sorgo), wie eine Erkrankung der Konvexität vorliegen kann. Bei häufiger Wiederkehr von reiner Jackson-Epilepsie kann man aber sicher mindestens auf eine Mitbeteiligung der Konvexität schließen (Hirschel, Marburg).

Je nach dem Umfange der syphilitischen Meningitis und ihrer Expansionsneigung, die von den oben geschilderten Faktoren abhängig sind, erstreckt sich der Prozeß auf einen oder mehrere Hirnnerven und führt in mehr oder weniger kurzer Zeit zum klinischen Ausfall, der immer das Gepräge einer peripheren Nervenschädigung aufweist.

Klinik der Neurorezidive. Der Nervenausfall setzt zum Teil sehr akut, zum Teil langsam im Verlaufe von einigen Tagen ein. Bei schleichendem Eintritt können die Anfänge des Leidens dem Patienten verborgen bleiben, insbesondere bei einseitiger Affektion am Optikus und Akustikus. Sehr plötzlich äußert sich der Ausfall meist am Fazialis. So war er z. B. in einem hiesigen Falle nach dreistündigem Postenstehen in kompletter Weise aufgetreten. Eine ähnlich schnelle Entwicklung nimmt er häufig auch beim Abduzens und gelegentlich

auch beim Akustikus, während der schleichende Verlauf bei der Sehnervenerkrankung das gewöhnliche ist.

Der akut einsetzende umschriebene Hirnnervenausfall ist für eine syphilitische Störung eigentlich etwas Ungewöhnliches. Insbesondere bei den Augen-
muskelerkrankungen wurde, wie wir unten noch näher sehen werden, die allmähliche Entwicklung der Nervenlähmung als für Syphilis besonders bezeichnend angesehen gegenüber den mehr plötzlich auftretenden tabischen Lähmungen. Als Ursache der stürmischen Entwicklung muß man aber in Betracht
ziehen einmal die enorme Expansionstendenz des meningealen Entzündungsvorganges bei den Neurorezidiven und zum zweiten die gar nicht seltene Kombination mit vaskulären Veränderungen, bei denen Eintritt plötzlicher Störungen
ja nichts Seltenes ist.

Neurorezidive am einzelnen Hirnnerven, Nervus VIII. Die Erkrankung
des Nervus VIII ist, wie obige Übersicht zeigt, die häufigste Lokalisation des
Nervenausfalles, und zwar schon ohne Einrechnung derjenigen Fälle, wo sie
mit anderen Nervenausfällen kompliziert ist. Sie betrifft vorwiegend den Nervus
cochlearis, während der Nervus vestibularis etwa in einem Drittel der Fälle
bald mehr, bald weniger beteiligt ist. Die subjektiven Beschwerden bestehen
meist in einem sehr lästigen Ohrensausen oder -rauschen. Die Abnahme der
Hörfähigkeit erfolgt in der überwiegenden Mehrzahl der Fälle (10 zu 2) allmählich, und zwar in einem verschieden schnellen Tempo. Der schleichende Beginn
des Leidens wird vom Patienten manchmal gar nicht bemerkt. Erst die Nach-
prüfung der Hörleistung bei anderen Nervenausfällen ergibt das Vorhandensein
sehr geringer Defekte (Abschwächung der Kopfknochenleitung und Ausfall der
hohen Töne) oder auch schon beträchtlichere einseitige Abnahme der Hörfähigkeit.

Gegenüber diesen prognostisch ziemlich günstigen Fällen ist es nur eine
kleine Anzahl, bei der es plötzlich über Nacht zur völligen Taubheit, und zwar
beiderseits kommt. Die Ursache dieser irreparablen Störung ist sehr wahrscheinlich eine Thrombose der zuführenden Arterie. Nach den hiesigen Beobachtungen betrifft es meist besser behandelte Fälle, bei denen die Nachkur wegen
des negativen Ausfalles der SR zunächst aufgeschoben worden ist. Ungefähr
8—10 Tage vor der Ertaubung bestanden indessen heftige Kopfschmerzen,
welche auf symptomatische Behandlung nicht ansprachen und daher den Verdacht auf syphilitische Meningitis erwecken mußten.

In den beiden hier nachuntersuchten Fällen war die beiderseitige Ertaubung
7, bzw. 8 Wochen nach der ersten Salvarsankur aufgetreten. Der erste Fall
hatte eine Kombinationskur von 6 Salvarsan- + 15 Kalomelinjektionen erhalten,
der zweite 4 Salvarsan- + 12 Hg salicylic.-Injektionen.

Die Miterkrankung des Nervus vestibularis äußert sich in leichten Fällen
nur in Schwindelgefühl, in schweren Fällen in Gleichgewichtsstörungen (Gefühl
eines stampfenden Schiffes), und in sehr schweren Fällen in labyrinthärem
Drehschwindel mit Nausea. In allen schweren Fällen ist Nystagmus vorhanden.

Nervus facialis. Nächst dem Nervus acusticus wird der Nervus facialis am
häufigsten betroffen. Die Lähmung zeigt einen deutlich peripheren Charakter,
d. h. sie ist komplett. Obgleich ihr Eintritt am Lagophthalmus, dem erloschenen
Mienenspiel und dem hängenden Mundwinkel der erkrankten Seite leicht zu
erkennen ist, so wird sie doch gar nicht so selten übersehen. Ein unten noch

ausführlicher mitgeteilter Fall mit linksseitiger Fazialisparese, schwerster Gleich-
gewichtsstörung und Nausea schon beim Aufrichten im Bett, Ohrrauschen
und Abnahme der Hörschärfe links wurde vom Internisten als Salvarsanvergiftung angesprochen; die Fazialisparese war gar nicht bemerkt worden.

Nervus abducens. Plötzlich und vollständig äußert sich auch der Ausfall des
Nervus abducens, und zwar vorzugsweise einseitig. Er fand sich an unserem
Krankenmaterial einmal isoliert erkrankt und einmal mit Okulomotoriuserkrankung (Affektion der äußersten Äste) kombiniert. Die Prognose der Erkrankung ist bei umgehender Aufnahme der Behandlung durchaus günstig.

Ein Beispiel für die Erkrankung mehrerer Hirnnerven bietet folgender Fall.

Nr. 5741. Ansteckung 17. 9. 1917. Zugang mit P. A. und kleinfleckigem Exanthem
am 3. 12. 1917. Erste Kur vom 5. 12. 1917 bis 19. 3. 1918 sechs Salvarsan- und 15 Hg-
Injektionen. Mitte April 1918 bekam er im Erholungsheim Eckernförde heftige Kopfschmerzen. Am 22. 4. wurden gesteigerte Reflexe und positiver Romberg festgestellt.
Am 24. 4. stellte sich linksseitige Fazialisparese und pelziges Gefühl an der linken Wange
ein. Nachdem längere Aspirinbehandlung keinen Einfluß auf die vorhandenen Beschwerden
und Erscheinungen bewirkt hatte, wurde Patient am 18. 5. 1918 nach hier zurückverlegt.
Bei seiner Aufnahme bestanden heftige Kopfschmerzen ohne deutliche Klopfempfindlichkeit des Schädels. Außerdem klagte Patient über schlechtes Sehen auf dem linken Auge,
Ohrensausen und mangelhaftes Hören rechts, was sich angeblich innerhalb der letzten
8 Tage eingestellt hatte. Die Untersuchung ergab: Pupillen gleich weit und rund, reagieren
prompt auf Lichteinfall und Konvergenz. Sehleistung rechts normal, links deutlich herabgesetzt. Mit dem linken Auge kann Patient nur verschwommen lesen und die fernere Umgebung nicht erkennen. Der Augenhintergrund konnte wegen sofortiger endolumbaler
Behandlung nicht mehr untersucht werden. Hörleistung rechts normal, links Umgangssprache dicht vor dem Ohr. Weber nach rechts. Linke Stirn kann nicht in Falten gelegt
werden, mäßiger Lagophthalmus, Nasolabialfalte verstrichen, linker Mundwinkel schlaff,
an der linken Wange taubes Gefühl. Periost- und Sehnenreflexe deutlich gesteigert. Romberg positiv mit starkem Zittern. Kein Fußklonus, kein Babinski. Sensibilität, Sprache
und Psyche ungestört.

Auf die endolumbale Behandlung am 9. 5. 1918 mit 1,8 mg Salvarsan erfolgte außer
Eintritt heftiger Kopfschmerzen eine Fiebersteigung auf 40,5, die zum anderen Tage abfiel.
Liquorbefund war folgender: Ph. I zarter Ring, Pandy +, L. 232, Esb. $2^1/_4$, WR + 1,0;
endolumbale Dosis 1,8 zu 67 ccm Liquor. Am 10. 5. waren die Kopfschmerzen verschwunden,
Sehleistung und Hörleistung wesentlich gebessert. Fazialisparese noch wenig verändert.
Unter gleichzeitiger intravenöser Behandlung machte die Besserung sehr schnelle Fort-
schritte. Am 14. 5. wurden auch links wieder kleine Buchstaben gelesen, obgleich die
Optikusgrenzen noch nicht wieder ganz deutlich waren. Nach der zweiten endolumbalen
Behandlung weiterer Rückgang der Hörstörung (Flüstersprache dicht vor dem Ohr). Liquorbefund am 24. 5. 1918: Ph. I zarter Ring, Pandy ±, L. 20, Esb. $1^3/_4$, WR 1,0 —. Am 28. 6.
waren nach drei weiteren endolumbalen Behandlungen nur noch geringe Reste der Fazialisparese (noch nicht völliger Lidschluß) vorhanden. Im ganzen erhielt Patient sechs endolumbale Behandlungen und acht intravenöse Salvarsaninjektionen. Nach der vierten
endolumbalen Behandlung wurde der Liquor dauernd normal. Die Sehleistung links erreichte
wieder $^6/_6$; keine Skotome. Auf dem linken Ohr kehrte eine Hörleistung von fast 3 m Flüstersprache zurück. Die Fazialisparese ging völlig zurück.

Das Neurorezidiv am Sehnerven hat bei sofortiger Inangriffnahme mittels
kombinierter Hg-Salvarsanbehandlung eine recht gute Prognose, während die
Neurorezidive am Hörnerven auch in den günstigsten Fällen zumeist einen
mehr oder weniger deutlichen Funktionsausfall zurücklassen.

Auch im nachstehenden Falle kam es beim Optikusneurorezidiv zu einer
völligen Wiederherstellung der Funktion.

Fall 4777. Ansteckung September 1916. Erhielt wegen Sekundärerscheinungen in
Privatbehandlung Januar 1917 acht Salvarsan- und 20 Hg-Injektionen. Ungefähr am

20. 4. bemerkte Patient den ziemlich plötzlichen Eintritt eines Nebelschleiers auf der Außenseite des linken Auges, wozu einige Tage später noch ein wagerechter dunkler Strich hinzutrat, der sich bei der Augenbewegung mit zu bewegen schien. Die Spezialuntersuchung ergab: S. r. $^6/_5$, l. $^6/_6$, Nd. 1, beiderseits in 33 cm. Pupille r. kleiner als links, rund. Reaktion beiderseits gleich ausgiebig auf Licht und Konvergenz. Augenbewegungen ohne deutliche Einschränkung; vielleicht bleibt das rechte Auge beim Blick nach links eine Spur zurück. Bei Konvergenz scheint das rechte Auge nicht so ausgiebig zu konvergieren als das linke. Augenhintergrund zeigt rechts Reste alter Chorioiditis; links sind die Papillengrenzen von einem leicht streifigen Gewebe überlagert, in dem die Zentralgefäße mehrfach verschwinden. Venen sind weit, geschlängelt, Arterien sehr lang. Die außen oben verlaufende Arterie anscheinend thrombosiert, kaum zu erkennen; weißlich fettige Degeneration und Blutungen in ihrer Umgebung. Nach unten und etwas außen von der Papille eine ähnliche weißliche Stelle ebenfalls mit breiten Blutstreifen. Daneben noch einige kleinere Blutungen verstreut. Beim Blick nach unten ein langer, relativ breiter bandartiger atrophischer Herd mit regelmäßiger Pigmentierung. Sonst zerstreut Atrophie der Chorioidea in frischerem und älterem Zustande. Gesichtsfeld rechts o. B., auch zentral. Links nach außen zwei relative Skotome, das eine um den blinden Fleck, das andere weiter nach außen mit einem absoluten Ausfall. Zentrales Gesichtsfeld o. B. ZNS sonst o. B. SR. $++$.

Unter Schmierkur und Salvarsan gingen die entzündlichen Veränderungen am Augenhintergrund sehr schnell zurück. Am 27. 6. 1917 findet sich die Papille erheblich klarer, Ränder deutlich zu erkennen. Nach Schmierkur und 4 Salvarsaninjektionen fand sich noch ein leicht pathologischer Liquor: 8. 6. 1917: Ph. I zarter Ring, Pandy $\pm$, L. 17, Esb. $1^3/_4$, WR. 1,0 —. Nach 7 Salvarsaninjektionen und 3 endolumbalen Behandlungen war der Liquor normal. Die Sehleistung betrug am 23. 6. 1918 rechts $^6/_6$, links $^6/_4$. Die Optikusgrenzen waren wieder normal scharf. Eine nach außen und unten verlaufende Zweigarterie der Zentralgefäße blieb zu einem weißlichen Strange degeneriert. Die Skotome blieben nachweisbar, wurden aber vom Patienten nicht mehr empfunden. Außer 7 endolumbalen Behandlungen erhielt Patient der Vorschrift entsprechend vier planmäßige Hg-Salvarsankuren. Eine spätere Liquorkontrolle ergab normale Verhältnisse.

Auf weitere Beispiele werden wir weiter unten unter Therapie noch zurückkommen.

Epileptiforme Neurorezidive. Die zweite Form der Neurorezidive, die epileptiformen Krampfanfälle, betrifft nach den hiesigen Erfahrungen regelmäßig die relativ besser und länger mit Salvarsan behandelten Fälle, worüber bereits 1912 von hier berichtet wurde. Je nach Hochgradigkeit der Expansionsneigung und dem Umfange der meningealen Entzündung kommen ein oder mehrere Krampfanfälle zustande. Sie haben mit denen der genuinen Epilepsie große Ähnlichkeit. Neben völliger Bewußtlosigkeit und starker Blausucht treten klonische und tonische Krämpfe auf, die eine halbe Stunde bis zu zwei Stunden anhalten können. Auch Wiederkehr der Krämpfe nach einigen Tagen ist beobachtet worden. Das Krankheitsbild kann sich nun unter Zunahme des Prozesses weiter entwickeln und im schweren Anfall zum Tode führen, ein Vorkommnis, das sich jedoch durch sofortiges therapeutisches Eingreifen vermeiden läßt. In manchen Fällen hören die Krampfanfälle aber auch spontan auf, weil die wiederkehrende Allgemeindurchseuchung den Fortschritt des meningealen Prozesses hemmt. Die Pupillen sind wechselnd; im Anfange des Anfalls meist weit und etwas reagierend, während sie sich gegen Ende des Anfalls verengen und starr werden. Die Hände sind eingekrampft. Auch Zungenbiß wird häufig beobachtet. Näheres ist ersichtlich aus nachfolgendem Beispiel:

Fall Nr. 88. Ansteckung Ende August 1910. Zugang mit Harnröhren-PA, Exanthem und Papeln am After am 9. 11. 1910. Behandlung: 11. 11. 1910 bis 3. 1. 1911 7 Kalomel- $+$ 1 intravenöse $+$ 3 Depot-Salvarsaninjektionen à 0,5—0,6. SR. 12. 11. bis 17. 12. 1910 $+$, dann minus. Am 3. 4. 1911 fiel Patient an Bord während der Freizeit plötzlich um und bekam Zuckungen in Armen und Beinen. Er war besinnungslos, die

Augen waren geöffnet, die Pupillen sehr weit und reagierten langsam auf Lichteinfall. Die Atmung war mühsam. Nach einiger Zeit schien sein Bewußtsein etwas zurückzukehren, er strich sich auf Anruf mit der Hand über die Augen, gab jedoch noch keine Antworten und erkannte niemanden; hierauf schien er einzuschlafen. Nach etwa 10 Minuten traten krampfartige Zuckungen in den Armen auf, dabei biß er sich auf die Zunge, er bekam keine Luft und wurde blaurot im Gesicht. Die Zähne mußten gewaltsam auseinander gebracht werden; darauf wurde die Atmung besser. Während dieser Zeit waren die Augen geschlossen, die Sehlöcher klein, verkleinerten sich aber noch auf Vorhalten der Lichtquelle. Nach etwa 5 Minuten erneuter Anfall mit Zuckungen in den Armen, dabei Biß auf die Zunge, so daß blutiger Speichel in den Mund lief. Starkes Blauwerden im Gesicht, daher Anlegen einer Mundsperre, worauf die Atmung besser und die Gesichtsfarbe wieder normal wurde. Ca. $^1/_4$ Stunde später vierter Anfall. Patient schlug zunächst die Augen auf, öffnete dann etwas den Mund, so daß die Mundsperre herausfiel; darauf erneuter Zungenbiß und starkes Blauwerden, so daß Ersticken drohte; Wiederanlegen einer Mundsperre und Abklatschen mit feuchten Tüchern, worauf Patient unter starkem Schnarchen einschlief. Während des letzten Anfalles waren die Pupillen sehr eng und verkleinerten sich nicht mehr auf Vorhalten eines Lichts. Ohne spezifische Behandlung blieben die Anfälle aus, weil natürlich die wiederkehrende Allgemeindurchseuchung die Weiterentwicklung der syphilitischen Meningitis wieder hemmte. Erst am 20. 6. 1911 gelangte Patient wieder in spezifische Behandlung und machte drei neue Kuren. Das weitere Schicksal des im Herbst 1912 von der Marine Entlassenen ist unbekannt. Da er im Kriege nicht wieder zur Beobachtung gelangte, so ist als höchstwahrscheinlich anzunehmen, daß er schon vor Herbst 1914 zugrunde gegangen oder wegen Paralyse in Anstaltspflege gelangt ist.

Ältere Stadien basaler Meningitis. Nach den früher veröffentlichten Tabellen (Münch. med. Wochenschr. Nr. 35 u. 36) betragen die Neurorezidive nur etwa 10% der im ersten Krankheitsjahr mit meningealer Syphilis behafteten Fälle. Weshalb die übrigen 90% latent bleiben, liegt, wie oben unter Entwicklungsursachen ausführlich erörtert, nur an dem Stande der Provokation, die eben noch nicht ausreicht, um ein Übergreifen der meningealen Entzündung auf das Parenchym zu bewirken. Die wiederkehrende Allgemeindurchseuchung hemmt vielmehr zunächst eine ausgiebigere Entwicklung des meningealen Herdes. Dieser kann erst wieder zunehmen, wenn die Allgemeindurchseuchung aus irgendwelchen Gründen (Einschränkung durch Therapie oder Immunvorgänge) erneut oder weiterhin zurückgeht. Dem Tempo dieses Rückganges — zumeist wird er durch die Immunvorgänge in jahrelangem Verlauf bewirkt — entspricht natürlich auch die mehr oder minder schleichende Zunahme des meningealen Prozesses und der sich ganz allmählich entwickelnde Ausfall.

Bevor wir auf die weiteren Ausfälle durch die syphilitischen Bildungen der basalen Meningitis näher eingehen, möchte ich im Hinblick auf den weiteren Entwicklungsgang noch einige Vorbemerkungen machen, bzw. einige Tatsachen wiederholen, die wir unter den Entwicklungsursachen bereits kennen gelernt haben. Zunächst ist der Umfang der latent fortbestehenden basilären Meningitis wie die Liquorkontrollen (s. Tabelle 11 u. 15, Münch. med. Wochenschr. 1916, Nr. 35 u. 36) zeigen, enorm verschieden; dieser ursprüngliche Stand der meningealen Entzündung ist natürlich für den weiteren Entwicklungsgang von einiger Bedeutung, aber doch nicht immer maßgebend für den späteren Ausgang, weil der meningeale Herd sowohl zunehmen, wie auch spontan zurückgehen kann. Im allgemeinen lassen die Beobachtungen jedoch erkennen, daß die umfangreicheren meningealen Prozesse in einem ziemlich frühzeitigen Stadium angelegt sind — bereits im ersten bis zweiten Infektionsjahr bestehen ausgiebigere Liquorveränderungen —, während die erst späterhin sich einstellenden meningealen Entzündungen häufig mehr umschriebener Natur sind.

Eine spät einsetzende Provokation findet offensichtlich in der meningealen Lokalisation keine so ausgiebige Infektion mehr vor wie in den frischeren Stadien. Entsprechend den verschiedenen Entwicklungsmöglichkeiten gestaltet sich demnach die basiläre Meningitis mehr umschrieben oder diffus. Im ersten Falle fehlen für gewöhnlich die Allgemeinerscheinungen (Beteiligung der Psyche und des Intellekts); das Leiden kann jedenfalls sehr häufig auf einzelne Hirnnervenausfälle beschränkt bleiben oder erst nach längerem Verlaufe unter allmählicher Ausdehnung auf wichtigere Zentren übergreifen. Im letzten Falle würde also die Hirnnervenerkrankung nur den Auftakt zu den schwereren Ausfallserscheinungen bilden.

Es ist ferner zu beachten, daß nach Ablauf des Neurorezidivalters die Vorzugslokalisation der basalen Meningitis etwas wechselt. Während das Neurorezidiv die seitlich der Brücke austretenden Nerven VII und VIII bevorzugte, verlegen die späteren basalen Entzündungsvorgänge ihren Schwerpunkt mehr in den interpedunkulären Raum, womit die zentrifugale Bewegung der Spirochäten infolge der Liquorerschütterung ihren Anfang nimmt. Ob die Lokalisation der meningealen Entzündung auch späterhin basal bleibt, hängt, wie oben ausgeführt, von der individuellen Abwehrreaktion (Allergie) ab. Ist diese bereits in der Anlage oder in den frischeren Stadien gesteigert, so wird das Virus in der ursprünglichen Lokalisation vorzugsweise verankert, während es bei Fortbestand eines rein sekundären Charakters allmählich peripheriewärts disloziert wird. Welche ursächliche Rolle hierbei die spezifische Behandlung spielt, fand oben bereits Erwähnung (teilweise Beseitigung noch erreichbarer basaler Herde und Verhinderung gesteigerter Immunkörperbildung infolge der eingeschränkten Durchseuchung). Der durch den basalen Prozeß an den Nervenstämmen verursachte Ausfall hat durch seinen mehr oder weniger peripheren Charakter ein für Syphilis kennzeichnendes Gepräge gegenüber den tabischen Nervenaffektionen, bei denen es sich, wie wir unten noch sehen werden, sehr wahrscheinlich um Kernläsionen handelt.

Die bekanntesten Typen der basalen Meningitis sind nach Hirschl der Optikus- oder hypophysäre Typ (bitemporale Hemiopie, Polydipsie, Polyurie, auch andere Symptome der Hypophyse und Augenmuskelparesen) bei Sitz des Prozesses am Boden des dritten Ventrikels, der interpedunkuläre Typ, bei dem die Okulomotoriuslähmung im Vordergrunde steht, und der pontobulbäre Typ, bei dem Symptome des Kleinhirnbrückenwinkels (Fazialis und Akustikus) sich mit Allgemeinerscheinungen verbinden.

Nervus oculomotorius. Bei weitem am häufigsten erkrankt der Nervus oculomotorius, was sich nach Nonne aus seiner anatomischen Lage erklärt; er verläuft in einer Gegend, deren sämtliche Gebilde, — Brücke, Hirnstiele, Gefäße, Dura mater, Knochenrand der Fissura orbitalis, — häufig von den syphilitischen Produkten erfaßt werden.

Uhthoff fand den Nerven in 259 Fällen von Hirnlues 96mal betroffen, und zwar gleich häufig einseitig wie doppelseitig. Alexander fand bei 146 Fällen von syphilitischer Erkrankung der Bewegungsnerven des Auges den Okulomotorius in 65%, den Abduzens in 33,5%, und den Trochlearis in 1,5% erkrankt. Die partielle Lähmung einzelner Äste überwiegt bei weitem die totale. Selbst bei gleichmäßiger Erkrankung des Okulomotoriusstammes finden sich oft nur einzelne Teile des Nerven gelähmt (Uhthoff, Willbrandt, Saenger).

Hinsichtlich des Umfangs der Lähmung werden von den Autoren nachstehende Möglichkeiten unterschieden: 1. Lähmung sämtlicher äußerer und innerer Zweige — Folge: Ptosis, Lähmung aller äußerer Augenmuskeln bis auf Musculi obliqui sup. und externus, so daß der Bulbus unter geringer Nasalwärtsdrehung nach außen und unten abweicht und totale Pupillenstarre aufweist. 2. Lähmung aller äußeren Äste. 3. Lähmung aller inneren Äste. 4. Lähmung aller äußeren Äste a) mit Sphinkterlähmung; b) mit Akkommodationslähmung. 5. Lähmung aller inneren Äste mit teilweiser Lähmung der äußeren Äste (Lähmung des Lidhebers, der Musc. recti oder internus). 6. Teilweise Lähmung der inneren Äste (des Sphinkters oder Akkommodationsapparates) mit teilweiser Lähmung der äußeren Äste.

Die Lähmung der äußeren Äste findet sich häufig vereint mit Lähmung noch anderer Nerven; die Ophthalmoplegia externa ist im ganzen aber seltener als die Ophthalmoplegia interna. Isolierte Lähmungserscheinungen von seiten eines einzigen, vom Okulomotorius versorgten Muskels sind nach Oloff häufiger das Zeichen einer Kernaffektion, weil der Okulomotoriuskern infolge seiner großen räumlichen Ausdehnung aus mehreren von einander getrennten Teilkernen besteht, die selten alle gleichzeitig auf einmal zu erkranken pflegen. Aus diesen Gründen kommt die isolierte Ptosis bei Lues cerebri verhältnismäßig selten vor, während die tabische Lähmung nach Oloffs Angabe mehr nukleären Ursprungs ist, mit Vorliebe einen einzigen Augenmuskel, und zwar am häufigsten den Rectus externus, nur weniger selten den Rectus internus oder den Levator palpebrae superioris befällt. Bezüglich der durch die Lähmung des letztgenannten Muskels bedingten Ptosis macht Oloff darauf aufmerksam, daß sie bei progressiven basalen Prozessen meist als erstes Symptom der Okulomotoriuslähmung auftritt, dagegen bei progressiven Prozessen im Kerngebiet in der Regel erst dann, wenn vorher alle übrigen vom Okulomotorius versorgten Muskeln bereits gelähmt sind.

Bei der beiderseitigen Ophthalmoplegia interna sind die Pupillen oft verschieden weit und entrundet. Auch zeigt die Lähmung des Sphinkters wie der Akkommodation in ihrer Hochgradigkeit auf beiden Augen oft deutliche Unterschiede. Die spinale Miosis ist bei der Meningitis basilaris gegenüber den syphilidogenen Erkrankungen äußerst selten. Bei weitem am häufigsten findet sich bei der Hirnlues gleichzeitige Lähmung der Licht- und Konvergenzreaktionen, seltener (ca. $10^0/_0$ nach Uhthoff) erhaltene Konvergenzreaktion bei erloschener Lichtreaktion.

Bei den syphilidogenen Erkrankungen (Tabes und Paralyse) findet sich dagegen in der überwiegenden Mehrzahl der Fälle ($70—80^0/_0$) die Konvergenzreaktion erhalten, während nur die Lichtreaktionen fehlen (Argyll-Robertsonsches Phänomen). Vereinzelt wird aber auch totale Pupillenstarre bei Paralyse beobachtet.

Das Fehlen jeglicher Pupillenstörungen kommt ferner sowohl bei Hirnlues wie bei Paralyse gar nicht so selten vor. Nur bei Tabes bilden normale Pupillenreaktionen eine ziemlich seltene Ausnahme.

Schließlich ist zu erwähnen, daß pathologische Pupillenphänomene auch nach spontaner Ausheilung des basalen Herdes und sogar ohne überstandene Syphilis vorkommen (Nonne, Dreyfuß u. a.). Auch hier wurden in einem Falle stark mydriatische Pupillen mit totaler Starre bei negativer SR, negativer

Familienanamnese und bei normalem Liquor beobachtet. Besserung einer Okulomotoriuslähmung, bzw. Parese, wie sie von anderen Autoren berichtet werden, sind hier ohne spezifische Behandlung niemals beobachtet worden. Dagegen wurde ganz entsprechend den Erfahrungen verschiedener Berichterstatter häufig festgestellt, daß nicht nur Fälle mit isolierten Pupillenstörungen, sondern auch mit totaler Pupillenstarre nach einer Reihe von Jahren an Paralyse erkrankten.

Nervus abducens. Nächst dem Nervus oculomotorius wird der Nervus abducens bei der Meningitis basilaris luetica am häufigsten vom Krankheitsprozeß befallen, und zwar mehr einseitig als doppelseitig. Neben der Abduzenslähmung bestehen meist noch andere Hirnnervenschädigungen oder sonstige Herdsymptome. Am häufigsten ist der Nervus oculomotorius und danach der Fazialis mitbetroffen. Es kann ferner bei der Abduzenserkrankung in gleicher Weise wie beim Nervus oculomotorius durch Beteiligung der Brücke am Krankheitsprozeß zur gekreuzten Extremitätenlähmung kommen.

Nervus trochlearis. Gegenüber den bereits genannten Hirnnervenausfällen ist die Erkrankung des Nervus trochlearis recht selten und wird nur in Begleitung anderer Nervenstörungen beobachtet.

Nervus opticus. Von den sensiblen Hirnnerven wird am häufigsten der Nervus opticus betroffen. Intraokuläre Augenveränderungen finden sich bei Lues cerebri in über $50^0/_0$, wobei in etwa $40^0/_0$ der Nerv selbst betroffen ist. Sie sind gegenüber den tabischen Veränderungen durch ihren entzündlichen Charakter ausgezeichnet. Die Veränderungen am Optikus sind verschiedener Natur, je nachdem vermehrter Hirndruck infolge in der interpedunkulären Region oder sonst irgendwo lokalisierter gummöser Tumoren, Gefäßerkrankungen, Entwicklung syphilitischer Prozesse im Optikus selbst (primäre Erkrankung) oder schließlich eine Fortleitung der Infiltrationsprozesse an den Meningen auf den Sehnerv (sekundäre Erkrankung) den Anlaß bildet.

Die durch die syphilitische Neubildung bedingte Stauungspapille ist meist nicht so besonders hochgradig, auf beiden Augen ungleich stark und unterliegt unter der spezifischen Behandlung der baldigen Rückbildung. Stauungspapille kann auch mit erheblichen basalen Gefäßveränderungen einhergehen und vielleicht auch durch sie mitbedingt sein. Ein hier beobachteter Fall mit Stauungs- und Entzündungspapille bekam nach verschiedenen vorausgehenden leichten Ohnmachtsanfällen einen schweren apoplektiformen Insult.

Die Hauptrolle bei der syphilitischen Sehnervenerkrankung kommt indessen der Neuritis nervi optici zu, bei der im Gegensatz zur Stauungspapille eine Trübung des ganzen Papillengewebes ohne Niveauunterschied gegenüber der Netzhaut zu verzeichnen ist. Sie tritt mit Vorliebe einseitig auf und führt unter akutem Beginn mit Flimmern und Reizerscheinungen ebenso schnell zur Erblindung wie unter der energisch einsetzenden spezifischen Behandlung wieder zur völligen Rückbildung. Die syphilitische Sehnervenerkrankung braucht nun keineswegs immer ophthalmoskopisch feststellbar zu sein, sie kann sich ebensogut mehr retrobulbär (Chiasma, Tractus nervi optici) oder an den zerebral gelegenen Sehbahnen (vordere Vierhügel Pulvinar des Sehhügels und den äußeren Kniehöckern) abspielen. Im intraorbitalen Teil des Sehnerven pflegt das in ihm mehr peripher gelagerte papillomakuläre Bündel, d. h. dasjenige Nervenfaserbündel, das allein den gelben Fleck versorgt und daher die zentrale Sehschärfe vermittelt, vorzugsweise befallen zu werden. Es ist besonders septiert, so daß die piale Entzündung hier besonders leicht fortgeleitet werden kann. Seine Erkrankung bewirkt das zentrale Skotom, eine Abnahme oder völliges Erlöschen des zentralen Sehens, woran sich im weiteren Verlaufe noch eine deszendierende Entzündung und Atrophie mit entsprechenden Veränderungen am Sehnervenkopf anschließen kann. Die Atrophie der Sehnervenpapille wird hierbei besonders deutlich in der temporalen Hälfte der Papille, wo die papillomakulären Sehnervenfasern in den Bulbus eintreten, um von dort zur Macula lutea zu ziehen (Oloff). Außer dem charakteristischen Gesichtsfeldausfall bietet die retrobulbäre Neuritis häufig noch das Symptom von Schmerzen bei ausgiebiger Bewegung und Eindrücken des Augapfels.

Die weiter retrobulbär liegenden Affektionen (Chiasma, Tractus nervi optici, Gratioletsche Sehstrahlung, Sehzentrum) lassen die Sehnervenpapille frei, erzeugen indessen charakteristische Gesichtsfelddefekte, die wegen der stattgehabten Faserkreuzung stets beiderseitig sind und je nach Sitz der Läsion eine heteronyme oder homonyme Hemianopsie darstellen. So ruft z. B. eine Läsion in der Mitte des Chiasmas einen Ausfall beider temporaler Gesichtsfeldhälften hervor, während Läsion hinter dem Chiasma einen Ausfall der entsprechenden rechten oder linken Seite bewirkt (homonyme Hemianopsie). Bezüglich der verschiedenen Formen der Gesichtsfeldveränderungen ist im besonderen auf die Arbeiten von Willbrandt und Saenger zu verweisen.

Es ist vielleicht noch zu erwähnen, daß in den frischeren Stadien, insbesondere nach Salvarsanbehandlung, die Sehstörung relativ schneller zur Ausbildung kommt und fortschreitet als im älteren Luesstadium, wo ein träger Eintritt und ein Schwanken im Verlauf das gewöhnliche ist. Hier können auch schon häufiger die peripheren Gesichtsfeldteile erkranken, während in den frischeren Stadien das zentrale Skotom am häufigsten ist. Die Prognose ist, wie insbesondere auch Nonne betont, gegenüber dem tabischen Sehnervenschwund günstig. Es muß jedoch möglichst bald eine planmäßige und ausreichende spezifische Behandlung eintreten, weil der Prozeß sonst noch nach Jahren in einen tabischen übergehen kann. Nonnes Forderung einer gründlichen Untersuchung aller Fälle mit Meningitis basilaris luetica mit Augenspiegel und Perimeter ist daher durchaus beizupflichten, damit die Anfangsstadien der Sehnervenerkrankung möglichst frühzeitig erkannt und erfaßt werden können.

Nervus trigeminus. Im Gegensatz zu den syphilitischen Veränderungen an der Sehbahn sind Störungen von seiten des Nervus trigeminus recht selten (Uhthoff, Willbrandt und Saenger) und meist in Begleitung von anderen Hirnnervenausfällen.

Nervus acusticus. Syphilitische Störungen am Nervus acusticus sind dagegen auch in den älteren Stadien und bei angeerbter Syphilis gar nicht selten. Nach Alexander betragen sie bei der älteren Lues etwa 8%. Sie können sich sowohl in Begleitung anderer hirnluetischer Affektionen, insbesondere Hirnnervenausfälle, wie auch isoliert anfinden. Im letzteren Falle ist die Differentialdiagnose gegenüber der Otosklerose anderer Ätiologie, zumal wenn ein normaler Liquor vorhanden ist, recht schwierig. Auch das Vorhandensein positiver SR — Alexander hatte nur in 58% der Fälle positive SR — oder einer positiven Luesanamnese ist für die Stellung der Diagnose keineswegs verbindlich. Differentialdiagnostisch kommen noch Alkohol, Nikotin, Blei und andere Gifte in Betracht. In zweifelhaften Fällen, wo z. B. bei positiver Anamnese der Liquor normal ist, ist eine Diagnose nur e Juvantibus möglich. Eine spezifische Behandlung ist daher bei fortschreitender Erkrankung des inneren Ohres und bei belastender oder unsicherer Anamnese dringend anzuraten, weil sie nicht schadet und allein imstande ist eventuell das erkrankte Hörorgan noch zu erhalten. Alexander weist nun darauf hin, daß bei den luetischen inneren Ohraffektionen eine im Verhältnisse zur Verringerung der Hörschärfe auffallend beträchtliche Verkürzung der Kopfknochenleitung festzustellen ist. Die obere Tongrenze ist fast ausnahmslos mehr oder minder hochgradig herabgesetzt. Der Verlust der Hörfähigkeit ist in den einzelnen Fällen verschieden hochgradig, von leichter Störung bis zur Taubheit. Die Veränderungen des statischen Labyrinths treten im spontanen Nystagmus zutage. Schwere Gleichgewichtsstörungen, wie sie besonders im Anfange vorhanden sind, machen Stehen und Gehen unmöglich.

Nervus vagus. Vagusaffektionen sahen wir nur zweimal. In dem einen Falle stellten sich anfallsweise Herzstörungen mit schweren Beklemmungen, Atemnot und Schwindelgefühl ein, ein Zustand, der nicht wieder völlig behoben werden konnte. Im zweiten Falle war die Koordinationsstörung am Herzen nicht besonders hochgradig, aber gleichzeitig linksseitige Stimmbandlähmung vorhanden. Hier erfolgte nahezu völliger Rückgang.

Sonstige Symptome der Hirnbasiserkrankung. Von anderen Symptomen der Hirnbasiserkrankung sind noch die zu erwähnen, die sich aus einer Beteiligung der Hypophyse ergeben, der Diabetes insipidus und auch der Diabetes mellitus.

Die Allgemeinsymptome bei basilärer Meningitis. Die in den einzelnen Fällen von Meningitis basilaris eventuell vorhandenen Allgemeinerscheinungen sind in ihrer Form und Intensität verschieden. Der Krankheitszustand wird meist eingeleitet von dumpfen Kopfschmerzen, die bereits längere Zeit vor Eintritt der psychischen Veränderungen bestehen können. Ein sehr charakteristisches Zeichen ist auch die Klopfempfindlichkeit des Schädels und eine gewisse Reizbarkeit und Launenhaftigkeit des Patienten.

Die psychischen Ausfallserscheinungen betreffen sowohl Störungen des Intellekts wie des Bewußtseins. Eine große Anzahl der Kranken ist stark benommen; sie reagieren aber meist noch auf kräftigen Anruf und sind, wie die suchende und umhertastende Bewegung der Hände erweist, mit ihrem Unterbewußtsein von irgendwelchen Vorstellungen eingenommen. Heubner sagt: „Sie befinden sich in einem rauschartigen typhoiden Zustande, aus dem sie nur ganz vorübergehend zu erwecken sind, der aber häufig mit einer unmotivierten triebartigen Geschäftigkeit verbunden ist, einer Beschäftigung, die nicht den Charakter einfacher automatischer Bewegungen wie bei der gewöhnlichen Meningitis besitzt, sondern vielmehr eine gewisse Kombination von halb unbewußten Bewegungsimpulsen zur Voraussetzung hat."

Andere Patienten sind sehr unruhig, desorientiert, zeigen mehr oder minder völligen Gedächtnisschwund, Wahnvorstellungen und werden auch unsauber. Besonders nach apoplektiformen Insulten kann sich ein Krankheitsbild herausbilden, das sich, wie auch Hirschl und Marburg betonen, der Korsakowschen Psychose nähert.

Außerordentlich häufig ist die basale Meningitis mit einer Erkrankung der Konvexität und endarteriitischen Veränderungen verbunden (Nachbarschafts- und Fernsymptome). Es entstehen dann Paresen, die anfänglich vorübergehender

Art sind, ähnlich wie bei der Paralyse, später aber in dauernder Lähmung übergehen können. Handelt es sich um komplizierende Gefäßveränderungen, so
sind die Ausfälle entsprechend der Lokalisation, und je nachdem ob es zum
Gefäßverschluß oder zu Aneurysmenbildung und Blutung kommt, sehr vielgestaltig. Gewisse Schwankungen im Krankheitsverlauf sind möglich; es ist
jedoch zu betonen, daß ohne eine energische spezifische Behandlung zumeist
eine fortschreitende Entwicklung des Leidens in der einmal zutage getretenen
Richtung stattfindet.

c) Die Ausfälle bei der Konvexitätsmeningitis.

Bei der Konvexitätsmeningitis liegen für gewöhnlich, wie schon mehrfach
ausgeführt, andere biologische Verhältnisse vor als bei der basilären Meningitis.
Während hier in den späteren Infektionsjahren gummöse Vorgänge überwiegen,
handelt es sich bei den Entzündungsvorgängen an der Konvexität auch im
höheren Infektionsalter hauptsächlich noch um sekundärsyphilitische Entzündungen im Sinne der Alzheimer-Nißlschen Meningitis und Meningoenzephalitis. Sie überwiegen jedenfalls bei weitem gegenüber den in dieser Lokalisation
gelegentlich auch vorhandenen gummösen Tumoren. Das Krankheitsbild steht
zweifellos demjenigen der Paralyse sehr nahe. Neben den psychischen Ausfallserscheinungen kommt es hauptsächlich zu motorischen Störungen.

Heubner schildert die psychischen Störungen folgendermaßen: „Sie
bestehen zunächst in einer mäßigen Verstimmung oder Gereiztheit, die aber
auf der einen Seite in Melancholie, auf der anderen in Manie schnell übergeht,
zuweilen auch bald von einer erheblichen Intelligenz- und Gedächtnisschwäche
gefolgt ist. Diese letztere hat Ähnlichkeit mit derjenigen, wie sie bei der Dementia
paralytica beobachtet wird. Die große Veränderlichkeit der Stimmung, das
Weinen und Lachen oft in derselben Minute, die Biegsamkeit und geringe Fixie-
rung aller geistigen Vorstellungen, die Langsamkeit des Denkens zeichnen diese
syphilitischen Geistesstörungen besonders aus. Nach Wille fehlt aber der
bei der Dementia so gewöhnliche Größenwahn.“

Außer der ständig fortschreitenden Apathie und Demenz sind noch motorische
Reizerscheinungen infolge häufiger Beteiligung der Zentralwindungen vorhanden.
Die epileptischen Anfälle können gelegentlich sogar das Hauptkrankheits-
symptom bilden, während psychische Störungen, Okulomotorius- und Optikus-
erkrankungen nur andeutungsweise vorhanden sind oder gänzlich fehlen. Häufig
sind die Anfälle gar nicht so besonders schwer; das Krankheitsbild unterliegt
auch ohne Behandlung meist den für Lues cerebri charakteristischen spontanen
Schwankungen und kann sich dann über eine große Reihe von Jahren hinziehen.
Hierbei wird die Krankheitsursache gar nicht so selten übersehen, besonders
bei Frauen, wo das frische Luesstadium so häufig der Feststellung entgeht. Die
zunehmende Kachexie oder das Hinzutreten von Aortenveränderungen lenken
dann manchmal erst spät die Aufmerksamkeit auf die richtige Diagnose, die
durch die Liquorkontrolle bestätigt wird. In anderen Fällen nehmen die Krampfanfälle sehr bald an Heftigkeit und Häufigkeit zu, sie sind dann oft mehr einseitig als doppelseitig, von Zuckungen im Bereich des gleichseitigen Fazialis
und manchmal auch vom Trismus begleitet.

In einigen Fällen äußert sich nach den Anfällen auch eine vorübergehende
Sprachstörung. Die Abgrenzung derartiger Fälle gegenüber der Paralyse ist

häufig recht schwer oder unmöglich. Es sind hier deutliche Übergänge vorhanden, was bei der Entstehung der Paralyse aus der syphilitischen Meningoenzephalitis, wie oben näher ausgeführt, durchaus natürlich ist.

Handelt es sich um gummöse Granulationsgeschwülste der Meningen, so verursachen diese natürlich dieselben allgemeinen Drucksymptome und lokalen Ausfallerscheinungen, wie die Tumoren anderer Ätiologie (Kopfschmerz, Schwindel, Ohnmachtsanfälle, Erbrechen, Stauungspapille und Pulsverlangsamung). Wie bei der Spätsyphilis überhaupt, so erweist sich auch hier die SR zur Klärung der Krankheitsgrundlage in der Mehrzahl der Fälle als unzureichend. Wenn indessen eine provokatorische Salvarsanbehandlung keine prompte Besserung des Krankheitsbildes herbeiführt, so kommt eine syphilitische Ätiologie nicht mehr in Betracht.

Punktionen haben wir in diesen Fällen vermieden, wenn nicht eine vorwiegend einseitige Stauungspapille und vorausgehende leichte apoplektische Insulte auf vaskuläre Prozesse als Grundlage der Stauung hinwiesen.

Die Prognose aller isolierten Gummen ist durchschnittlich recht gut. Langjährige Nachbeobachtungen ergaben Dauerheilung schon nach recht mäßiger Behandlung. In derartigen Fällen genügt für gewöhnlich eine symptomatische antisyphilitische Behandlung, weil die Abwehrvorgänge mit den sonstigen im Körper noch vorhandenen Infektionsresten allein fertig werden.

d) Die syphilitischen Erkrankungen der Hirngefäße.

Die syphilitischen Erkrankungen der Hirngefäße sind, wie schon oben erwähnt, eine häufige Komplikation der meningealen Erkrankung, kommen aber auch isoliert vor. Nach Mattauscheck und Pilz bilden sie die Hauptmasse ihres Krankenmaterials. Sie stellen sich manchmal schon sehr frühzeitig ein. Unser frühester Fall (s. u.!) ereignete sich 3 Monate nach der Ansteckung. Über das 10. Infektionsjahr hinaus nimmt die Häufigkeit der vaskulären Formen zugunsten der meningealen Entzündungen ab.

Die Krankheit wird häufig von Prodromalerscheinungen, wie Kopfschmerz, Schwindel, nervöser Reizbarkeit und Gedächtnisschwäche eingeleitet. Auch Schlaflosigkeit, psychische Verstimmungen und Arbeitsunlust sind nicht selten. Es kann sich dann ein rauschartiger typhoider Zustand entwickeln, wie er bereits oben bei der basilären Meningitis erwähnt wurde, oder auch Erregungszustände, die auf eine Beteiligung der Konvexität hinweisen. Derartige Allgemeinerscheinungen können aber auch fehlen und nur Ausfallserscheinungen eintreten, die auf einer zunehmenden Verengerung, Verstopfung oder schließlich auf die Ruptur eines Gefäßes zurückzuführen sind. Je nach Art der vorhandenen Gefäßveränderung erfolgt der Ausfall allmählich oder plötzlich, ist nur vorübergehend und eventuell rezidivierend oder konstant. Die Lähmungen erfolgen manchmal unter leichten oder schweren Insulterscheinungen, in anderen Fällen aber auch ohne jegliches Anklingen eines Insultes und über Nacht.

Eine geringe Pleozytose fehlt, wie mehrfache Beobachtungen vor Eintritt der Ausfallserscheinungen zeigten, selten, wogegen die Wassermann- und Eiweißwerte bei den vaskulären Formen sehr gering sein oder fehlen können. Bei den Ausfällen handelt es sich zum Teil um kortikale, zum Teil um zentrale Störungen, sie sind dem Ausbreitungsgebiet des betroffenen Gefäßes entsprechend und schließlich verschieden ausgiebig, je nachdem der Stamm des Gefäßes oder nur kleinere Verzweigungen erkrankt sind.

Die allgemein ausgebreitete Endarteriitis führt zu Störungen des Intellekts, Erkrankungen im Bereiche der Art. fossae Sylvii führen zur Aphasie, epileptischen Anfällen und umschriebenen Paresen, Kapselherde zur Hemiplegie, bilaterale Kapselherde und solche des Centrum semiovale zur Pseudobulbärparalyse (Hirschl-Marburg).

Affektion der Arteria basilaris führt durch Schädigung des Pons und der Medulla zur alternierenden Extremitätenlähmung oder Parese, gleichzeitiger Lähmung von Okulomotorius, Abduzens und eventuell auch Fazialis und zur syphilitischen Bulbärparalyse. Gleichseitige Okulomotoriusparese und kontralaterale Extremitätenlähmung (Webersches Syndrom) sind die Folge von Veränderungen an den Pedunkulararterien. Zu bulbären Symptomen apoplektiformer Art können schließlich auch die isolierte Affektion der Art. vertebrales und die der Art. cerebelli inferior posterior führen.

Das Krankheitsbild ist demnach je nach Sitz und Umfang der Gefäßveränderung verschieden schwer. Beim Betroffenwerden so lebenswichtiger Zentren wie der Medulla bleibt die Prognose immer sehr ernst. Im übrigen ist aber gerade bei den vaskulären Formen (Nonne) die Aussicht auf Erhaltung des Lebens günstig und auch der eingetretene Funktionsausfall noch nach Monaten besserungsfähig. Selbst bei schwerer basilärer Blutung, die schon zum anscheinend hoffnungslosen Koma geführt hat, kann man, wie der oben berichtete Fall Sr (S. 56) erweist, durch sofortige endolumbale Behandlung noch lebensrettend wirken. In solchen Fällen kann es jedoch, wie uns zwei verschiedene Beobachtungen lehren, späterhin noch zum schweren psychischen Ausfall kommen, weil nach Sprengung der Pia durch den Bluterguß der Liquor in die Nervensubstanz eindringt. Die Folge davon ist eine Meningitis serosa, welche zum vorübergehenden oder zum Teil auch bleibenden Funktionsausfall einer Reihe von kortikalen Zentren Veranlassung gibt. Während der Zeit des massiven Ausfalles bieten die Fälle den Korsakoffschen Symptomenkomplex. Nach Heilung des Piarisses kann sich jedoch ein sehr großer Teil des Nervenparenchyms wieder erholen. Der Umfang des eventuell resistierenden Ausfalles richtet sich dann ganz nach der Dauer der überstandenen Meningitis serosa.

e) Die Myelitis.

Ursachen der Myelitis. Die Syphilis des Rückenmarks umfaßt eine Reihe von Krankheitsbildern, die nach Lokalisation und Umfang des pathologisch-anatomischen Prozesses verschieden sind und hinsichtlich ihrer Entstehung recht interessante Fragen aufwerfen. Man unterscheidet zunächst akute und chronische Formen und auch Übergänge, insofern sich zu der chronischen noch ein akuter Verlauf späterhin einstellen kann. Nach den klinischen Verlaufsformen ist eine Beurteilung der Art des pathologisch-anatomischen Prozesses kaum möglich, weil sowohl die infiltrative wie die degenerative Form der Myelitis einen akuten Verlauf nehmen können.

Die chronische Myelitis weist in der Hauptsache degenerative Veränderungen auf; es bleibt aber bei ihr im besonderen zu erörtern, worauf eventuell die akut auftretenden Verschlimmerungen zurückzuführen sind. Nonnes Ansicht geht dahin, daß bei der Myelitis das Parenchym sekundär erkrankt, indem es durch den meningitischen Prozeß in Form einer Randsklerose geschädigt wird, oder es erkrankt auf dem Wege der in den Rückenmarksquerschnitt eintretenden gewucherten Pialsepten. Bei der gewöhnlichen Myelitis finden sich häufig Gefäßerkrankungen (Sklerosen) und Residuen einer Meningitis; im übrigen lassen sich aber bei der chronischen Myelitis keine eigentlichen entzündlichen anatomischen Veränderungen und auch nichts besonders für Syphilis Charakteristisches erkennen. Die oberhalb und unterhalb der degenerierten Partien sich einstellenden sklerotischen Veränderungen deutet Nonne als sekundär. Am klarsten liegen wohl die Verhältnisse für den Untergang des Parenchyms bei.den infiltrativen Veränderungen, wo das Nervengewebe durch Infiltrationen und Bindegewebswucherungen zugrunde geht.

Die hier beobachteten Myelitisfälle hatten ein Infektionsalter von 1 bis über 20 Jahre hinaus. In den ersten Krankheitsjahren handelt es sich fast immer um diffuse meningeale Infiltrationsvorgänge. Der erhebliche Umfang und die Progredienz dieser Krankheitsform beruht einmal auf einer zufällig stärkeren Anlage der meningealen Aussaat und ferner gar nicht selten auf einer durch die heutige Therapie sehr frühzeitig bewirkten Provokation der meningealen Erreger. Nach Erfolg der Provokation kommt dem Virus im frischen Stadium eine erhöhte Expansionsfähigkeit zu, während es an Hemmungen für neue Ausbreitung der Erreger noch fehlt. Die Sachlage ist analog derjenigen, welche oben unter Rezidivbildung schon ausführlicher besprochen worden ist. Die von einer diffusen spinalen Meningitis betroffenen Kranken klagen über Schmerzen und Steifigkeit in der Wirbelsäule; die Erschütterung beim Gehen wird meist sehr unangenehm empfunden. Während es sich bei den diffusen meningealen Entzündungen vorwiegend um ein sekundäres Stadium handelt, ist es bei den umschriebenen Infiltrationsherden häufig umgekehrt. Es liegen hier oft starke Reaktionsvorgänge vor, die den gummösen Formen zuzurechnen sind und eventuell auch zur Gummibildung führen, sei es im Monoherd oder auch multipel.

Auch die umschriebenen Myelitiserkrankungen der älteren Stadien äußern, soweit sie auf Infiltration und Gefäßveränderungen beruhen, einen mehr oder minder akuten Beginn. Die eventuell vorhandenen Prodromalerscheinungen können sich indessen auf 6—8 Wochen hinziehen und in zunehmenden Parästhesien, Schwäche und Unsicherheit in den Beinen bestehen. Bevor wir uns jedoch mit den klinischen Ausfallerscheinungen an der Hand der verschiedenen Lokalisationen des Prozesses näher befassen, wäre noch die vermutliche Entstehungsweise der degenerativen Veränderungen kurz zu besprechen, weil sie für das Verständnis der klinischen Ausfallserscheinungen von wesentlicher Bedeutung ist.

Der degenerative Prozeß bringt zwar häufig den gleichen Ausfall wie der infiltrative; bei manchen degenerativen Fällen erscheint es aber auffällig, daß sich der Prozeß sehr stürmisch entwickelt und zu einer vollständigen Zermatschung des Rückenmarksquerschnittes führt, ohne daß für die eventuelle Obliteration der Gefäße irgendein Anhaltspunkt vorliegt. Oft finden sich auch besondere degenerative Veränderungen, und zwar sekundär sklerotischer Art oberhalb und unterhalb des primären Degenerationsherdes. Es kommt ferner gar nicht selten disseminiert und funikulär zu ausgedehnten degenerativen

Veränderungen, während die Meningen nur Spuren oder Reste alter Entzündungsvorgänge oder auch nichts dergleichen mehr aufweisen. Wie soll man sich das Zustandekommen dieser Degenerationsvorgänge vorstellen? Kommt hier eventuell eine Toxinwirkung in Frage?

Für die Annahme syphilotoxischer Degenerationsvorgänge am ZNS ist indessen nach Klärung der metaluetischen Erkrankungen kein Raum mehr vorhanden. Bei der Lues entspricht den eventuell gesteigerten Toxinen auch ein vermehrter Reaktionsvorgang, d. h. eine erhöhte Infiltration. Wenn sie nicht zustande kommt, so kann man keinesfalls auf eine erhöhte Giftbildung schließen. Unsere Ansicht geht vielmehr dahin, daß auch die bei der Myelitis sich abspielenden Degenerationsvorgänge sich zum größeren Teile, d. h. soweit sie nicht entzündlicher· Art sind, aus der hier ebenfalls vorhandenen Liquordiffusion herleiten, welche eine Auslaugung der entzündlichen Reaktionsvorgänge und durch Störung des Gewebstoffwechsels eine Degeneration des Parenchyms bewirkt. Daß diese Annahme zu Recht besteht, ist noch weiter unten näher zu begründen. Zunächst soll hier unter Vorausnahme dessen, was noch zur Beweisführung ansteht, zusammengefaßt werden, daß die Parenchymschädigung bei der Myelitis zustande kommt:

1. Durch infiltrative Prozesse sekundärer oder tertiärer Art, bei denen das Parenchym sekundär zugrunde geht, wobei syphilitische Gefäßveränderungen wohl vorhanden sind, aber keine ausschlaggebende Bedeutung besitzen. Hierbei kann die Entzündung ausgehen von der Pia selbst, den Piasepten oder auch den Gefäßscheiden.

2. Durch eine spezifische Erkrankung der Gefäße, besonders durch die Heubnersche Endarteriitis. Durch Gefäßverschluß kann es zur Erweichung, die natürlich immer herdförmig, entsprechend dem bekannten Ausbreitungsgebiet der einzelnen Gefäße erfolgt, aber keinesfalls zur funikulären Degeneration kommen. Von einigen Autoren wird nun angenommen, daß die bei der Parenchymdegeneration häufig anzufindenden Verdickungen und Sklerose der Gefäße ursächlich ausreichte, um eine zur Degeneration führende Unterernährung des Parenchyms herbeizuführen. Ob dies ernstlich in Betracht zu ziehen ist, oder ob es sich um Restzustände einer früheren luetischen Meningitis handelt, welche durch den Hinzutritt der Liquordiffusion ausgewachsen ist, mag dahingestellt bleiben.

3. Durch die Liquordiffusion, welche von all denjenigen Stellen der Pia, des Rückenmarks und seiner Wurzeln aus stattfindet, wo ein chronischer meningealer Entzündungsprozeß vorhanden ist oder sich abgespielt hat. Eine chronische sekundärsyphilitische Meningitis vermag eben auf die Dauer, wie wir es bei der Tabes und Paralyse gesehen haben, den Einbruch des Liquors ins Parenchym nicht aufzuhalten. Da es gelegentlich auch Krankheitsfälle von Myelitis (z. B. mit Erbschem Symptomenkomplex) gibt, wo bekannte Autoren keine meningealen Veränderungen gefunden haben, so ist als das Wahrscheinlichste anzunehmen, daß geringfügige meningeale Veränderungen wie bei der Tabes unter dem Einfluß der Liquordiffusion dem Zerfall und der Auflösung anheimfallen. Nach Überstehung der Entzündung ist aber die bindegewebig veränderte Pia nicht mehr so widerstandsfähig wie früher und daher nicht mehr in der Lage, die Liquordiffusion zu verhindern. In gleicher Weise finden sich ja auch bei der Tabes an der Einbruchsstelle des Liquors (an der Bresowskischen

Stelle der hinteren Wurzel) oft nur äußerst geringfügige Spuren des früheren meningealen Prozesses.

Es muß ferner noch mit der Möglichkeit gerechnet werden, daß in den wenigen Fällen von Myelitis, wo bisher die Einbruchstelle des Liquors noch nicht gefunden ist, sie sich an ganz anderer Stelle befindet, als wo sie bisher gesucht worden ist. Daß die Pia bei allen diesen Fällen von Myelitis vom Liquor durchbrochen ist, läßt sich durch die Beobachtungen bei der endolumbalen Behandlung unschwer erhärten. Sie weisen nämlich gegen eine höhere Dosierung der endolumbalen Behandlung als 0,5—0,75 mg NaSalv. auf 70—80 ccm Liquor dieselbe hochgradige Irritabilität auf, wie Fälle mit anderweitigen Rückenmarksläsionen, nämlich mit Tabes. Diese erhöhte Reizbarkeit der motorischen und eventuell auch der sensiblen Bahnen zeigt sich durch zunehmenden Funktionsausfall bei Überschreitung der genannten Dosis an, wobei zu erwähnen ist, daß ein normales Rückenmark mit unverletzter Pia das Zwei- bis Dreifache dieser Dosis vielfach und gänzlich unbeschadet vertragen kann. Bei manchen Myelitisfällen bildet sogar 0,5 mg, wie wir unten noch näher sehen werden, die absolute Höchstdosis; wird sie überschritten, so nehmen die Spasmen wieder zu, während die Gehfähigkeit noch weiter abnimmt. Leichtere Irritationen brauchen sich nur in einer zunehmenden Schwere und leichteren Ermüdbarkeit der Gliedmaßen zu äußern.

Die Abhängigkeit dieser Degenerationsvorgänge vom Schwund der übergeordneten Neurone kommt hier ebensowenig in Betracht, wie bei der tabischen Hinterstrangerkrankung. Wie bei dieser das Spinalganglion keine besonders erheblichen Veränderungen, bzw. nur solche von sekundärer Natur (Schaffer, Marinesco) aufweist, so fehlt bei der myelitischen Degeneration erst recht jede Veränderung der den betreffenden Fasersträngen übergeordneten Nervenzellen.

Und sehen wir uns die degenerativen Formen der Myelitis an, bei denen Erb die vorhandenen Sklerosen, Strangdegenerationen und Kernatrophien noch als syphilitisch ansprechen zu müssen glaubte, so handelt es sich doch auch hier um das durchaus gleiche Degenerationsbild wie bei der Tabes. Selbst bei denjenigen Krankheitsbildern, wo zunächst akute infiltrative Prozesse, die bereits auf das Rückenmark übergegangen sind, bestanden haben, oder wo Degenerationsherde auf endarteriitischer Grundlage entstanden sind, kann es später noch zu Diffusionsvorgängen kommen, die eine weitere Verschlimmerung und eine funikuläre Ausdehnung des Leidens nach sich ziehen. Der Ausgangspunkt der Myelitis auch bei den degenerativen Fällen ist indessen in umschriebenen meningitischen Veränderungen an der Zirkumferenz des Rückenmarks zu erblicken, die hinsichtlich ihres sekundärsyphilitischen Charakters vollkommen denen der Tabes entsprechen.

Entsprechend diesen geringen meningealen Entzündungsvorgängen bei der isolierten Myelitis sind auch die Liquorveränderungen entsprechend mäßiger Natur. Sie können sogar, wie wir das auch noch bei der reinen Tabes zu erörtern haben werden, gänzlich abgelaufen sein, so daß ein normaler Liquor vorhanden ist. Je mehr dies der Fall ist, d. h. die infiltrativen Vorgänge verschwunden sind, um so stärker verhält sich auch, wie wir das unten noch näher sehen werden, die Irritabilität der infolge der Piazerstörung zugänglich gewordenen Nervenbahnen. Wo indessen bei einem Rückenmarksleiden stärkere Liquorveränderungen, insbesondere höhere Globulin- und Wassermann-Werte gefunden werden, handelt es sich entweder um sehr ausgedehnte meningomyelitische Veränderungen, wie z. B. bei der Oppenheimschen Pseudotabes, oder um einen komplizierenden zerebralen Prozeß, selbst wenn dieser klinisch noch gänzlich fehlt.

Auch therapeutisch stehen die degenerativen Myelitisfälle völlig in Parallele mit der hinsichtlich der Parenchymdegeneration verwandten Tabes. Es ist deshalb auch hier mit allergrößter Wahrscheinlichkeit anzunehmen, daß die durch die Liquordiffusion bewirkte Ernährungsstörung des nervösen Gewebes auch die Spirochäten auf den nunmehr geeigneten Nährboden einwandern läßt. Die Besserungsfähigkeit der myelitischen Prozesse durch allgemeine und lokale Salvarsanbehandlung läßt jedenfalls keinen Zweifel darüber aufkommen, daß nicht das Vorhandensein irgendwelcher Toxine, sondern der Erreger selbst an der Entwicklung des Krankheitsbildes teil hat. Wenn keine völlige Heilungsmöglichkeit mehr vorhanden ist, so liegt das an denselben Vorgängen wie bei der Tabes.

Aus den angeführten Gründen darf man wohl annehmen, daß die Mehrzahl der degnerativen Prozesse bei der Myeltis, die auch nach Erb nichts für Syphilis „Spezifisches" an sich haben, lediglich durch die Liquordiffusion ausgelöst und durch diese wie die Spirochäten selbst fortentwickelt werden.

Lokalisation der Myelitis. Die einzelnen Krankheitsbilder der Myelitis sind natürlich ganz von der Lokalisation abhängig. Auf welche Weise die der Myelitis vorauseilende spinale Meningitis zustande kommt, soll weiter unten noch erörtert werden. Zunächst wäre anzuführen, daß entsprechend dem meningealen Angriffspunkt des Virus mehr die lateralen als die vorderen und hinteren Partien des Rückenmarks betroffen werden. Aber auch diese können natürlich erkranken, wenn die zu ihrem Lymphbereich gehörige meningeale Decke erkrankt ist. Solange es sich um Prozesse handelt, die auf Infiltrationen oder endarteriitischen Veränderungen beruhen, solange werden sich auch die meningealen Entzündungsvorgänge annähernd im selben Niveau oder Segment, wie die parenchymatösen Veränderungen befinden.

Bei den rein degenerativen Prozessen liegen aber die Verhältnisse ganz anders. Die Degenerationsvorgänge können sich hier auf verschiedene Segmente, wie auf die ganze Länge der Seitenstränge erstrecken, während Reste einer meningealen Entzündung nur an einer einzigen Stelle von sehr geringer Höhenausdehnung an der Zirkumferenz des Rückenmarks vorhanden zu sein brauchen. Der Liquor steigt in den eröffneten Lymphbahnen, welche er nach Usur der meningealen Decke durch die vorausgegangene sekundärsyphilitische Entzündung durchbrochen hat, auf und führt durch starke Verwässerung des Gewebssaftes zur Faserdegeneration und zur Einwanderung der Spirochäten ins Parenchym. Der Umfang der Degeneration hängt, wenn es nicht zum Gefäßverschluß infolge Endarteriitis kommt, davon ab, wie weit die Peripherie des Rückenmarks meningeale Entzündungsprozesse aufweist, bzw. durchgemacht hat. Entsprechend dem peripheren Ausgangspunkte des Prozesses ist die weiße Substanz häufiger und ausgiebiger erkrankt als die graue.

Das häufigste Bild der Myelitis ist die beiderseitige und gleichmäßige Erkrankung derselben Leitungsbahnen. Die sich einstellende Parenchymdegeneration entspricht naturgemäß ganz der Richtung und Ausdehnung des eröffneten Lymphbereichs. Dementsprechend stellen sich auf- und absteigende Degenerationen ein. Bei den endogenen Fasern der Seitenstränge erfaßt die Liquordiffusion natürlich ungehemmt den ganzen Querschnitt und findet auch in der Längenausdehnung kein Hemmnis. Anders bei den Bahnen mit ektogenen Fasern; hier entspricht die Degeneration demjenigen Segment, wo sich die meningealen Entzündungsvorgänge, sei es an der Rückenmarksperipherie, sei es an den Wurzelnerven, abgespielt haben.

Bei sehr vielen Myelitisformen ist daher z. B. die Beteiligung der Hinterstränge nur unerheblich. Wenn die Sensibilität stärker betroffen wird, so liegt bekanntlich eine ziemlich hohe Erkrankung, und zwar des Halsmarkes vor, das dann ziemlich in seinem gesamten Querschnitt erkrankt ist (transversaler Typ). Daß sich auch bei Myelitiden transversalen Typs, die — der akuten Entstehung nach zu urteilen — anfänglich eventuell noch infiltrativen Charakters sind, später noch Liquordiffusionen und daran anschließend degenerative Vorgänge entwickeln können, wurde schon oben bemerkt.

Der myelitische Prozeß ist, wie bereits ausgeführt, mehr doppelseitig als einseitig. Ist er nur einseitig, so greift er, wie es das Bild der Brown-Sequardschen Halbseitenlähmung zeigt, im ganzen mehr auf die Hinterstränge über, als bei den meisten anderen Formen. Infolgedessen finden sich neben spastischen Paresen auf der dem Krankheitsherde gegenüberliegenden Seite auch ausgedehnte Sensibilitätsstörungen auf der erkrankten Seite.

Bei doppelseitiger Myelitis finden. sich entweder unregelmäßige multiple Herde, die zu Symptomen führen, welche denen der multiplen Sklerose ähnlich sein können (Bechterew) oder symmetrische Erkrankungen, die beiderseits im gleichen Umfange Strangdegenerationen hervorbringen. Wird die graue Substanz des Vorderhorns betroffen, so kommt es zu poliomyelitisähnlichen Krankheitsbildern mit schlaffer Lähmung der betroffenen Extremitäten; Mitbeteiligung der Pyramiden-Seitenstränge schafft das Bild der amyotrophischen Lateralsklerose, Muskelschwund mit spastischen Erscheinungen.

Erkranken noch mehr die hinteren Abschnitte, nämlich Seiten- und Hinterstränge, so ergibt sich der Erbsche Symptomenkomplex der spastischen Spinalparalyse, spastische Paresen der unteren Extremitäten mit Sensibilitätsstörungen. Bei diesem Krankheitsbild ist die scheinbare Eigenschaft der Syphilis, sog. kombinierte Systemerkrankungen des ZNS zu setzen, und zwar durch Erzeugung von degenerativen Vorgängen infolge der Einwirkung angeblicher Syphilistoxine, besonders viel besprochen worden (Erb, Nonne, Sidney Kuh, Kahler, Strümpell, Wimmer u. a.). Während Nonne, Hirschel-Marburg und Wimmer diesem Leiden wegen seiner ausgesprochenen Symmetrie und seinem Hang zur Systemerkrankung eine Sonderstellung anweisen, sprechen sich Leyden, Goldscheider, Oppenheim und Bruns nur für ein Stadium der genügend bekannten Meningomyelitis syphilitica aus. Nonne unterscheidet zwischen Fällen mit einer primären kombinierten Strangerkrankung ohne spezifisch-syphilitische Entzündung des Rückenmarks und Fällen, wo dieselbe kombinierte Strangerkrankung mit einem diffuseren, chronisch myelitischen Prozeß unter Beteiligung der Gefäße (Endarteriitis Heubner) und Meningen (mehr oder weniger ausgiebig) einhergeht.

Nach unserer Ansicht handelt es sich aber nur um ungleiche Entwicklungsstadien eines quoad peripheriam verschieden ausgedehnten, im übrigen aber stets gleichartigen Prozesses. Bleibt der meningitische Entzündungsvorgang beschränkt und nimmt er einen genügend langen chronischen Verlauf, so werden

sowohl klinisch wie anatomisch ziemlich reine Bilder der syphilitischen Spinalparalyse zustande kommen. Zur Erzeugung des Prozesses genügt es, daß sich
an irgendeiner Stelle des zervikalen oder dorsalen Markes eine geringe meningeale
Entzündung abspielt, die zunächst vielleicht noch zu leichten infiltrativen
Vorgängen am Rückenmark selbst, aber bei chronischerem Verlaufe der Meningitis
zugleich zur Liquordiffusion und zur nachfolgenden Sklerosierung und Degenerationen der zugänglich gewordenen Nervenbahnen führt. Besonders bei chroni-
schem Verlauf des Leidens und bei geringem Umfange der meningealen Einbruchsstelle des Liquors braucht man sich nicht zu wundern, daß die infiltrativen Veränderungen der Pia durch den Liquordiffusionsstrom schließlich
mehr oder minder ausgewaschen werden, und daß ihre ursprüngliche Lokalisation,
die nur in einem beliebigen Segment vorhanden war, schließlich schwer oder
gar nicht mehr nachzuweisen ist. Daß die Pialücke funktionell aber vorhanden
ist, zeigen wie erwähnt, die absolut eindeutigen Beobachtungen bei der endolumbalen Salvarsanbehandlung dieser Prozesse (Irritabilität).

Sind die meningealen Entzündungsprozesse umfangreicher, insbesondere der
Zirkumferenz nach, so ist es klar, daß auch das klinische Bild infolge Beteiligung
noch weiterer Fasersysteme komplizierter wird, sich dem der Myelitis transversa
mehr nähern kann, und daß die meningealen Entzündungsreste infolge des
erheblich kürzeren Verlaufes dieser Fälle von der Entstehung bis zum Exitus
noch nicht völlig verschwunden sind. Das Zustandekommen des Erbschen
Symptomenkomplexes wird demnach nur durch die besondere Lokalisation
des ursprünglich in allen Fällen vorhandenen meningealen Entzündungsvorganges und durch den Eintritt der Liquordiffusion veranlaßt. Es handelt sich
hierbei um den gleichen Degenerationsvorgang am ZNS (früher primäre Nekrose
genannt), wie er bei Tabes und Paralyse gefunden wird und als das essentiell
metaluetische angesprochen werden darf, wobei die Degeneration einer übergeordneten Neurone gar nicht in Betracht kommt.

Der anatomische Hergang der syphilitischen Spinalparalyse wird durch
einen Fall, wie der von Wimmer, aufs deutlichste veranschaulicht. Zunächst
bildet sich unter der Einwirkung der Leptomeningitis der seitlichen Partien
des Rückenmarks ein myelitischer Herd von der denkbarst verschiedenen
Größe, je nach Umfang und Ausbreitungsneigung des meningitischen Prozesses
in 1 oder 2 Dorsalsegmenten. Aus diesem zunächst lokal begrenzten Leiden
entwickelt sich dann durch Einbruch des Liquors die Strangdegeneration.
Daß dem eindringenden Liquor immer nur bestimmte Wege gewiesen sind,
ergibt sich aus der anatomischen Anlage. Jeder Strang hat sein abgeschlossenes
Lymphgebiet und, je nachdem es sich um ektogene oder endogene Fasern handelt,
Beziehungen zu den Wurzeln oder auch nicht. In welchem Teil des Lymph-
gebietes sich die Liquordiffusion zuerst einstellt, ist insofern von Bedeutung,
als die Diffusion sich am schnellsten mit der Richtung des Lymphstromes entwickelt. Die Beteiligung eines oder zweier Segmente mit ektogenen Fasern
wird sich niemals so ausgiebig geltend machen als die eines Segmentes mit
endogenen Fasern, weil sie sehr schnell die Degeneration eines ganzen Stranges
nach sich ziehen kann.

Von den sonstigen Krankheitsbildern, welche von der syphilitischen Myelitis
nachgeahmt werden können, sind bekannt die Landrysche Paralyse (schlaffe
Lähmung der Extremitäten und bulbäre Symptome), die multiple Sklerose

und die Tabes. Von der ersteren liegen nur sehr spärliche anatomische Befunde vor, doch möchte ich annehmen, daß das, was soeben von dem Zustandekommen der syphilitischen Sklerose gesagt ist, auch bei ihr zutrifft. Bei der syphilitischen disseminierten zerebrospinalen Sklerose wurden neben den zerebralen Läsionen auch mehrere meningitische Herde auf der Vorderfläche des Rückenmarks und auf- und absteigende sekundäre Degenerationen festgestellt. Letztere bilden auch hier das essentiell metaluetische und differentialdiagnostisch gegenüber der echten multiplen Sklerose das entscheidende.

Die Pseudotabes. Bei der Oppenheimschen Pseudotabes ist der überaus akute Beginn des Prozesses das am meisten hervorstechende Symptom. Anatomisch handelt es sich, wie schon mehrfach berührt, um ausgedehnte meningomyelitische Prozesse an den Hintersträngen, während bei der echten Tabes bekanntlich nur die hinteren Wurzeln meningitische Veränderungen aufweisen. Hier dauert es infolgedessen sehr viel längere Zeit, bis sich die Liquordiffusion durch die Wurzel und die Wurzeleintrittszone hindurch ihren Weg in den Hinterstrang gebahnt hat. Dem größeren Umfange der meningitischen Entzündung bei der Pseudotabes entspricht auch der Liquorbefund (höhere Pleozytose). Höhere Zellwerte sind bei plötzlichem Einsetzen und heftiger Zunahme ataktischer Störungen ein sicheres Anzeichen für Pseudotabes. Natürlich können auch die hinteren Wurzeln in den meningitischen Prozeß mit einbegriffen sein, es kommt jedoch je nach Umfang der meningitischen Entzündung an den Hintersträngen schnell zu so ausgedehnten Degenerationen des Gollschen Stranges, daß die Wurzelneuritis nicht ins Gewicht fällt.

Ohne energischen therapeutischen Eingriff führt der Prozeß oft schon in wenigen Wochen zur vollkommenen Ataxie. Wenn dann allmählich die akuten meningitischen Prozesse abgelaufen und durch die Liquordiffusion zur Resorption gelangt sind, so bleiben als Restzustand nur die Gefäßsklerosen und die Strangdegeneration zurück. Sind keine wichtigeren Zentren affiziert und kein latenter zerebraler Prozeß vorhanden, so kann der weitere Verlauf der der chronischen Tabes entsprechen.

Die verschiedenen Formen der Myelitis können natürlich ebenso wie andere syphilitische oder metasyphilitische Prozesse am ZNS auch mit Pupillenstörungen und Optikusaffektionen einhergehen. Entsprechend der individuellen Reaktionsfähigkeit des Organismus werden sich die Veränderungen am Sehnerven in ähnlicher Weise gestalten wie die der myelitischen Prozesse, d. h. entweder syphilitisch oder metasyphilitisch ausfallen. Analog liegen auch die Verhältnisse für das Zustandekommen der Pupillenstörungen.

Lokalisationsursachen der Myelitis. Bevor wir das interessante Thema Myelitis verlassen, soll nur noch die Lokalisationsfrage und die biologische Sachlage im Organismus, die für den Werdegang des Prozesses von ausschlaggebender Bedeutung sind, nochmals kurz zusammengefaßt werden. Bei der größeren Häufigkeit der tabischen Prozesse gegenüber den myelitischen gewinnt man den Eindruck, als ob das Vorkommen der myelitischen Lokalisation des Virus, d. h. an der Peripherie des Rückenmarks und hier besonders in seinen seitlichen Teilen in erster Linie nur die Bedeutung einer ausnahmsweisen Lokalisation beanspruchte. Wo indessen die Verschleppung der Spirochäten im Liquor nur durch hydromechanische Einflüsse (Liquorerschütterung) erfolgt, muß man hier schon ohne weiteres eine Reihe von Ausnahmen von der Norm hinsichtlich der Verschleppung und des späteren Angriffspunktes der Spirochäten zubilligen.

Der Grund, weshalb das Virus unter dem Einflusse der Liquorerschütterungen nun nicht regelmäßig in die meningeale Nische der hinteren Wurzeln verschleppt wird, liegt indessen wohl nur zum Teil am Zufall. Auf der anderen Seite muß man auch an andere individuelle anatomische Verhältnisse denken, welche für die Richtung der Liquorbewegung von Bedeutung sind. Ob die hinteren Rezessus besonders flach oder schwerer zugänglich (weil zu horizontal gestellt) sind, so daß die Spirochäten nicht genügend an den hinteren Wurzeln zur Ruhe gelangen, oder ob die Arachnoidealplatten die Liquorbewegung mehr auf die seitlichen und vorderen als auf die hinteren Flächen des Rückenmarks hinlenken, entzieht sich vorläufig noch unserer Kenntnis. Die verschiedene Anlage der Arachnoidealplatten halte ich aber bei weitem für das wichtigere Moment.

Jedenfalls möchte ich nach den bisherigen Erfahrungen über die Lokalisationsursachen des meningealen Virus keinen Zweifel darüber lassen, daß ich jede andere Lokalisationsmöglichkeit der meningealen Spirochäten außer derjenigen durch einfachste physikalische und die vorhandenen anatomischen Verhältnisse als unwahrscheinlich ablehne. Irgendwelche ·Affinitäten des Virus zu gewissen Regionen des Rückenmarks in Betracht zu ziehen, erscheint mir beim Mangel jeglicher Handhabe und, wo das Studium der Lokalisationsfrage bei Paralyse, Tabes und Optikusatrophie bereits einen gangbaren Weg der Erkenntnis gewiesen hat, nicht mehr diskutabel.

Die Abwehrreaktion und die Liquordiffusion bei der degenerativen Myelitis. Die biologische Sachlage der degenerativen Myelitis entspricht genau derjenigen der übrigen metaluetischen Prozesse. Zunächst ist der Charakter der meningitischen Veränderungen trotz des späten klinischen Eintritts dieses Rezidivs sekundär ebenso wie die sonst der Metalues zugrunde liegenden meningealen Prozesse. Ebenso wie diese gelangen sie erst nach langdauernder Latenz, nach vieljährigem schleichenden Verlauf unter dem allmählichen Rückgange der Allgemeindurchseuchung (Provokation) mehr zur Entwicklung. Beim Fortbestande des sekundären Charakters des Leidens ist die Abwehrreaktion des Organismus nicht derart, daß sich in der Pia ein dichter, gegen die Liquordiffusion schützender Granulationswall bilden könnte. Die Pia wird vielmehr ebenso wie bei der der Paralyse vorausgehenden Meningitis und der die Tabes' vorbereitenden Perineuritis an der hinteren Wurzel so auch hier allmählich soweit destruiert, daß der Liquor zunächst in der Pia immer tiefer eindringt und schließlich nach Überwindung des letzten Widerstandes infolge seines überlegenen Druckes auch in das Nervengewebe eintritt.

Wenn auch die Diffusion im Strange selbst am leichtesten in der Richtung des Lymphabflusses von statten geht, so ist der Liquordruck doch ausreichend, um auch nach der entgegengesetzten Seite hin den Widerstand des Nervengewebes zu überwinden. Durch die sich infolge der Liquordiffusion einstellende Gewebsschädigung wird natürlich auch hier den Spirochäten im parenchymatösen Gewebe der Boden geebnet. Ihrer dortigen Weiterentwicklung gebührt dann neben der Liquordiffusion ein ursächlicher Anteil an der weiteren Progredienz des Prozesses, insofern sie auch ihrerseits dem bereits geschädigten Gewebe lebenswichtige Stoffe entziehen.

Der Umfang des degenerativen Prozesses ist, wie ausgeführt, in erster Linie von der zirkulären Ausdehnung der spinalen Piaveränderung abhängig, die wiederum für die Zahl der Strangerkrankungen maßgebend ist. Der Verlauf der einzelnen Strangdegenerationen entspricht genau den vorhandenen anatomischen Verhältnissen, denen sich auch die Liquordiffusion anpaßt. Die bisher viel diskutierte Frage, ob auch die Syphilis zu Systemerkrankungen des Rückenmarks führen kann, dürfte sich heute wohl erübrigen.

f) Die Tabes.

Wie oben ausführlich erörtert, entwickelt sich die Tabes aus einer umschriebenen Meningitis an den hinteren Wurzelnerven, bzw. an der Piascheide des Optikus. Die hier vorausgegangenen entzündlichen Prozesse waren biologisch (nur geringe und schleichende Provokation und demzufolge nur mäßiger Umfang der Entzündung und Beschränkung derselben auf die Pia) nicht ausreichend, um in den frischen Stadien als luetische Affektion auf das Parenchym überzugreifen. Infolgedessen kommt es nach jahrelangem Bestande des pialen Granulationsvorganges schließlich zum Einbruch des Liquors und Einschwemmung der Spirochäten in das eröffnete Lymphgebiet der sensiblen Leitungsbahnen. Die Annahme, daß die Strangdegeneration auf einer Zerstörung des Spinalganglions beruhe, ist irrig, weil es sich hier nur um gelegentliche sekundäre Degenerationsvorgänge geringfügiger Art handelt.

Beim Optikus läßt die Theorie von der Degeneration der übergeordneten Neurone erst recht im Stich. Die dem Einbruch der Liquordiffusion vorausgehenden exsudativen Prozesse sind bei reiner Tabes im ganzen nicht so umfangreich, daß sie stärkere Liquorveränderungen erzeugen könnten. Wo sie vorhanden sind, handelt es sich entweder um eine stärker ausgebreitete Meningitis der hinteren Abschnitte der spinalen Pia eventuell mit Einschluß der hinteren Wurzeln (Pseudotabes) oder, was bei weitem das häufigste ist, um komplizierende latente zerebrale Herde. Die Pseudotabes erzeugt durch Affizierung fast aller Segmente ein sehr stürmisches Krankheitsbild, das in wenigen Wochen zu schwerer oder völliger Ataxie der Arme und Beine und ferner auch zu gastrointestinalen Störungen hinführt. Gar nicht selten liegt aber auch noch bei Pseudotabes ein latenter zerebraler Prozeß vor, denn in verschiedenen Fällen dieser Art (stürmische Tabesfälle mit erheblichen Liquorveränderungen) konnte der spätere Hinzutritt der Paralyse beobachtet werden.

Die der reinen Tabes vorausgehenden meningitischen Entzündungsvorgänge verursachen jedenfalls keine erheblichen Liquorveränderungen (s. u.), sie genügen aber vollauf, um schon im latenten Vorbereitungsstadium die Aufmerksamkeit auf den bestehenden meningealen Entzündungsvorgang zu richten. Es ist ferner außerordentlich beachtenswert, worauf wir auch weiter unten noch ausführlicher zurückkommen werden, daß sich bereits im latenten Vorstadium dieser Fälle unter der endolumbalen Behandlung mit mäßiger Dosierung bereits deutliche spinale Irritationen, wie sie beim gesunden Rückenmark gänzlich ausgeschlossen sind, in Form von Ziehen, Reißen und Krisen geltend machen. Nächst der Feststellung pathologischen Liquors, die uns viele Jahre vor Ausbruch des Leidens von der drohenden Gefahr zu unterrichten vermag, sind es zuletzt die Anfangserscheinungen selbst, welche auf die im Anzuge befindliche Rückenmarkserkrankung aufmerksam machen.

Initialsymptome. Bei der Tabes sind es subjektiv rheumatische Beschwerden, objektiv isolierte Pupillenphänomene, welche sehr häufig den klinischen Symptomenkomplex einleiten. Nächst ihnen kommen in erster Linie in Betracht geringe und kurzdauernde Parästhesien, Sensibilitätsstörungen, Trägheit der Patellarreflexe, ganz inzipiente Seh- und Blasenstörungen und ein angedeuteter Romberg. Sobald eine rechtzeitige Feststellung des latenten Vorstadiums durch eine Liquorkontrolle versäumt worden ist, muß auf eine möglichst frühzeitige Erkennung der tabischen Frühsymptome der allergrößte Wert gelegt werden, weil die moderne Behandlung bei frühzeitiger Inangriffnahme einen weiteren Fortschritt des Leidens zu verhindern vermag.

Die tabischen Symptome. Im großen und ganzen entspricht der tabische Krankheitsverlauf, die Vielgestaltigkeit seiner Symptome, die langsame Krankheitszunahme, die Dauer und schließlich der verschiedene Endausgang ganz der pathologisch-anatomischen Entstehungsweise des Prozesses, dem ganz allmählichen Weiterkriechen der Liquordiffusion und damit auch der Erreger.

Die klinischen Ausfälle bei der Tabes richten sich zunächst natürlich nach dem betroffenen Segment. Die Wurzelneuritis kann sehr umschrieben sein oder auch eine größere Anzahl von Wurzelnerven betreffen, wobei sie gelegentlich einige Segmente überspringt. Erkrankung des Zervikal- und Lumbalmarks erzeugt Sensibilitätsstörungen und Ataxie der oberen, bzw. unteren Extremität, Veränderungen des unteren Dorsalmarks gastrointestinale Störungen, worauf die fehlenden Bauchdecken- und Kremasterreflexe frühzeitig hindeuten können; am wenigsten störend und auch für die Therapie komplizierender zerebraler Prozesse, wie wir weiter unten noch sehen werden, am günstigsten ist der Krankheitssitz im oberen Dorsalmark (II. bis VI. Dorsalsegment), dessen Erkrankung sich in Sensibilitätsstörungen äußert.

Die tabischen Störungen betreffen:

1. die Sensibilität und die sensorischen Nerven,
2. die Motilität (Muskeltonus, Lähmung, Reflexe, Ataxie) und
3. solche vasomotorisch-trophischer Art.

Die Intensität des Ausfalles entspricht dem jeweilig vorhandenen Fortschritt des pathologisch-anatomischen Prozesses.

Bei den Sensibilitätsstörungen ist zwischen eintretenden Schmerzen und Parästhesien zu unterscheiden. Die typische Form der Schmerzen ist die lanzinierende; die Schmerzanfälle stellen sich bald hier, bald dort, vorzugsweise an der unteren Extremität ein und dauern von Stunden bis zu Tagen. Witterungseinflüsse machen sich stets als auslösende und verschlimmernde Anlässe geltend. Die dem Diffusionsvorgange unterliegenden sensibeln Leitungsbahnen sind überhaupt gegen Reize allermöglicher Art äußerst empfindlich; nicht nur fieberhafte Störungen irgendwelcher Art, sondern auch die chemische Behandlung auf intravenösem Wege vermag vereinzelt schon eine Irritation am Krankheitsherd auszulösen. Häufig ist auch Gürtelgefühl und hochgradige Hyperästhesie vorhanden. Bei anderen Fällen überwiegt hingegen wieder Hypästhesie und Hypalgesie.

Die Parästhesien äußern sich zum Teil in Ameisenlaufen, zum Teil in Pelzigsein und Taubheitsgefühl in der Haut. Die plötzlich einsetzenden und meist längere Zeit anhaltenden Schmerzanfälle äußern sich am häufigsten an den Unterschenkeln (Dolores osteocopi); aber auch andere Regionen, Kniegelenksgürtel, Trigeminus werden betroffen. Die Berührung der Haut im betroffenen Schmerzgebiet kann außerordentlich empfindlich sein; gar nicht selten besteht aber auch Hypästhesie. Die meisten Fälle sind gegen Kälte und Witterungswechsel hochempfindlich.

Ein recht störendes Krankheitssymptom bilden die gastrischen und intestinalen Krisen. Erstere verursachen sehr heftige Schmerzen und Würgreiz, die sich über mehrere Tage hinziehen und den Kranken sehr erschöpfen. Die intestinalen Krisen äußern sich in Verdauungsstörungen, Schmerzen in den Gedärmen, unmotivierten, sehr hartnäckigen Durchfällen, in Schmerzen und Beschwerden am Kehlkopf, Mastdarm, Blase und an den Geschlechtsorganen. Häufige Wiederkehr gastrointestinaler Erscheinungen führt im Verein mit trophischen Störungen leicht zu starkem körperlichen Verfall.

Gastrointestinale Krisen und chronisch entzündliche Affektionen in abdomine, insbesondere chronische Appendizitis, können, wie vereinzelte hiesige Beobachtungen lehren, differentialdiagnostisch recht erhebliche Schwierigkeiten bereiten. So können z. B. beginnende Tabiker oder bedrohte Fälle mit isolierten Pupillenphänomenen und stark pathologischem Liquor auch einmal an einer chronischen Appendizitis leiden, welche die alleinige Ursache eines empfindlichen Magens und eines chronisch wiederkehrenden Erbrechens bildet. Auf der anderen Seite kann eine wiederkehrende und mehrere Tage anhaltende intestinale Krise, wo sonstige Tabessymptome noch fehlen oder nicht aufgefallen sind, sehr leicht den Anlaß zur Blinddarmoperation geben. Letztere führt aber in diesen Fällen leider sehr leicht zur Darmatonie und nachfolgenden Peritonitis. Die bereits im Initialstadium so häufig vorhandenen und deshalb diagnostisch so besonders wichtigen Sensibilitätsstörungen sind qualitativ für stumpf und spitz und für den Temperatursinn in den einzelnen Fällen verschieden stark. Auch die Störung der Tiefensensibilität, des Lagegefühls, der Extremitäten ist sehr charakteristisch für die Hinterstrangerkrankung, sie kommt aber meist erst allmählich und ziemlich spät zur Ausbildung.

Tabische Sehnervenerkrankung. Der Sehnerv erkrankt nach Fuchs und Uhthoff in ca. 15% der Fälle und zwar in Form einer stets doppelseitigen fortschreitenden Atrophie. Die Papille wird ohne Vorhandensein irgendwelcher entzündlicher Veränderungen immer blasser, bis völlige Erblindung eingetreten ist (genuine Sehnervenatrophie). Der Fortschritt des Leidens erfolgt sehr langsam und allmählich, dabei häufig auf einem Auge stärker als auf dem anderen. Solange die Funktion des einen Auges noch leidlich ist, kann die schwere Erkrankung des anderen Auges, die manchmal einer Erblindung gleichkommt, dem Patienten selbst lange Zeit verborgen bleiben. Entsprechend dem Hergange der pathologisch-anatomischen Veränderungen — zunächst geringe exsudative Prozesse an der Piascheide des Optikus (s. Stargardt) und daran anschließend die konzentrisch in den Sehnerven vordringende Liquordiffusion — verhält sich auch der klinische Ausfall, der in einer fortschreitenden konzentrischen Gesichtsfeldeinengung besteht, wobei die Grün-Rotempfindung zuerst leidet. Am längsten widersteht hier ganz naturgemäß das besonders septierte papillomakuläre Bündel, das zum gelben Fleck führt und das zentrale Sehen vermittelt, dem eindringenden Liquor. Daß sich bei dem oben ausführlicher geschilderten Hergange der Liquordiffusion, die alle exsudativen Prozesse auslaugt, kein zentrales Skotom und nur sehr selten — bei nicht ganz zirkulärer Erkrankung der Piascheide — hemianopische Gesichtsfelddefekte einstellen können, bedarf wohl keiner weiteren Ausführung.

Die Sehnervenerkrankung bildet häufig ein tabisches Frühsymptom, sie kann sich aber auch erst sehr spät nach jahrelangem Bestand der Tabes einstellen. Im letzteren Falle handelt es sich aber, worauf schon Stargardt hingewiesen hat, und was auch durchaus mit unseren klinischen Erfahrungen übereinstimmt, immer um das Übergreifen zerebraler meningealer Entzündungen auf den Sehnerven. In der Tat läßt der Hinzutritt der Paralyse in derartigen Tabesfällen nicht allzulange mehr auf sich warten.

Bleibt die tabische Sehnervenerkrankung der einzigste Ausfall am ZNS und weist auch der nahezu oder völlig entzündungsfreie Liquor darauf hin, daß sich keine weiteren meningealen Entzündungsherde mehr in Vorbereitung befinden, so kann man mit Recht von einer hohen Tabes (Tabes superior Oppenheim) sprechen.

Die verschiedene Schwere und Fortschritt des Krankheitsbildes hängt natürlich vom Sitz und Umfang der stattgehabten meningealen Läsion des Optikus, des Chiasmas und der übrigen Teile der peripheren Sehbahnen ab. Die Ausdehnung der Läsion bestimmt die Breite der Liquordiffusion und damit zu einem gewissen Teile auch den Fortschritt im Einzelfalle.

Uhthoff und Saenger haben drei Typen unterschieden: Die erste betrifft: Abnahme der zentralen Sehschärfe mit unregelmäßig peripherem Defekt, Engerwerden des Farbenfeldes, zuerst Verschwinden des Unterscheidungsvermögens für die grüne, dann für die rote, gelbe und zuletzt für die blaue Farbe; die zweite: Der Sehnerv ist partiell von der Atrophie ergriffen, die defekte Gesichtsfeldpartie setzt sich scharf gegen die gesunde noch funktionierende ab. Das Gesichtsfeld ist sektorenförmig, und die dritte: gleichmäßige konzentrische Gesichtsfeldeinschränkung bei guter zentraler Sehschärfe und gutem Farbensinn in den erhaltenen Partien. Angeblich handelt es sich im ersten Falle um Querschnittserkrankungen mit ungünstiger Prognose, im zweiten Falle um partielle Atrophien und im dritten um eine ringförmige, beides mit besserer Prognose. Diese Typen werden von Fuchs nicht anerkannt, dieser glaubt nur selten und dann drei Typen unterscheiden zu können, von denen der erste dem dritten von Saenger gleichkommt, einen zweiten, welcher annähernd dem ersten Saengerschen Typ entspricht und als dritten die bitemporale Hemianopsie. Bei den hiesigen Beobachtungen sind uns wesentliche Unterschiede im klinischen Bilde des Sehnervenschwundes, der immer eine konzentrische Gesichtsfeldeinschränkung und zwar in erster Linie für die Grün-Rotempfindung verursachte, keinesfalls aufgefallen. Wenn vielleicht vereinzelt eine frühzeitige Beteiligung des zentralen Sehens vorkommt, so ist sie darauf zurückzuführen, daß der dem klinischen Ausfall vorausgehende exsudative Prozeß an der Piascheide bereits die Septierung des papillomakulären Bündels mit in Mitleidenschaft gezogen hatte.

Die von Willbrandt und Saenger beobachteten Fälle mit sektorförmigem Ausfall beruhen natürlich darauf, daß der der Liquordiffusion vorausgehende piale Entzündungsvorgang zufällig nicht die ganze Zirkumferenz des Optikus erfaßt hat.

Motilität. Die Abnahme der Sehnenreflexe an der unteren Extremität tritt schon sehr frühzeitig auf. Der beiderseitige Ausfall zeigt häufig Unterschiede in der Hochgradigkeit, was auf ungleichzeitige Entwicklung (Übertragung des Virus von einer Wurzel auf die Nachbarwurzel) hinweist. Selbst bei völligem Schwund der Patellarreflexe (Westphalsches Phänomen) und der Achillessehnenreflexe kann der Rombergsche Versuch gelegentlich noch vollkommen negativ ausfallen. Da die lumbale Tabes überwiegt, so wird die Mehrzahl der Tabiker späterhin ataktisch; bei einem gewissen Teil der Fälle bleibt indessen die Koordinationsstörung in den Anfängen stationär, während sie bei den anderen durch ihre Progredienz das Krankheitsbild beherrscht.

Auch die tabischen Augenmuskellähmungen bilden, wie bereits oben bei den isolierten Pupillenphänomenen bemerkt, ein häufiges Frühsymptom der Tabes. Im Gegensatz zu den luetischen Affektionen ist die tabische Lähmung häufig nur flüchtiger Natur, tritt ziemlich akut auf und betrifft nur einen Muskel (mit Vorliebe den Rectus externus oder einen vom Okulomotorius versorgten Muskel); aber auch Ophthalmoplegia interna, externa und totalis kommen vor. Im ganzen sind die Augenmuskellähmungen bei der Metalues erheblich seltener als bei Hirnsyphilis, sie beruhen nach Oloff sehr wahrscheinlich auf einer Kernläsion, während sie bei der Lues basalen Ursprungs sind. Die Häufigkeit der tabischen Augenmuskellähmung beträgt nach Uhthoff ca. 20%.

Ein sehr typisch tabisches Symptom bildet die reflektorische Pupillenstarre, d. h. die erloschene Lichtreaktion bei erhaltener Konvergenzreaktion. Letztere ist allerdings wegen der meist vorhandenen und sehr hochgradigen Miosis manchmal recht schwer zu prüfen.

Ebenso wie die hohe Tabes isoliert vorkommt, oder ganz im Vordergrunde des Leidens steht, so ist dies auch bei dem tiefen Sitz der Tabes (Affektion des unteren Lumbalmarks und der Kauda) der Fall. Es finden sich dann häufig Blasenstörungen und Potenzschwäche als erste tabische Zeichen. Häufig suchen die Kranken wegen dysurischer Beschwerden den Arzt auf, als deren Ursache sie manchmal einen überstandenen Tripper vermuten. Zumeist handelt es sich dann um unbewußte Syphilis. Treten die Blasenbeschwerden erst im weiteren Verlauf der Tabes zutage, so sind sie des öfteren auch mit Schwäche des Sphincter ani und mit anästhetischen Zonen am Gesäß verbunden. In derartigen Fällen mit sehr frühzeitigen Blasenstörungen vermag aber die objektive Untersuchung unschwer noch weitere tabische Symptome aufzudecken.

Trophische Störungen. Die Tabes führt in ihrem Verlaufe auch zu einer Reihe von trophischen Störungen. In erster Linie sind die bei der gastrischen Tabes zu nennen, welche, wie oben bereits erwähnt, zu einem starken Verfall des Organismus führen.

Weiterhin wird hierher gerechnet das zumeist einseitig am Großzellenballen auftretende mal perforant du pied mit seinem sehr langwierigen und torpiden Verlauf und die Arthro- und Osteopathien, welche in fortschreitender Atrophie von Gelenken und Knochen bestehen. In einem der hiesigen Fälle war eine einseitige Spontanfraktur sämtlicher Mittelfußknochen nahe den Zehengelenken und eine Dislokation der langen Bruchstücke nach unten hin eingetreten, so daß die Dicke des Fußes sich nahezu verdoppelt hatte. Der Patient konnte auf den Bruchenden seiner Metatarsalknochen ohne Schmerzen, wenn auch etwas unbehilflich, gehen. In einem anderen Falle wurde hier eine Spontanfraktur des Kalkaneus und Talus beobachtet. In beiden Fällen war die Tabes erst in den allerersten Anfängen. Einer von ihnen bekam späterhin Paralyse. Ein

Fall von Taboparalyse, der nach endolumbaler Salvarsanbehandlung seit 3 Jahren wieder psychisch normal und beruflich tätig ist, bekam beim Tragen schwerer Lasten eine Spontanfraktur des linken Schenkelhalses[1]). Das Fuß-geschwür heilt gut unter Salvarsan, rezidiviert aber leicht, wenn nicht wenigstens zwei Kuren gemacht werden. Bei den Arthropathien sind die thera-peutischen Aussichten quoad functionem etwas besser als bei den Osteopathien.

Zusammenfassung. Das Krankheitsbild der Tabes setzt sich somit aus einer großen Reihe von klassischen Symptomen zusammen, von denen bald das eine, bald das andere die Tabes einleiten und auch den weiteren Krankheitsverlauf beherrschen kann.

Je nach Umfang der Wurzelerkrankung können gewisse Symptome ganz ausbleiben. Viele Fälle bleiben ohne besondere Behandlung viele Jahre lang stationär, während andere Fälle sowohl hinsichtlich des Umfanges der Wurzel-erkrankung, wie hinsichtlich der Schwere der Erscheinungen eine ständige Zunahme aufweisen.

Die große Verschiedenartigkeit in der Zusammensetzung des tabischen Krankheitsbildes spiegelt das Unberechenbare und Sprunghafte im Zustande-kommen der Lokalisation in deutlicher Weise wieder und erinnert uns dadurch an die hydromechanische und deshalb mit großen Zufälligkeiten einhergehende Dislokation des meningealen Virus an die Peripherie des Lumbalsackes.

g) Die Paralyse und Taboparalyse.

Das klinische Bild der Paralyse ist von einer großen Reihe von Autoren (Alzheimer, Nißl, Gaupp, Binzwanger, Lissauer, Kraepelin, Ziehen, Nonne u. a.) gegenüber den syphilitischen Geistesstörungen als ein dem Gesamt-bilde nach wohlcharakterisiertes Leiden gekennzeichnet worden.

Die Hirnsyphilis zeigte, wie oben ausgeführt, entsprechend der Vielgestaltig-keit der Lokalisation und infolge der Polymorphie der pathologisch-anatomischen Veränderungen kein einheitliches Krankheitsbild. Neben den bei ihr in allen nur möglichen Regionen des ZNS eventuell vorhandenen Herdsymptomen konnten sich in beliebiger Kombination und Hochgradigkeit noch psychische Störungen einstellen, als deren wesentlichster Charakter zunächst die Wandel-barkeit und späterhin nach Ablauf der Entwicklung das relativ stationäre Verhalten gelten konnte.

Die klinische Erfahrung hat ferner hinsichtlich der syphilitischen Demenz zur Scheidung des luetischen Schwachsinns (Erlmeyer, Fournier, Bins-wanger) von der syphilitischen Pseudoparalyse (Alzheimer, Kraepelin) geführt. Bei der ersten entwickelt sich die Demenz langsam und schleichend aus unauffälligen Anfängen (Wesensänderung) heraus; im Verlaufe der weiteren Entwicklung stellen sich entweder die verschiedenartigsten Wahnvorstellungen, Dämmerzustände, schwere Benommenheit oder auch schwere Tobsuchtsanfälle ein. Die Verblödung wird aber schließlich auch immer tiefer, so daß sich eine Ab-grenzung von der paralytischen Demenz am Ende doch recht schwierig gestaltet.

---

[1]) Der angeführte Fall war auch diagnostisch insofern von Interesse, als er in der Nervenklinik als Lues cerebri angesprochen worden war. Die Abgrenzung der syphilitischen Demenz ist eben beim Fehlen von Größenideen oft recht schwierig. Patient bekam bei jeder endolumbalen Behandlung Ziehen und Reißen in beiden Oberschenkeln, so daß über den metaluetischen Charakter des Leidens kein Zweifel bestehen konnte.

Die syphilitische Pseudoparalyse beginnt, wie es insbesondere Kraepelin hervorhebt, mit einem Anfall von Ohnmacht oder längerer Bewußtlosigkeit, in dessen Gefolge sich dann ein Depressionszustand einstellt, der mit einer Umwandlung des Wesens (Demenz) verbunden ist. Auch hier kommt es im weiteren Verlaufe zu stärkerer Verblödung. Sie bleibt jedoch nach Angabe der meisten Autoren mehr partieller und ungleichmäßiger Natur gegenüber dem globalen und massiven Charakter der paralytischen Demenz (Ziehen). Bei der syphilitischen Demenz gehen ferner die somatischen Erscheinungen voraus und beherrschen das Krankheitsbild, während der paralytische Ausfall in beiden Richtungen gleichmäßig erfolgt und sich abgesehen von den Remissionen für gewöhnlich unaufhaltsam fortentwickelt.

Bei der Mehrzahl der Fälle mit syphilitischen Geistesstörungen hebt sich jedenfalls eine Reihe von Eigenheiten ab, die recht gut, bzw. ohne wesentliche Schwierigkeit eine Differentialdiagnose gegenüber der Paralyse zulassen. Dies wird besonders bei vielseitigen somatischen Symptomen und bei vorwiegend basalem Sitz der syphilitischen Prozesse der Fall sein.

Die Sachlage ist aber schwieriger bei kombinierten Krankheitsbildern, wenn Paralyse und Hirnlues nebeneinander bestehen, wenn es sich um Pseudoparalyse handelt, und wenn eine syphilitische Meningoenzephalitis vorliegt, bei der der metaluetische Diffusionsvorgang nur in geringem Maßstabe vorhanden und in langsamer Entwicklung begriffen ist. Im ersten Falle ist es nicht an allen Stellen der syphilitischen Meningoenzephalitis zur Liquordiffusion gekommen; es bestehen daher auch noch rein syphilitische Vorgänge fort und zwar besonders in Regionen, welche der metasyphilitischen fernliegen und vorwiegend bei Hirnlues vorkommen. Am Ende kann es aber bei genügendem Alter und Fortbestand des sekundären Charakters der meningealen Affektion überall zu gewissen Diffusionsvorgängen durch die zerstörte Pia kommen. Im zweiten Falle stellt sich eventuell auch dadurch ein Einbruch des Liquors ins Nervengewebe ein, daß die Pia durch Blutergüsse in ihrer Kontinuität schwer geschädigt oder in mehr oder weniger erheblicher Ausdehnung durchbrochen wird. Je nach dem Umfange der sich dann einstellenden Liquordiffusion macht sich nach dem Anfall (Apoplexie) nur für wenige Tage oder sogar für Wochen eine Bewußtseinsstörung geltend. Nach ihrem Ablauf zeigen die Patienten noch verschieden lange Zeit Ausfallserscheinungen von leichten Störungen des Gedächtnisses und der Urteilskraft anfangend bis zum schwersten Korsakow.

Punktiert man derartige Fälle unmittelbar nach der Blutung oder noch im Koma, so schießt das Blut im Strahl aus der Punktionskanüle heraus. Die Blutung sistiert aber mit der endolumbalen Behandlung. Eine plötzliche Synkope ist nach unseren Erfahrungen nicht zu erwarten. Gelangen die Fälle erst zur Punktion, nachdem sie bereits einige Tage benommen oder somnolent sind, was akut oder unmerklich vor sich gegangen sein kann, so ist der Liquor ockergelb. Auch in diesen Fällen kann man sich davon überzeugen, daß bei der endolumbalen Behandlung mit großen Liquormengen durch das Zurücklaufen des Liquors unter zu hohem Druck — die letzten 20—30 ccm laufen nur äußerst langsam zurück — die Benommenheit und die Ausfallserscheinungen verschlimmert werden können. Es handelt sich hier also um einen rein luetischen Prozeß, bei dem die Liquordiffusion infolge akuter grober Läsion der Pia eine komplizierende Rolle spielt und eine seröse Enzephalitis hervorruft, die indes nach Heilung der Pia wieder aufhören kann. Von ihrer Dauer hängt natürlich zum großen Teil die Rückbildungsfähigkeit der geschädigten Nervenzellen ab.

Die dritte Kombinationsmöglichkeit betrifft solche Fälle von Konvexitätsmeningitis, bei denen die Liquordiffusion erst in der Entwicklung begriffen ist und aus irgendwelchen Gründen (dickere Pia und geringerer Liquorüberdruck) nur langsam vorwärts kommt. Sehen wir von diesen Kombinationsformen ab, die in ihren Ausfallsymptomen dauernd oder vorübergehend denen der Dementia paralytica ähneln können, so ist im übrigen das klinische Bild der Paralyse so typisch, daß ihre Abgrenzung von der Hirnlues auch für den weniger Bewanderten keine Schwierigkeit verursacht.

Prodromalstadium. Der Ausbruch der Paralyse ist selten so akut, daß ein Prodromalstadium fehlt. Schon viele Monate bis fast zu einem Jahre vor Ausbruch des Leidens fallen die Patienten durch ein verändertes Wesen auf. Sie klagen über allgemeine neurasthenische Beschwerden, Kopfschmerzen, mangelhafte Konzentrationsfähigkeit und Arbeitsunlust, sind zerstreut, launenhaft, leicht gereizt und in ihrer Urteilskraft getrübt. Irgendeine Affekthandlung, das Versagen im Dienst oder auch das plötzliche Hervortreten von moralischen Defekten lenken schließlich die Aufmerksamkeit auf das eingetretene Nervenleiden.

Klinische Symptome. Das Bild der allmählich zunehmenden Seelenstörung ist in den einzelnen Fällen durchaus verschieden. Am häufigsten sind wohl die mannigfachen manischen Krankheitszustände. Die expansiven Wahnideen beschränken sich in einzelnen Fällen auf eine hochgradige Euphorie; andere Patienten werden in ihrem ganzen Auftreten vom Größenwahn beherrscht. Bei weiterem Fortschreiten des Leidens werden die Kranken außerordentlich leicht erregbar und auch gemeingefährlich. Auch bei den depressiven Seelenstörungen, die in ausgesprochen melancholischen und hypochondrischen Ideen bestehen, ist das Krankheitsbild in seiner Hochgradigkeit von Fall zu Fall sehr verschieden.

Ein sehr frühzeitiges differentialdiagnostisches Anzeichen sind die Merkfähigkeitsstörungen. Die Abnahme der Verstandestätigkeit, des Gedächtnisses, des Orts- und Zeitsinnes erfolgt oft überraschend schnell; sehr bald nach den anfallsweise eingetretenen Geistesstörungen können alle charakteristischen Ausfallserscheinungen deutlich vorhanden sein. Auch die Korsakowsche Psychose ist gelegentlich zu beobachten.

In anderen Fällen vollzieht sich der Verfall der geistigen Funktionen allmählich unter den Augen des Arztes. Dieser sieht an der ständigen Zunahme der Ausfallserscheinungen, wie die Rinde der Pathogenese entsprechend (weiteres Vordringen der Liquordiffusion) als Sitz des Bewußtseins, des Denkvermögens und der Hemmungen immer mehr ausgeschaltet wird.

Neben den psychischen Veränderungen kann auch eine Reihe von anderen charakteristischen Symptomen vorhanden sein. Von den motorischen Störungen sind zunächst die Krampfanfälle zu nennen, welche denen der genuinen Epilepsie (Jackson) sehr ähnlich sind. Die tonischen und klonischen Krämpfe dauern in dem einen Falle nur Minuten, in dem anderen bis zu einer Stunde und länger. Auch diese weisen auf die ätiologische Rolle der Liquordiffusion hin. Wenn ein Krampfanfall eintritt, so hat ganz akut ein weiteres Vordringen des Liquors ins Nervenparenchym stattgefunden. Daher auch die nach jedem Krampfanfall oft zunehmende Verschlechterung des gesamten Krankheitsbildes. Wie ferner noch weiter unten auszuführen ist, lassen sich solche Krampfanfälle mit konsekutiven Verschlechterungen des psychischen Gesamtbildes durch endolumbale Behandlung mit zu großen Liquormengen direkt und unmittelbar, auslösen. Hat man 100 oder mehr ccm Liquor abfließen lassen, so stockt der Rückfluß oft bei 30 oder auch schon bei 40 ccm Restgehalt der Bürette, deren völliger Rückfluß dann manchmal bis zu einer halben Stunde dauert. Sehr bald nach Rücktransport der Kranken ins Bett setzt auch schon der Krampfanfall ein. Die Voraussetzung für ein derartiges Verhalten ist natürlich eine stärkere Beteiligung der Pia über dem motorischen Rindenzentrum (Zentralwindungen). Die Krämpfe sind manchmal nur einseitig oder auf beiden Seiten ungleich stark. Nach wiederholten Krampfanfällen ist gar nicht selten das Auftreten oder eine stärkere Zunahme von aphatischen und apraktischen Störungen zu beobachten. Manchmal sind die psychischen Veränderungen trotz erheblicher Störungen auf motorischem Gebiet keineswegs so besonders fortgeschritten, so daß die Kranken häufig noch eine gewisse Tätigkeit versehen können. Manchmal erleiden sie aber auf der Straße plötzliche Bewußtseinsstörungen und auch leichte Krampfanfälle (petit mal). Diese mit Störungen der motorischen Sphäre einhergehenden Fälle werden als Lissauersche Paralyse bezeichnet. Bei der Abgrenzung dieser Fälle von der syphilitischen Meningoenzephalitis ist besonders die paralytische Sprachstörung, das Silbenstolpern, die hesitierende und verwaschene Sprache von differentialdiagnostischer Bedeutung. Kennzeichnend ist ferner auch die Schrift des Paralytikers, insofern Buchstaben, Worte und ganze Sätze ausfallen, und besonders im Beginn des Leidens häufige Durchstreichungen stattfinden. Pupillenstörungen fehlen selten; zumeist ist reflektorische Pupillenstarre (Argyll-Robertsonsches Phänomen) .vorhanden; aber auch träge Pupillenreaktionen auf Licht und Konvergenz kommen gelegentlich zur Beobachtung. Oft ist auch eine deutliche Pupillendifferenz vorhanden. Es besteht entweder Mydriasis oder auch Miosis; letztere vorwiegend bei der Taboparalyse. Die Optikusatrophie ist bei der Paralyse wenig seltener als bei der Tabes und kommt, wie bereits oben erwähnt, vorzugsweise bei der Taboparalyse zur Entwicklung. Bei der Paralyse sind die Knochen- und Sehnenreflexe deutlich gesteigert, während sie sich bei der Taboparalyse der Tabes entsprechend verhalten. Oft findet sich bei Paralytikern auch ein initialer Diabetes.

Unter den verschiedenen Verlaufsformen sind vielfach Übergänge vorhanden oder stellen sich beim weiteren Verlaufe ein. Die Aufeinanderfolge von expansiven und depressiven Erscheinungen wird als zirkuläre (Kraepelin) oder gemischte Form bezeichnet. Hirschel und Marburg unterscheiden entsprechend den Feststellungen von Junius und Arndt expansive, depressive, demente, gemischte und agitierte Formen der Paralyse. Zu letzteren rechnen sie diejenigen expansiven Fälle, die ihre Eigenart hauptsächlich auf motorischem Gebiet (Agitationen) zeigen. Im Endstadium der Paralyse tritt die Demenz in den Vordergrund. Die Kranken erliegen dann entweder einer zentralen Ursache infolge Beteiligung lebenswichtiger Zentren (Vagus) oder einer interkurrenten Infektion.

Spontane Besserungen, sogenannte Remissionen kommen dadurch zustande, daß sich die Nervensubstanz bis zu einem gewissen Grade an die Liquordiffusion gewöhnt, und daß sich der Abfluß, die Aufsaugung des Liquors im jeweilig erreichten Diffusionsbereich durch Erweiterung der Lymphbahnen regelt. Eine allmähliche Verschlimmerung oder plötzliche Nachschübe des Leidens kommen dadurch zustande, daß sich die Liquordiffusion vom bisherigen Diffusionsbereich weiter ausdehnt, bzw. noch an weiteren meningealen Herden einen erneuten Einbruch vollzieht. Die paralytischen Remissionen sind von pathognomischer Bedeutung, sie ändern aber in der überwiegenden Mehrzahl der Fälle nichts an dem ungünstigen Ausgange, der nach Junius und Arndt nach durchschnittlich $2^{1}/_{2}$jährigem Verlauf zu erwarten ist.

2. Die Liquordiagnostik.

a) Herkunft und Bedeutung des Liquors.

Die Bildung des Liquors erfolgt in dem Plexus chorioidei. Die jetzt fast allgemeine Annahme, daß der Liquor als Sekret und nicht als Transsudat seiner Bildungsstätten entsteht, erscheint deshalb berechtigt, weil er die in echten Transsudaten nachweisbaren Abwehrfermente nicht enthält. So konnte z. B. Gärtner am hiesigen Krankenmaterial, das gegen Typhus und Cholera schutzgeimpft war, selbst bei ganz frischen Fällen keine Schutzstoffe im Liquor nachweisen. Vielfach wird auch für den sekretorischen Charakter der Plexusfunktion das Auftreten von pathologischen Liquorbeimengungen (Globuline, Reagine, Hämolysine usw.) ins Feld geführt. Nach unseren Erfahrungen aber zu Unrecht, weil der Durchtritt aller liquorfremden Eiweißprodukte am pialen Granulationsherd erfolgt. Einmal entspricht die Quantität des Übertritts völlig der Schwere des pialen Prozesses und zum andern hört auch mit seiner Ausheilung der weitere Übertritt auf. Wie eiternde Wunden ihre Absonderung an den Verband abgeben, so färbt auch die piale Entzündung auf den Liquor ab und zwar, wie die Besprechung der Liquorveränderungen noch ergeben wird, entsprechend der Schwere des pialen Prozesses und seiner Folgen am Parenchym. Die sonstige Durchgängigkeit der Meningen für Eiweiß und Chemikalien ist nach unseren Erfahrungen, über die Gärtner ausführlich berichtet hat, äußerst gering, so daß der Liquor vom Blutstoffwechsel als fast völlig abgeschlossen zu betrachten ist. Nur Farbstoffe, welche die Gewebe lange Zeit imbibieren, wie die Gallenfarbstoffe beim Ikterus, können auch im Liquor in höherer Konzentration erscheinen. Sie treten dort nach den hiesigen Erfahrungen bezeichnenderweise erst nach längerem Bestehen des Ikterus auf und sind hier auch noch längere Zeit nach Abklingen desselben nachweisbar.

Die Beziehungen und Verbindungswege zwischen Blut und Liquor wie auch umgekehrt sind vielfach Gegenstand der ärztlichen Forschung gewesen. Zunächst ist bekannt, daß die Plexus chorioidei keinerlei Eiweißstoffe in den Liquor übertreten lassen und auch mehr oder minder den Übergang chemischer Produkte sowohl organischer wie anorganischer mit Ausnahme der Blutsalze verhindern. Von den Stoffen, die spurweise im Liquor nachgewiesen wurden, sind außer den bereits erwähnten Gallenfarbstoffen zu nennen die Azetessigsäure (Grünberger), Azeton (Souquez und Aynaud, Apelt), Milchsäure (Fieth und Lockmann), Brom, Urotropin (Grow, Rotky), Chloroform (Sicard), Alkohol (Nicloux, Schottmüller und Schumm, Schumm und Fleischmann), Uranin (Kafka, Rotky). Jodkali wurde von Cavazzani im Liquor gefunden, von Sicard und Rotky nicht. Von Farbstoffen hat Goldmann von Pyrrholblau eine Spur im Liquor nachweisen können, während Sicard, Léri und Magelhaes mit Methylenblau ein negatives Ergebnis hatten. Auch der Übertritt von Salvarsan in den Liquor ist bisher nicht in nennenswerter Menge nachgewiesen worden, selbst nicht bei Encephalitis haemorrhagica. Es besteht also für den Weg Blut-Liquor eine nahezu absolute Schranke, die nur von wenigen Stoffen und nur in äußerst geringen Mengen überwunden wird. Ob diese Schranke lediglich in dem Plexus zu suchen ist oder, wie Lewandowski seinerzeit angenommen hat, in der gesamten Pia, erscheint mir nicht von so wesentlicher Bedeutung. Daß gewisse Stoffe, wie z. B. die Gallenfarbstoffe, bei längerem Verweilen in der Pia schließlich auch etwas auf dem Liquor abfärben können, braucht nicht sonderlich zu überraschen. Es liegt deshalb aber noch kein Grund vor, die Bedeutung des Plexus als Ursprungsstätten des Liquors anzufechten, wie es von seiten Lewandowskis geschehen ist. Auch beim Salvarsan ist natürlich seine Verweildauer im Blute und die Höhe des hier erreichten Salvarsanspiegels im Hinblick auf die Durchtrittsmöglichkeit geringer Mengen von großer Bedeutung.

Was den umgekehrten Weg, Liquor—Blut anbelangt, so ist er auffallenderweise fast ohne nennenswertes Hemmnis. Die in den Liquor einverleibten Stoffe passieren leicht die Meningen, und zwar nicht allein die Plexus. Jakob und Sicard konnten die in den Liquor einverleibten anorganischen Substanzen im Harn nachweisen, desgleichen Lewandowski das Natr. ferrocyanatum und Magendie Methylenblau. Ebenso wie Goldmann hat auch mein früherer Schüler Nast auf meine Anregung hin die Durchlässigkeit der Meningen für Farbstoffe in Hamburg St. Georg untersucht. Während Goldmann sich des Pyrrholblau bediente, hat Nast seine Vitalfärbungsversuche mit 1%igem Trypanblau angestellt. Er fand vom Blute aus keine Vitalfärbung des Liquors; bei endolumbaler Einspritzung ergab sich Färbung der gesamten Gehirn- und Rückenmarkshaut und sehr rasche Färbung aller Organe und Gefäße, während Gehirn und Rückenmark selbst freiblieben.

Auf die vielseitigen therapeutischen Versuche Lewandowskis vom Liquor aus mit Alkohol, Schlafmitteln und den verschiedensten Nervengiften, die eine sehr viel intensivere und zum Teil auch andersartige Wirkung als von der Blutbahn aus ergaben, soll hier nicht weiter eingegangen werden. Sie erweisen nur, ebenso wie die Versuche von Bier (Kokain), Meltzer (Magnesiumsulfat), Blumenthal und Jakob (Tetanustoxin) eine sehr leichte und besonders wirksame Resorption durch die Meningen. Die gleichen Beobachtungen einer überlegenen Wirkung der endolumbalen Applikation ergaben sich dann auch bei der endolumbalen Salvarsanbehandlung. Die sich bei ihr im Laufe der letzten 10 Jahre herausstellenden Erfahrungen haben gelehrt, daß das endolumbal einverleibte Salvarsan dort zur Resorption und Wirkung gelangt, wohin es mittels des Liquorgemisches gebracht wird. Eine Verteilung des endolumbal einverleibten Heilmittels durch Liquorströmung oder auf Grund physikalischer Gesetze kommt nicht in Betracht. Einspritzungen kleinerer Salvarsan-Liquorgemische von etwa 20—30 ccm mittels der einfachen Methodik äußern sich nur höchst selten über die Medulla hinaus. Anderseits haben rein zerebral, d. h. in den zerebralen Liquorraum einverleibte Salvarsanliquorgemische keinerlei Einwirkung auf spinale Prozesse. Es fehlt also in der Tat eine nennenswerte

Liquorströmung, was ja auch schon aus den Bierschen Untersuchungen hervorging. Interessant ist noch folgende Beobachtung: Wenn ein Liquorgemisch von 4 mg Neosalvarsan auf 20 ccm Liquor (also die zehnfache Dosis und Konzentration von derjenigen, die ein gesundes Rückenmark bei fortlaufender Behandlung verträgt) rein zerebral mittels der neuen endolumbalen Technik appliziert worden sind, so machen sich ca. $1^1/_2$—2 Tage nicht unerhebliche retrobulbäre Schmerzen auf beiden Augen geltend, was unsere bereits früher mitgeteilte Annahme bestätigt, daß hier eine Hauptresorptionsstätte des Liquors zu suchen ist. Auch nach Aufstehen des Patienten 2—3 Tage nach der Behandlung kommt es trotz der enormen zerebralen Dosis weder zu einer Irritation noch zu einer therapeutischen Wirkung am Rückenmark, selbst nicht in denjenigen Fällen, wo es zum spinalen Liquorabfluß durch das unverheilte Punktionsloch, d. h. zum Meningismus gekommen ist. Das weist wohl darauf hin, daß die Resorption des Heilmittels durch die Meningen meist nicht mehr als 3—4 Tage in Anspruch nimmt. Ob man dieses auch als einen Hinweis daraufhin auffassen darf, in welcher Zeit eine Liquorerneuerung stattfindet, erscheint noch nicht genügend begründet. Jedenfalls könnte ein sehr erheblicher Teil der Salvarsanresorption mit osmotischen Vorgängen zusammenhängen. Die neueren Erfahrungen ließen aber nicht nur erkennen, daß die zerebrale Oberfläche unbeschadet das Zehnfache der für ein gesundes Rückenmark zulässigen spinalen Dosierung verträgt, sondern daß auch die Resorption innerhalb der Schädelhöhle weit schneller erfolgt, als im spinalen Liquorraum. Sobald bei einer spinalen Dosierung von 1,8 mg auf 90 ccm = 0,4 auf 20 ccm 14tägige Abstände unterschritten wurden, stellten sich bei einem gesunden Rückenmark chemische Reizerscheinungen (vorwiegend Blasen- und Mastdarmstörungen) ein. Nach diesen Beobachtungen darf man wohl annehmen, daß die Liquorerneuerung beim zerebralen Liquor nur wenige Tage bis höchstens zu einer Woche dauert, womit auch unsere Punktionserfahrungen bei Hirnblutungen übereinstimmen; nur beim spinalen Liquor muß man anscheinend mit einer etwas längeren Dauer der Liquorerneuerung, und zwar über eine Woche hinaus rechnen. Der Umstand, daß es noch 2—3 Wochen nach der endolumbalen Behandlung zu einer Cauda equina-Schädigung kommen kann, weist auch darauf hin, wo die Hauptresorptionsstätte des spinalen Liquors zu suchen ist.

Von den neueren Untersuchungen über Liquor- und Plexusfunktion und insbesondere über den Hindurchtritt von Arzneistoffen sind hier noch die von Stern-Genf einer kurzen Betrachtung zu unterziehen. Nach Stern passieren alle in das Blut eingeführten medikamentösen Substanzen die Plexus chorioidei, wobei nicht alle durchgelassen werden. Was aber durchgelassen wird, ist in kürzester Zeit im Gehirn anzutreffen. Die Plexus werden als barrière hémato-encephalique bezeichnet. Der Weg ist nach Monakow folgender: Blut — Plexus — Liquor (Ventrikel) — Zwischenraum zwischen den Ventrikelependymzellen — Subependymalraum — Liquorspalten des Gehirns — Nervenparenchym — Hissche perivaskuläre Spalten, die offen in den Subarachnoidealraum münden; von hier entweder Übertritt in die Sinus oder die Paccionischen Granulationen oder Weiterbeförderung in die basalen Liquorzisternen und nachher in den Lumbalsack. Auf diese Weise würde das auf dem Blutwege herangeführte Salvarsan von den Ventrikeln aus in das Gehirn kommen, und zwar zentral ansetzend und nach der Peripherie hin verlaufend. Nach Stern kommt alles, was einmal im Ventrikelliquor ist, auch sicher auf dem angegebenen Wege ins Gehirn.

Gegen diese Sternschen Feststellungen ist an sich nichts einzuwenden, aber die auf diesem Wege in das Parenchym gelangende Menge von Salvarsan (oder anderen Arzneistoffen) ist äußerst minimal und vor allem gänzlich belanglos gegenüber derjenigen Salvarsanmenge, die auf dem direkten Blutwege in das nervöse Gewebe gelangt und bei intakter Pia hier zur Geltung kommt. Wo die Gefäße im CNS nicht anders beschaffen sind wie im übrigen Organismus, so ist natürlich auch die Verteilung aller mit der Zirkulation herangeführten Stoffe im CNS die gleiche wie in anderen Organen und Geweben; sie kann unmöglich langsamer oder weniger ausgiebig sein als anderswo. Gegenüber den auf diesem direkten Wege in das CNS gelangenden chemischen Stoffen spielt die geringe Menge, welche auf dem Umwege über die Plexus-Liquor in das Parenchym gelangt, überhaupt keine Rolle.

Die Sternsche Ansicht über die teleologische Bedeutung der Plexus-Anlage, daß sie nämlich eine Schutzvorrichtung gegen das Eindringen toxischer Produkte in das CNS darstelle, erscheint mir als zu weitgehend, denn alle diese Stoffe haben es gar nicht notwendig, den Umweg über die Plexus-Liquor einzuschlagen.

Die experimentellen und klinischen Beobachtungen erweisen somit, daß die Plexus eine relativ feste Schranke zwischen der Blutzirkulation und dem Liquor bilden, die nur sehr schwer von vereinzelten organischen Stoffen und auch nur in sehr beschränktem Maße von wenigen anorganischen Verbindungen außer den Blutsalzen überwunden werden kann. Die Bedeutung der Plexus als eine barrière hématoencephalique ist praktisch belanglos. Auf der anderen Seite ist der Weg Liquor—Blut, d. h. die Passage von endolumbal einverleibten Stoffen durch die Meningen ohne ein besonderes Hemmnis.

Liquormenge und Meningismus. Die Liquormenge beträgt beim gesunden Erwachsenen 100—150 ccm und beim Kranken (Paralyse) bis zu 300 ccm. Bei starker Liquorentnahme (s. u. bei der endolumbalen Behandlung) äußert sich eine Reihe von Beschwerden, die mit denen nach starken Liquorverlusten infolge zu frühen Aufstehens nach Lumbalpunktion völlig identisch sind.

In etwa 10% des Krankenmaterials tritt selbst nach zweitägiger Bettruhe mit stark erhöhtem Fußende noch kein Schluß des lumbalen Punktionsloches — notabene nicht an der äußeren Haut, sondern am Lumbalsack selbst! — ein, so daß der Liquor beim Aufstehen des Patienten ins Gewebe abfließt. Die Folge ist ein erheblicher zerebraler Unterdruck mit Schwindel, heftigsten Kopfschmerzen und Nausea, ein Symptomenkomplex, für den man den wenig bezeichnenden Namen Meningismus gefunden hat. Es sind genau die gleichen Erscheinungen, wie man sie durch Ablassen zu großer Liquormengen künstlich erzeugen kann. Offenbar werden die weichen Hirnteile beim Aufsitzen stark gegen das Hinterhauptloch gedrängt, bzw. drängen sich dahin zusammen, weil die elastische Stütze der Spinalliquorsäule fehlt. Bezeichnenderweise lassen die Beschwerden sofort nach, sobald sich der Patient wieder hinlegt, so daß das Gehirn an der hinteren Schädelkapsel wieder eine feste Stütze bekommt.

Durch erneute Punktion bei den Meningismusfällen habe ich mich vielfach von der Tatsache überzeugen können, daß kein Liquor mehr fließt. Auch in denjenigen Fällen, wo der Meningismus erst wenige Tage vorüber ist, erhält man noch recht wenig Liquor. Schon nach Entnahme von 20—30 ccm tritt der ganze Symptomenkomplex wieder auf, so daß eine endolumbale Behandlung mit wirksamer Dosis absolut unmöglich ist. Wird sie trotzdem angewendet, so kommt es sehr leicht, selbst bei ganz intaktem Rückenmark, zu recht störenden spinalen Reizungen (vorzugsweise Detrusorparese).

Wenn beim Subokzipitalstich kein Meningismus eintritt, worüber hier noch keine eigenen Beobachtungen vorhanden sind, so dürfte dieses nur daran liegen, daß bei diesem Eingriff die spinale Liquorsäule eigentlich fast ganz intakt bleibt, so daß ein tieferes Einsinken der Medulla und damit eine Zerrung am Gesamthirn kaum zustandekommen kann.

Jedenfalls zeigt die praktische Erfahrung an vielen hunderten von Beispielen, daß der Meningismus — die Kopfschmerzen, der Schwindel und die Übelkeit nach der Lumbalpunktion — ausschließlich durch den Liquorabfluß bedingt ist und dementsprechend bekämpft werden muß. Unruhige, nervöse und neurasthenische Patienten, die im Bett schwer ruhig zu halten sind, bekommen in erster Linie den Meningismus. Bei solchen Fällen muß man von vornherein mit einer längeren (4—7tätigen anstatt der sonst üblichen 2tägigen) Bettruhe rechnen. Meningismus im Bett kann ausnahmsweise nach mehrmaligem Anstechen des Lumbalsacks in derselben Sitzung entstehen, weil dadurch leichtverständlicherweise der Liquorabfluß eventuell zu stark nachsickert.

Zur prompten Beseitigung sehr akuter, selbst bei Horizontallage fortbestehender Beschwerden dient eine intravenöse Kochsalzinfusion von 1 l, welche die Liquorerzeugung stark anregt. Natürlich dürfen die Meningismussymptome mit den eventuellen Reaktionserscheinungen nach endolumbaler Behandlung, worauf unten noch einzugehen ist, nicht verwechselt werden. Im übrigen gehören alle Fälle mit Meningismus ins Bett ohne Keilkissen und mit erhöhtem Fußende, weil der sonst ständig ins Gewebe hinübersickernde Liquor eine Heilung des Punktionsloches im Lumbalsack verhindert [1]). Zur Verhütung des Meningismus sollen bei jeder Lumbalpunktion wenigstens 30 ccm Liquor entnommen werden. Das Punktionsloch heilt am schnellsten, wenn jeder Überdruck im Lumbalsack beseitigt wird.

Liquordruck. Der durchschnittliche Liquordruck beträgt normalerweise in horizontaler Lage etwa 120 mm Wasser, bei vertikaler Haltung je nach Größe des Patienten 300—420 mm. Das sind Druckhöhen, mit denen man bereits imstande ist, sehr langsame subkutane Infusionen vorzunehmen. Sie reichen daher auch aus, um bei den metaluetischen Prozessen den Liquor durch die zerstörte Pia ins Rindenparenchym diffundieren zu lassen. Der Liquordruck hat wesentliche Bedeutung zur Diagnostik raumbeschränkender, intrazerebraler Tumoren und entzündlicher Meningitiden. Im übrigen ist seine Bedeutung bei der nichtgummösen luetischen Erkrankung des ZNS so gering, daß auf seine Feststellung verzichtet werden kann. Wir messen den Druck mittels der endolumbalen Bürette. In der Eintrittsstellung des Liquors in die Bürette wird mittels Bandmaß die Höhe der im Schlauch vorhandenen Liquorsäule abgemessen.

Verfärbungen, Beimengungen. Geringe Blutbeimengungen zum Liquor kommen manchmal durch das vorherige Anstechen der Haut an der Punktions-

---

[1]) Siehe Gärtner, Münch. med. Wochenschr. 1917 Nr. 10. Außerdem sind die Ursachen des Meningismus schon seit 1914 in verschiedenen Vorträgen von mir angegeben worden.

stelle zustande. Es ist daher zweckmäßig, nicht die ersten Tropfen des auslaufenden Liquors zur Zellzählung zu verwenden. Stärkere Blutbeimengungen entstehen durch falsche Wege der Nadel, Anspießen von Venenplexus und durch Anstechen der gegenüberliegenden Seite, wo der Lumbalsack dem Knochen anliegt, infolge zu tiefen Eindringens der Nadel. Für die endolumbale Behandlung ist die Blutbeimengung belanglos. Selbst bei starker Hirnblutung (bei Apoplexie) gerinnt das Blut-Liquorgemenge nicht, so daß die endolumbale Behandlung meistens möglich ist. Abgelaufene zerebrale Blutungen äußern sich am bernstein- bis ockergelb gefärbten Liquor. Findet sich ein solcher bei der ersten endolumbalen Behandlung, so muß, worauf wir unten noch zurückkommen werden, mit genügend großer Dosis (1,8 mg) behandelt werden, weil die Blutung sonst in stärkerem Maße und sehr bald rezidiviert. Auch ist in solchen Fällen längere Zeit, d. h. mindestens bis zur nächsten endolumbalen Behandlung strengste Bettruhe erforderlich. Zellvermehrung über 500 Zellen hinaus geben bereits eine deutlich erkennbare Trübung des Liquors.

Zellzählung. Die zuerst von den Franzosen (Widal, Ravaut, Sicard u. a.) ausgearbeitete Methode der Zellzählung bestand in Zentrifugieren des Liquors, Entnahme des Sediments mittels Kapillarpipette, Aufbringung auf Objektträger und Färbung des angetrockneten und mit Alkohol fixierten Präparates nach Giemsa, Romanowski, May-Jenner, May-Grünwald oder dergl. Sie liefert nur approximative Werte und reicht insbesondere bei inzipienten Veränderungen nicht aus. Für die allgemeine Praxis kommt nur die Zellzählung in der von Fuchs und Rosenthal angegebenen Zählkammer in Betracht.

Am Boden der genannten Zählkammer befindet sich ein Quadrat, das in 16 große, doppelt umrandete Quadrate und jedes derselben wieder in 16 einfach umrandete Quadrate eingeteilt ist. Die Gesamtfläche der Quadrate mißt 16 qmm, die Tiefe der Kammer 0,2 mm, der Rauminhalt demnach 3,2 cmm. Durch Teilung der in der gesamten Einteilung der Kammer gefundenen Zellen durch 3 ermittelt man demnach die annähernd in 1 cmm enthaltenen Zellen.

Zur Zellfärbung benutzt man die gewöhnliche Lymphozytenmischpipette. Bis zur Marke 1,0 derselben wird von nachstehender Farblösung aufgesogen:

Methylviolett	0,1
Acid. acetic. glacial.	2,0
Aqu. dest. ad.	50,0.

Dann wird bis zur Marke 11 Liquor nachgesogen, 3—5 Minuten geschüttelt und dann der 3. bis 4. auslaufende Tropfen zur Füllung der Zählkammer benutzt. Diese Einbettung des gefärbten Liquors in die Zählkammer muß sofort nach der Liquorentnahme erfolgen, weil sich die Zellen sehr schnell im Glase zu Boden senken und auch an der Wand anhaften. Bei dieser Methode werden die Lymphozyten tiefblau gefärbt, während die eventuell vorhandenen Erythrozyten gelb oder rötlich erscheinen.

Eiweißproben. Die bedeutendste aller Eiweißproben ist die Untersuchung der Globulinfraktion; sie ist weit wichtiger als die Bestimmung des Gesamteiweißes, weil ihr Vorhandensein die Anwesenheit ernsterer meningealer Krankheitsvorgänge in sich schließt.

Nonnesche Phase I-Reaktion. Die Globulinprobe geschieht nach Nonne, Apelt, Schumm, in Form der Phase I-Reaktion unter Benutzung von gesättigter Ammonsulfat-Lösung: 85 g Ammonii sulfurici purissimi neutralis (Merck) werden im Kolben mit 100 g Aqu. dest. übergossen und so lange gekocht, bis sich kein Salz mehr löst; dann erkalten lassen. Zur Anstellung der Reaktion werden gleiche Teile Liquor und Reagens (ca. $^1/_2$—1 ccm) in einem kleinen Reagenzröhrchen zusammengegossen und 3 Minuten stehen gelassen. Nach dem Grade der eingetretenen Trübung liest man dann ab: Spur Opaleszenz (0 — opal), Opaleszenz, leichte Trübung, starke Trübung, Niederschlag. Zur genauen Erkennung des vorliegenden Wertes muß das gut belichtete Röhrchen gegen einen dunklen Hintergrund gehalten werden. Die weitere Verwendung der Reaktion, die als Phase II bezeichnet wird, hat für die allgemeine Praxis keine Bedeutung. Bei längerem Stehen der Reaktion kann nämlich auch ein normaler Liquor eine Trübung aufweisen.

An Stelle der Nonneschen Methodik läßt sich auch mit Vorteil die Schichtprobe nach Jones-Roß anwenden, bei der über 2 ccm gesättigter Ammonsulfatlösung (s. oben) 1 ccm Liquor überschichtet wird. An der Berührungsstelle entsteht bei vorhandenen Globulinen ein mehr oder weniger deutlicher Ring. Nach seiner Hochgradigkeit unterscheidet man: 0 — opal, zarter Ring, deutlicher Ring und deutlich breiter Ring. Obgleich Kafka dieser Reaktion einige Fehlerquellen vorwirft, so ist sie nach den hiesigen Erfahrungen doch schärfer, als die Nonne-Apeltsche Originalmethode. Es ist indessen zur eigenen Kontrolle immer ratsam beide Methoden nebeneinander anzuwenden.

Gesamteiweißbestimmung nach Nißl. Am einfachsten geschieht die Bestimmung des Gesamteiweißgehaltes des Liquors nach Nißl mit dem von diesem angegebenen Röhrchen. Dieses zeigt an seiner unteren Verjüngung eine Graduierung, von der jeder Teilstrich 0,1 pro mille Eiweiß anzeigen soll. Weiter oben befindet sich eine Marke 2, bis zu welcher Liquor (2 ccm) eingefüllt wird, und darüber eine Marke 1, bis zu welcher Esbachs Reagens (1 ccm) nachgegossen wird. Nach Umschütteln ist scharfes Zentrifugieren ca. $^1/_2$ Stunde lang erforderlich. Die Ergebnisse der Methode sind, wie die häufig wechselnden Werte anzeigen, nicht ganz genau, sie genügen aber, um über den Gesamteiweißgehalt im Rahmen der übrigen Eiweißreaktionen hinreichende Auskunft zu geben. Wir haben jahrelang verschiedene andere Methoden, insbesondere die von Brandberg-Stolnikow verwendet, sind aber schließlich doch wieder zu der einfachen Nißl-Methode zurückgekehrt.

Pandy-Reaktion. Nächst den beiden vorbesprochenen Eiweißproben, der Phase I-Reaktion und der Nißl-Probe hat sich bei uns die Pandy-Reaktion, eine Globulinfällungsmethode, als sehr nützlich erwiesen. Der Methode wird eine große Empfindlichkeit nachgesagt. Wir haben sie zu unserer sofortigen Orientierung bei der Lumbalpunktion seit vielen Jahren regelmäßig benutzt und oftmals von ihrem stets sofort erfolgenden Ausschlag die eventuelle Anwendung einer endolumbalen Behandlung abhängig gemacht.

Als Reagens dient eine 5 bis höchstens $6^2/_3 \%$ Karbolsäurelösung. (Rp. Acid. carbolic. crystall. 10,0, Aqu. dest. ad 150,0). In ein mit 1 ccm Reagens beschicktes Reagenzglas läßt man von dem aus der Punktionsnadel tropfenden Liquor einen Tropfen hineinfallen und liest dann den Grad der eintretenden Trübung ab. Man unterscheidet ± und + als Opaleszenz, ++ als Trübung, +++ als starke Trübung und ++++ als milchig. Als sicher pathologisch rechnet zweifach positiv.

Normomastixreaktion nach Kafka (weitgehend ausgebaute Modifikation der Mastixreaktion nach Emanuel). 10 g Mastix werden zu 100 ccm absoluten Alkohols zugesetzt und das Ganze geschüttelt. Nach 24—28 Stunden Eisschrank wird filtriert (Stammlösung). 0,5 ccm einer konzentrierten alkoholischen Lösung von Sudan III werden mit 8,5 ccm absol. Alkohols und 1 ccm der Stammlösung in eine 10 ccm Pipette aufgenommen und unter Schütteln in der Zeit von 50—60 Sekunden in 40 ccm destillierten Wassers einlaufen lassen (Versuchslösung). Man setzt dann eine Röhrchenreihe mit je $^1/_2$ ccm 0,1—1,5%iger NaCl-Lösung an und fügt zu jedem Röhrchen $^1/_2$ ccm der Mastixversuchslösung. Als Titer gilt die erste ausflockende NaCl-Konzentration. Ist derselbe 0,6 bis 0,8% NaCl, dann empfiehlt sich die Verwendung von Normosallösung; ist er aber höher oder tiefer, dann muß man die entsprechende NaCl-Lösung verwenden, der man auf 99 ccm 1 ccm 0,5%iger Natrium carbonicum-Lösung zusetzt.

Hauptversuch.

Röhrchen	1	2	3	4	5	6	7	8 usw.
Resultierende Verdünnung	1:1	3:4	1:2	1:4	1:8	1:16	1:32	1:64
Liquor	0,5	0,375	0,5 ⎫	—	—	—	—	—
Normosal oder titr. Na-Cl-Lösung + Natr. carb.		0,125	0,5 ⎬	0,5→ 0,5	0,5→ 0,5	0,5→ 0,5	0,5→ 0,5	0,5→ 0,5
Mastixversuchslösung	0,5	0,5	0,50	0,5	0,5	0,5	0,5	0,5

Die Ergebnisse werden nach 24 Stunden (Stehen bei Zimmertemperatur im Dunkeln) abgelesen und in ein Schema eingetragen, das aus Abb. 1—3 verständlich ist.

Die Wassermann-Reaktion im Liquor mittels Auswertung nach Hauptmann. Die Wassermann-Reaktion im Liquor stellt die wichtigste der Liquoruntersuchungen dar, nicht nur wegen ihres spezifischen Charakters, sondern weil sie in ihrer verschiedenen Hochgradigkeit auch einen Einblick in den Grad der vorliegenden meningealen Veränderung gibt (s. u.). Sie kann in der Feinheit des Ausschlages durch verwandte Reaktionen, wie z. B. die Sachs-Georgi-Reaktion nicht ersetzt werden.

Es unterliegt aber keinem Zweifel, daß der Liquor-Wassermann, selbst in den bewährtesten Laboratorien angestellt, hinsichtlich seiner Qualität, wenn auch selten, aber doch ganz unberechenbaren Schwankungen unterliegt, welche die Verwertung eines Einzelergebnisses außerordentlich beeinträchtigen.

Dank dem Entgegenkommen des Leiters eines sehr bekannten Hamburger Laboratoriums konnten die Ergebnisse der hiesigen Wassermannuntersuchung in besonders wichtigen Fällen (ca. 1500 Liquores) fortlaufend nachkontrolliert werden. Es stellten sich hierbei ziemlich häufige und außerordentlich weitgehende Unterschiede heraus (z. B. absolut negativer Befund im Hamburger Institut gegenüber $+ + + +$ bei 0,1 ccm Liquor hier). Die Hamburger Ergebnisse, die auch dem Verlauf der Mastixkurven entsprachen, waren bei weitem die zuverlässigsten und dem weiteren Verlauf und Ausgang des Falles durchaus entsprechend. Aber auch bei ihnen kamen vereinzelte Reaktionen vor, die sich dem seitherigen, wie auch dem weiteren Verlaufe der Liquorbefunde nicht einfügen ließen und direkt den Eindruck eines verwechselten Liquors machten. Ich komme so ausführlich auf diese häufiger zutage tretenden Mängel des Liquor-Wassermanns zurück, weil sie die sachgemäße prognostische Beurteilung außerordentlich benachteiligen und erschweren. Es muß daher stets der Erfahrung des klinischen Beurteilers überlassen bleiben, ob er den Ausfall einer einzelnen Reaktion anzuerkennen vermag oder nicht. Jedenfalls ist es nicht ratsam von dem Ausfall eines einzigen Wassermannergebnisses die weitere Prognose abhängig zu machen. Nach den hiesigen Frfahrungen über die Ergebnisse des Liquor-Wassermann kann auch dem geübtesten Serologen gelegentlich eine Fehlerquelle bei der Anstellung der Reaktion unterlaufen und zwar dadurch, daß irgendeine Komponente der Wassermann-Reaktion zu stark, bzw. zu schwach ins Gewicht fällt. So kann einmal das Antigen nicht scharf genug oder zu scharf eingestellt sein. Auch das Komplement unterliegt gar nicht selten unberechenbaren Schwankungen, wodurch der Ausfall einer ganzen Untersuchungsserie zu stark nach der positiven oder negativen Seite gerichtet sein kann. Da unser Untersuchungsmaterial an einzelnen Tagen bis zu 40 Liquores betraf und zwar darunter häufig Patienten, bei denen schon 20—30 Untersuchungsergebnisse während der fortlaufenden Behandlung vorlagen, so machte die Erkennung der Mängel der jedesmaligen Untersuchungsserien keine allzu große Schwierigkeiten. Unangenehm ist es nur, wenn man bei einem kleinen Krankenmaterial keine Vergleichsobjekte besitzt und sich daher mit den vorliegenden Untersuchungsergebnissen abfinden muß.

Aus den hier vorliegenden Erfahrungen ergibt sich jedenfalls daß der Liquor-Wassermann nur aus der Hand eines sehr geübten Serologen diejenige Stelle auszufüllen vermag, die ihm hinsichtlich seiner weittragenden prognostischen Bedeutung zukommt.

Durch die von Hauptmann angegebene Auswertung der WR mit steigenden Liquormengen (0,2, 0,4, 0,6, 0,8 und 1,0 ccm) wird eine große Anzahl von positiven Befunden zutage gefördert, die sich bei Anstellung der Methode nur mit 0,2 ccm Liquor völlig der Feststellung entzogen hätten. Es gibt eben eine erhebliche Reihe von meningealen Prozessen, namentlich der frischeren Stadien, wo erst bei 1,0 ccm Liquor ein positiver Ausfall zustande kommt. Für die allgemeine Praxis ist eine Auswertung des Liquor-Wassermanns mit 0,2, 0,5 und 1,0 ccm vollkommen ausreichend.

Die bei 0,2 ccm Liquor positiven Fälle betreffen fast ausschließlich Paralyse, Taboparalyse und deren Anwärter. Letztere sind unter den Fällen mit noch völlig latenten Liquorveränderungen im höheren Infektionsalter ziemlich häufig.

Da unser eigenes Material der letzten 10 Jahre noch nicht zusammengestellt werden konnte, wiederhole ich hier einige von Eßkuchen angeführte statistische Ergebnisse: Bei Paralyse findet sich positive WR bei 0,2 ccm in ca. 80% und in ca. 20% erst bei 0,6—1,0 ccm. Bei Tabes gibt Eßkuchen positive WR bei 0,2 ccm in ca. 20% und in ca. $30—50\%$ erst bei 1,0 ccm. Diese Beobachtungen bei Tabes decken sich nicht mit den hiesigen (s. u.).

Bei Lues cerebrospinalis unterscheidet Eßkuchen ein akutes Stadium, wo positive WR bei 0,2 ccm in ca. 30%, bei 0,6 ccm in ca. 30% und auch bei 1,0 in ca. 30% gefunden werden sollen, und ein chronisches Stadium, wo positive WR bei 0,2 ccm fast nie, bei 0,6 ccm in ca. 35% und bei 1,0 ccm in 40% der Fälle vorhanden ist.

Beim Versand der Liquorröhrchen zur WR ist eine völlig sterile Verpackung unbedingt notwendig.

b) Die Bewertung des Liquorbefundes.

Im allgemeinen ist zwischen den Liquorbefunden der noch völlig latenten meningealen Prozesse (histologische Meningorezidive Ravauts) und den Liquorveränderungen der klinischen Ausfälle kein nennenswerter Unterschied. Hier wie dort gibt es leichte und schwere Veränderungen. Es ist zu unterscheiden zwischen akut und chronisch entzündlichen Liquores.

Der akut entzündliche Liquor ist durch Pleozytose verschiedenster Stärke und durch relativ mäßige Wassermann- und Eiweißwerte ausgezeichnet. In leichten Fällen hält sich die Pleozytose zwischen 20 und 50 Lymphozyten im Kubikmillimeter bei sehr geringen Eiweiß- und fehlenden Wassermannwerten, während schwere Fälle eine Lymphozytose bis zu 2000 Zellen und nur selten mehr als mittlere Wassermann- und Eiweißwerte aufweisen. Dazwischen sind alle nur möglichen Übergänge vorhanden.

Beim chronisch entzündlichen Liquor finden sich nur selten Zellwerte über 100 Lymphozyten, dagegen je nach Umfang des Prozesses mehr oder weniger erhebliche Eiweiß- und Wassermannwerte. Auch hier kann zwischen weniger schweren und schweren Befunden unterschieden werden. Bei einzelnen Erkrankungen finden sich noch gewisse Besonderheiten, so bei der Taboparalyse und der Pseudotabes manchmal ziemlich hohe Zellwerte neben erheblichen Eiweiß- und Wassermannwerten, bei vaskulären Prozessen nur geringfügige Liquorveränderungen und bei reiner Tabes und Myelitis ebenfalls nur sehr geringe Veränderungen oder ein normaler Liquor.

Die überwiegende Mehrzahl der Liquorentzündungen kommt, wie oben ausgeführt, im 1. Infektionsjahr zustande. Diejenigen Fälle, wo die Liquorentzündung erst 2—2 ½ Jahre nach Abschluß der Gesamtbehandlung zur Entwicklung gelangt, betragen unter 20 %. Es handelt sich hier vorwiegend um mit Hg behandelte Fälle und ferner um Fälle, die erst im älteren Sekundärstadium (nur selten über das 5. Infektionsjahr hinaus) und bei noch gut erhaltener Allgemeindurchseuchung in intensivere Behandlung (meist Salvarsan) genommen worden sind, wo also die Provokation der noch vorhandenen meningealen Infektion — vorher bestand normaler Liquor — erst spät erfolgt ist.

Über die einzelnen Reaktionen ist folgendes zu berichten:

Lymphozytose. Hinsichtlich des Ergebnisses der Zellzählung gelten folgende Normen: 3—6 Zellen im Kubikmillimeter rechnen als normaler Befund, 6 bis 9 Zellen als Grenzwert und über 9 Zellen hinaus als pathologisch. Ausnahmefälle mit als normal anzusprechenden höheren Zellbefunden sind ungemein selten. Die frischen Liquorentzündungen bestehen in der Hauptsache aus kleinen Lymphozyten und nur sehr vereinzelten und nicht besonders großen Plasmazellen. Die durch Salvarsankuren provozierte Pleozytose ist meist erheblich höher als die nach verschiedenen Hg-Kuren. Die Höhe der Pleozytose beträgt in den verschiedenen Krankheitsfällen des ersten Infektionsjahres von 15—2000 Zellen im Kubikmillimeter.

Je älter der meningeale Prozeß, der sich, wie erwähnt, auch im latenten Zustande über 1—2 Jahrzehnte hinziehen kann, um so mehr tritt die Zahl der kleinen Lymphozyten zugunsten der großen Plasmazellen zurück. Es kommt dies daher, daß die oberflächlich gelegenen Infiltrationsherde, sei es noch in der hyperplastischen Pia, oder sei es schon im Parenchym, bereits von der Liquordiffusion ausgewaschen sind. Aus den tiefergelegenen Herden können die kleinen Lymphozyten die meningeale Oberfläche nicht mehr lebend erreichen, weil sie in dem durch den Liquor stark verwässerten Gewebssaft zugrunde gehen, bevor sie der Osmosestrom an die Oberfläche bringen könnte. In allen späteren Stadien der meningealen Entzündung und bei allen Spätprozessen am ZNS finden sich daher nur noch wenig Zellen und fast ausschließlich große Plasmazellen im Liquor, welche die weitere Passage aus der Tiefe bis in den freien Liquor trotz unzureichender Ernährung in dem vom Liquor durchtränkten Gewebe zu überstehen vermögen. Die Herkunft dieser großen Plasmazellen ist in den Gefäßscheiden zu suchen (histiogener Ursprung), wo sie vor ihrer Ausschwemmung in den Liquor vorzugsweise zu finden sind.

Das übliche Bild vom Entwicklungsgange der meningealen Entzündung ist demnach derart, daß im frischen Stadium die Pleozytose gegenüber allen anderen Liquorreaktionen überwiegt. Sie bildet in den leichteren Fällen gar nicht selten den einzigsten pathologischen Befund. Im übrigen gehen jedoch die Eiweiß- und Wassermannwerte bei den frischeren Liquorentzündungen der ersten Infektionsjahre dem Umfange der Pleozytose in gewissem Umfange parallel, sie erreichen aber, wie bereits erwähnt, niemals die Höchstwerte. Am meisten kann das Gesamteiweiß vermehrt sein, während Globuline und WR nur selten über leichte Trübung (zarten Ring), bzw. 1,0 ccm hinaus vorhanden sind. Selbst bei den ganz abundanten Zellwerten der Salvarsanmeningorezidive (latente + Neurorezidive) ist hier ein positiver Liquor-Wassermann bei 0,5 cmm nur sehr vereinzelt gefunden worden. Er erwies sich in diesen Fällen auch als prognostisch gutartig, insofern er sich in kurzer Zeit wieder beseitigen ließ. Bei mäßigen und mittleren Pleozytosewerten ist die Phase I-Reaktion nur angedeutet und die WR negativ. Bei längerem Fortbestand des meningealen Herdes verliert sich, wie soeben ausgeführt, der entzündliche Charakter des Liquors immer mehr und macht entweder chronisch entzündlichen Veränderungen Platz oder geht allmählich mehr oder minder vollständig zur Norm zurück.

a) Im ersten Falle sinken die Zellwerte, während Globuline und Wassermannwerte zu Höchstwerten ansteigen. Hierbei kann der klinische Ausbruch zu der verschiedensten Zeit erfolgen; die Zellwerte können noch ziemlich hoch sein, d. h. mehrere Hundert betragen oder nur noch einen Grenzwert darstellen. Der Eintritt der Ausfallerscheinungen hängt, wie an anderer Stelle erörtert, einmal von der gesamten Infektionslage (Stand der Provokation) und zum anderen von der Dichte des vor der Liquordiffusion schützenden Granulationswalles ab. Immerhin sind aber diejenigen Fälle, wo es noch bei erheblichen Exsudationsvorgängen (über 100 Zellen im Kubikmillimeter) zur Paralyse oder Taboparalyse kommt, erheblich in der Minderheit; bei der Mehrzahl der Fälle erreicht die Pleozytose höchstens 40—50 Zellen. Oftmals trifft man auch gar keine Zellvermehrung über die Grenzwerte hinaus mehr an.

Naturgemäß können auch geringfügige meningeale Herde durch allmähliches Wachstum eine größere Flächenausdehnung gewinnen und dadurch zunächst eine zunehmende Pleozytose aufweisen; aber auch diese macht den soeben geschilderten Rückbildungsgang durch.

b) Eine große Anzahl von Fällen weist nur mehr oder weniger umschriebene, d. h. relativ kleine meningeale Entzündungsherde auf, die keine Tendenz zu stärkerer Flächenzunahme erhalten. In solchen Fällen konnte hier vielfach eine Rückbildung der Pleozytose ohne Zunahme der Eiweiß- und Wassermannwerte beobachtet werden. Bei einem Teil dieser Fälle stellten sich umschriebene vaskuläre Prozesse ein, ein Teil bekam Tabes und ein weiterer blieb frei vom klinischen Ausfall. In allen diesen Fällen genügt die relativ geringe Krankheitsoberfläche nicht, um stärkere Eiweißwerte hervortreten zu lassen. Sie fehlen infolgedessen oft auch bei denjenigen Fällen, wo es zur Liquordiffusion (Tabes, Myelitis) kommt. Diese erfolgt außerdem, wie oben vermerkt, bei den spinalen Prozessen auch mit einem solchen Überdruck, daß eine rückläufige Osmose, welche den vorhandenen Gewebszerfall zum freien Liquor hinabführen könnte, nicht mehr eintritt. Infolgedessen ergibt sich bei reiner Tabes und Myelitis nach Ablauf der meningealen Exsudationserscheinungen für gewöhnlich ein normaler Liquorbefund, während der klinische Ausfall infolge Zunahme der Strangdegeneration (weiteres Vordringen der Liquordiffusion und der Erreger) noch der weiteren Zunahme fähig ist.

Wenn ältere Tabesfälle höhere Globulinwerte und positiven Liquor-Wassermann aufweisen, so ist ihnen der spätere Ausgang in Paralyse gewiß. Manchmal kommt die zerebrale Komplikation aber erst späterhin durch Übergreifen der Optikusscheidenaffektion auf das Vorhirn (s. Stargardt) zur Entwicklung und schließlich zum Ausbruch.

Die Albumine. Das Vorhandensein reichlicher Albumine erfordert immer eine mehr oder minder große Krankheitsoberfläche. Ihre absolute Menge kann im Frühstadium ebenso hoch sein wie im Spätstadium. Eine besondere pathognomische Bedeutung über Art und Alter des Prozesses kommt ihnen nicht zu.

Die Globuline. Wo Globuline vorhanden sind, findet stets Zellzerfall und auch Abgabe von Gewebsstoffwechsel an den Liquor statt. Bei höheren Globulinwerten erstreckt sich die Liquordiffusion zum mindesten in das piale Granulationsgewebe, wenn nicht schon ins Nervenparenchym. Sie betreffen demnach vorwiegend ältere meningeale Prozesse ernster Art, die bis auf wenige Ausnahmen (ausgedehnte Meningomyelitis und Pseudotabes) das Zerebrum betreffen. Sie finden sich in ausgiebiger Menge sowohl bei latenten Prozessen wie bei klinischen Ausfällen. Die Hochgradigkeit der Phase I-Reaktion geht im allgemeinen der Stärke der WR im Liquor parallel. Die WR erweist sich jedoch für gewöhnlich als ein weit feineres Reagens auf den Fortbestand des Prozesses als die Globulinreaktion. Sie verliert sich unter der Therapie meist erheblich früher als die WR. Nur sehr vereinzelt werden Fälle beobachtet, wo eine geringe Phase I-Reaktion die völlige Ausheilung des meningealen Prozesses eine gewisse Zeit überdauert.

Die Normomastixreaktion. Die Ergebnisse der Mastixreaktion sind unabhängig von den anderen Reaktionen des Liquor cerebrospinalis, sie stellt die empfindlichste Liquorreaktion dar (neben der Goldsolreaktion). Außerdem zeigen sich Verschiedenheiten im Kurvenausfall, d. h. das Maximum der Kolloidveränderung tritt bei verschiedenen Erkrankungen an verschiedenen Stellen der Verdünnungsreihe auf. Auf diese Weise entstehen Kurvenformen, die sich in vielen Fällen innerhalb der Lues differentialdiagnostisch verwerten lassen, aber auch eine Abgrenzung von nicht syphilitischen Erkrankungen des ZNS oft ermöglichen. Die prognostische Bedeutung des Kurvenausfalles ist häufig eine große, da beim Negativwerden anderer Liquorreaktionen eine persistente

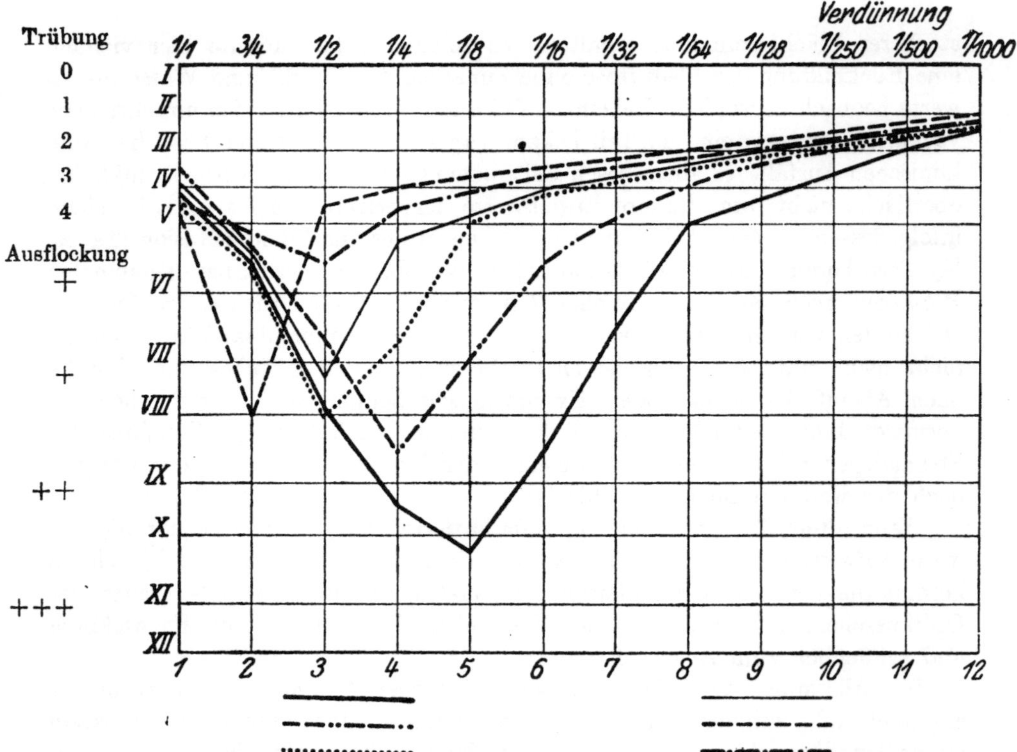

Abb. 1. Normomastixreaktion. Lues- und Lues cerebri-Zacken.

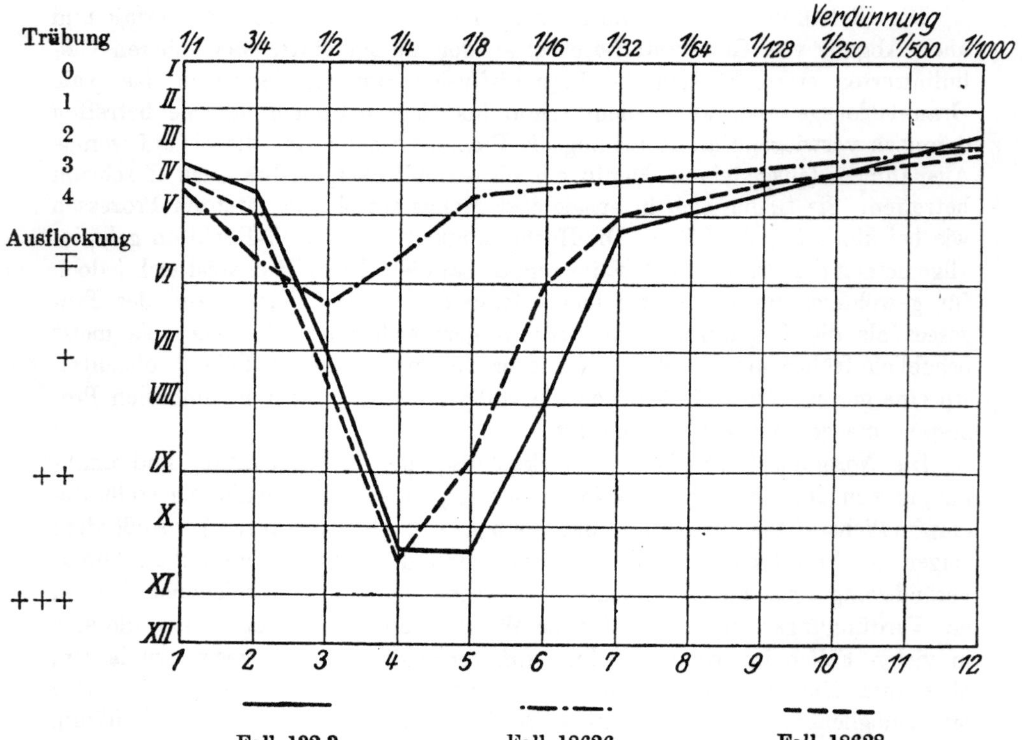

Abb. 2. Normomastixreaktion. Paralyenkurven.

pathologische Form der Kolloidkurve von ungünstiger Vorbedeutung ist, sein
kann und umgekehrt. In Abb. 1—3 folgen die charakteristischen Kurventypen,
die freilich nicht immer so klar in Erscheinung treten.

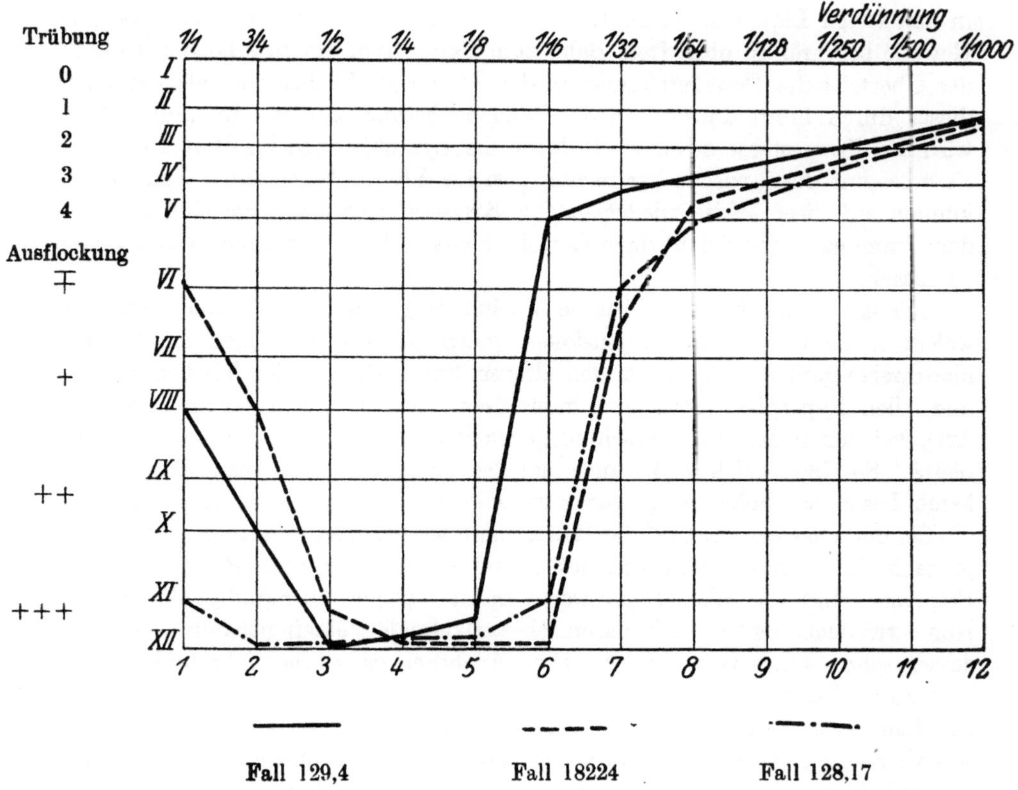

Abb. 3. Normomastixreaktion. Tabeskurven.

Die WR im Liquor. Für die Herkunft der WR ist es sehr bezeichnend,
daß bei annähernd gleicher Krankheitsoberfläche die frischen Liquorentzündungen trotz enormer Pleozytose für gewöhnlich nur mäßige WR-Werte aufweisen, während diese im fortgeschrittenen Stadium, wo nur noch wenige sehr
große Plasmazellen im Kubikmillimeter vorhanden sind, das absolute Höchst-
maß erreichen. Diese Steigerung der Wassermann-Reagine im Liquor ist die
Folge des soeben erwähnten Zerfalls der syphilitischen Proliferation, auf den
ich bereits 1911 auf Grund der Erfahrungen mit der von mir angegebenen Salvarsanprovokation der SR den Ursprung der Wassermann-Reagine zurückgeführt habe. In Übereinstimmung mit diesen Beobachtungen haben späterhin
auch experimentelle Untersuchungen in vitro eine Verstärkung der WR bei
Auflösung der Lymphozyten im Liquor ergeben. Dies war aber nur bei der
Pleozytose der Spätstadien, nicht der Frühstadien der Fall, was wohl auch auf
einen gewissen Zusammenhang der Wassermann-Reagine mit der gesteigerten
zellulären Abwehrreaktion hinweist.

Höhere Wassermannwerte kommen erwähntermaßen erst bei fortgeschrittenen meningealen Prozessen zustande und zwar durch den soeben angeführten

Zerfall der syphilitischen Infiltration und bei Ausschwemmung der syphilitischer. Zerfallsprodukte in den Liquor. Voraussetzung zu starker Ausschwemmung der Zerfallselemente ist naturgemäß ein hinreichender Hinzutritt des Liquors in das infiltrierte Gewebe, während gleichzeitig ein rückläufiger Osmosestrom in den freien Liquor stattfindet. Bleibt die Liquordiffusion nur auf das piale Gewebe beschränkt, ohne freie Bahn zum Parenchym hin zu erlangen, so kann der Übertritt der Gewebstrümmer in den Liquor reichlicher sein, als wenn sich dieser durch breite Pforten in die Rindensubstanz ergießt. In diesem Falle wird die Hauptmasse des Zerfalls durch die Lymphbahnen ins Blut abgeführt. Es erscheint dann wieder hartnäckig positive SR im Blut; selbst Spirochäten können auf diese Weise wieder in den Kreislauf gelangen. Sie sind aber bei dem Immunzustand der übrigen Gewebe nicht mehr in der Lage, festen Boden zu fassen.

Solange es sich um syphilitische Veränderungen an den Meningen handelt, welche keine wesentlichen Diffusionsvorgänge aufweisen, bleiben die Wassermannwerte gering, so z. B. bei den akuten Entzündungen der frischen Stadien und allen hyperplastischen und gummösen Veränderungen (auch vaskulärer Art), bei denen der piale Abschluß gegen den Liquor mehr oder weniger fest bleibt. So finden sich z. B. auch bei der gummösen Basalmeningitis häufig keine besonders hohen oder gar hartnäckigen Wassermannwerte im Liquor.

Bei der Lues cerebri sind die Wassermannwerte außerordentlich verschieden je nach Art, Umfang und Entwicklungsalter des Prozesses. Bei den basalen Prozessen sind die Wassermannwerte meist weniger hochgradig als bei der Konvexitätsmeningitis. Alle chronisch verlaufenden Meningitisfälle haben indessen schon Jahre vor dem klinischen Ausbruch ganz erhebliche und äußerst resistente Wassermannwerte im Liquor. Weshalb diese Fälle schon längst vor dem Eintritt klinischer Symptome so ungemein schwer zu assanieren sind, ist daher sehr verständlich. Wegen der in der Pia bereits ausgiebig vorhandenen Liquordiffusion gelangen die intravenös einverleibten Heilmittel nur in unzulänglichem Maße im Krankheitsbereich zur Wirkung; selbst die endolumbale Behandlung bedarf hier langwieriger Fortsetzung, bis sie die ausreichende Tiefenwirkung erreicht. Wegen der schweren therapeutischen Zugänglichkeit bleibt demnach der Liquor-Wassermann schon in den latenten Vorstadien der syphilitischen Meningoenzephalitis sehr hartnäckig. Das steigert sich natürlich noch mehr, wenn die Liquordiffusion noch tiefer eindringt, wie z. B. bei der Paralyse.

Wenn ausgiebige Wassermannwerte im Liquor eintreten, so handelt es sich ebenso wie bei den Globulinen stets um Veränderungen von einer gewissen Oberfläche und Tiefe. Umschriebene meningeale Prozesse, mögen sie sich im interpedunkulären Raum, am Optikus, an den hinteren Wurzeln oder an den seitlichen Partien des Rückenmarks abspielen, sind nicht imstande wesentliche WR-Werte im Liquor zu erzeugen. Wenn der klinische Ausfall eintritt, ist die meningeale Entzündung häufig schon abgelaufen, und die ursprünglich vorhandenen Exsudationsvorgänge von der Liquordiffusion schon mehr oder weniger ausgewaschen. Der Liquor-Wassermann ist dann in allen diesen Fällen mit geringer Krankheitsoberfläche völlig negativ. Die früher sehr verbreitete Gewohnheit, die Liquoruntersuchung lediglich auf eine Prüfung des Liquor-Wassermanns zu beschränken, kann daher sowohl im Frühstadium wie im

Spätstadium der meningealen Syphilis ein unzureichendes diagnostisches Ergebnis aufweisen.

An und für sich besteht zwischen der Schwere der Liquorveränderungen und dem eventuellen klinischen Ausfall kein Parallelismus; spielen sich doch die meisten meningealen Prozesse jahrelang völlig latent ab, ohne daß sie den geringsten klinischen Anhalt geben. Trotzdem ist es erfahrungsgemäß im gewissen Umfange möglich aus der Schwere der Liquorveränderungen bei den Latenzfällen Schlüsse auf die Art des sich vorbereitenden Prozesses zu ziehen.

Es kann ferner bei vorhandenen Ausfallserscheinungen zumeist auch ein Urteil abgegeben werden, ob sie den Liquorveränderungen entsprechen oder noch eine weitere Entwicklung des Krankheitsbildes erwarten lassen. Für die beiden vorhandenen Möglichkeiten möchte ich hier zwei Beispiele anführen:

Finden sich z. B. Hirnnervenlähmungen, Ophthalmoplegia totalis und einfacher Sehnervenschwund (gleichmäßige Einschränkung des Gesichtsfeldes für Farben und Schwarz-Weiß-Empfindung) bei einem niedrigen Zellbefund und geringen Globulin- und WR-Werten, die nach 1—2 endolumbalen Behandlungen schon völlig verschwinden, so entspricht der klinische Ausfall dem Liquorbefund. Das Vorhandensein eines größeren meningealen Herdes kommt dann nicht in Betracht.

Etwas anderes ist es, wenn bei einseitiger Abduzensparese, differenten Pupillen, die teilweise lichtstarr sind und manchmal auch sehr wenig konvergieren, und bei erheblicher Gesichtsfeldeinengung für Grün und Rot bei ungestörter Sehleistung und sonst noch völlig intaktem ZNS ein Liquorbefund vorhanden ist, der neben mäßigem Zellbefund (ca. 40 Zellen) eine starke Phase I-Reaktion und WR bei 0,2 cmm stark positiv aufweist, die zumeist auch ungemein hartnäckig sind. In solchen Fällen liegt noch ein latenter meningealer Prozeß am Zerebrum, eine latente Meningitis vor, die ohne Assanierung späterhin zur Paralyse oder Taboparalyse führt. Fehlen indessen bei einer ausgesprochenen Tabes wesentliche Liquorveränderungen, d. h. sind Zellwerte gering, Phase I-Reaktion nur angedeutet und keine positive Liquor-WR vorhanden, so ist mit dem späteren Hinzutritt einer Paralyse für gewöhnlich nicht mehr zu rechnen.

Die Serumreaktion. Nonne rechnet zu den 4 Reaktionen bei der Syphilis des ZNS auch die Serumreaktion. Sie hat auch zweifellos einen orientierenden Wert, insofern noch eine erhebliche Anzahl von Fällen mit meningealer Syphilis positive SR aufweist. Insgesamt sind es, wenn wir Neurorezidive und Tabes ausnehmen, etwa 60—70% der klinischen Ausfälle, welche serologisch positiv sind. Die Zahl der positiven Fälle würde auf Grund der biologischen Verhältnisse erheblich geringer sein, wenn nicht im Spätstadium bei den zerebralen Prozessen (Meningitis, Meningoenzephalitis und Paralyse) Reagine auf dem Wege der Liquordiffusion, welche die Infiltration zum Zerfall bringt, — sei es nur in der Pia oder auch bereits im Parenchym — erneut wieder in den Kreislauf gelangen und dadurch wieder eine positive SR hervorrufen würden.

Der Eintritt positiver SR ist, wie oben vermerkt, stets an den Zerfall und die Resorption der syphilitischen Proliferation gebunden, die beide fortlaufend stattfinden. Die Zelltrümmer enthalten eine Reihe von Fermenten, die noch eine gewisse Zeit ihre biologischen Funktionen, die sie in der lebenden Zelle besaßen, auch in vitro betätigen und hierbei das Komplement verbrauchen. Im frischen Luesstadium stellt sich die positive SR zwischen der 5. und 7. Infektionswoche ein, selten früher, was vorzugsweise bei manchen extragenitalen Infektionen und Sitz des PA an der Glans beobachtet wird. Durch Einschränkung der Allgemeindurchseuchung unter Therapie und Immunvorgängen geht die Produktion der Reagine so weit zurück, daß die SR negativ wird. Die Reste der dann noch vorhandenen Durchseuchung reichen nicht aus, um noch genügend Reagine zu liefern. Für eine Ausheilung der Syphilis hat jedoch die Feststellung negativer SR nichts zu besagen. Dementsprechend finden sich zunächst in den frischen Luesstadien nach einer Salvarsankur bei negativer SR häufig die ausgiebigsten meningealen Prozesse, die ihre Entstehung und weitere Entwicklung zum größeren Teile nicht der ersten Anlage, sondern der hochgradigen Zurückdrängung der Allgemeindurchseuchung (Provokation) verdanken.

Die SR ist bei diesen frisch emporschießenden Meningorezidiven (inkl. Neurorezidive) in 80—90% negativ; sie wird jedoch mit der Wiederkehr der Allgemeindurchseuchung, die selten länger als 8—12 Wochen nach der letzten Salvarsaninjektion auf sich warten läßt, wieder positiv.

Im älteren Stadium ist für das Vorhandensein positiver SR von Bedeutung, ob die meningeale Infektion bereits bei der ersten Allgemeindurchseuchung stärker angelegt ist (z. B. bei Alopecia specifica), durch eine im frischen Stadium energisch einsetzende, aber nicht völlig sterilisierende Behandlung frühzeitig in den Vordergrund gedrängt wurde, oder erst nach langjährigem Verlaufe durch einen mehr oder minder spontanen Rückgang (durch Abwehrvorgänge) allmählich das biologische Übergewicht gewonnen hat. Bei stärkerer Anlage und frühzeitiger Provokation im frischen Stadium, auf die zunächst wieder eine Allgemeindurchseuchung erfolgt, bedarf es weiterhin keines so besonders erheblichen Rückganges der Allgemeindurchseuchung, um die meningeale Infektion bis zum klinischen Ausfall weiter zu entwickeln. Schon in wenigen Jahren kann es daher noch bei positiver SR zu schweren Ausfallerscheinungen am ZNS kommen. Nur bei gummösen Prozessen, bei denen es sich, wie oben ausgeführt, oft um sehr energisch einschränkende Abwehrvorgänge handelt, ist die SR infolge des hochgradigen Rückganges der Allgemeindurchseuchung in wenigstens 60% der Fälle negativ.

Eine erheblich langsamere Entwicklung der meningealen Monorezidivbildung findet in denjenigen Fällen statt, bei denen sich der latente meningeale Prozeß in den ersten Jahren innerhalb gewisser Grenzen hält und bei Fortbestand des sekundären Charakters von allen energischen Provokationen verschont bleibt. Die Fortentwicklung des vorhandenen meningealen Herdes kommt in solchen Fällen erst nach sehr weitgehender Einschränkung der Allgemeindurchseuchung und infolge der Trägheit der einschränkenden Immunvorgänge erst nach jahrelangem Verlauf zustande. Bis sich der klinische Ausbruch des Leidens einstellt, hat die SR in der Mehrzahl der Fälle bereits die negative Phase erreicht; in selteneren Fällen wird eine wenig hartnäckige positive SR gefunden. Entsprechend diesen Erfahrungen werden einmal zahlreiche Paralysefälle beobachtet, die viele Jahre in planmäßiger ärztlicher Kontrolle dauernd serologisch negativ verlaufen sind bis kurze Zeit vor Ausbruch des Leidens.

Wenn auch die Paralysefrequenz nach dem 15. Infektionsjahr sehr wesentlich abnimmt, so kann doch gelegentlich noch bis zum 20. Infektionsjahr und noch darüber hinaus eine Paralyse eintreten, nachdem die SR schon viele Jahre negativ war. Von mehreren derartigen Beobachtungen will ich hier nur einen

Fall erwähnen, den ich im Frühjahr 1914 in Privatbehandlung bekam. Das Infektionsalter betrug 19 Jahre. Seit dem frischen Stadium waren keinerlei Erscheinungen mehr beobachtet worden; die SR war seit 7 Jahren (seit Entdeckung der Reaktion) negativ gewesen. Auf Grund des jahrelang einwandfreien Verlaufes und des normalen klinischen Befundes hatte Patient $^1/_2$ Jahr vor Eintritt der Paralyse von einer bekannten Berliner Autorität die Heiratserlaubnis erhalten. Ein derartig langer negativer Verlauf der SR erklärt sich aber nicht nur aus dem hochgradigen Rückgange der Allgemeindurchseuchung und dem relativ beschränkten Umfange des meningealen Prozesses — im vorliegenden Falle war der Liquor-Wassermann nur bei 1,0 ccm positiv —, sondern zum Teil auch aus der unzulänglichen Resorptionsmöglichkeit des meningealen Granulationsherdes ins Blut. Jedenfalls muß man wohl bei derartigen Fällen auch damit rechnen, daß ein gewisser Teil der exsudativen Vorgänge in den Liquor ausgelaugt wird. Hier können indessen die Reagine nach längerem Bestande — die Liquorerneuerung dauert ca. 1—2 Wochen — so weit zerfallen, daß sie an biologischer Wirkung einbüßen.

Die Sachlage ändert sich aber infolge der weiteren Ausdehnung des meningealen Herdes und durch den Übertritt der Liquordiffusion in die ganze Breite der erkrankten Pia und ins Nervenparenchym, wodurch die syphilitischen Zerfallsprodukte auf dem Lymphwege direkt in den Kreislauf gelangen. Die Wiederkehr positiver SR im Prodromalstadium der Paralyse, bzw. bei Ausbruch des Leidens ist daher sehr verständlich.

Zum anderen begegnet man zahlreichen Fällen von reiner Tabes (d. h. ohne latenten zerebralen Prozeß), wo die SR dauernd negativ bleibt. Hier ist nach dem Rückgange der Allgemeindurchseuchung auch der Umfang des Krankheitsvorganges so gering, zudem die exsudativen Vorgänge meist so minimal, daß sie auch nicht annähernd ausreichen um eine genügende Reaginanreicherung im Blut zu bewirken.

Aus den angeführten Beobachtungen ergibt sich demnach im Einklange mit den oben berichteten statistischen Feststellungen, daß die negative SR weder eine sichere Gewähr für Ausheilung der Syphilis und Intaktheit der Meningen bietet, noch bei klinischem Ausfall regelmäßig wieder in die positive Phase übergeht und dadurch die Art des Leidens als durch Syphiliserreger bedingt kennzeichnet.

Im allgemeinen liegen die Verhältnisse so, daß bei wenig oder gar nicht behandelten Fällen die im ersten Jahrzehnt vorhandene positive SR vorwiegend durch anderweitige Reste der Allgemeindurchseuchung als durch eventuell latente meningeale Herde bedingt wird, während es sich im zweiten Jahrzehnt der Krankheit bei positiver SR meist um Wiederkehr derselben nach mehr oder weniger langer negativer Phase infolge der Entwicklung eines umfangreicheren Monorezidives handelt. Hiervon sind natürlich je nach Anlage der Infektion und nach Art des Abwehrvorganges und der spezifischen Behandlung vielfache Abweichungen möglich. So können z. B. Fälle mit früh und ausgiebig angelegten meningealen Herden die negative Phaes der SR nicht erreichen, weil schon ein geringerer Rückgang der Allgemeindurchseuchung genügt um den klinischen Ausbruch des meningealen Prozesses zu bewirken. An sich bietet jedoch der Verlauf der SR in behandelten wie unbehandelten Fällen im spontanen Rückgange der positiven Phase und ihrer späteren Wiederkehr bei genügend großer

Monorezidivbildung etwas gesetzmäßiges, wenn er auch durch individuelle Eigenheiten der jeweiligen Infektion der Modifikation unterliegt. In letzterer Hinsicht kommt insbesondere eine Beschleunigung oder Verzögerung des serologischen Verlaufes durch größere, bzw. geringere Intensität der einschränkenden Faktoren in Betracht.

Aus den vorliegenden Erfahrungen ergibt sich demnach, in welchem Umfange in den einzelnen Luesstadien im Hinblick auf die meningeale Infektion mit dem Vorhandensein positiver SR zu rechnen ist, und wodurch (Allgemeindurchseuchung oder Monoherd ?) sie in der Mehrzahl der Fälle zustande kommt. Das Verhalten der SR beleuchtet in Gemeinschaft mit dem Liquorbefund und der Herzuntersuchung den biologischen Stand der Infektion im Organismus, wie es oben unter Entwicklungsursachen bereits näher ausgeführt ist. Gewisse Lücken der Erkenntnis bleiben natürlich bestehen. Zweideutige Fälle betreffen im wesentlichen das zweite Jahrzehnt der Infektion, wo es vereinzelt schwierig zu beurteilen ist, ob die eventuell vorhandene positive SR noch auf Reste einer Allgemeindurchseuchung hinweist oder bereits vorwiegend aus der meningealen Rezidivbildung erfolgt.

Nach einem langjährigen latenten Verlaufe und beim Fehlen sonstiger Hinweise auf eine restliche Allgemeindurchseuchung wird man aus dem Vorhandensein schwerer Liquorveränderungen (bei Latenzfällen) oder aus dem klinischen Befund (Eintritt von Paralyse) für gewöhnlich wohl annehmen können, daß die negative Phase der SR bereits abgeschlossen war, und daß die sich jetzt geltend machenden Reagine vorwiegend dem meningealen Prozeß entstammen.

Diese kurze Abschweifung auf die biologischen Infektionsfragen bei der Syphilis war zur Erklärung der serologischen Befunde bei latenten Meningorezidiven und klinischen Ausfällen nicht zu umgehen. Sie liefert uns auch die Unterlagen für die Salvarsanprovokation der SR.

Salvarsanprovokation der SR. Bei negativer Phase der SR läßt sich, wie ich im Oktober 1910 zuerst berichtete, durch eine Salvarsaninjektion eine positive Schwankung der SR erzielen, die auf die syphilitische Natur irgendwelcher Krankheitsvorgänge oder bei Lues latens auf den Fortbestand des Leidens hinweist. Diese Methode kann naturgemäß nur dann ein zutreffendes Ergebnis aufweisen, wenn die vorliegende syphilitische Granulation umfangreich genug ist, um beim Zerfall einen für das Zustandekommen positiver SR hinreichenden Reagingehalt des Blutes zu bewirken. Schon in der Frühperiode der Syphilis hat sich diese Provokation als ein sehr wertvolles diagnostisches Hilfsmittel bei denjenigen Primärfällen bewährt, wo der Spirochätennachweis aus irgendwelchen Gründen nicht zu erbringen war. Sie wird hier in der 5. Woche nach der Infektion angewendet und erbringt neben der charakteristischen Fiebersteigerung eine 2—5tägige positive Schwankung der SR.

In der Frühlatens bis ca. zum 8. Infektionsjahr ergibt die Salvarsanprovokation bei sachgemäßer Anwendung (2jährige Behandlungspause und 4—5 Blutproben in 5tägigem Abstande) recht befriedigende Ergebnisse. Gelegentlich wird jedoch die positive Schwankung durch vaskuläre Veränderungen erschwert. In diesem Falle stellt sie sich erst 5 Wochen nach der Provokation ein, so daß sich für die älteren Stadien ein weiterer Ausbau der Provokation — 3—4 Salvarsaninjektionen in 5tägigem Abstande, Blutprobe 1 Tag nach jeder Injektion und eine weitere im Anfange der 6. Woche — als zweckmäßig erwiesen hat.

In hochgradig eingeschränkten Fällen, besonders jenseits des 10. Infektionsjahres fehlt es indessen, wie bereits vermerkt, häufig an Reaginen, so daß mit einer positiven Schwankung der SR in absehbarer Zeit oder überhaupt nicht zu rechnen ist. Eine ausgiebigere Salvarsanprovokation (3—4 Injektionen) äußert sich aber manchmal noch im Sinne einer Provokation der restlichen Infektion. Wenn überhaupt die Möglichkeit zu einer serologischen Rezidivbildung durch Wiederkehr mesodermaler Entzündungsvorgänge vorhanden ist, so wird sie durch diese Art der Provokation beschleunigt, so daß diese Methode zur Sicherung des Heilungsnachweises neben der Liquorkontrolle sehr zu empfehlen ist.

Die Lücken, welche die serologische Untersuchung bei meningealer Syphilis aufweist, sind bei den Latenzfällen etwas größer als bei den klinischen Ausfällen. Bei Latenzfällen findet sich positive SR in $50—60\%$. Diese Zahl kann noch geringer ausfallen, wenn das Material viel Fälle enthält, die 2—3 Monate nach der ersten Salvarsankur punktiert sind. Positive Befunde sind bei Lues cerebri in $60—70\%$, bei Tabes in $40—50\%$ und bei Paralyse in 95% vorhanden.

Übersicht über das Verhalten der 4 Reaktionen. Entsprechend den soeben berichteten Beobachtungen bei der SR und den einzelnen Liquorreaktionen lassen sich bei den einzelnen meningealen Krankheitszuständen gewisse Anhaltspunkte für das Verhalten der 4 Reaktionen geben:

1. Latente meningeale Prozesse am ZNS (histologische Meningorezidive).
    a) Die Phase I-Reaktion kann fehlen oder in beliebiger Stärke vorhanden sein, je nach Alter und Umfang des meningealen Prozesses.
    b) Die Zellzahl schwankt von Grenzwerten bis zu 2000 Zellen, ohne daß wesentliche Beschwerden (außer Kopfschmerzen) oder irgendwelche Ausfallerscheinungen vorhanden sind.
    c) Die WR im Liquor ist bei der Mehrzahl der frischen Liquorentzündungen trotz hoher Zellwerte negativ, dagegen in allen älteren Stadien des Leidens, je nach Umfang und Tiefe des Prozesses, mehr oder weniger stark positiv (bis 0,2 ccm).
    d) Die SR ist im frischen Stadium, d. h. bis zu etwa $\frac{1}{4}$ Jahr nach der Kur vorwiegend negativ, dann ohne Behandlung lange Zeit positiv, um im Spätstadium, je nach Ausgang des Prozesses, entweder immer stärker positiv (d. h. im Vorstadium der Paralyse), oder auch negativ, bzw. schwach positiv (im Vorstadium der Tabes) zu werden.
2. Die Syphilis cerebrospinalis.
    a) Die Phase I-Reaktion ist fast immer positiv mit Ausnahme weniger Fälle mit sehr umschriebenen meningealen Veränderungen, meist älterer Art und mit vaskulären Prozessen von geringer Ausdehnung.
    b) Die Zellvermehrung ist stets vorhanden und je nach Umfang und Alter des Prozesses verschieden hochgradig.
    c) Die WR im Liquor ist bei allen zerebrospinalen Prozessen in wechselnder Stärke vorhanden, während sie bei allen isolierten spinalen Prozessen nur während der Entwicklungszeit in mäßigem Grade nachweisbar ist.
    d) Positive SR ist in den jüngeren Stadien häufiger vorhanden als in den Spätstadien; nur bei gummösen Prozessen am ZNS findet sie sich relativ selten.

8*

3. Die Paralyse und Taboparalyse.
   a) Die Phase I-Reaktion ist stets stark positiv.
   b) Die Pleozytose ist im Anfangsstadium der Taboparalyse häufig in sehr ausgesprochenem Maße vorhanden (bis zu 600 Lymphozyten im Kubikmillimeter), während im frischen Stadium der Paralyse selten über 100 Zellen gefunden werden. Bei Paralyse und Taboparalyse mit längerem Prodromalstadium oder längerem Bestande des Leidens sind die Zellwerte niedrig, selten über 40, häufig sogar unter 10.
   c) Die WR im Liquor ist meist hochgradig positiv. Fälle mit geringeren Hemmungen (0,5—1,0 ccm) kommen vor, sind aber selten.
   d) Die SR ist in 95 % der Fälle positiv.
4. Die Tabes und Myelitis, soweit kein noch latenter zerebraler Herd besteht.
   a) Die Phase I-Reaktion ist nur in den Anfangsstadien deutlich positiv, späterhin nur noch schwach oder normal.
   b) Die Zellvermehrung geht imfrischeren Stadium nur selten über 50 Lymphozyten hinaus. Nach allmählichem Ablauf der meningealen Entzündung geht die Zellzahl immer mehr zurück und wird schließlich normal.
   c) Die WR im Liquor ist nur im Anfangsstadium schwach positiv, in allen fortgeschrittenen Fällen negativ.
   d) Die SR ist etwa bis zum 10. Infektionsjahr in 60—70 % positiv, mit zunehmendem Entwicklungsalter aber immer häufiger negativ.

V. Die Therapie der Syphilis des ZNS.
1. Die Allgemeinbehandlung.

Unter Allgemeinbehandlung der Syphilis ist die perkutane, subkutane, intramuskuläre, intravenöse oder perorale Einverleibung der antisyphilitischen Heilmittel (Quecksilber, Salvarsan und Jod) zu verstehen.

a) Hg-Behandlung.

Die älteste und bewährteste Methode der Hg-Darreichung ist die Schmierkur mit Ungt. ciner. bei einer täglichen Einreibung von 3—5 g über 6 Tage hin mit nachfolgendem Badetag. Bei einer 6wöchigen Behandlungsdauer zeigt sich eine gute Hg-Wirkung ohne wesentliche kumulierende Eigenschaften. Stomatitis und Enteritis kommen bei starker Durchgängigkeit der Haut gelegentlich vor, gewinnen aber bei sachgemäßer Behandlung keine ernste Bedeutung. Nierenreizungen sind bei ihr recht selten und dann nur in Fällen mit belastender Vorgeschichte (früher Scharlach, Gelenkrheumatismus oder andere Infektionskrankheiten) zu beobachten.

Erheblich weniger wirksam und von geringerer Nachwirkung sind die löslichen Hg-Präparate. Ihre Injektion verursacht stets mehr oder weniger nachhaltige Schmerzen an der Applikationsstelle. Am kräftigsten wirkt Sublimat (tägl. $1/2$—1 ccm der 1 %igen Lösung); schwächer sind Embarin, Enesol oder Modenol und Novasurol, von denen je nach Körpergewicht und Geschlecht 1—2 ccm in 3—4 tägigen Abständen verabreicht werden (12—20 Injektionen in 6—7 Wochen).

Nachhaltiger wirkt die Depotbehandlung mit den unlöslichen Hg-Präparaten, Hg salicylic., Kalomel und Ol. ciner., die heute vorwiegend in Form des 40 %igen

Öls mittels der Barthélemyschen Injektionsspritze (jeder Teilstrich derselben bedeutet 1 cg der wirksamen Substanz) in 4—8tägigen Abständen gegeben werden. Am schwächsten ist Hg salicylic., während Kalomel bei weitem das kräftigste der bisher bekannten Hg-Präparate ist. Es verursacht aber auch die meisten Störungen, und zwar schmerzhafte Infiltrate an der Injektionsstelle, Embolie, wie auch Stomatitis, Enteritis und Nephritis. Das Ol. ciner. steht ihm nicht viel nach, es wirkt aber langsamer und zeigt eine deutlich kumulierende Wirkung mit einem Höhepunkt zu Beginn der 5. Woche nach der Kur. Von den beiden erstgenannten Präparaten wird in 4—5tägigen Abständen 3—8 cg, vom Ol. ciner. entweder 5tägig 5—7 Teilstriche oder 8tägig 9—14 Teilstriche (= 5—7 cg, bzw. 9—14 cg) gegeben. Die Kur umfaßt je nach Höhe der Dosierung 8—15 Injektionen bei einer Behandlungsdauer von 6—8 Wochen.

Gute Mundpflege, Rauchverbot, einwöchige Harnkontrolle, bzw. vor jeder Injektion und kräftigende reizlose Kost sind unentbehrlich. Bei Frauen und empfindlichen Personen ist Schmierkur vorzuziehen; bei Fällen mit empfindlicher Haut ist je nach Kräftezustand und Indikation eines der Injektionsmittel zu wählen.

Zu milden Zwischenkuren, namentlich in den Pausen der Salvarsanbehandlung, eignet sich auch der Weg der inneren Quecksilberdarreichung. An brauchbaren Präparaten stehen hier zur Verfügung die Mergalkapseln und die Gelokalkapseln zu 0,2, von denen 3mal täglich 1—2 Stück nach dem Essen gegeben werden. Die Joddarreichung bei Fällen mit Syphilis des ZNS soll in möglichst ausgiebiger Dosierung und genügend lange Zeit erfolgen. Soweit es irgend angängig ist, soll die Jodzufuhr neben der Hg-Salvarsankur gleichzeitig vorgenommen werden. Letzteres ist besonders bei allen gummösen Prozessen dringend zu empfehlen. Die Jodkuren eignen sich aber auch als Zwischenbehandlung und sind dann auf eine Dauer von 8 Wochen zu bemessen. An Präparaten sind zu empfehlen Gelodorat kal. jodat. zu 0,2 (3mal täglich 1—2 Kapseln nach dem Essen), Jodfortan, Jodglidine und das sehr leicht verträgliche Sajodin (sämtlich 3mal täglich 1—2 Tabletten nach dem Essen).

b) Die intravenöse Salvarsanbehandlung.

Die Salvarsanbehandlung gelangt bei der Syphilis des ZNS entweder allein oder in Kombinationen mit Hg zur Anwendung. Die Kombinationsbehandlung ist der reinen Salvarsanbehandlung zweifellos an Wirksamkeit überlegen, jedoch ohne Gefahr für den Patienten nur bei guter Friedensernährung und bei gutem Allgemeinzustande des Organismus anwendbar. Unter schwierigen Ernährungsverhältnissen verursacht die Hg-Kombination eine Reihe von Störungen und schafft häufig Überempfindlichkeiten, die für die meist notwendige lange Behandlungsdauer der meningealen Krankheitsprozesse sehr störend, wenn nicht verhängnisvoll werden können. Während wir vor dem Kriege zumeist gleichzeitig Hg und Salvarsan verabreicht haben, benutzen wir jetzt seit einer Reihe von Jahren die Hg-Behandlung nur noch als Zwischenkur oder haben ganz auf sie verzichtet.

Als Salvarsanpräparat hat sich das Salvarsannatrium und Neosalvarsan bei der Behandlung der Syphilis des ZNS als am meisten empfehlenswert erwiesen. Die Einzeldosierung soll 0,2—0,4 betragen; bei Frauen ist 0,3, bei Männern 0,5 wirksame Substanz nicht zu überschreiten. Je nach Höhe der Einzeldosierung kann die Kur auf 7—8, bzw. 12 Injektionen ausgedehnt werden. Erhebt sich die Einzeldosierung nicht über 0,3, so kann sich die Kur unbedenklich auf

10—12 Injektionen in 5 tägigen Abständen erstrecken. Werden höhere Dosierungen angestrebt, wie es insbesondere bei den akuten Meningorezidiven des frischen Stadiums der Fall ist, so wird nachstehendes Injektionsschema empfohlen:

Am ersten Tage	0,2—0,3	Salvarsan natrium oder Neosalvarsan (wirksame Substanz)		
4 Tage später	0,3	,,	,,	
4 ,, ,,	0,3	,,	,,	
4 ,, ,,	0,3	,,	,,	
4 ,, ,,	0,3—0,4	,,	,,	
4—5 ,, ,,	0,4	,,	,,	
6—7 ,, ,,	0,4	,,	,,	
7 ,, ,,	0,4—0,5	,,	,,	
7 ,, ,,	0,4—0,5	,,	,,	

Bei Frauen soll Dos. III nicht überschritten werden, sie beginnen die Kur mit Dos. I. Derartige Kuren sind in $2—3^{1}/_{2}$ monatlichen Abständen je nach Art des Falles zu wiederholen. In der Zwischenpause werden entweder 6—8 wöchige Hg-Kuren, oder, falls auf Hg-Behandlung ganz verzichtet werden muß, eine sogenannte Intervallkur mit Salvarsan vorgenommen. Diese erfolgt in der Weise, daß alle drei, bzw. 2 Wochen abwechselnd Dosierung III Salvarsan natr. oder Neosalvarsan verabreicht wird. Eine derartige Intervallkur belastet den Patienten relativ am wenigsten und ermöglicht deshalb am besten die Durchführung einer energischen Jodzufuhr. Damit es bei der reinen Salvarsanbehandlung nicht zu einer AS-Kumulation in der Leber und zum nachfolgenden Ikterus kommt, ist es empfehlenswert, in den letzten 6 Wochen vor der neuen Salvarsankur eine kräftige Durchspülung des Körpers (Steigerung der Getränkezufuhr auf 3 Liter pro Tag) und eine milde Darreichung von Karlsbader Salz vorzunehmen.

Zur Vermeidung der As-Kumulation ist es ratsam, wenigstens bei jeder dritten Kur Silbersalvarsan in mittlerer Dosierung (0,15—0,25), 5 tägig, 10 Injektionen) zu geben. Auch zur Intervallkur wird es umschichtig mit Neosalvarsan (Neosalv Dos. III—IV, 3 Wochen später Silbersalvarsan 0,2, 2 Wochen später Dos. III bis IV Neosalv. etc.) gern angewandt. Die Zahl der notwendigen Kuren richtet sich einmal nach dem Stand der Liquorveränderungen, deren Beseitigung anzustreben ist, und zum andern nach dem klinischen Befund. Strengstes Individualisieren zwecks Vermeidung jeglicher Störung ist bei weitem die wichtigste Aufgabe der Behandlung.

c) Die Wirkung der spezifischen Allgemeinbehandlung.

Dadurch, daß es vor reichlich einem Jahrzehnt an einer serologischen Kontrolle des Luesverlaufes und an planmäßigen Liquorkontrollen fehlte, sind die Leistungen der Hg-Behandlung im Hinblick auf die Heilung der Syphilis ganz erheblich überschätzt worden. Wenn die Streitfrage über die Zweckmäßigkeit der verschiedenen Hg-Behandlungsmethoden (symptomatisch, bzw. intermittierend) nicht zu einem Abschluß gelangte, so lag dies lediglich an der unzulänglich radikalen Wirkung des Hg, welche nur vorübergehende und nicht besonders ausgiebige Einschränkungen der Allgemeindurchseuchung zur Folge hatte, in der Mehrzahl der Fälle aber an dem chronischen Verlaufe des Leidens nichts Wesentliches änderte.

Der Fournierschen Statistik, welche die größere Zweckmäßigkeit der energisch intermittierenden Hg-Behandlung dartut, fehlen leider der serologische Maßstab und die Liquorkontrollen. Richtig sind zweifellos Fourniers Betrachtungen über die größere Häufigkeit der Spätsyphilis bei wiederholter, aber nicht ausreichender Hg-Behandlung. Diese späterhin auch von Kron und Schuster bestätigten Erfahrungen kehren auch an unserem Material wieder. Sie entsprechen durchaus dem bei der Salvarsanbehandlung als Provokation der meningealen Infektion bezeichneten Vorgang, nur daß dieser sich bei der erheblich träger wirkenden Hg-Behandlung wesentlich langsamer vollzieht, als nach Salvarsan. Hier erfolgt die Provokation der meningealen Infektion in wenigen Wochen, nach intensivster Hg-Behandlung jedoch, wie unten noch an Beispielen zu zeigen ist, erst nach Jahren.

Was die Hg-Behandlung unter sorgfältigstem Ausbau der Methode zu leisten vermag, zeigen die seinerzeit von uns berichteten Dauerbeobachtungen [1]). Indem ich hinsichtlich der Einschätzung der Hg-Wirkung auf die seinerzeit berichteten Ergebnisse verweise, möchte ich hier nur noch hervorheben, daß Reinfektionen nach Hg-Behandlung, die als sicherstes Anzeichen für die Leistungsfähigkeit einer Behandlungsmethode anzusprechen sind, von äußerster Seltenheit waren.

Der Anteil der Hg-Behandlung am Heilungsgange der Syphilis erscheint auch deshalb nicht besonders groß, weil viele recht gut behandelte Fälle nicht nur an Spätsyphilis erkranken, sondern sich auch in matrimonio als infektiös erweisen, während ganz unbehandelte Fälle, die später an Metalues erkranken, völlig gesunde Kinder erzeugt haben. Unsere Tabellen (Tabelle 7 u. 8, Münch. med. Wochenschr. 1916, Nr. 35 u. 36) ergeben ferner, daß annähernd gleichviel gut wie schlecht behandelte Fälle die seronegative Spätlatenz mit normalem Liquor erreichen. Der Nutzen der Hg-Behandlung lag hauptsächlich in der Beseitigung der floriden Erscheinungen und in der Einschränkung der Infektiosität der frischen Luesstadien, während der definitive Abbau der Allgemeindurchseuchung erst im späteren Latenzstadium und vorwiegend durch die Abwehrvorgänge bewirkt wurde.

Die geringe Beeinflussung der meningealen Infektion zeigt sich daran, daß 40% aller Luesfälle nach früherer Hg-Behandlung (Ravaut, Nonne, Merzbacher, Schönborn u. a.) pathologische Liquores (latente meningeale Entzündungsprozesse) aufweisen. Ähnliche statistische Beobachtungen ergaben auch die bereits weiter oben gebrachten Tabellen über das hiesige Krankenmaterial.

Eine spontane Rückbildung der latenten meningealen Entzündungsprozesse wurde nur äußerst selten beobachtet, dafür aber um so häufiger die Fortentwicklung bis zum klinischen Ausfall und dem endgültigen Ausgang. Alles in allem weisen die vielseitigsten Erfahrungen über mehr als $1^1/_2$ Jahrzehnte der hiesigen Beobachtung darauf hin, daß ganz allgemein die Hg-Behandlung den Endausgang einer großen Anzahl von Syphilisfällen in Erkrankungen des ZNS nicht zu verhüten vermag. Auch in der Behandlung der latenten meningealen Veränderungen und der klinischen Ausfälle des ZNS sind die Erfolge der Hg-Behandlung auf ein kleines Gebiet beschränkt. Bei frühzeitigen endarteriitischen Prozessen am Gehirn und Rückenmark und bei den meisten gummösen Prozessen vermag Hg in Kombination mit Jod häufig eine Ausheilung des Krankheitsvorganges herbeizuführen. Sobald es sich jedoch um chronisch verlaufende, meningeale Prozesse sekundär syphilitischer Art und besonders um

---

[1]) Veröffentlichungen aus dem Gebiete des Mar. Sanitätswesens Heft 3, Mittler und Sohn. 1911.

die der Metalues vorausgehenden meningitischen Veränderungen handelt, hat Hg-Behandlung, wie unten eine Reihe von Beispielen erweist, keine nennenswerte Bedeutung mehr.

Bei der Salvarsanbehandlung liegen die therapeutischen Aussichten bei der meningealen Syphilis in vieler Hinsicht wesentlich günstiger, wenn auch ihre Bedeutung im ersten Behandlungshalbjahr und verschiedentlich auch späterhin wesentlich überschätzt worden ist. Der Hauptwert der Salvarsanbehandlung liegt darin begründet, daß die beiden frischen Luesstadien bei Durchführung eines als zuverlässig erprobten Behandlungsmaßes in annähernd 95% der Fälle geheilt werden können. Auch in denjenigen Fällen, wo sich der Mißerfolg 1—2 Jahre später herausstellt, läßt sich durch den weiteren Ausbau der Behandlung noch eine völlige Sterilisation erreichen. Der Erfolg gestaltet sich jedoch immer schwieriger, je mehr ein entstandener meningealer Prozeß veraltet. Hierbei ist es für die Beseitigung der meningealen Entzündung ziemlich unwesentlich, ob diese noch latent ist oder bereits mit klinischem Ausfall einhergeht. Die Zahl der meningealen Erkrankungen beider Art ist nach Ausweis des hier während des Krieges zugegangenen Krankenmateriales in der allgemeinen Praxis recht beträchtlich, weil die angewendete Behandlung meistens erheblich hinter dem erforderlichen Maß zurückbleibt.

Infolge der Kriegsernährung gestaltete sich die Durchführung einer ausreichenden Behandlung besonders des frischen Sekundärstadiums immer schwieriger, so daß auch hier mit dem noch erträglichen Behandlungsplan die meningeale Infektion oft nicht mehr genügend beeinflußt werden konnte. Ohne gleichzeitige Anwendung der endolumbalen Behandlung, deren Technik im Frühjahr 1916 völlig abgeschlossen war, wären wir, wie seinerzeit berichtet (Berl. klin. Wochenschr. 1919, Nr. 33 u. 34) in große Verlegenheit gekommen. Ganz abgesehen von der verschiedenen Anlage der meningealen Infektion in den einzelnen Luesfällen gibt es auch eine bereits im Frühstadium der Syphilis erkennbare Verschiedenheit in der therapeutischen Zugänglichkeit der Meningen. Letztere wurde bereits oben näher erörtert, so daß sich hierüber weitere Ausführungen an dieser Stelle sehr beschränken lassen.

Die auf dem Wege des Konzentrationsausgleichs vom Blut aus in die Gewebe abgegebenen Arzneistoffe gelangen in die oberflächlichen Piaschichten und den Arachnoidealbelag in erheblich geringerem Maße hin als in andere Gewebe, weil dort die Blutversorgung nur einseitig ist und weil die Nähe des eiweißfreien Liquors einen verwässernden Einfluß ausübt.

Umfangreiche Nachuntersuchungen (Lewandowski, Sicard, Magelhaens, Levi) haben entgegen den Kafkaschen Versuchen ergeben, daß der Übertritt arzneilicher Stoffe in den Liquor nicht nur von dem Plexus, sondern auch von der gesamten meningealen Oberfläche aus erfolgen kann. Die oberflächlichen meningealen Zellschichten werden, wie wir es besonders beim Ikterus sehen, vom Liquor ausgelaugt. Dementsprechend erleidet die arzneiliche Konzentration an der meningealen Oberfläche ständig einen gewissen Abbruch, ohne daß der Liquor selbst dadurch eine nennswerte Anreicherung von arzneilichen Stoffen erhält. Erfahrungsgemäß bedarf es auch beim Salvarsan einer ganz erheblichen Konzentration dieses Mittels im Blut, wenn im Wege des Konzentrationsausgleiches eine genügende Salvarsanwirkung an der meningealen Oberfläche entstehen soll. So wurden z. B. nach der anfänglich von Schreiber angegebenen Methode der Neosalvarsandarreichung in großen 2—3tägigen Dosen, wie sie den meisten Syphilistherapeuten aus dem Jahre 1912 wohl noch erinnerlich sein werden, niemals irgendwelche meningeale Veränderungen beobachtet.

Der umgekehrte Weg vom Liquor ins Blut ist bekanntermaßen unbehindert; in den Liquor einverleibte Arzneistoffe gehen sehr leicht ins Blut über (Levandowski). Die Annahme, daß das die Plexus passierende Salvarsan vorzugsweise für die Wirkung auf die meningeale Oberfläche in Betracht kommt, ist unzutreffend, weil wir bei pathologischen Prozessen in der Pia sehen, daß die Salvarsanwirkung vom Blut aus um so mehr am Krankheitsherde abnimmt, je tiefer der Liquor in diesen Zutritt erlangt.

Je mehr die Pia durch den chronischen Granulationsprozeß destruiert wird, um so mehr wird, wie schon an anderer Stelle vermerkt, das Salvarsan am pialen Krankheitsherd verwässert, so daß ältere meningeale Prozesse vom Blut aus nicht mehr nennenswert beeinflußt werden können. Das trifft schon auf die latenten meningealen Veränderungen zu, soweit sie nach Ausweis der Liquorveränderungen (höhere Eiweiß- und WR-Werte) bereits eine gewisse Tiefe und Umfang erreicht haben, in weit höherem Maße jedoch auf die Metaluesfälle, wo sich die Liquordiffusion auch schon auf das Rindenparenchym erstreckt. Bei der Einwirkung der antisyphilitischen Mittel auf die meningealen Prozesse kommt es demnach ganz auf den Zustand der das Parenchym deckenden Hülle an. Bildet diese wie z. B. bei gummösen Veränderungen noch einen guten Abschluß gegen den andrängenden Liquor, so ist der Prozeß vom Blut aus sowohl durch Hg und Jod, wie durch Salvarsan meist noch recht gut zu beeinflussen. Die therapeutischen Aussichten werden jedoch sofort ungünstiger, sobald auch nur teilweise in der erkrankten Pia irgendwelche Diffusionsvorgänge vorhanden oder in der Entstehung begriffen sind.

Liegen ältere sekundärsyphilitische Veränderungen an den Meningen vor, so genügt der vorhandene Granulationswall nicht, um das Eindringen des Liquors zu verhindern. Hier bringt, wie wir sehen werden, weder Hg noch jahrelange Salvarsanbehandlung eine Beseitigung der meningealen Entzündung zustande. Bei Ausschluß der Metalues sind es wenigstens 50—60% aller latenten Meningorezidive und hirnluetischen Prozesse, welche durch Allgemeinbehandlung nicht mehr ausgeheilt werden können. Alle mit positiver Liquor-WR einhergehenden latenten Meningorezidive der älteren Sekundärperiode sind nur äußerst schwer zu beeinflussen. In den Fällen, wo die Liquor-WR bereits bei 0,5 ccm positiv ist, kann in der überwiegenden Mehrzahl der Fälle (ca. 80%) keine Dauerheilung mehr erreicht werden. In Fällen mit positiver Liquor-WR bei 0,2 ccm ist hier in annähernd 30 Fällen trotz 2—3jähriger Durchbehandlung kein einziger Dauererfolg zu verzeichnen gewesen. Die statistischen Angaben, die sich auf reichlich 2000 meningeale Syphilisfälle des hiesigen Krankenmateriales unter Einschluß der Privatklientel beziehen, sollen durch einige Beispiele länger beobachteter Fälle ergänzt werden. Zunächst zwei Fälle, welche uns den Abstand von Hg und Salvarsan in der Beeinflussung der klinischen Ausfallserscheinungen veranschaulichen.

Fall 149. Ansteckung Juli 1905 Singapore. 1906 in Ostasien eine Schmierkur von 90 g Ungt. ciner. Patient gelangt Mitte Juni 1910 wegen heftiger Kopfschmerzen und Erregungsanfällen zur Lazarettaufnahme. Pupillen different, Lichtreaktion sehr träge. Auf 5 Spritzen Kalomel und 5 Spritzen graues Öl und innerlich Kal.-Jod. Rückgang der Symptome bis zum 30. 7. Dann neuer zweistündiger Erregungsanfall mit anschließenden heftigen Kopfschmerzen, Schwindelgefühl und Ohnmachtsanwandlungen. Deshalb energische Schmierkur mit 5 g täglich und weiter Kal.-Jod. 20/200. Trotzdem ständige Verschlimmerung des Krankheitsbildes. Am 17. 8. ist Patient stark benommen, Gesichts- und Unterkiefermuskeln rechts stark paretisch. Zunge weicht nach rechts ab, kann nicht über die Zahnreihe vorgestreckt werden. Arme und Beine hochgradig paretisch. Hände steif. Stehen unmöglich. Sämtliche Reflexe stark gesteigert. Sensibilität wegen der Benommenheit nicht zu prüfen. Beim Berühren des Kopfes klonische und tonische Krämpfe am ganzen Körper. Schwere Stomatitis, Zahnfleisch stark geschwürig zerfallen. Im Urin Albumen. Auf eine intramuskuläre Salvarsaninjektion (0,6 Altsalvarsan) Rückbildung des ganzen Krankheitsbildes in wenigen Tagen. Bereits am nächsten Tage volles Bewußtsein. Pat. klagt noch über Ohrensausen, das am 21. 8. verschwindet.

Anfang Februar 1911 leichter Krankheitsrückfall mit ähnlichen psychischen und somatischen Erscheinungen wie beim ersten Zugang mit pathologischem Liquor und negativer SR. Pat. machte daraufhin 3 Hg-Salvarsankuren durch, unter denen alle Ausfallserscheinungen bis auf die Pupillendifferenz und eine gewisse Reizbarkeit verschwanden. Eine im Herbst 1917 erhobene Liquorkontrolle ergab völlig normale Verhältnisse. Trotz des Versagens der Hg-Behandlung dürfte es sich im vorliegenden Falle um eine vorwiegend gummöse Meningitis gehandelt haben, sowohl wegen des akuten Beginns der stürmischen Allgemeinerscheinungen, wie auch wegen der ausreichenden Wirkung der Salvarsanallgemeinbehandlung.

Ein Beispiel von einer gummösen basalen Meningitis, die ebenfalls durch Allgemeinbehandlung gut beeinflußt wurde, ist folgendes:

Nr. 536. Infektion unbekannt. 1898 Bubo. 1904 rechtsseitiges Unterschenkelgeschwür, das auf Jodkali glatt heilte (Kennzeichnung des gummösen Charakters der Infektion). Verheiratet, 4 gesunde Kinder. Am 24. 2. 1912 Eintritt linksseitiger Ptosis. Am 26. 2. Befund: Linke Lidspalte geschlossen, kann aktiv bis zur Hälfte der normalen geöffnet werden. Beim Blick geradeaus linker Augapfel deutlich nach außen abgewichen, Bewegung nach oben sehr gering, nach unten und innen völlig aufgehoben. Pupillen gleich weit, Lichtreaktion ungestört, Konvergenzbewegung unmöglich. Doppelbilder werden wegen der sekundären und primären Schielablenkung sowie wegen der Ptosis kaum empfunden. Auf sechswöchige Schmierkur noch keine wesentliche Besserung. Am 16. 4. 1912 war nach 4 Salvarsaninjektionen nur noch eine Spur von Ptosis, am 18. 5. am Schluß der ersten Kur kein krankhafter Befund mehr vorhanden. Die Liquorkontrolle ergab noch nach 2 Hg-Salvarsankuren à 6 Salvarsan- und 15 Kalomelinjektionen pathologische Werte (Phase I 0—opal, L. 30, WR positiv 1,0). Auch nach der 4. Salvarsankur, nach welcher Patient in anderweitige Behandlung trat, blieb noch eine geringe Pleozytose (L. 16) als einzigster Anhalt für die noch vorhandene meningeale Entzündung übrig. Pat. erhielt späterhin noch Kal.-Jod., aber keine sonstige spezifische Allgemeinbehandlung mehr. Im Frühjahr 1919 traf ich den Pat. zum ersten Male wieder, nachdem er während des Krieges in Flandern war. Er war gänzlich beschwerdefrei, so daß er sehr wahrscheinlich ebenso wie der zuerst angeführte Fall 149 als geheilt angesehen werden darf.

Beide Fälle sind aber nicht nur durch den vorwiegend gummösen Charakter, der eine ausreichende Wirkung der Salvarsan-Allgemeinbehandlung ermöglichte, bemerkenswert, sondern auch durch die minimale, bzw. fehlende Vorbehandlung im frischen Stadium. Die Entwicklung des Tertiärismus wird, wie zahlreiche Erfahrungen lehren, durch Nichtbehandlung der frischen Stadien (s. auch von Dürings Erfahrungen über die unbehandelte Lues in Kleinasien!) häufig gefördert, während eine gesteigerte Behandlung durch Herabsetzung der Spirochätenmasse die Abwehrreaktion abschwächt, und damit infolge Fortbestandes des sekundären Charakters der Reaktionsvorgänge den Boden für die Metalues schafft.

Bei guter und häufiger Hg-Behandlung sind jedenfalls gummöse meningeale Prozesse wesentlich seltener, so daß bereits aus der Vorgeschichte des einzelnen Falles auf die Qualität der meningealen Veränderungen geschlossen und dementsprechend auch der Therapie der geeignete Weg gewiesen werden kann.

Nur ausnahmsweise wird trctz sehr energischer Hg-Behandlung des frischen Sekundärstadiums (mit Kalomel und Ol. ciner.) infolge reichlicheren Spirochätenzerfalles eine stärkere Abwehrreaktion und damit ein frühzeitig gummöser Charakter der meningealen Infektion (Frühapoplexie) nicht verhindert.

Zwei weitere, sehr ausgiebig mit Hg behandelte Fälle erweisen die Beschleunigung der meningealen Syphilis durch die stattgehabte Behandlung (Provokation).

Fall 1808. Ansteckung September 1908. Auftreten der Sekundaria November 1908. Von 1908 bis 1911 8 Hg-Kuren, darunter 4 im Marinelazarett Kiel-Wik. Zuletzt 2 intermittierende Kuren mit Ol. ciner., wonach sich eine Nephritis einstellte, derentwegen der Mann im Herbst 1911 als Du. entlassen wurde. Erneuter Zugang am 20. 9. 1915 mit Benommenheit und starken Kopfschmerzen. Pupillen leicht erweitert, ungleich, Lichtreaktion beiderseits träge. Reflexe gesteigert. Lumbalpunktion ergibt schwere Veränderungen: Ph. I stark positiv, L. 560, Esb. 0,07 $^o/_{oo}$, WR + 0,2. Schon nach einer endolumbalen Behandlung wurde Patient beschwerdefrei. Nach 5 Salvarsankuren und 12 endolumbalen Behandlungen wurde der Liquor dauernd normal.

Ein zweites Beispiel ist nachstehender Fall:

Fall 2816. Ansteckung 1902. Sekundaria. Von 1902 bis 1907 jährlich 1—2 Hg-Kuren. 1908/09 4 Spritzkuren mit Ol. ciner. und Kal. jod. 1910/12 auf SMS Scharnhorst noch weitere 3 Kuren mit Ol. ciner. 1912 eine Salvarsaninjektion. 1916 Tabes gastrica; außerdem linksseitiges Glaukom, das zur Enukleation des Bulbus führte. Rechts stark erweiterte lichtstarre Pupille. Patellar- und Achillessehnenreflexe beiderseits erloschen. Starke Hyperästhesie, besonders gegen Kälte im Rücken, weniger an den Extremitäten. Liquor kaum pathologisch (Ph. I 0—opal, L. 10, WR —, SR —). Zweimaliger Versuch mit endolumbaler Behandlung scheiterte an sehr heftigen gastrischen Krisen. Sehr weitgehende Besserung auf 4 Salvarsankuren + Jod. Auf analoge Fälle mit hochgradiger Überempfindlichkeit werden wir weiter unten noch ausführlicher zurückkommen. Hier möge nur erwähnt werden, daß gerade Tabesfälle der angeführten Art in der Therapie eine Sonderstellung einnehmen. Eine endolumbale Behandlung kommt für sie nur noch selten in Betracht.

Beispiele für die Wirkung der Salvarsan-Allgemeinbehandlung in den frischeren Stadien der meningealen Prozesse. Die therapeutischen Aussichten der Salvarsan-Allgemeinbehandlung sind in den frischeren Stadien des meningealen Prozesses keineswegs ungünstig. Sobald sie in ihrer ersten Entstehung sofort und energisch in Angriff genommen werden, so läßt sich auf diese Weise noch in der überwiegenden Mehrzahl der Fälle die meningeale Entzündung wieder beseitigen. Der Prozentsatz der Fälle, wo dieses der Fall ist, beträgt je nach der Intensität des anwendbaren Behandlungsmaßes 70, bzw. 80%. Beispiele dieser Art sind folgende:

Fall 770. Ansteckung August 1912. Zugang 1. 11. 1912 mit verheiltem P.A., großfleckigem Exanthem, Papeln auf dem Kopf und am After. 1. Kur 1. 11. bis 30. 12. 1912 6 Salv.- (0,5) + 15 Kalomel-Inj. 2. Kur 23. 1. bis 15. 2. 1913 4 Salv.-Inj. SR vom 1. bis 25. 11. positiv, dann dauernd negativ.

Liquorbefunde:	Dat.	Phase I	Lymph.	WR
	1. 11. 1912	0—opal	4	—
	27. 12. 1912	,,	8	—
	11. 4. 1913	,,	52	—

Seit Anfang April klagt Patient über Kopfschmerzen, denen entsprechend sich der am 11. 4. 1913 entnommene Liquor als pathologisch erwies. Daraufhin 3. Kur 12. 4. bis 10. 5. 1913 6 Salv.-Inj. und vom 12. 4. bis 17. 7. 1913 15 Kalomel-Inj. 4. Kur 21. 6. bis 10. 10. 1913 8 Salv.-Inj. Die Kopfschmerzen verschwanden unter der ersten Salvarsankur; zwei weitere Liquorkontrollen ergaben normale Befunde.

Auch bei klinischen Ausfällen im Frühstadium (Neurorezidiven) wurde wiederholt ein guter Dauererfolg erzielt. Ein Beipiel dieser Art ist folgendes:

Fall 413. Ansteckung Juli 1911. Zugang 3. 11. 1911 mit sklerosierter phimotischer Vorhaut und Roseola. 1. Kur vom 2. 11. 1911 bis 13. 1. 1912 7 Salv.- (0,5) + 15 Kalomel-Inj. Am 15. und 26. 2. 1912 heftige Krampfanfälle. Erneuter Zugang am 1. 3. 1912 mit heftigen Kopfschmerzen und leichter Benommenheit. Weitere Behandlung: Vom 2. 3. bis 9. 4. 1912 5 Salv.- + 8 Kalomel-Inj. Vom 6. 9. bis 3. 10. 1912 6 Salv.- + 12 Kalomel-Inj. Liquor am 11. 9. 1912 noch pathologisch: Phase I trüb, L. 34, Esb. 0,4 pro Mille, WR negativ. Fortsetzung der Behandlung: Vom 3. 12. 1912 bis 16. 1. 1913 6 Salv.- + 3 Kalomel-Inj. Vom 15. 3. 1912 bis 29. 4. 1913 2 Salv.- + 8 Kalomel-Inj. Weitere Liquorkontrollen am 15. 1. 1913, 17. 6. 1914 und 12. 12. 1917 ergaben normale Werte.

Gegenüber diesen Fällen mit nervöser Frühsyphilis, welche durch die Allgemeinbehandlung noch ausreichend beeinflußt werden konnten, wurden hier bis zum Jahre 1913 nur etwa 2 Dutzend Fälle beobachtet, bei denen eine dauerhafte Assanierung des Liquors durch Allgemeinbehandlung nicht erreicht werden konnte. Die Zahl dieser Fälle erfuhr durch die qualitativ schlechtere Kriegsbehandlung, wie schon erwähnt, eine deutliche Zunahme, so daß ihr Prozentsatz annähernd 30% der frischen Meningorezidive ausmachte. Auf Beispiele dieser Art werden wir unten bei der endolumbalen Behandlung noch weiter zurückkommen.

Die Allgemeinbehandlung bei den älteren Stadien der meningealen Syphilis. Auch in den älteren Stadien des meningealen Prozesses, sowohl bei Lues cerebri, wie bei inzipienten Metaluesfällen konnten hier, wie noch weiter unten bei den einzelnen Krankheitsbildern näher erörtert werden wird, verschiedentlich recht befriedigende klinische Erfolge beobachtet werden. Verschiedentlich wurde auch bei leichten Lues cerebri-Fällen eine Assanierung des Liquors erzielt, ohne daß wie in den beiden oben angeführten Fällen irgendein Anhalt für die gummöse Natur des meningealen Prozesses vorhanden war. Ein derartiger Fall, der durch die lange Dauer der Nachkontrolle bemerkenswert ist, ist nachstehender:

Fall 836. Ansteckung April 1908. 1908 und 1909 je 1 Hg-Kur, 1910 1 Salv.-Inj. Zugang 18. 2. 1913 wegen leichter Ermüdbarkeit der Augen beim Lesen und Schreiben und feineren Arbeiten. Linke Pupille stark erweitert, zeigt totale Starre; Akkommodationsbreite auf 4—5 D herabgesetzt, linke Pupille o. B., Augenhintergrund beiderseits regelrecht, SR negativ. Liquorbefund am 19. 2. pathologisch (s. u.!) Verlauf der Behandlung; Patient erhielt vom 24. 2. 1913 bis 10. 2. 1914 5 Salvarsankuren à 6 Salvarsan- und 3 Kalomelkuren zu 15 Injektionen.

Liquorbefunde:	Dat.	Phase I	Lymph.	WR
	19. 2. 1913	opal—trüb	109	+
	28. 3. 1913	trüb	88	—
	11. 6. 1913	dtl. Ring	5	—
	10. 12. 1913	0—opal	5	—
	20. 6. 1919	0—opal	1	—

Gegenüber diesen Beobachtungen betreffs einer ausreichenden Wirkung der Salvarsan-Allgemeinbehandlung in den älteren Stadien des meningealen Prozesses häuften sich im Jahre 1913 schon etwa 2 Dutzend Fälle an, bei denen sich die Assanierung des pathologischen Liquors trotz ausgiebigster Behandlung als unmöglich erwies, und bei denen auch die Rückbildung der klinischen Erscheinungen nicht befriedigte. Bei einem Teil dieser Fälle blieben die Liquorveränderungen trotz mehrjähriger planmäßiger Salvarsanbehandlung so hochgradig, daß auf eine weitere Verbesserung des therapeutischen Vorgehens Bedacht genommen werden mußte, wenn man nicht die Patienten ihrem Schicksal überlassen wollte. Von einigen 20 Fällen dieser Art, die bis Juli 1914 beobachtet wurden, sollen hier einige Beispiele, welche den Stand des damaligen therapeutischen Erfolges beleuchten, angeführt werden.

Fall 308. Ansteckung Mai 1905. August 1905 Sekundaria. Von August 1905 bis Oktober 1910 halbjährlich 2 Hg-Kuren, im ganzen 11 Kuren, von denen die letzten 3 ambulant im Lazarett Wik mit Kalomel und Ol. ciner. durchgeführt worden waren. SR seit Frühjahr 1909 dauernd negativ. Im August 1911 wegen allgemeiner neurasthenischer Beschwerden und träger Patellarreflexe bei normalen Pupillenreaktionen und negativer SR Salvarsanbehandlung eingeleitet. Vom 19. 8. 1911 bis 11. 3. 1913 4 Salvarsankuren zu je 8 Salvarsan- und 12 bis 15 Kalomel-Inj. Die Liquorkontrolle am 24. 4. 1913 ergab: Phase I dtl. Ring, L. 78, WR + 0,5. Daraufhin 2 weitere Salvarsan-Kalomelkuren, und zwar vom 3. 5. bis 17. 6. 1913 8 Salv.- und 10 Kalomel-Inj. und vom 3. 7. bis 16. 9. 1913 8 Salv.- und 6 Kalomel-Inj.

Der am 27. 10. 1913 entnommene Liquor zeigte aber keine Besserung: Phase I trübe, L. 75, Esb. 0,06 °/₀₀, WR + 0,5. Eine gewisse Besserung der neurasthenischen Beschwerden war wohl vorhanden, doch klagte Patient noch über gelegentlichen Kopfdruck. Da die alleinige Fortführung der intravenösen Salvarsanbehandlung im Hinblick auf die Beseitigung des meningealen Prozesses als aussichtslos angesehen werden mußte, wurde zur Kombination mit der endolumbalen Behandlung übergegangen, und zwar mit dem Erfolg, daß bereits die erste endolumbale Injektion mit 2 mg Neosalvarsan eine deutliche Besserung des Liquorbefundes herbeiführte: Neben einer weiteren Salvarsankur von 6 Injektionen erhielt Patient im ganzen, wie aus nachstehender Übersicht zu ersehen ist, 9 endolumbale Behandlungen mit 1½ bis 2 mg Neosalvarsan auf 25 bis 30 ccm Liquor:

Dat.	Phase I	Lymph.	WR	Esbach
13. 12. 1913	Opal	30	1,0+	0,4 pr. mille
31. 12. 1913	,,	20	,,	,, ,, ,,
23. 1. 1914	0—opal	13	,,	,, ,, ,,
13. 2. 1914	,,	8	,,	,, ,, ,,
13. 3. 1914	,,	12	,,	,, ,, ,,
25. 3. 1914	0—opal	8	1,0 ×	,, ,, ,,
3. 4. 1914	opal	16	—	,, ,, ,,
17. 4. 1914	0—opal	10	—	,, ,, ,,
29. 4. 1914	,,	9	—	,, ,, ,,

Bereits nach der dritten endolumbalen Behandlung war Patient beschwerdefrei. Weitere Liquorkontrollen im Oktober 1914 in Wilhelmshaven (Meggendorfer) und am 24. 3. 1918 ergaben normale Befunde.

Fall 417. Ansteckung Mitte August 1904. Am 25. 9. 1904 Exanthem. Vom September 1904 bis August 1907 6 Hg-Kuren; bei der letzten schwere Enteritis. Dann Latens bei negativer SR. Am 2. 12. 1911 Salvarsanprovokation mit positivem Erfolg (SR vom 3. 12. ab positiv). Daraufhin vom 29. 1. bis 15. 11. 1912 3 Hg-Salvarsankuren. Die Liquorkontrolle am 30. 9. 1912 ergab noch pathologischen Befund: Phase I opal, L. 50, Esb. 0,5 pro mille. WR + 1,0. SR seit April 1912 dauernd negativ.

Trotz des pathologischen Liquors trat Patient ein einjähriges Kommando bei der Mittelmeerdivision an, wo er 2 Kalomelkuren durchmachte. Die bei seiner Rückkehr am 6. 11. 1913 wieder aufgenommene Salvarsanbehandlung mußte wegen schlechter Verträglichkeit abgebrochen werden. Patient erhielt danach 5 endolumbale Behandlungen mit 1½ bis 2 mg Neosalvarsan. Der Verlauf der Liquorkontrollen war folgendermaßen:

Dat.	Phase I	Lymph.	WR
8. 11. 1913	dtl. Ring	35	1,0 pos.
5. 12. 1913	opal	21	1,0 pos.
9. 1. 1914	0—opal	12	+
7. 2. 1914	,,	9	—
9. 3. 1914	,,	5	—

Weitere Liquorkontrollen am 13. 10. 1915 und am 3. 4. 1919 ergaben normale Werte.

Die intensivste Vorbehandlung finden wir bei nachstehendem Fall:

Fall 584. Ansteckung Mitte Dezember 1910. Anfang Februar 1911 Sekundaria; danach nachstehende Behandlung:

1. Kur 4. 2. 1911 bis 6. 3. 1911 144 g Ungt. ciner.
2. „ 19. 4. 1911 „ 19. 5. 1911 2 mal 0,6 Salv. intramuskul.
3. „ 17. 10. 1911 „   2. 11. 1911 5 Salv.- + 6 Kalomelinj.
4. „ 23. 12. 1911 „ 12. 1. 1912 1   „   + 4   „
5. „ 10. 5. 1912 „ 12. 6. 1912 6   „   + 10   „
6. „ 19. 8. 1912 „ 16. 9. 1912 5   „   + 10   „
7. „ 16. 11. 1912 „   8. 1. 1913 6   „   + 15   „
8. „   8. 3. 1913 „ 26. 4. 1913 6   „   + 12   „
9. „   3. 5. 1913 „ 28. 6. 1913 6   „
10. „   3. 7. 1913 „ 20. 9. 1913 6   „   + 8   „
11. „   8. 11. 1913 „ 22. 11. 1913 2   „

Patient erhielt also im ganzen neben 8 Hg-Kuren 45 Salvarsaninjektionen, ohne daß die
in mäßigem Grade vorhandenen Kopfschmerzen und die in gewissem Grade beschränkte
Arbeitsfähigkeit, noch der stark pathologische Liquor nennenswert gebessert werden
konnten.

Liquorbefunde:	Dat.	Phase I	Lymph.	Esb.	WR
	22. 11. 1912	trüb	400	0,6 °/$_{00}$	+
	12. 1. 1913	„	232	0,6 °/$_{00}$	+
	12. 3. 1913	„	480	0,6 °/$_{00}$	
	2. 7. 1913	„	400	0,6 °/$_{00}$	+
	25. 9. 1913	„	370	0,6 °/$_{00}$	+

Patient war einer der ersten Fälle, welche wegen des hartnäckig pathologischen Liquors
einer endolumbalen Behandlung mit salvarsanisiertem Serum nach Swift und Ellis unterzogen wurden. Auf die erste endolumbale Behandlung mit 12 ccm salvarsanisiertem Serum,
die Patient am 25. 9. 1913 erhielt, wurde der Liquorbefund prompt erheblich gebessert.
Der Zellwert ging auf 175 herunter. Nach der zweiten endolumbalen Behandlung ergab
sich am 3. 12. 1913 folgender Befund: Phase I 0—opal, L. 41, Esb. 0,5 °/$_{00}$, WR + 1,0.
Unter 14 endolumbalen Behandlungen wurden die entzündlichen Werte normal, während
sich der positive Liquor-Wassermann nicht vollständig beseitigen ließ, trotzdem Patient
bei den letzten 13 endolumbalen Behandlungen stets 1—2 mg Neosalvarsan auf 25 ccm
Liquor erhielt. Der Fortbestand des positiven Liquor-Wassermanns war indessen keineswegs auf eine zu geringe Dosierung, sondern nur auf die unzulängliche Technik im Anfange
der endolumbalen Behandlung zurückzuführen. Die verwendete Liquormenge reichte nicht
aus, um das in den Lumbalsack einverleibte Salvarsan in ausreichender Konzentration
an die zerebralen Meningen hinaufzubringen.

Mit Kriegsausbruch wurde die Weiterbehandlung des Patienten durch ein Front-
kommando unterbrochen. Der wegen des restlichen positiven Liquor Wassermann erwartete
Krankheitsrückfall stellte sich ein Jahr später ein. Im Juli 1915 bekam Patient in Flandern
eine beiderseitige syphilitische Sehnervenentzündung, die auf eine neue Salvarsankur in
Brügge wieder zurückging. Anfang September 1915 nach hier wieder zurückgewiesen,
wies Patient folgenden Liquorbefund auf:

Dat.	Phase I	Esb.	Lymph.	WR
3. 9. 1915	dtl. Ring	0,5 °/$_{00}$	150	0,2+

Patient erhielt 3 große Salvarsankuren und in größeren Abständen 13 endolumbale Behand-
lungen mit einer Dosierung von 1,5—2 mg auf 65—85 ccm Liquor, wodurch der meningeale
Entzündungsprozeß definitiv zum Stillstand gelangte. Die am 5. 6. 1918 vorgenommene
Liquorkontrolle ergab normalen Befund.

Die gleichen Schwierigkeiten in der Assanierung des Liquors ergaben sich
in verschiedenen Fällen von Lues cerebri. Einige diesbezügliche Beispiele sind
folgende:

Fall 892. Ansteckung Mai 1906. Im selben Jahr wegen Sekundaria 2 Hg-Kuren. Anfang
Mai 1913 ging Pat. mit Klagen über heftige Kopfschmerzen, Rheumatismus in der Nacken-
gegend, starke Nervosität und geringer Arbeitsfähigkeit zu. Außer trägen Lichtreaktionen
auf beiden Pupillen und gesteigerten Reflexen fand sich am ZNS nichts Besonderes. Die
Liquorkontrolle am 8. 5. 1913 ergab folgendes: Phase I stark trüb, L. 381, Esb. 0,7 °/$_{00}$,
WR + 0,5. Pat. erhielt darauf folgende Allgemeinbehandlung: vom 15. 5. bis 21. 6. 1913
7 Salv.-Inj., vom 6. 5. bis 3. 7. 1913 15 Kalomel-Inj., vom 8. 8. bis 13. 11. 1913 6 Salvarsan-

Inj., vom 15. 9. 1913 bis 6. 1. 1914 12 Kalomel-Inj. Unter dieser Behandlung gingen die Beschwerden zurück, während auch der Liquor erheblich gebessert wurde. Die zweite Salvarsankur konnte indessen wegen großer Empfindlichkeit des Patienten nicht mehr über eine Einzeldosierung von 0,3 Altsalvarsan gesteigert werden. Trotz der planmäßigen Weiterbehandlung stellten sich während der zweiten Hg-Kur beim Pat. wieder heftige Kopfschmerzen und starke Benommenheit ein. Während der Liquor am 11. 6. 1913 nur einen Grenzwert aufwies (Phase I 0—opal, L. 13, Esb. 0,4⁰/₀₀, WR 1,0—), zeigte er am 14. 1. 1914 wieder starke Veränderung. Da wegen der fortschreitenden Benommenheit des Pat. eine schnelle Abhilfe geboten erschien, wurde am 14. 1. mit annähernd 2 mg Neosalvarsan endolumbal behandelt. Das sich hieraufhin einstellende hohe Fieber (40⁰) fiel am nächsten Tage wieder ab. Bereits 36 Stunden nach der endolumbalen Behandlung war Pat. gänzlich beschwerdefrei. Der Verlauf der endolumbalen Behandlung war folgender:

Dat.	Phase I	Ly.	Esb.	WR	endol. Dos.	ccm Liquor
14. 1. 1914	opal	136	0,5⁰/₀₀	+0,5	2 mg	30
13. 2. 1914	0—opal	18	,,	,,	1,3 ,,	30
13. 3. 1914	,,	5	0,3⁰/₀₀	,,	1,5 ,,	30
29. 4. 1914	,,	8	,,	,,	1,3 ,,	30

Am 10. 3. 1914 0,3 Salvarsan intravenös. Die SR blieb positiv. Die letzte Liquorkontrolle am 5. 11. 1917 ergab einwandfreien Befund.

Einen ähnlichen Verlauf nahm nachstehender Fall:

Fall Otz. Ansteckung unbekannt. Pat. wird wegen auffälligen läppischen Wesens und Versagen im Dienst zur Blutuntersuchung geschickt, die positiv ausfällt. Es findet sich: Pupillenreaktion auf Licht beiderseits träge, Konvergenzreaktion erhalten. Alle Reflexe deutlich gesteigert. Es besteht Gedächtnisschwäche, zerstreutes Wesen und nachweisliche Herabsetzung des Denk- und Urteilsvermögens. Sprache leicht hesitierend. Diagnose: Syphilitische Meningoenzephalitis, Liquorbefund am 15. 8. 1912: Phase I trübe, L. 85, Esb. 0,6⁰/₀₀, Wassermann + 0,5, SR + —.

Nach drei Salvarsankuren, die eine sehr weitgehende klinische Besserung herbeiführten, setzte eine Dermatitis ein, die eine Fortsetzung der Allgemeinbehandlung sehr erschwerte. Nach Abklingen der Hautentzündung wurde am 5. 5. 1914 zur endolumbalen Behandlung übergegangen. Der Liquorbefund erwies sich bei dieser Gelegenheit noch als stark pathologisch: Phase I trübe, L. 83, Esb. 0,05⁰/₀₀, Wassermann + 1,0. Im ganzen erhielt Pat. 5 endolumbale Behandlungen mit 1,5—2 mg Neosalvarsan, die eine völlige Beseitigung aller Erscheinungen und eine dauerhafte Assanierung des Liquors bewirkten. Pat. verblieb bis Kriegsende im Dienst; seine letzte Liquorkontrolle am 20. 2. 1919 ergab normalen Befund

Eine sehr hartnäckige Meningoenzephalitis wies auch nachstehender Fall auf:

Fall Gr. Ansteckung vor ca. 15 Jahren. In den ersten Jahren 7—8 energische Hg-Kuren. Im Frühjahr 1911 linksseitige Internuslähmung bei nahezu völliger beiderseitiger Pupillenstarre. Beide Pupillen erweitert und etwas verzogen. Stark erhöhte Reflexe. Pat. ist sehr nervös, sonst intellektuell nicht nachweislich gestört. Im Sommer 1912 in anderweitiger Behandlung 1 Hg- und 1 Salvarsankur. Nach halbjähriger Behandlungspause analoge Erkrankung des rechten Auges (Internuslähmung und Optikusatrophie). Es besteht sehr heftiges, leicht erregbares Wesen und motorische Unruhe. Gelegentliche Zuckungen in beiden Beinen, Sensibilität ungestört. SR positiv.

Liquorbefund am 20. 2. 1918: Phase I trüb, L. 83, Esb. 0,06⁰/₀₀, WR +. Nach drei Salvarsan-Kalomelkuren in 2—3 monatlichen Abständen war eine wesentliche Besserung des klinischen Befundes zu verzeichnen. Beim Blick geradeaus verschwanden die Doppelbilder nahezu völlig. Die Nervosität und die motorische Unruhe gingen vollkommen zurück. Die Liquorkontrolle am 18. 9. 1913 ergab jedoch noch pathologischen Befund: Phase I trüb, L. 25, Esb. 0,05⁰/₀₀, WR + 1,0. Unter 8 endolumbalen Behandlungen, von denen die ersten beiden nach der Swift- und Ellisschen Methode, die weiteren mit reinem Neosalvarsan erfolgten, wurde eine völlige Assanierung des Liquors erreicht. Die Augenmuskellähmung ließ sich aber nicht mehr völlig beheben, während die Sehleistung beiderseits durch die endolumbale Behandlung wieder völlig hergestellt werden konnte. Über den Dauererfolg läßt sich in diesem Falle kein Urteil abgeben, weil Pat. bereits im ersten Kriegsjahr vor dem Feinde fiel.

Auch der nächste Fall wies gegen Allgemeinbehandlung sehr hartnäckige Liquorveränderungen auf, die durch vier endolumbale Behandlungen beseitigt wurden, ein Erfolg, der sich bei einer Kontrollpunktion $4\,^1/_2$ Jahr später als dauerhaft erwies.

Fall 216. Ansteckung März 1903. Von 1903—1908 mehrere Hg-Kuren, 2 davon wegen Rückfalls. September 1910 rechtsseitige Pupillenstarre bemerkt. Beim Zugang am 1. 5. 1911 fand sich rechte Pupille größer als die linke, rechts totale Starre, links Reaktionen erhalten. Keine Sehstörung. Reflexe etwas erhöht. Sonstiges ZNS o. B. SR positiv. Seine Behandlung vom 2. 5.—14. 8. 1911 bestand in 6 Salvarsan- und 10 Kalomelinjektionen; sie konnte hier infolge Abkommandierung nach Wilhelmshaven nicht weiter fortgeführt werden. 3 Monate später stellten sich allgemeine Mattigkeit, Angstgefühl und zeitweilige blitzartige Zuckungen durch den ganzen Körper an wechselnder Stelle, hauptsächlich in den Beinen, ein. Pat. erhielt in Wilhelmshaven von Januar bis August 1912 2 Salvarsan-Kalomelkuren, wodurch die Beschwerden wesentlich gebessert, aber noch nicht völlig beseitigt wurden. Bei seiner Rückkehr am 13. 11. 1912 ergab sich folgender Liquorbefund: Phase I opal, Esb. 0,05⁰/₀₀, L. 21, WR +. Ein Befund, der sich auf 3 Salvarsankuren hin bis zum Juni 1913 nicht wesentlich besserte. Vom 23. 6. 1913 bis 21. 1. 1914 wurden dann 4 endolumbale Behandlungen vorgenommen, wodurch ein völlig normaler Liquor erzielt wurde. Bereits nach der ersten endolumbalen Behandlung wurde Pat. völlig beschwerdefrei und blieb es auch durch eine $4^1/_2$jährige Gefangenschaft hindurch. Nach Rückkehr in die Heimat wurde am 15. 7. 1918 der gleiche Pupillenbefund wie beim ersten Zugehen des Patienten und ein normaler Liquor festgestellt.

Dieselben Beobachtungen über hartnäckig sich erhaltende Liquorveränderungen ergaben sich in der Zeit vor der endolumbalen Behandlung auch bei Fällen mit inzipienter Metalues. Da hierauf weiter unten noch näher eingegangen wird, so soll hier nur ein Beispiel Erwähnung finden.

Fall 36. Ansteckung 1897. In den ersten Jahren 4 Hg-Kuren. 1906 wegen Abduzenslähmung Kur in Bad Tölz, wo sich die Augenmuskellähmung vollkommen zurückbildete. 1907 erstes Ziehen und Reißen in den Beinen. Im Sommer 1910 beiderseits träge Lichtreaktionen, Abnahme des Sehvermögens (beim Lesen laufen die Buchstaben durcheinander), periphere Gesichtsfeldeinschränkung, vorwiegend für grün und rot und zunehmendes Reißen in beiden Unterschenkeln, besonders nachts. Starke Unsicherheit auf den Beinen, besonders beim Treppensteigen, Patellar- und Achillessehnenreflexe stark herabgesetzt. Romberg positiv. Merkliche psychische Depression. Beginn der Salvarsanbehandlung am 3. 9. 1910. Zunächst intramuskulär, später intravenös, in Kiel und Cuxhaven bis zum Oktober 1913, im ganzen etwa 80 Salvarsaninjektionen. Die tabischen Beschwerden verloren sich dadurch gänzlich. Es wurde wieder gute Sehleistung, Sicherheit auf den Beinen und völlige geistige Frische erzielt.

Die bei der Rückkehr nach Kiel am 3. 12. 1913 vorgenommene Liquorkontrolle ergab: Phase I trübe, Esb. 0,05⁰/₀₀, L. 23, WR + 1,0. Die vorgeschlagene endolumbale Behandlung wurde zunächst abgelehnt, aber nachdem sich 8 Wochen später wieder deutliche Sehstörung und zunehmende Unsicherheit und Ziehen in den Beinen eingestellt hatte, in Angriff genommen. Pat. erhielt 3 endolumbale Behandlungen mit je $1^1/_2$—1,8 mg auf 30 ccm Liquor. Bemerkenswert ist die inzwischen eingetretene Verschlechterung des Liquors. Die bei der Behandlung erhobenen Befunde waren folgende:

Dat.	Phase I	Esb.	Lymph.	WR
23. 1. 1914	trüb	0,06⁰/₀₀	63	+
15. 2. 1914	,,	0,05⁰/₀₀	14	+
26. 2. 1914	,,	0,04⁰/₀₀	13	—

Nach der dritten endolumbalen Behandlung machte sich infolge der zu dichten Aufeinanderfolge der letzten beiden Injektionen und infolge der zu großen Dosierung eine spinale Reizung geltend, bestehend in Detrusorschwäche und Taubheit der Haut von den Fußsohlen bis zum Gesäß, ein Zustand, der innerhalb drei Monaten allmählich zurückging. Der Eintritt dieser spinalen Reizung hat uns bei der späteren endolumbalen Behandlung aller spinalen Prozesse zu größter Vorsicht und Zurückhaltung in der Dosierung angehalten, so daß wir späterhin von der Beobachtung stärkerer spinaler Reizung verschont geblieben sind.

Der sich im vorliegenden Falle geltend machende therapeutische Erfolg war recht befriedigend. Pat. blieb in den ersten beiden Kriegsjahren völlig beschwerdefrei und den Kriegsstrapazen in jeder Hinsicht gewachsen (Linienschiffskommandant). Bei der erst zwei Jahre später wieder aufgenommenen endolumbalen Behandlung wurde ohne das Vorhandensein wesentlicher Beschwerden ein schwer pathologischer Liquorbefund festgestellt (Phase I trüb, Esb. 0,06⁰/₀₀, L. 20, WR + 0,2). Im Einklange mit diesem prognostisch sehr ernsten Liquorbefunde stand auch die sich unter der endolumbalen Behandlung (mit 1,3 mg auf 60 ccm Liquor) einstellende zerebrale Reaktion, die in Fiebersteigerung und heftigen Kopfschmerzen bestand. Nach den vorliegenden Erfahrungen mußte auf eine sich vorbereitende Paralyse geschlossen werden. Die Mahnung des Arztes, das Bordkommando aufzugeben und sich einer regelmäßigen endolumbalen Behandlung zu unterziehen, wurde indessen vom Pat. nicht befolgt. Er blieb nach der zweiten endolumbalen Behandlung fort und ließ sich fortlaufend in Wilhelmshaven intravenös (wöchentlich eine Injektion) weiterbehandeln. Der Ausbruch der Paralyse konnte hierdurch nicht aufgehalten werden; sie kam Mitte November 1916 in Wilhelmshaven zum Ausbruch. Bei seiner Verlegung nach hier wurde erhebliche Demenz, Merkfähigkeits- und Sprachstörung festgestellt. Der Pupillenbefund zeigte gegen früher keine Veränderung. Die erste endolumbale Behandlung verlief wie zumeist bei derartigen Fällen schwer. Es erfolgte ein langdauernder paralytischer Anfall, der zunächst mit Bewußtlosigkeit und am zweiten Tage mit schwerer Verwirrtheit einherging. Die eingetretene Fiebersteigerung hielt 1¹/₂ Tage an. Wegen starker motorischer Unruhe wurde Pat. auf die Nervenabteilung (Willige) verlegt, wo durch Fortsetzung der endolumbalen Behandlung bis zum Sommer 1917 eine sehr weitgehende klinische Besserung erzielt wurde. Nach Eintritt derselben entzog sich Pat. wieder der weiteren Behandlung und siedelte 1918 nach Wiesbaden über, wo dann wieder eine wesentliche Zunahme des Krankheitsbildes erfolgte.

Ein derartig ungünstiger Ausgang wie im vorstehenden Falle wurde bei einer größeren Reihe von inzipienten Tabesfällen beobachtet, welche infolge der Kriegsverhältnisse ihre Behandlung nicht planmäßig fortsetzen konnten. Nur in denjenigen Fällen, wo durch ausreichende endolumbale Behandlung die zerebrale Komponente der meningitischen Entzündung beseitigt wurde, konnte, wie wir weiter unten noch sehen werden, der Ausgang in Paralyse verhindert werden. Am besten gelang bereits mit der 1913/14 üblichen Technik der endolumbalen Behandlung die Beseitigung der meningealen Veränderungen in den Fällen mit noch latenten meningealen Prozessen und mit Hirnsyphilis. Die späteren Liquorkontrollen ergaben häufig die Dauerhaftigkeit des erzielten Erfolges.

Im Gegensatz hierzu wurde bei denjenigen Fällen, wo die Assanierung des Liquors durch intravenöse Salvarsanbehandlung herbeigeführt worden war, späterhin in einer großen Anzahl von Fällen die Wiederkehr von Liquorveränderungen oder auch der Eintritt von Paralyse festgestellt, so daß auch hierdurch die Richtigkeit des eingeschlagenen Behandlungsweges bestätigt wurde. Ein später in Metalues ausgehender Fall soll hier kurz Erwähnung finden.

Fall 750. Ansteckung Mai 1905. Im September 1905 wegen Sekundaria Schmierkur. 1908 Jodkali-Kur. Wegen Latenz mit positiver SR im Dezember 1911 erneut in Behandlung getreten. Pat. erhielt von Dezember 1911 bis Januar 1912 7 Salvarsan- und 17 Sublimatinjektionen und Juli/August 1912 8 Salvarsan- und 10 Hg-Salizyl-Injektionen. Bei der Verlegung nach hier wegen hartnäckig sich erhaltender positiver SR wies Pat. am 8. 11. 1912 einen stark pathologischen Liquor auf (Phase I 0 — opal, L. 130, Esb. 0,05⁰/₀₀, WR +). Pat. erhielt danach 5 Salvarsankuren vom 5. 11. 1912 bis 18. 9. 1913 mit im ganzen 28 Salvarsaninjektionen und 33 Kalomelinjektionen. Die Liquorkontrollen ergaben folgendes Bild:

Dat.	Phase I	Esb.	Lymph.	WR
10. 1. 1913	opal — trüb	0,06⁰/₀₀	121	+
20. 3. 1913	,,	0,06⁰/₀₀	116	+
19. 9. 1913	,,	0,05⁰/₀₀	63	+
23. 9. 1913	0 — opal	0,05⁰/₀₀	75	+
14. 11. 1913	,,	0,04⁰/₀₀	2	—

Spätere Liquorkontrollen, welche dem Patienten dringend angeraten waren, gelangten infolge des Krieges nicht zur Ausführung. Am 15. 2. 1918 erfolgte Zugang mit Paralyse.

Eine Verweigerung der Liquorkontrolle ist bei unseren Kranken nur ganz ausnahmsweise mal vorgekommen. Durch aufklärende Vorträge wurde vielmehr erreicht, daß die Patienten sich ganz von selbst zur Lumbalpunktion drängten und auch ihre späteren Liquorkontrollen planmäßig innehielten. Unter den vielen 1000 Fällen, die hier zur Lumbalpunktion gelangten, ist mir nur ein einziger Fall erinnerlich, der die Punktion verweigerte. Bei diesem mußte das Vorhandensein meningealer Veränderungen nach der vorliegenden spezifischen Alopezie, welche nach unseren früheren Berichten immer als ein Hinweis auf eine stärkere meningeale Durchseuchung gilt, angenommen werden. Der Fall ist kurz folgender.:

Fall 101. Ansteckung Anfang Oktober 1910. Zugang mit PA an der Unterlippe und ohne Sekundaria am 29. 11. 1910. Pat. erhielt 2 Hg-Salvarsankuren vom 30. 11. bis 17. 12. 1910 und vom 8. 3. bis 18. 4. 1911 (je 3 Salvarsan- und 8 Kalomelinjektionen. Ende August 1911 Auftreten einer spezifischen Alopezie bei positiver SR. Daraufhin 3 Salvarsan-Kalomelkuren vom 30. 8. 1912 bis 25. 8. 1913. Die positive SR verschwand unter dieser Behandlung im Anfange der zweiten Kur. Am 15. 4. 1916 Zugang mit Paralyse, bei der die kombinierte Behandlung (intravenös + endolumbal) zwar eine einjährige Remission herbeiführte, den späteren Ausgang aber nicht länger aufzuhalten vermochte.

Was den Ablauf der meningealen Entzündung anbelangt, so ergeben alle von uns bisher an den Dauerbeobachtungen gesammelten Erfahrungen, daß für gewöhnlich eine spontane Rückbildung der stärkeren meningitischen Veränderungen bei behandelten wie unbehandelten Fällen nicht zu erwarten ist. Das gilt besonders für diejenigen meningealen Prozesse, welche durch Salvarsanbehandlung provoziert worden sind. Hier wurden nur sehr vereinzelt Fälle beobachtet, bei denen sich nach einer Reihe von Jahren ein spontaner Rückgang der Liquorveränderungen eingestellt hatte. Ein derartiger Ausnahmefall soll hier kurz Erwähnung finden, zumal er eine so lange Latenz aufweist, wie sie nur in drei.analogen Fällen hier zur Beobachtung gekommen ist.

Fall 513. Ansteckung Juli 1909. Im frischen Stadium 5 Hg-Kuren, 1909 3, 1910 und 1911 je 1. Am 7. 2. 1912 wegen Latens bei positiver SR erneut in Behandlung genommen. Pupillen o. B., zeitweilige Kopfschmerzen, gesteigerte Reflexe, sonstiges ZNS o. B. Pat. erhielt vom 17. 2. 1912 bis 16. 3. 1913 4 Salvarsan-Kalomelkuren (zu 7—8 Salv.- und 8 bis 12 Kalomel-Inj.). SR vom 4. 2. 1912 bis 30. 6. 1912 positiv, dann dauernd negativ.

Liquorkontrollen:	Dat.	Phase I	Esb.	Lymph.	WR
	7. 10. 1912	opal	$0{,}05\,^0/_{00}$	122	$+\,1{,}0$
	27. 11. 1912	opal — trüb	$0{,}05\,^0/_{00}$	164	$+\,1{,}0$
	26. 2. 1913	,,	$0{,}05\,^0/_{00}$	103	$+\,1{,}0$
	14. 3. 1913	,, ,	$0{,}05\,^0/_{00}$	121	$+\,1{,}0$

Nach 5jähriger Pause stellte sich der Pat. ohne klinischen Ausfall wieder vor. Pupillenreaktion und Augenhintergrund waren o. B. Reflexe etwas gesteigert. SR am 14. 9. 1918 ∓ ∓. Liquorbefund am 17. 7. 1918: Phase I deutlicher Ring, Pandy ++, Esb. $0{,}04\,^0/_{00}$. L. 30, WR + 0,5. Unter 9 endolumbalen Behandlungen und 2 Salvarsankuren wurde der Liquor völlig normal. Der Liquor-Wassermann war bei den letzten 4 endolumbalen Behandlungen negativ.

Wann und in welcher Form sich im vorstehenden Falle der klinische Ausbruch des Leidens geäußert hätte, läßt sich zwar nicht in sicherer Weise zum Ausdruck bringen, aber nach den mittelschweren Wassermannwerten wohl vermuten, daß es in absehbarer Zeit doch zur Paralyse gekommen wäre. Sobald aber die Entwicklung metaluetischer Veränderungen eingesetzt hat, so können natürlich die therapeutischen Aussichten nicht mehr so günstig sein, als bei den die Metalues vorbereitenden meningealen Prozessen.

2. Die endolumbale Salvarsanbehandlung.

Die Entwicklung der endolumbalen Behandlung. Die ersten Anfänge der endolumbalen Salvarsanbehandlung reichen zurück auf das Jahr 1912, wo Marinesco und Wechselmann, zum ersten Male bei Lues cerebri intraspinale Injektionen versuchten. Es zeigte sich hierbei eine günstige Beeinflussung der klinischen Veränderungen, aber gleichzeitig auch eine spinale Reizung in Form von Blasenschwäche und Taubheitsgefühl in den unteren Extremitäten. Die weitere Verfolgung der endolumbalen Behandlung verdanken wir Swift und Ellis, die sich einer Mischung von ca. 12 ccm salvarsanisiertem Serum mit 18 ccm physiologischer Kochsalzlösung bedienten. Sie gewannen das salvarsanisierte Serum dadurch, daß sie dem Patienten ca. 1 Stunde nach einer größeren Salvarsaninjektion eine entsprechende Menge Blut entnahmen; nach Zentrifugieren unter sterilen Kautelen wurde in dem soeben angeführten Mengenverhältnis physiologische Kochsalzlösung zugesetzt und das Ganze nach Ablassen von ungefähr 10 ccm Liquor endolumbal infundiert. Mittels dieser Methode gelang es in einer großen Reihe von Fällen mit Lues cerebri und Tabes eine klinische Besserung zu bewirken und auch einen Rückgang der Liquorveränderungen und zwar insbesondere der Pleozytose zu bewirken.

Bei älteren schwereren Veränderungen und zwar sogar noch bei latenten meningealen Prozessen zeigte diese Methode jedoch keine genügend radikale Wirkung; vor allem vermochte sie nicht die prognostisch ungünstigen, starken Eiweiß- und Wassermannwerte zu beseitigen. Auch bot die Methode in der Art der Vorbereitung des Injektionsgemisches eine Reihe von septischen Gefahren, so daß ihre Anwendung bei einem großen Krankenmaterial, wo die Zahl der Behandlungen an den einzelnen Tagen sich oft über 30 belief, undurchführbar gewesen wäre.

Im Anfange unserer endolumbalen Behandlung mit reiner Salvarsanlösung wurde zunächst von einer Lösung von 0,1 Neosalvarsan auf 300 ccm physiologische Kochsalzlösung ausgegangen. Hiervon wurden je nach Art des meningealen Prozesses 2 ccm = 0,6 mg, 4 ccm = 1,2 mg, 6 ccm = 1,8 mg oder 8 ccm = 2,4 mg anfänglich gegeben. Die Behandlung wurde in der Weise vorgenommen, daß man ca. 20—25 ccm Liquor in eine kleine Bürette auslaufen ließ, die gewünschte Salvarsandosis hinzusetzte und nach kräftigem Umschütteln das Salvarsanliquorgemisch zurücklaufen ließ.

Die Technik der Behandlung verbesserte sich allmählich dadurch, daß man infolge gelegentlicher spinaler Reizungen bei wiederholter Anwendung höherer Dosen in Fällen mit intaktem Rückenmark die Notwendigkeit zur Verwendung größerer Liquormengen erkannte. Es stellte sich ferner heraus, daß bei Benutzung zu geringer Liquormengen die Salvarsanwirkung auf zerebrale Prozesse bei weitem nicht so befriedigte, wie die auf spinale Veränderungen, kurz, man lernte erkennen, daß nur dann Salvarsan in hinreichender Menge an den zerebralen Meningen zur Wirkung kam, wenn man imstande war, das Salvarsanliquorgemisch bei der endolumbalen Behandlung direkt bis an die zerebralen Meningen heranzuführen. Jedenfalls erwies sich die Liquorbewegung für die Verteilung des Salvarsans in dem Lumbalsack als völlig belanglos. Die Steigerung der verwendeten Liquormenge erfolgte allmählich; zunächst wurde auf 40 ccm, später auf 50—60 ccm und schließlich auf eine so große Liquormenge hinaufgegangen, als der einzelne Lumbalsack bergab.

Über die Menge des im Lumbalsack vorhandenen Liquors wurde bereits oben berichtet; es genügt hier deshalb, zu erwähnen, daß sich die Liquorentnahme bei Frauen je nach ihrer Größe auf wenigstens 40—65 ccm und bei Männern auf 60—90 ccm oder noch mehr erstrecken muß. Diese großen Liquorentziehungen lassen sich für die kurze, für die endolumbale Behandlung in Betracht kommende Zeit (wenige Minuten) ohne Gefahr für den Patienten ausführen. Allerdings stellen sich gegen Ende der Entnahme zumeist sehr heftige Kopfschmerzen ein; trotzdem ist es insbesondere bei zerebralen Prozessen dringend notwendig, bei der Liquorentziehung bis an die Grenze der Erträglichkeit heranzugehen. Bei den stärkeren Entnahmen muß jedoch der Puls kontrolliert werden; bei Eintritt deutlicher Pulsverlangsamung darf kein weiterer Liquorabfluß erfolgen, vielmehr muß die Behandlung möglichst schnell zu Ende geführt werden. Auf diese Weise läßt sich eine Synkope unter allen Umständen vermeiden.

Die von mir ausgebildete Technik der endolumbalen Behandlung erreichte zunächst im Sommer 1916 ihren Abschluß. Die weitere Vervollkommnung der Behandlungstechnik bewegte sich nach zwei Richtungen Einmal erwies es sich als dringend notwendig, bei dem Rücklauf des Salvarsanliquorgemisches jeden Überdruck, auf dessen schädigende Bedeutung wir noch weiter unten zu sprechen kommen, zu vermeiden. Beim Rücklauf des Liquors wurde daher die Bürette nur soweit erhoben, als es zum Rückfluß unbedingt notwenig war. Außerdem wurde wenigstens ein Drittel, bei älteren zerebralen Prozessen die Hälfte oder auch mehr des insgesamt entnommenen Liquors nicht mehr reinfundiert, sondern fortgegossen. Besonders nach großen Liquorentnahmen, bei denen 100—120 ccm überschritten werden, hat es sich als das Zweckmäßigste herausgestellt, nicht mehr als 60 bis höchstens 70 ccm der entnommenen Liquormenge zurückfließen zu lassen. Als weitere Verbesserung der Behandlungstechnik erwies sich die Doppelpunktion und das Ansetzen von 2 Büretten zur Liquorentnahme als sehr vorteilhaft; von den beiden Büretten erhält aber nur die obere auf 20—25 ccm Liquorinhalt einen Salvarsanzusatz, während die untere nur den reinen Liquor aufnimmt und nur dazu dient, beim Ende der Behandlung den zuerst reinfundierten Inhalt der oberen Bürette zerebralwärts fortzuspülen. Diese Methode hat sich bei allen zerebralen Erkrankungen, insbesondere auch bei Optikusatrophie vorzüglich bewährt, wo eine Behandlung des Rückenmarks nicht notwendig war, oder sich wegen hochgradiger Irritabilität des erkrankten Rückenmarkes (Tabes oder Myelitis) innerhalb der Grenzen einer sehr milden endolumbalen Dosierung halten mußte. Die Inangriffnahme der Doppelpunktionsbehandlung ist deshalb von so weittragender Bedeutung, weil sie uns gelehrt hat, daß das Gehirn mehr als das zehnfache derjenigen endolumbalen Dosierung verträgt, die für ein völlig intaktes Rückenmark zulässig ist. Sobald alle 2 bis 3 Wochen endolumbal behandelt wird, darf die sogenannte spinale Dosierung, d. h. 1,8 mg auf 80—90 ccm = 0,4 mg auf 20 ccm Liquor nicht überschritten werden, weil sonst Blasen- und Mastdarmstörungen eintreten. Bei der Doppelpunktionsbehandlung können allmählich bis zu 4,5 oder 5 mg auf 20 ccm Liquor in die obere Bürette gegeben werden, also mehr als das Zehnfache der zulässigen spinalen Dosierung. Eine Vermischung der zerebralen Liquorportion mit der spinalen findet nicht statt, weil sich trotz höchster zerebraler Dosierung keinerlei Reizzustände am Rückenmark einstellen. Eine Verteilung des Liquors im Lumbalsack durch Liquorströmung oder durch physikalische Gesetze kommt also nicht in Betracht. Nach Doppelpunktionsbehandlung lasse ich die Patienten 3—4 Tage anstatt 2 Tage liegen. Nach dieser Zeit ist das Salvarsan resorbiert, weil danach selbst diejenigen Fälle, bei denen es nach dem Aufstehen zum Liquorabfluß (Meningismus-Symptomen) kommt, keine spinale Irritationen aufweisen. Ebenso wie bei exakter Behandlung jede spinale Irritation ausbleibt, so fehlt natürlich auch jede spinale Wirkung auf hier vorhandene Krankheitsvorgänge. Soll auch das Rückenmark mitbehandelt werden, so muß auch die untere Bürette einen kleinen Salvarsanzusatz, etwa $^1/_3$—$^1/_2$ mg auf 70—80 ccm Liquor erhalten. Bei jeder Doppelpunktionsbehandlung müssen zwischen den beiden Punktionsstellen 1 oder auch 2 Zwischenwirbelräume freigelassen werden. Auch soll die zerebrale Dosierung (für die obere Bürette) bei allen schwereren Rückenmarksaffektionen über 2 mg auf 20 ccm Liquor nicht hinausgehen!

Die Technik der endolumbalen Behandlung.

Desinfektion des Instrumentariums und Zubereitung der Salvarsanlösung. Die Instrumente werden 5 Minuten in frischem destillierten Wasser gekocht, hierbei ist darauf zu achten, daß auch die Schläuche mit Wasser angefüllt sind. Zunächst wird das Ansatzgefäß aus dem kochenden Wasser herausgenommen, mit frisch aus dem Autoklaven kommendem destillierten Wasser ausgespült und mit dem zugehörigen Deckel verschlossen. Alsdann nimmt man mit der Zange die Büretten aus dem Wasser, faßt sie mit sterilen Tüchern an und spült sie und die anhängenden Schläuche ebenfalls mit frisch destilliertem, kochend heißem Wasser durch, um so etwaige Niederschläge auszuschwemmen. Nach Ausspülen der zweiten, bzw. letzten Bürette (hier sind stets 5—6 Büretten gleichzeitig in Benutzung) wird diese mit 0,4%iger steriler Kochsalzlösung gefüllt und es werden mit Hilfe der Graduierung 10 ccm in das Ansatzgefäß abgemessen, worauf dieses wieder verschlossen wird. Die Bürrette läßt man auslaufen und legt sie zu den anderen Instrumenten in sterile Tücher. Das Ansatzgefäß wird abgekühlt, indem man es in eine Sublimatlösung hineinhält. Nach dem Erkalten werden 0,045 Salvarsannatrium zugesetzt. Es entsteht somit eine Lösung, die in $^1/_{10}$ ccm 0,00045 g = 0,45 mg Salvarsannatrium enthält. Entsprechend der Anzahl der Zehntel-, bzw. Zwanzigstelteile der Pipette ist eine bequeme und genaue Dosierung möglich.

Vorbereitung des Patienten.

Die Punktion selbst geschieht nach den von Quincke aufgestellten Grundsätzen. Es ist erforderlich, daß der Kranke vor der Behandlung Mastdarm wie Blase entleert hat, damit er möglichst lange nach dem Eingriff in dieser Beziehung Ruhe hat und nicht genötigt wird, seine Bauchpresse anzustrengen. Der Kranke wird auf dem Operationstisch so gelagert, daß er einen runden Rücken macht, was man am besten dadurch erreicht, daß Kopf und Knie möglichst genähert werden. Die Rückenpartie wird in weitem Umfang abgewaschen und mit Alkohol und Äther desinfiziert. Den Ort der Punktion (2. oder 3.

Lumbalsegment) bestimmt man nach den bekannten Gesichtspunkten und fixiert sich die erforderlichen Linien durch feine Jodstriche. Der Kreuzungspunkt dieser Linien stellt den Punkt dar, an welchem die Nadel einzustechen ist. Da der einzig schmerzhafte Moment bei der Punktion das Durchstechen der äußeren Haut ist, empfiehlt es sich, die Haut durch Chloräthyl zu gefrieren oder durch eine Schleichsche Quaddel anästhetisch zu machen und dann mit einem Skalpell den Kreuzungspunkt der Linien zu durchstechen. Bei unruhigen Paralytikern ist es ratsam, eine Stunde vor der Behandlung eine Ampulle Skopomorphin zu geben. Letzteres ist auch für solche Patienten zu empfehlen, bei denen sich bei der höheren Liquorentnahme (über 70 ccm) Schmerzen an den hinteren Wurzeln (infolge Zerrung) einstellen.

Ausführung der Behandlung.

Nunmehr wird die Punktionsnadel durch das Loch nach den geläufigen Grundsätzen eingestochen. Sobald man sich durch Herausziehen des Mandrins überzeugt hat, daß der Liquor austropft, setzt man den Konus des Bürettenschlauchs auf die Punktionsnadel auf. Man senkt die Bürette dann so tief, daß der Liquor durch den Schlauch in die Bürette einläuft, wobei darauf zu achten ist, ob der Kranke über Kopfschmerzen oder Brechreiz klagt; in solchen Falle ist sofort durch Abklemmen des Schlauches der weitere Liquorabfluß zu unterbinden. Je langsamer das Ausfließen geschieht, um so beschwerdefreier gestaltet sich der ganze Vorgang. Sobald 50—60 ccm erreicht sind, wird der Schlauch zugedrückt, der Deckel von der Bürette abgenommen und mit der Pipette die verordnete Salvarsandosis in die Bürette eingetropft. Nach wieder erfolgtem Verschluß durch Aufsetzen des Deckels werden Liquor und Salvarsan in der Bürette durch kräftiges Schütteln gemischt, ohne daß hierbei der Liquor den Deckel berührt. Sodann läßt man den Liquor weiter auslaufen bis zur äußerst erträglichen Grenze (Kopfschmerz usw.). Häufig werden 120 bis 150 ccm Liquormenge erreicht; dies ist, wie wir weiter unten noch sehen werden, hauptsächlich bei Paralyse und Taboparalyse der Fall. Bei so großen Liquorentnahmen läßt man jedoch aus Gründen, die noch später zu erörtern sind, nicht die gesamte entnommene Liquormenge zurücklaufen, sondern höchstens 60—80 ccm, während der überschießende Rest fortgegossen wird.

Von verschiedenen Seiten ist mir berichtet worden, daß es schwer fällt, über 40 ccm Liquor zu erzielen. Das liegt in $99^0/_0$ der Fälle daran, daß die Nadel nicht richtig steckt; häufig läßt sich dann durch Drehen der Nadel oder durch weiteres Vorschieben eine Verbesserung des Liquorabflusses herbeiführen. Bei mehr als 10 000 Punktionen an über 3000 Fällen haben wir es nur dreimal beobachtet, daß der Liquorabfluß durch besondere anatomische Verhältnisse beim Patienten selbst behindert war und zwar dadurch, daß sich bei jeder Wiederholung der endolumbalen Behandlung dieselben anatomischen Schwierigkeiten in den Weg stellten. Ich nehme an, daß der für gewöhnlich im Lumbalteil des Lumbalsacks aufhörende Arachnoidealbelag bei diesen Patienten bis weit nach unten hin durchgeht. Darauf dürfte es wohl zurückzuführen sein, daß sich nach Abfluß von 30—40 ccm Liquor sehr leicht Arachnoidealplatten vor die Öffnung der Punktionsnadel legen und dadurch den weiteren Liquorabfluß behindern. In derartigen Fällen kann man sich aber dadurch helfen, daß man die Patienten aufsetzt. Durch den hierdurch entstehenden vermehrten Liquordruck

gelangt der untere Teil des Lumbalsacks wieder zur besseren Entfaltung, so
daß der Liquor wieder fließt. Bei Eintritt stärkerer Kopfschmerzen läßt man
den Patienten durch Hilfskräfte eine Zeitlang hinlegen, um ihn dann nach
genügender Erholung wieder aufzurichten. Diese Maßnahme wird solange
wiederholt, bis die notwendige Liquormenge erreicht ist. Auf Eintritt von
Pulsverlangsamung muß stets acht gegeben werden, damit gegebenenfalls der
sofortige Rücklauf erfolgen kann. Selbst bei kleinen Personen lassen sich fast
ausnahmslos 50—60 ccm gewinnen.

Sehr bemerkenswerterweise läßt sich bei Neurasthenikern der Eintritt
von Kopfschmerzen schon bei einem Liquorabfluß von 30—40 ccm beobachten.
Es handelt sich hier um eine so regelmäßige Beobachtung, daß man annehmen
muß, daß bei derartigen Patienten entweder eine überempfindliche Hirnrinde
oder eine verhältnismäßig geringe Liquormenge vorliegen muß.

Kurz vor dem Einlaufenlassen des Liquors soll man den Schlauch noch direkt
am Konus abdrücken lassen und eigenhändig den Inhalt des Schlauches nach
der Bürette zu ausstreichen, um etwaige Luftbläschen zu entfernen und um
auch den Inhalt des Schlauches mit dem Salvarsan zu vermischen. Dieses
geschieht wieder durch kräftiges, aber vorsichtiges Umschütteln, alsdann läßt
man den Liquor durch mäßige Erhebung der Bürette langsam und ohne Überdruck wieder zurücklaufen; sobald er eingeflossen ist, wird die Nadel mit kurzem
Ruck herausgezogen und die Punktionsstelle mit einem Tupfer und Heftpflaster-
streifen verschlossen. Zu schnellerer Ausführung der Behandlung ist eine gut
desinfizierte Hilfskraft erforderlich, die durch Handreichungen, Halten der
Bürette usw. den Operateur unterstützt.

Falls nur Kontrollpunktionen gemacht werden, rate ich dringend, wenigstens
20—40 ccm Liquor je nach Größe und Geschlecht des Patienten zu entnehmen.
Durch diese Beseitigung des endolumbalen Druckes heilt das Punktionsloch
im Lumbalsack ungemein viel leichter, als wenn nur 5—6 ccm entnommen
werden. Beschwerden nach Lumbalpunktion werden danach und nach Innehaltung der sachgemäßen Lagerung eine recht große Seltenheit bilden.

Bei der Doppelpunktionsbehandlung läßt man zuerst 20 ccm in die obere
Bürette abfließen, wonach der Schlauch abgeklemmt wird; sodann läßt man in
die untere Bürette so viel Liquor einlaufen, als der betreffende Lumbalsack
hergibt. Die obere Bürette wird nach erfolgtem Salvarsanzusatz ganz, von der
unteren nur 35—50 ccm Liquor reinfundiert.

Transport und Lagerung des Patienten.

Nach Beendigung der Behandlung wird der Patient von drei Leuten auf
eine Trage gelegt, worauf darauf zu achten ist, daß der Kranke sich selbst so
wenig wie möglich anstrengt, insbesondere sich nicht hochrichtet oder den Kopf
über die Horizontale erhebt, denn es ist festgestellt, daß durch derartige Bewegungen der Druck im Lumbalsack ansteigt. Mit anderen Worten: Es muß
peinlichst vermieden werden, daß durch Druckschwankungen das Punktionsloch der Rückenmarkshaut aufgepreßt und offengehalten wird. Sowohl beim
Transport wie auch beim Liegen im Bett ist darauf zu achten, daß der Körper
sich in einer leicht kopfwärts geneigten Lage befindet. Beim Transport über
Treppen empfiehlt es sich, daß, entgegen den sonst geltenden Regeln, der Kopf

tiefer als die Füße liegt. Es versteht sich von selbst, daß der Kranke kein Kopfkissen haben darf, daß die Matratze nicht zu elastisch ist, so daß das Becken einsinkt. Im Notfall muß das Becken hochgelagert werden, indem man Decken unterschiebt. Dem Bett verleiht man eine schräge Lage dadurch, daß man Klötze von der Dicke zweier Ziegelsteine unter das Fußende legt. Es hat sich als wünschenswert herausgestellt diese strenge Rückenlage möglichst 2mal 24 Stunden einnehmen zu lassen. Auf diese Weise werden die Erscheinungen des Meningismus am sichersten vermieden. Dieser kommt dadurch zustande, daß sich das Punktionsloch des Lumbalsacks nicht rechtzeitig schließt und somit Liquor beim Aufrichten des Patienten in die Muskulatur und das Bindegewebe zwischen Haut- und Lumbalsack übertritt. Durch den Abfluß des Liquors entsteht ein starker Unterdruck im Lumbalsack, der zu heftigen Kopfschmerzen, Druck über den Augen, Schwindel und Nausea führt. Es sind dieselben Symptome, die gegen Ende der Liquorentnahme künstlich hervorgerufen werden. Stellen sie sich beim Aufstehen des Patienten ein, so muß dieser nochmals 48 Stunden liegen. Jede andere Therapie ist zwecklos.

Die Ernährung des Kranken sei leicht und, wegen der Bequemlichkeit bei der Nahrungsaufnahme, flüssig, da Suppen in Rückenlage durch ein gebogenes Glasrohr leicht getrunken werden können. Beim Aufstehen des Patienten ist stets Klysma zu geben.

Die Salvarsandosierung.

Sowohl Neosalvarsan wie Natriumsalvarsan eignen sich zur endolumbalen Behandlung; von der Verwendung des Silbersalvarsans haben wir wieder Abstand genommen, weil es leichter zu chemischen Reizungen führt als die genannten Präparate. Die geringste Reizwirkung kommt nach den hiesigen Erfahrungen dem Neosalvarsan zu.

Die Behandlung hat im allgemeinen in einschleichender Weise zu erfolgen, und zwar dergestalt, daß man bei den einzelnen Veränderungen von einer feststehenden Grunddosis ausgeht und entsprechend den sich unter der Behandlung ergebenden Erfahrungen allmählich zu höherer Dosierung ansteigt. Letzteres kommt allerdings für gewisse Affektionen, der ataktischen Tabes und der Myelitis, wie wir unten noch sehen werden, nicht in Frage.

Im übrigen ist die Höhe der Dosierung, zu der man allmählich ansteigt, davon abhängig, ob man sich bei der endolumbalen Behandlung der einfachen Methodik, d. h. nur einer Bürette, oder der Doppelpunktion und zweier Büretten bedient. Bei der einfachen Methode gilt als Grundsatz, daß eine Dosierung von 1,8 auf 80—90 ccm Liquor alle zwei bis drei Wochen nicht überschritten werden darf, weil es sonst zu einer chemischen Schädigung des Rückenmarkes und seiner Leitungsbahnen kommt. Bei der Behandlung mittels Doppelpunktion kann diese Dosis jedoch erheblich überschritten werden; in der oberen Bürette können schließlich 3—5 mg auf 20 ccm Liquor gemischt werden (wozu natürlich noch der im Schlauch enthaltene Liquor hinzutritt, der gegen Ende der Punktion bei zugedrücktem oberen Schlauchende zur Bürette hin ausgequetscht wird), während der salvarsanfreie Liquor der unteren Bürette den zuerst zurückgelaufenen salvarsanisierten Liquor zerebralwärts spült. Unter diesen Bedingungen lassen sich über die endolumbale Dosierung bei den einzelnen Affektionen folgende Richtlinien geben:

Bei histologischen Meningorezidiven und bei Neurorezidiven ist die Dosierung a) bei alter Methodik 1—1,8 mg, b) bei Doppelpunktion 1—5 mg.

Bei Lues cerebri: a) bei einfacher Methodik gehe man zunächst nicht über 1 mg hinaus. Falls sich keine deutlichen Parästhesien, Krisen oder Spasmen unter dieser Dosierung geltend machen, kann bis 1,35 oder 1,5 mg angestiegen werden. Geht die Liquorentnahme über 80—100 ccm hinaus, so kann die Dosis auf 1,8 mg erhöht werden. b) Bei Doppelpunktion muß man sich auch zunächst bei einer mittleren Dosierung von 1—1,2 mg darüber unterrichten, ob das Rückenmark noch ganz intakt ist. Ist letzteres der Fall, so kann die endolumbale Dosierung entsprechend der sich ergebenden Verträglichkeit allmählich auf 3—5 mg gesteigert werden.

Bei Paralyse: a) Bei intaktem Rückenmark vollzieht sich die allmähliche Steigerung der endolumbalen Dosierung von 1,2 bis 1,8 mg. b) Bei Doppelpunktion kann allmählich bis 5 mg gesteigert werden.

Bei isolierter Tabes, wo im Liquor hohe Eiweiß- und Wassermannwerte fehlen, kommt nur die einfache Methodik und der Gebrauch geringer endolumbaler Dosierungen von $^1/_3$ bis höchstens 1 mg, letzteres nur bei großen Liquormengen in Betracht. Bei Tabes mit schweren Liquorveränderungen ist die Doppelpunktion die Methode der Wahl. Die Höhe der Dosierung hängt hier jedoch, wie unten noch näher ausgeführt, in hohem Maße von der Lokalisation des Prozesses ab. Bei nicht ataktischen Fällen kann die Dosierung für die obere Bürette allmählich auf 1,0—2,5 mg gebracht werden. Selbst 2,5 mg konnten hier schon ohne jede spinale Irritation gegeben werden. Bei ataktischen Fällen und bei Tabes gastrica ist nur eine ganz allmähliche Steigerung der endolumbalen Dosierung ratsam; wir sind hier selbst bei der Doppelpunktion über eine Dosierung von 1,5—2,25 mg bisher noch nicht hinausgekommen. Für die Taboparalyse kommt ebenfalls nur die Behandlung mittels Doppelpunktion in Frage, die Dosierung richtet sich hier nach denselben Grundsätzen, wie sie soeben bei der Tabes mit latenten zerebralen Prozessen erörtert sind. Soll das Rückenmark mitbehandelt werden, so muß auch die untere Bürette einen Salvarsanzusatz von etwa $^1/_3$ mg erhalten.

Begleiterscheinungen der endolumbalen Behandlung. Die Begleiterscheinungen der endolumbalen Behandlung werden unterschieden in akute und subakute.

A. Akute Begleiterscheinungen.

1. Fiebersteigerung.

Bei intakten Meningen und einwandfreier Technik der endolumbalen Behandlung sind Fiebersteigerungen bei mittleren Dosierungen außerordentlich selten. Bei erkrankten Meningen werden Fiebersteigerungen häufig beobachtet und zwar für gewöhnlich nur bei der ersten endolumbalen Behandlung. Bei frischen meningealen Prozessen ist sie ziemlich hochgradig (bis 40° C), dauert aber selten länger als 24 Stunden. Während dieser Zeit ist das allgemeine Wohlbefinden entsprechend beeinträchtigt. In der ersten Nacht nach der Behandlung ist der Schlaf gestört; die Kranken sind häufig etwas unruhig, sind indessen am zweiten Tage meistens wieder wohlauf. In der zweiten Nacht pflegt der Schlaf ungestört zu sein. In ähnlicher Weise äußert sich auch die Fieberreaktion bei den älteren meningealen Prozessen. Sie tritt hier nicht so regelmäßig ein, ist dafür aber, trotzdem die Liquorveränderungen nur mäßiger Natur sind, gelegentlich sehr

hochgradig. In einem der noch weiter unten näher erwähnten Fälle wurde eine
hohe Fieberreaktion bis in den dritten Tag hinein beobachtet, trotzdem die
endolumbale Dosis nicht besonders hoch gegriffen war (1 mg). Der Verdacht,
daß sich hier septische Störungen geltend machten, war jedoch unbegründet;
es handelte sich vielmehr um eine besonders heftige Herxheimersche Reaktion, die auch von einem besonders guten Erfolge begleitet war.

Bei meningealen Prozessen geringeren Umfanges und chronischen Charakters sind Fiebersteigerungen auf die erste endolumbale Behandlung relativ
selten. Falls sie zustande kommen, so sind sie ein Hinweis daraufhin, daß sich
der Prozeß in einer akuten Entwicklung befindet. Bei allen späteren endolumbalen Behandlungen kommen Fiebersteigerungen für gewöhnlich nicht
mehr in Betracht.

2. Zerebrale Erscheinungen. Die zerebralen Erscheinungen bestehen in
heftigen Kopfschmerzen, Übelkeit und Erbrechen und bei Lokalisation des
Krankheitsprozesses in der entsprechenden Region gelegentlich auch in Benommenheit und Krampfanfällen. Die Empfindlichkeit der Hirnrinde gegen
chemische Irritationen ist recht verschieden. Auch ohne zerebralen Krankheitsherd kann es in vereinzelten Fällen, insbesondere bei Frauen, wenn eine endolumbale Dosierung von $^3/_4$—1 mg überschritten wird, zu heftigsten Kopfschmerzen, Übelkeit und Erbrechen kommen. Es handelt sich hier um offen-
sichtliche Reizerscheinungen, die manchmal auch in solchen Fällen zur Beobachtung gelangen, wo keine Veränderungen an den zerebralen Meningen vorliegen.
Bei sehr starker zerebraler Reizung ist sehr vereinzelt auch eine Einwirkung
auf den Nervus vagus (Pulsverlangsamung) beobachtet worden. Dem Eintritt
dieser Komplikationen muß durch Pulskontrolle und rechtzeitige Einspritzungen
von Kampfer und Strophantin begegnet werden. Eindringlichst zu warnen
ist vor zu starker Erhebung der Bürette beim Rücklauf des salvarsanisierten
Liquors, weil durch den Überdruck Gehirnödem, Schädigung der Medulla
und schwere Krämpfe ausgelöst werden können. Besonders langsam und vorsichtig muß der Liquorrückfluß nach großen Liquorentnahmen erfolgen.

Gegenüber den Fällen, wo die angeführten zerebralen Erscheinungen offensichtlich auf einer Reiz- oder Druckwirkung der endolumbalen Behandlung
beruhen, ist die Zahl der Fälle, wo sich die gleichen Beschwerden aus einer
Herxheimerschen Reaktion erklären, um ein Vielfaches größer. Das Vorhandensein eines derartigen spezifischen Reaktionsvorganges ist daraus ersichtlich, daß diese Reaktionserscheinungen mit Fortgang der endolumbalen
Behandlung und mit Besserung des klinischen Bildes und des Liquorbefundes ab-
nehmen, bzw. verschwinden (!). Die sich in Krampfanfällen äußernden Rindenreizungen gelangen dann zur Beobachtung, wenn sich die meningealen Veränderungen in der motorischen Region lokalisieren. Solche Krampfanfälle
können schon bei den akuten meningitischen Prozessen der frischen Stadien
zustande kommen. Es handelt sich hier wohl vorwiegend um eine Herxheimersche Reaktion, weil sie sich zumeist erst einige Stunden nach der endolumbalen
Behandlung einstellt. Der Krampfanfall läßt sich durch sofortige Verabreichung
einer intravenösen Salvarsaninjektion abschwächen, bzw. abkürzen. Auch
hat sich die Vornahme einer intravenösen Salvarsaninjektion vor der endolumbalen Behandlung der von Krampfanfall bedrohten Fälle als von prophylakti-
scher Bedeutung erwiesen. Diese Beobachtung ist unseres Erachtens dadurch

zu erklären, daß die Dauer der Herxheimerschen Reaktion durch die beiderseitige Behandlung des meningealen Prozesses (intravenös + endolumbal) abgekürzt wird.

Außer bei den epileptiformen Neurorezidiven werden diese Krampfanfälle auch bei der endolumbalen Behandlung der diffusen Meningitis, Meningoenzephalitis und der Lissauerschen Paralyse beobachtet. Sie beruhen hier weniger auf einer Herxheimerschen Reaktion als auf dem Zustandekommen eines mechanischen Reizes unter der endolumbalen Behandlung. Wie unten noch ausführlicher zu erörtern ist, kommt es bei diesen fortgeschritteneren meningealen Veränderungen unter dem Druck des zurücklaufenden Salvarsanliquorgemisches unter gewissen Umständen zum stärkeren Einbruch des Liquors ins Parenchym und je nach Umfang dieses Vorganges zu mehr oder weniger schweren Rindenreizungen, die schon 10—15 Minuten nach der Behandlung einsetzen, also weit eher, als mit dem Eintritt einer Herxheimerschen Reaktion zu rechnen ist. Sie werden durch das Fortgießen großer Liquormengen verhindert. Es soll nicht mehr Liquor zum Rücklauf gebracht werden als unbedingt erforderlich ist. Beim großen Menschen genügen 20—25 ccm für den zerebralen Liquorraum und 30—50 ccm für die spinale Liquorsäule.

3. Spinale Erscheinungen.

Die spinalen Erscheinungen sind, soweit sie nicht ausschließlich nach der ersten Behandlung eintreten, durchweg als Irritationserscheinungen zu bezeichnen. Sie stellen sich ein:

a) Bei intaktem Rückenmark. Sie sind nur bei der wiederholten Anwendung großer Dosen und kleinen Liquormengen (1,8—2,0 mg auf 50—60 ccm Liquor) zu erwarten. Sie bestehen hauptsächlich in mehr oder weniger deutlichen Schwächezuständen des Detrusors, des Sphincter vesicae und des Sphincter ani, seltener in Parästhesien und Taubheit an den unteren Gliedmaßen.

b) Bei erkranktem Rückenmark. Hier stellen sich infolge der leicht durchgängigen Pia, je nach der Lokalisation des vorangegangenen oder noch fortbestehenden meningealen Prozesses die verschiedensten Reizerscheinungen ein. Sind die motorischen Bahnen betroffen (Myelitis), so stellt sich eine Verschlechterung der Bewegungsfähigkeit und eine Zunahme der Spasmen ein. Sind die sensiblen Bahnen erkrankt, so werden je nach Höhe und Zahl der betroffenen Segmente Ziehen und Reißen in den Beinen, Hyperästhesien, Krisen und Erbrechen beobachtet. Hier spielt die Dosierungsfrage, wie wir unten noch sehen werden, die allerwichtigste Rolle. Mit gewissen Reizerscheinungen ist bei diesen Krankheitsprozessen immer zu rechnen; durch Anwendung entsprechender Dosierungen muß jedoch stets dafür Sorge getragen werden, daß die spinale Irritation keine bleibende Schädigung (zunehmende Taubheit und Ataxie) verursachen kann.

B. Subakute Störungen.

1. Bei zerebralen Prozessen äußern sich die subakuten Störungen in einer allmählichen Verschlimmerung des klinischen Bildes. Es handelt sich in diesen Fällen ausschließlich um Vorstadien der Paralyse oder um diese selbst; bei ihnen kann sich durch den Rücklauf zu großer Liquormengen verhältnismäßig leicht eine Vermehrung und insbesondere eine Vertiefung der Liquordiffusionsvorgänge einstellen, so daß das Krankheitsbild im Sinne einer Meningoenzephalitis serosa noch weiter gefördert wird. Die Zunahme der Ausfallserscheinungen

stellt sich im Anschluß an die endolumbale Behandlung ein und nimmt immer mehr zu. Auf eine ausführlichere Besprechung dieses Vorganges werden wir weiter unten noch zurückkommen. Es soll jedoch bereits hier hervorgehoben werden, daß wir heute diesen Vorfällen begegnen können. Die auf der Vermehrung der Liquordiffusionsvorgänge beruhenden Exazerbationen werden durch Fortgießen großer Liquormengen völlig ausgeschaltet. Durch die Behandlung mit hohen zerebralen Dosierungen (mittels Doppelpunktionsbehandlung) wird die Dauer der Erregungszustände bei den expansiven Paralytikern erheblich abgekürzt. Nur der Krampfanfall bei der ersten Behandlung ist bei den Fällen mit großer Krankheitsoberfläche kaum vermeidbar. Die subakuten spinalen Reizungen stellen sich nach relativ zu großer Salvarsandosis, insbesondere nach wiederholter Anwendung einer solchen mit einer Latenzzeit von 10—14 Tagen ein. Bei intaktem Rückenmark ist die Dosis, welche zur Erzeugung dieser Reizerscheinungen imstande ist, natürlich wesentlich höher als bei spinalen Krankheitsprozessen mit durchlässiger Pia. Auf die hier in Betracht kommenden Dosierungen werden wir unten noch näher einzugehen haben. Die subakute Irritation besteht vorwiegend in Ertaubung der Haut, Zunahme der Ataxie, Tiefensensibilitäts-, Blasen- und Mastdarmstörungen. Die Prognose dieser Folgeerscheinung ist gut, wenn ihr Auftreten rechtzeitig bemerkt und beim Ausbau der weiteren Behandlung berücksichtigt wird.

Die Fieberbehandlung der meningealen Syphilis.

Die Fieberbehandlung der meningealen Syphilis und ihrer Ausgänge ist von der allgemeinen ärztlichen Erfahrung ausgegangen, daß akute fieberhafte Erkrankungen, wie z. B. Erisypel, Infektionskrankheiten und auch tropische Fiebererkrankungen einen günstigen Einfluß auf die nervöse Syphilis ausübten. Es ist ein unbestrittenes Verdienst von Wagner v. Jauregg, die Aufmerksamkeit auf diese Vorgänge hingelenkt und sie in der Fieberbehandlung der Metasyphilis nutzbar gemacht zu haben. Nach ihm berichteten Mattauschek und Pilcz über das Fehlen von Paralyse in Luesfällen (241 Offiziere), bei denen das Überstehen von Malaria, Erisypel, Pneumonie oder dergl. nach erworbener Infektion nachgewiesen werden konnte. Die Fieberbehandlung wurde dann von Wagner v. Jauregg und seinen Schülern (Pilcz, Donath, Schacherl u. a.), ferner noch von O. Fischer, Weygandt und Mühlens und Weisbrodt und Jahnel weiter verfolgt, bzw. ausgebaut. Nach Wagner ist das Überstehen von Typhus, Cholera und anderen Infektionskrankheiten bei der progressiven Paralyse weniger günstig als septische Erkrankungen. Bei der Tuberkulin-Behandlung der progressiven Paralyse erzielte er Remissionen, die den spontanen Remissionen an Dauer und Tiefe überlegen waren und zwar gar nicht selten bis zum dritten und vierten Krankheitsjahr. Über ebenfalls günstige Beobachtungen berichten Pilcz und Schacherl, letzterer auch bei ambulanter Tuberkulinbehandlung der Syphilis cerebrospinalis und Tabes. Bei letzterer wurde häufig eine Besserung und ein Schwinden der Schmerzanfälle und Krisen erzielt.

Pilcz bedient sich des Kochschen Alttuberkulins und beginnt mit einer subkutanen Injektion von 0,01. Bei fehlender oder nur schwacher Reaktion im Sinne eines Anstieges der Körpertemperatur geht er in zweitägigen Intervallen allmählich um 0,02—0,03 hinauf zur Maximaldosis 0,1, die in keinem

Falle überschritten wird. In manchen Fällen erfolgten schon auf geringe Mengen hin Temperatursteigerungen, so daß z. B. über 0,05—0,07 nicht hinausgegangen werden konnte. Die Temperatur wurde am Tage der Injektion und am nächstfolgenden in dreistündigen Intervallen gemessen. Es ergaben sich da bedeutende individuelle Verschiedenheiten derart, daß z. B. ein Kranker auf 0,03 am Tage der Injektion höher fieberte, als in der Folge bei höheren Dosen, ein anderer erst bei 0,1 überhaupt eine deutliche Fieberrreaktion zeigte usw. Von 66 Paralytikern reagierten gar nicht 2, schwach 5, mittelmäßig 22, stark 22, sehr stark 15.

Schacherl begann bei ambulanter Tuberkulinbehandlung mit erheblich geringeren Dosen, 0,0005—0,001; als höchste Anfangsdosen empfiehlt er bei kräftigen Individuen 0,01, bei zarten Individuen 0,005. Der Anstieg in der Dosierung geschah ähnlich wie bei Pilcz; auch erfolgten die Injektionen in zweitägigen Intervallen. Bei jeder dritten Tuberkulininjektion gab er 0,1 Hg salicyl. oder bei schwächeren Kranken bei jeder Alttuberkulininjektion auch eine Injektion von 0,03 Hg succinimidatum. Die Kur dauerte meist 16 bis 19 Wochen. Bei einer Unterbrechung von 8—10 Tagen erfolgte die Wiederaufnahme der Alttuberkulinkur mit der zuletzt gegebenen Dosis, wenn keine oder nur schwache Reaktion eingetreten war; die halbe Dosis wurde nach mittlerer, und eine $\frac{1}{4}$ Dosis bei starker Reaktion gegeben. Bei einer Unterbrechung von 2—3 Wochen wurde bei fehlender oder schwacher Endreaktion mit der Hälfte und bei mittlerer oder starker Reaktion mit $\frac{1}{4}$ der letzten Dosis wieder angefangen. Bei länger dauernder Unterbrechung wurde die Kur von neuem angefangen.

Die noch nicht befriedigenden Endergebnisse, die hier vereinzelt durchgingen — für die besseren Behandlungsergebnisse lag vielleicht kein Grund zur anderweitigen Behandlung vor —, sind wohl einmal auf den schon weit gediehenen Fortschritt des Krankheitsprozesses und zum anderen auf ungenügende Fieberreaktionen, d. h. auf mangelhafte Empfindlichkeit der betreffenden Individuen zurückzuführen. Außerdem möchte ich annehmen, daß manchmal die biologische Grundlage zur Allergiesteigerung gefehlt hat. Letztere ist doch nur dann möglich, wenn noch eine genügende Allgemeinsyphilose besteht, und wenn jede spezifische Behandlung, welche die Infektion einschränkt und in ihrer Virulenz schädigt, unterbleibt. Man müßte sonst schon annehmen, daß eine gewisse Heterovakzinebehandlung (z. B. mit Protozoen) auch gegen Syphiliserreger spezifische Wirkungen auszulösen vermag. Anderseits darf man natürlich nicht vergessen, daß die Kombination von Fieberbehandlung und spezifischer Therapie durch längere Retention der Arzneimittel günstig wirkt.

An Stelle von Tuberkulin wurde von Donath und O. Fischer das Natr. nucleinic. zur Behandlung der progressiven Paralyse benutzt. O. Fischer hält die Leukozytosewirkung für den wichtigsten Heilfaktor, während er der Temperatursteigerung keine ausschlaggebende Bedeutung beimißt. Das heilende Prinzip seiner Leukozytose-Behandlung mittels Natr. nucleinic. vermutet er in einer omnizellulären Wirkung oder Protoplasmaaktivierung.

Durch Gegenüberstellung der Behandlungsergebnisse seiner Heilmethode mit denjenigen der Malariabehandlung Gerstmanns glaubt Fischer die Überlegenheit der Leukozytosebehandlung mit Natr. nucleinic. nachweisen zu können. Er bringt darüber folgende Tabellen:

<table>
<tr><td align="center">Gerstmanns Malariafälle
Durchschnittsalter 39 Jahre</td><td align="center">Nukleinfälle unter 46 Jahren
mit mehr als 10 g Natr.
nucleinic.</td></tr>
<tr><td>Heilung . . . . . . 28%</td><td align="center">58%</td></tr>
<tr><td>Besserung . . . . . 44%</td><td align="center">17%</td></tr>
<tr><td>ungebessert . . . . 25%</td><td align="center">25%</td></tr>
</table>

Über die Wirksamkeit der bisher üblichen Behandlungsmethoden hat sodann Meyer bei der Bearbeitung eines Referates für den deutschen Verein für Psychiatrie aus dem Material einer Umfrage bei den deutschen Anstalten nachstehende Übersicht zusammengestellt:

Es wurden damals

mit Tuberkulin bei 216 Fällen 25% Remissionen erzielt
„ Nuklein „ 109 „ 42—50% „ „
„ Salvarsan „ 303 „ 7,5% „ „

Inwieweit es sich bei den Fischerschen Fällen um Dauerheilungen mit entsprechender Assanierung des Liquors handelt, geht aus seinen Berichten nicht hervor. Ein objektives Urteil über die Behandlungsergebnisse der verschiedenen Methoden wird erst nach längerem behandlungsfreien Intervall und durch Liquorkontrollen zu erbringen sein. Ich habe daher bei dem von mir berichteten Behandlungsergebnis der endolumbalen Salvarsanbehandlung den Ausdruck klinische Heilung selbst bei völlig einwandfreiem klinischen Befund, uneingeschränkter Dienstfähigkeit und normalem Liquor ganz vermieden.

Bei der endolumbalen Salvarsanbehandlung in Kombination mit der allgemeinen Behandlung betrugen die Remissionen 86%, von denen 68% gut, bzw. sehr gut waren, so daß die Patienten wieder dienstfähig wurden. Aber selbst in denjenigen Fällen, wo seit Jahren (bis zu 7 Jahren) wieder völlige Arbeitsfähigkeit und normaler Liquor eingetreten sind, möchte ich mich doch hinsichtlich der Heilung noch zurückhaltend äußern, zumal ich bei Tabes noch nach 6 Jahren die Wiederkehr von Krisen beobachtet habe, die auf energische intravenöse Salvarsanbehandlung nicht reagierten, auf eine einzige endolumbale Behandlung aber prompt wieder verschwanden. Vielleicht wird es möglich sein, gewisse Krankheitsherde, auf deren Lokalisation unten noch näher einzugehen ist, mit der Fieberbehandlung zu erfassen.

Der Fischersche Behandlungsplan, dessen auch wir uns bedient haben, ist folgender: Von der 10%igen sterilen Lösung von Natrium nucleinicum in Aqua dest. werden in Abständen von 3—4 Tagen steigende Dosen von 2,5—3 ccm bis zu 10 ccm injiziert, im ganzen 4—5 Injektionen. Nach 14 Tagen wird das Verfahren wiederholt. O. Fischer kombiniert auch sehr häufig mit Salvarsan. Bei kräftigen Patienten wurde hier meistens mit einer intramuskulären Injektion von 3 ccm Natr. nucleinic.-Lösung angefangen. Nach der ersten Injektion dieser Art wurde mehrfach eine Temperatursteigerung bis 41 und sogar 42° C beobachtet; die völlige Entfieberung dauerte in einem Falle 3 Tage, hinterließ hier aber keine nennenswerte Schädigung des Allgemeinbefindens. In einzelnen Fällen mußte das Intervall zwischen den einzelnen Injektionen auch um einige Tage verlängert werden, weil sich die Kranken noch nicht völlig wieder erholt hatten. Bei den nachfolgenden Injektionen ist die Fieberreaktion oft nur mäßig hoch und kann sogar fehlen. Die Kombination der Fieberbehandlung mit der Allgemeinbehandlung und der endolumbalen Behandlung ist unten (s. Paralyse) noch zu erörtern.

Auch die Behandlung der Paralyse mit Malaria und Rekurrenz hat eine weitere Aufnahme gefunden. Die seitherigen Behandlungsergebnisse lassen bereits erkennen, daß auch mit dieser Methode sehr beachtenswerte Besserungen des klinischen Bildes der Paralyse herbeigeführt werden können. Aus den Berichten von Weygandt und Mühlens ist folgendes zu entnehmen:

Sie erzielten bei 12 von 17 Fällen erhebliche Besserung im Sinne einer ausgesprochenen Remission (ca. $70^0/_0$). Die Besserung erstreckte sich auf die psychologische und die praktisch-klinische Seite, den körperlichen und serologischen Befund, wenn auch keineswegs immer ein bestimmter Parallelismus vorhanden war. 5 Fälle konnten wieder ihre berufliche Tätigkeit aufnehmen, 5 Fälle zeigten gute Remission, 5 Fälle Remission, 4 Fälle waren etwas gebessert, 1 Fall ohne Besserung. Zu fordern ist guter Impfstoff, gute Überwachung während der Fieberanfälle, Rücksicht auf die Gefahr und Weiterverbreitung der Krankheit. Am sichersten und gefahrfreiesten erscheint Tertiana. Das Fieberimpfverfahren gestaltet sich wie folgt: Zur Rekurrensimpfung eignet sich sowohl ein Mäuse- wie ein Zeckenpassagestamm von afrikanischem Rückfallfieber. Von einer infizierten Maus werden einige Tropfen Herzblut mit 2—3 ccm NaCl-Lösung verdünnt, davon $^1/_2$ ccm subkutan injiziert. Die Malariaimpfung erfolgt mit $^1/_2$ ccm defibriniertem Blut, das $^1/_2$—3 Stunden vorher von geeigneten Kranken entnommen war.

Lokale oder allgemeine Reaktionen im Anschluß an die Impfung sind von den Autoren nicht beobachtet worden. Die Rekurrensimpfungen vom Mäusepassagestamm verliefen im allgemeinen leichter, als vom Zeckenpassagestamm; aber auch letztere machten keine schweren Erscheinungen, meist nur drei Anfälle. Die Tropica-Infektionen führten fast alle zu einer enormen Parasitenvermehrung und hohem Fieberverlauf. Das Blutbild zeigte stärkste Infektion, dabei Allgemeinbefinden keineswegs so schwer und bedrohlich wie bei derartigen Infektionen in tropischen Ländern. Das Fieber ging bei Tropica bis 41,1, bei Tertiana bis 41,6, bei Rekurrens bis 40,8° C. Auch die Tertianafälle wurden niemals unmittelbar bedrohlich, trotzdem die Autoren es oft zu einer ganzen Reihe von Anfällen (einmal 16) kommen ließen.

Die Chininbehandlungsresultate der Nochtschen Methode waren bei der künstlichen Tertianainfektion wesentlich besser als bei den natürlichen Infektionen, die immer wieder rezidivierten. Auch wurde zur Kur und Nachkur im allgemeinen nur die Hälfte der Chininmengen benötigt, die bei den üblichen Kuren verwendet werden.

Will man die Fieberbehandlung abbrechen, so gibt man am zweckmäßigsten zunächst 1 g Chininum bihydrochloric. intravenös und schließt dann die Nochtssche Kur (4 mal täglich 0,2—0,25 Chininum hydrochloric. 4—6 Wochen) an. Nach meinen Erfahrungen aus Portugiesisch-Guinea und Kamerun möchte ich die Benutzung der Tertiana am meisten empfehlen, weil sie am wenigsten zu Komplikationen führt. Das von ihr erzeugte Fieber, das häufig bis 41ᶜ C geht, wird ja auch von Weygandt und Mühlens für ausreichend gehalten.

Von W. Fuchs ist noch auf ein zur Fiebererzeugung geeignetes Präparat, das von Bamberger im Laboratorium der Kgl. Akademie der Wissenschaften erzeugte alizyklische Tetrahydronaphthylamin $\left(\begin{matrix}(H_2)NH_2H\\(H_2)H_2\end{matrix}\right)$ aufmerksam gemacht worden; über seine Verwertung bei metaluetischen Erkrankungen liegen bisher aber noch keine Angaben vor.

In welcher Richtung das Heilprinzip der Fieberbehandlung zu suchen ist, darüber bestehen bisher noch keine einheitlichen Anschauungen. Wie schon oben erwähnt, sahen Weichbrodt und Jahnel bei infizierten Kaninchen, die sie durch längeren Aufenthalt im Thermostaten auf 45° C Körpertemperatur bringen konnten, ein Absterben der Spirochäten und glauben daher, daß die Heilwirkung der Fieberbehandlung im wesentlichen mit der Höhe der erzielten Temperatur zusammenhinge. Die Ansicht von O. Fischer, daß der Kernpunkt der Nukleinbehandlung oder der Behandlung mit den verschiedensten Heterovakzinen (Aolan, Kaseosan, Vakzineurin usw.) in der Leukozytosewirkung beruhe, dürfte sich mit den Anschauungen von Weichardt, der in der Protoplasmaaktivierung eine allgemeine zelluläre Leistungssteigerung, und zwar nicht nur der eines einzelnen Organes oder Organsystemes erblickt, nicht ganz decken. Meines Erachtens liegt aber kein Grund vor, weshalb man bei der Fieberbehandlung nicht mit zwei wirksamen Faktoren, eben der reinen Fieberwirkung und zweitens der Protoplasmaaktivierung bei Anwendung von Heterovakzinen rechnen soll, vorausgesetzt natürlich, daß noch genügend Spirochäten im Organismus vorhanden sind.

Es ist nun die Frage, wie können wir die neuen Fieberbehandlungsmethoden mit unserem bisherigen therapeutischen Vorgehen vereinigen, um dadurch einmal bei gewissen latenten meningealen Spätprozessen die bisher notwendige Behandlung abzukürzen und um ferner bei den metaluetischen Krankheitsvorgängen möglichst viele noch therapeutisch erfaßbar zu machen und zu guten Dauerheilungen zu führen.

Wie die oben gebrachten Statistiken erweisen, haben alle bisher angewendeten Behandlungsmethoden einschließlich der endolumbalen Salvarsanbehandlung ihre durch anatomische und physiologische und oft auch durch pathologische Veränderungen bedingten Leistungsgrenzen. Nach den weiter unten bei der Behandlung der progressiven Paralyse berichteten Erfahrungen bleibt z. B. zwischen den Reichweiten der intravenösen und der endolumbalen Salvarsanbehandlung der alten Methodik gar nicht selten eine schwer erreichbare Gewebsschicht, in der die Spirochäten wohl einige Zeit gelähmt, aber nicht völlig abgetötet werden. Falls die Fieberbehandlung imstande ist, diese deutlich erkennbare Lücke zu schließen, so werden die Aussichten auf Dauerheilung eine recht erhebliche Steigerung erfahren. Auf der anderen Seite dürfte der Fieberbehandlung die Oberflächenwirkung ermangeln, weil einmal die Veränderungen in der paralytisch erkrankten Rinde an den oberflächlichen Partien, wo die Degeneration am weitesten fortgeschritten ist, keine Leistungssteigerung des mehr oder weniger homogenisierten Gewebes mehr übrig gelassen haben, weil ferner in den periphersten Rindenpartien wohl kaum jene Wärmegrade erreicht werden, wie es in den etwas zentraler gelegenen und besser durchbluteten Abschnitten der Fall ist. Gleichwohl hat es den Anschein, als ob die Fieberbehandlung oft imstande ist, auch bei den sehr ausgedehnten und agitierten Formen (insbesondere Lissauerschen Paralyse) den Boden für eine Behandlungsfähigkeit mittels der endolumbalen Methode noch zu ebnen.

Prinzipiell ist die Fieberbehandlung so anzuordnen, daß sie die Erträglichkeit der intravenösen Salvarsanbehandlung nicht gefährdet. Für die endolumbale Behandlung bedeutet die Fieberbehandlung kein Hindernis; sie kann neben der letzteren in zwei- bis dreiwöchigen Abständen ohne Komplikationsgefahren durchgeführt werden. In welcher Weise ein interkurrentes Fieber die Salvarsanerträglichkeit gefährdet, dürfte allgemein bekannt sein. Bei der Nukleinbehandlung ist es allerdings möglich, bei den letzten Injektionen zwischendurch eine Salvarsaninjektion von Dosis 2—3 ohne Komplikationsgefahr zu geben; mit einigen Ausnahmen, die unten bei den einzelnen Krankheitsgruppen noch zur Erörterung gelangen werden, ist es jedoch ratsam, die Fieberbehandlung in das Intervall zwischen den einzelnen intravenösen Salvarsankuren zu verlegen. Hier kann sie neben der Salvarsan-Intervallkur (alle 2—3 Wochen Dosis III Natr. Salv.) in jeder gewünschten, bzw. erträglichen Intensität und Dauer durchgeführt werden. Gegen die gleichzeitige Anwendung einer individuell angepaßten Hg-Behandlung bestehen während der Fieberbehandlung keine Bedenken. Einer alleinigen Allgemeinbehandlung mit Salvarsan und Hg neben der Fieberbehandlung möchte ich, besonders bei der Paralyse, widerraten, weil hierdurch ohne gleichzeitige endolumbale Behandlung eine Provokation der eventuell nicht genügend erreichbaren oberflächlichen Spirochätenherde möglich ist. Im einzelnen wird auf die Zweckmäßigkeit und auf die Anwendungsweise der Fiebertherapie bei den einzelnen Formen der meningealen Syphilis und ihrer Ausgänge unten noch näher einzugehen sein. Es soll hier jedoch nicht unerwähnt bleiben, daß ich persönlich die Fieberbehandlung fast gänzlich wieder aufgegeben habe und zwar einmal wegen der hochgradigen Schwächung der Patienten und zum anderen wegen wiederholter Verschlechterung des klinischen Bildes insbesondere bei Paralyse und bei tabischer Optikusatrophie. Diese Verschlechterungen konnten mit der neuen Doppelpunktionsbehandlung prompt wieder ausgeglichen werden.

Gleichwohl möchte ich in besonders geeigneten Fällen (s. u.!) empfehlen, die Versuche mit Fieberbehandlung noch fortzusetzen. Vielleicht entwickeln sich unter der Behandlung mit den genannten Protozoenerkrankungen ganz ähnliche Schutzstoffe, wie sie bei jeder älteren Lues (s. o.!) zur Entwicklung gelangen. Die Bildung dieser Abwehrstoffe bei Lues ist bekanntlich neuerdings auch experimentell von Swift (Rockefeller Institut) bestätigt worden.

Die Anwendung der endolumbalen Behandlung in Kombination mit Allgemeinbehandlung und Fieberbehandlung.

1. Die Behandlung der latenten meningealen Prozesse (histologische Meningorezidive nach Ravaut).

Indikation. Ein Hauptanwendungsgebiet der endolumbalen Behandlung sind die latenten meningealen Prozesse jeglichen Stadiums und Infektionsalters. Die Therapie ist hier am aussichtsvollsten, weil sie bei ausreichender Durchführung eine völlige Ausheilung des bestehenden latenten meningealen Prozesses ermöglicht.

Die Aufgabe, die hier der endolumbalen Behandlung zufällt, ist sehr umfangreicher Art. Nach den oben bereits angeführten Statistiken ist in ca. 40% der Lues latens-Fälle mit dem Vorhandensein meningealer Entzündungsvorgänge und entsprechend ihrer verschiedenen Hochgradigkeit mit mehr oder weniger schweren Liquorveränderungen zu rechnen. Über die Bedeutung der Liquorveränderungen bei Lues latens und zwar als Anzeichen späterer klinischer Ausfälle am ZNS wurde bereits oben verschiedentlich berichtet, so daß die weiteren Ausführungen hierüber sehr beschränkt gehalten werden können.

Nach den geringen Ziffern, die einige Autoren (z. B. Pilz und Mattauschek) über die Häufigkeit der Paralyse (3—5%) berichtet haben, sollte man vielleicht annehmen, daß eine sehr große Anzahl der latenten meningealen Entzündungen einer spontanen Rückbildung fähig sind. Von anderen Autoren ist indessen die Häufigkeit der Paralyse erheblich höher eingeschätzt worden. So kam z. B. Ahrens auf Grund des amtlichen Marinematerials in einem Zeitraum von 10 Jahren auf eine Häufigkeit der Paralyse von etwa 10% der an Lues erkrankten Fälle.

Was die spontane Rückbildung der Liquorveränderungen anbelangt, so gelangte sie unter mehreren tausend Fällen nur 5 mal zur Beobachtung, darunter 2 totale und 3 erhebliche Besserungen. Demgegenüber betragen die Beobachtungen von Zunahme der Liquorveränderungen und Verschlimmerung des meningealen Prozesses wenigstens das Zehnfache. Wenigstens die Hälfte dieser Fälle gelangte im Rahmen dieses Buches zur Besprechung. Eine zuverlässige Statistik über das spätere Schicksal der Syphilitiker scheitert daran, daß viele Fälle mit mehr oder weniger schweren Erkrankungen des ZNS gar nicht in Pflegeanstalten gelangen oder in ziemlich kurzer Zeit in häuslicher Pflege zugrunde gehen. Selbst Paralytiker werden häufiger als man allgemein annimmt, bis zu ihrem Ende in der Obhut der Familie gehalten.

Die schwerwiegende Bedeutung der Liquorveränderungen erwies sich aus den hiesigen Beobachtungen nicht nur darin, daß ein Teil der Fälle, wo vor Jahren pathologische Liquores festgestellt waren, späterhin mit klinischen Ausfällen am ZNS zugingen, sondern daß auch die überwiegende Mehrzahl der Fälle mit latenten meningealen Prozessen eine regelmäßige Zunahme der Liquorveränderungen darboten, so daß über den Fortschritt des pathologisch anatomischen Prozesses in der Richtung des klinischen Ausfalles hin kein Zweifel obwalten konnte.

In gleicher Richtung sind wohl auch die Dreyfusschen Erfahrungen zu verwerten. Wenn sich diese auch auf Material bezogen, bei dem bereits gewisse pathologische Pupillenphänomene bestanden, so geht doch aus ihnen hervor, daß bei den Fällen mit pathologischem Liquor die überwiegende Mehrzahl, d. h. $^2/_3$ progredient verliefen. Bei über 70% der klinisch und im Liquor unverändert gebliebenen Patienten betrug die Nachbeobachtung erst 1—2 Jahre, so daß also über den wirklichen Ausgang dieser Fälle noch nichts Maßgebliches gesagt werden kann.

Nachstehende Tabellen Dreyfus' entstammen seiner Arbeit in der „Medizinischen Klinik 1921, Nr. 51.

Tabelle A, betreffend ferneres Schicksal von 107 Kranken.

Abteilung	Bisher unverändert	Progredient im Sinne der.			Ungeklärt	Innerhalb weniger Wochen †	Gesamtzahl	Davon verfolgt
		Lues cerebrospinalis	Tabes	Paralyse				
I. Liquorpositive (71)	13	6	9 († 1)	11 († 3)	—	2	71	41
II. Liquornegative (36)	18 († 2)	—	—	—	1	4	36	23

Tabelle B, betreffend Beobachtungsdauer und ferneres Schicksal der 107 Kranken.

Liquorpositive.

Jahre der Beobachtungsdauer	Unverändert	Progredient	Ungeklärt	Interkurrent †
1—2	10	10	—	2
3—5	1	4	—	—
6—9	2	12	—	—

Liquornegative.

1—2	11	—	1 (†)	4
3—5	2	—	—	—
6—9	6	—	—	—

Ein Teil der liquornegativen Fälle hat vielleicht im frischen Stadium einen leicht pathologischen Liquor aufgewiesen; die meningeale Entzündung ist aber durch Einflüsse der Behandlung oder der gesteigerten Allergie ausgeheilt. Auch letztere ist als heilender Faktor mit in Betracht zu ziehen, weil über $^1/_3$ der Fälle eine Luesinfektion negiert und unbehandelt geblieben ist. Diese Beobachtung ergibt sich aus Tabelle 3 der Dreyfusschen Arbeit, die auch wegen des Einflusses der im frischen Luesstadium stattgehabten spezifischen Behandlung auf das Verhalten des Liquors von Interesse ist.

Tabelle C.

Kenntnis resp. Unkenntnis der Lues. Initiale spezifische Behandlung.

Abteilung	Luesinfektion bekannt	Damals spezifisch behandelt	Lues negiert	Zur Zeit der Infektion unbehandelt
Liquorpositive (71 Kranke)	36	25	35	46
Liquornegative (36 Kranke)	17	12	19	24
Summe	53	37	54	70

Im großen und ganzen entsprechen demnach die Dreyfusschen Feststellungen auch den hiesigen Beobachtungen, daß nämlich Fälle mit schwereren Liquorveränderungen, die durch die eingeleitete Therapie nicht beseitigt worden sind, prognostisch recht ungünstig zu beurteilen sind. Trotz des sehr reichlichen Krankenmaterials an meningealer Syphilis aller Formen, die über 1 Jahrzehnt hier durchgegangen und nachkontrolliert worden sind, ist uns allerdings eine Statistik wie die von Dreyfuß unmöglich gewesen, weil seit Aufnahme der endolumbalen Salvarsanbehandlung nur eine recht geringe Anzahl von Fällen, die fast sämtlich in diesem Buche verwertet worden sind, nicht zur völligen und definitiven Ausheilung gelangt ist. Die Dreyfusschen Behandlungsergebnisse erklären sich aus seiner ablehnenden Haltung gegenüber der endolumbalen Salvarsantherapie, auf die wir späterhin noch zurückkommen werden. Jedenfalls geht aus der Dreyfusschen Statistik im Einklange mit den hiesigen Erfahrungen hervor, daß ein erheblicher Teil der mit pathologischen Pupillenphenomenen und schwereren Liquorveränderungen einhergehenden Fälle selbst durch beste Allgemeinbehandlung mit Hg und Salvarsan nicht mehr assaniert und vor einem ungünstigen Ausgang bewahrt werden können. Je mehr sich aber die Erkenntnis Bahn bricht, daß die Beseitigung der schweren Liquorveränderungen erhebliche Schwierigkeiten und Mühe verursacht, um so eher sollte man sich dazu entschließen, sich zur Assanierung des Liquor einer Behandlungsmethode zu bedienen, die bei einiger Schulung und bei Erfüllung der aseptischen Voraussetzungen ohne Gefahren ausgeübt werden kann. Da jedoch auch bei der endolumbalen Behandlung Dauererfolge um so leichter und sicherer zu erzielen sind, je eher sie schon im frühlatenten Stadium oder bei den Frühformen der meningealen Syphilis in Angriff genommen wird, so muß natürlich auf die frühzeitige Erkennung und Feststellung der klinischen Merkmale, bzw. der vorhandenen Liquorveränderungen mit Nachdruck hingearbeitet werden.

Termin für die notwendigen diagnostischen Lumbalpunktionen. Der Weg zu ihrer Erkennung ist aber nicht so einfach als es scheint. Geschieht z. B. die Punktion in den frischen Stadien, so gibt ein normaler Befund nach 1—5 Kuren doch keine sichere Gewähr dafür, daß der Liquor auch späterhin gesund bleibt. Wird andererseits erst am Abschluß der Behandlung oder erst lange Zeit danach punktiert, so ist bei den für Allgemeinbehandlung allein unzulänglichen Liquorveränderungen einmal wertvolle Zeit versäumt, weil eine gleichzeitige endolumbale Behandlung im Verein mit der Allgemeinbehandlung die völlige Assanierung des Organismus sicher schon zu Ende geführt hätte. So muß aber neben der notwendig gewordenen endolumbalen Behandlung auch die Allgemeinbehandlung von neuem in Angriff genommen werden. Auf der anderen Seite kann es bei zu später Liquorkontrolle auch sehr leicht der Fall sein, daß die Schwere der vorhandenen Liquorveränderungen ganz erheblich zugenommen hat und eine bedeutend langwierigere und kostspieligere Nachbehandlung erfordert, als bei einer rechtzeitig vorgenommenen Liquorkontrolle.

Will man allen Indikationen für einen richtigen Zeitpunkt der Liquorkontrolle, der sich aus unseren obigen Ausführungen über den Hergang der Provokation der meningealen Infektion ergibt, Rechnung tragen, so kommt eine ganze Reihe von notwendigen Punktionen heraus. Erst nach längeren Erfahrungen über den Werdegang der meningealen Infektion bei verschiedenem Infektionsalter kann man eventuell auf diesen oder jenen Zeitpunkt der Liquorkontrolle verzichten. Für Primärfälle, die gut behandelt sind, kommt eine Liquorkontrolle nur dann in Betracht, wenn ein klinischer oder serologischer Rückfall schon längere Zeit besteht. Meningorezidive finden sich auch dann nur selten. Bei schlechter Behandlung sind sie natürlich häufiger.

Alle im älteren Stadium erst zugehenden Fälle sind zu punktieren. Der wichtigste Zeitpunkt zur Punktion der frischen Sekundärfälle ist der 8—12 Wochen nach Abschluß aller in Aussicht genommenen Kuren. Hier treten einmal die Fälle zutage, bei denen der bereits in der Anlage vorhandene meningeale Herd gegenüber der Allgemeinbehandlung unzugänglich geblieben ist und zum andern auch solche Fälle, wo er erst im Laufe der Behandlung provoziert worden ist. Unter den von hier berichteten Beispielen befindet sich eine ganze Reihe von Fällen letzterer Art, wo frühere Liquorkontrollen einmal oder mehrfach normal waren, während sich überraschenderweise der meningeale Prozeß erst am Abschluß der Behandlung einstellte.

Der zweitwichtigste Zeitpunkt zur Punktion ist der 5 bis höchstens 8 Wochen nach der ersten Salvarsankur. Hierdurch gelangen alle Frühprovokationen der meningealen Infektion zur Kenntnis, so daß der vorhandene meningeale Prozeß im allergünstigsten Moment und zwar in seiner ersten Entwicklung therapeutisch erfaßt werden kann. Damit fällt die Aussicht für ein Neurezidiv ernster Art nahezu gänzlich fort, während ein späterer meningealer Rückfall nach Assanierung der Pia durch endolumbale Behandlung in diesem Stadium bisher noch nicht zur Beobachtung gelangt ist. Da sich die Dauerbeobachtungen nach Beseitigung von Liquorveränderungen in diesem Stadium schon bis zu 7 Jahren erstrecken, so dürfte wohl kaum mit späteren meningealen Rückfällen zu rechnen sein.

An dritter Stelle steht die Bedeutung der Liquor-Spätkontrolle, die $2-2^1/_2$ Jahre nach der letzten Behandlung zu erfolgen hat.

Fälle mit Spätentwicklung meningealer Prozesse sind, wie wir weiter unten noch sehen werden, außerordentlich selten. Falls es sich um Fälle handelt, die im frischen Luesstadium Salvarsan erhalten haben, so kommt ein späterer Eintritt von Liquorveränderungen als $^1/_4$ Jahr nach der Gesamtbehandlung, falls vorher keine bestanden haben, nicht mehr ernstlich in Betracht. Aus dem hier vorliegenden Krankenmaterial ist mir jedenfalls kein derartiger Fall erinnerlich. Es ist demnach für gewöhnlich damit zu rechnen, daß sich keinerlei meningeale Prozesse mehr einstellen, wenn die beiden ersten Punktionen keine Provokation der meningealen Infektion ergeben haben.

Die Verhältnisse liegen jedoch anders bei Fällen mit älterer Infektion (bereits $1^1/_2-2$ Jahre nach der Ansteckung) und bei Fällen, die in früheren Jahren nur mit Hg behandelt sind. Wenn solche Fälle, die noch keine wesentliche Einschränkung ihrer Allgemeindurchseuchung erfahren haben, mit Salvarsan behandelt werden, so kann sich, wie Beispiele unten zeigen werden, erst $1^1/_2$ bis 2 Jahre später ein pathologischer Liquor einstellen, während frühere Punktionen stets ein negatives Ergebnis erbracht haben. In solchen Fällen äußert sich die Provokation einer eventuell zurückbleibenden meningealen Infektion erst nach längerer Zeit.

Eintritt der Liquorveränderungen. Der äußerste Termin, bis zu welchem sich eine zurückgebliebene meningeale Infektion geltend macht, wird von uns nach den hiesigen Beobachtungen im äußersten Falle auf $2^1/_2$ Jahre nach der letzten Behandlung geschätzt. Wie unsere Tabellen in der Münch. med. Wochenschr. 1916, Nr. 35 u. 36 ergeben (Tabelle 5 und Tabelle 11), sind die histologischen Meningorezidive nach Hg-Behandlung in $60-70\%$ bis zum 5. Infektionsjahr, nach Salvarsanbehandlung in über 80% bis zum Ablauf des 2. Infektionsjahres nachweisbar. Bei der überwiegenden Mehrzahl dieser Fälle reicht aber die meningeale Entzündung in das 1. Infektions- und Behandlungsjahr zurück. Endlich ist auch bei denjenigen Fällen, die bei unbewußter Syphilis später Ausfälle am ZNS aufweisen, anzunehmen, daß die meningeale Entzündung schon viele Jahre latent bestanden hat und in ihren Anfängen mindestens bis in das 3.—4. Jahr der Infektion zurückreicht.

Ein langer Bestand der Liquorveränderungen bei unbewußter Syphilis ergibt sich aus den Beobachtungen bei verschiedenen Paralysefällen, die 10—12 Jahre vor Eintritt der Paralyse, und zwar in einem Lebensalter von 18—20 Jahren an einem fleckförmigen Haarausfall gelitten hatten, der als ein sicherer Hinweis auf das Vorhandensein eines latenten meningealen Prozesses anzusprechen ist.

In mehreren Dutzend Fällen aus der Zeit vor der endolumbalen Salvarsanbehandlung konnte hier ferner der Fortbestand latenter Liquorveränderungen oder der spätere Eintritt von Ausfallserscheinungen bis zu 7 Jahren nach der ersten Feststellung pathologischen Liquors beobachtet werden. Der Fall mit dem längsten Fortbestand latenter Liquorveränderungen soll hier kurz erwähnt werden:

Fall 854. Ansteckung Herbst 1908. Im Frühjahr 1909 Ulcus durum und Alopecia specifica (!). Danach vier planmäßig intermittierende und sehr kräftige Hg-Kuren mit Kalomel und Ol. ciner. Nach der letzten Kur Lazarettaufnahme wegen schwerer Hg-Intoxikation. Am 25. 3. 1913 erneuter Zugang mit Latens und negativer SR nach vorausgegangenem Suizidversuch. Die Liquorkontrolle fand erst nach der ersten Salvarsaninjektion statt und ergab am 28. 3. 1913 pathologischen Befund (s. u.). Patient erhielt vom 25. 3. 1913 bis Frühjahr 1914 4 Salvarsankuren = 20 Injektionen. Die SR zeigte unter der Behandlung eine deutlich positive Schwankung: vom 26. 3. bis 1. 4. 1913 —, vom 3. 4. bis 9. 4. +, dann dauernd —, außer am 3. 5. 1913, wo sich die positive Spätschwankung geltend machte. Die Liquorkontrollen unter der Kur ergaben:

Dat.	Phase I	Esb.	Lymph.	WR
28. 3. 1913	opal — trüb	0,4 °/₀₀	17	—
19. 5. 1913	0 — opal	0,4 °/₀₀	6	—
21. 4. 1914	,,	0,3 °/₀₀	4	—

Pat. wurde am 16. 3. 1920 nach Rückkehr aus amerikanischer Gefangenschaft nachuntersucht. Er war frei von Beschwerden und klinisch o. B. Der Liquor erwies sich jedoch als erheblich verändert: Phase I deutlicher Ring, Pandy + + +, Esb. 0,5°/₀₀, L. 30, WR 0,5 + + +. Nach dem Liquorbefund zu urteilen, geht Pat. zweifellos der Paralyse entgegen, falls er nicht ausreichend endolumbal behandelt wird. Weder mit Quecksilberbehandlung noch mit intravenöser Salvarsanbehandlung allein ist, wie die eigene Vorgeschichte des Falles erweist, eine Assanierung der Meningen zu erwarten. Ohne Behandlung dürfte sich jedoch der zu erwartende klinische Ausfall kaum vor Ablauf von 3—4 Jahren einstellen.

Aus allen diesen Beobachtungen geht demnach hervor, daß die latenten meningealen Prozesse als die Vorläufer der Spätsyphilis des ZNS in ihren Anfängen bis in die frischen Stadien der Erkrankung zurückreichen und hier spätestens im 3.—4. Krankheitsjahr nachweisbar sind.

In früheren Jahrzehnten war die Feststellung der latenten meningealen Prozesse von keiner praktischen Bedeutung, weil der Stand der Therapie keine nennenswerten Aussichten auf Heilung bot. Mit Eintritt der intravenösen Salvarsanbehandlung hatten sich die therapeutischen Aussichten allerdings bereits erheblich gebessert, aber auch sie reichten bei vielen Fällen nicht aus, um schwerere Veränderungen zu beseitigen oder bei leichteren Veränderungen zu einem Dauererfolg zu führen. Diese Sachlage hat sich aber von Grund aus gewandelt, insofern als die endolumbale Salvarsanbehandlung eine sichere Handhabe zur Beseitigung aller latenten meningealen Prozesse bietet.

Die endolumbale Behandlung ist daher in allen Fällen von meningitischen Veränderungen indiziert. Die Aufgabe der Assanierung der Meningen von latenten meningealen Veränderungen ist allerdings in den älteren Stadien oft sehr langwierig gewesen, aber neuerdings durch die Doppelpunktionsbehandlung wesentlich abgekürzt und erleichtert.

Nachkontrolle in Fällen mit überstandener meningealer Syphilis. Sobald latente meningeale Veränderungen oder auch Ausfälle am ZNS bestanden haben, ist zur Kontrolle des Behandlungserfolges eine bestimmte Anzahl von Punktionen erforderlich, und zwar 2—3 in halbjährigen Abständen und eine letzte 1 Jahr später. Hierunter sind natürlich auch alle Fälle mit spezifischer Alopezie einzuschließen, bei denen, wie wiederholt berichtet, für gewöhnlich latente meningeale Prozesse vorhanden sind. Von der soeben angeführten Vorschrift der Nachkontrolle können nur bei ausreichenden Erfahrungen über das in den einzelnen Stadien notwendige Behandlungsmaß und über die Hartnäckigkeit der meningealen Prozesse in dem verschiedenen Alter der Infektion Abweichungen stattfinden. So kann man sich z. B. bei leichten Veränderungen in den frischen Stadien eventuell mit zwei Punktionen in einjährigem Abstande begnügen.

Wo jedoch schwere Liquorveränderungen und eventuell daneben schon für ein Prodromalstadium der Paralyse verdächtige Symptome bestanden haben, ist die ausgiebige Form der Liquorkontrolle unvermeidlich, weil die Rezidivbildung in diesen Fällen schon sehr schnell zu ernsten Folgen führen kann.

Bei den latenten meningealen Prozessen ist zu unterscheiden zwischen den akut entzündlichen Formen der frischeren Stadien und den chronisch entzündlichen Formen der älteren Stadien. Zwischen beiden sind zahlreiche Übergänge vorhanden. Hier wie dort gibt es Fälle mit leichten und schweren Veränderungen. Im allgemeinen sind die akut entzündlichen Formen leichter und in kürzerer Zeit zu beeinflussen, als die Veränderungen des chronischen Stadiums; aber auch im letzteren kommen gelegentlich noch relativ oberflächlich gebliebene Prozesse vor, die in kurzer Zeit zu beheben sind.

Behandlung der Frühformen. Die akut entzündlichen Formen setzen sich zusammen einmal aus Fällen, in denen der meningeale Prozeß offenbar bereits bei der ersten Anlage der Infektion entstanden ist und häufig auch mit einer Alopecia specifica einhergeht und zum anderen aus solchen Fällen, wo die meningeale Entzündung erst durch die stattgehabte Salvarsanbehandlung provoziert worden ist. Eine Fieberbehandlung dieser Frühformen kommt nicht in Betracht, weil die endolumbale Behandlung schon in kurzer Zeit zum Ziele führt. Die endolumbale Behandlung dieser frischen Mengingorezidive unterscheidet sich von denen der älteren Stadien im wesentlichen dadurch, daß sie im Anfange wesentlich höher dosiert wird als bei den Spätstadien.

Bei den meningealen Entzündungen der frischen Stadien, die besonders nach Salvarsanbehandlung oft recht hochgradig sind, sind höhere endolumbale Dosierungen nicht nur ohne Schaden anwendbar, sondern, wie noch zu erörtern ist, auch notwendig. Das in den einzelnen Fällen notwendige Behandlungsmaß ist entsprechend der Ausgiebigkeit der jeweilig vorliegenden Veränderungen verschieden groß. Bei allen hängt indessen die Schnelligkeit des Erfolges nicht nur von der Höhe der angewendeten endolumbalen Dosierung, sondern auch von der Quantität der benutzten Liquormenge ab. Je besser das Salvarsangemisch an die zerebralen Meningen herangebracht wird, um so prompter und zuverlässiger sind die Behandlungserfolge. Wenn man den Verlauf der nachstehenden Fälle mit dem des oben berichteten Falles 584 (s. S. 126) vergleicht, so ist die Wirkung der verbesserten endolumbalen Technik unverkennbar. Im nachstehenden Falle gelangten anfänglich nur 50—55 und erst späterhin über 60 ccm Liquor bei der Salvarsanmischung zur Anwendung, so daß die Behandlung etwas länger ausgedehnt wurde, als es sonst in analogen Fällen üblich ist.

Fall 2329. Ansteckung Mitte Mai 1915. 1. Kur angeblich Anfang Mai bis Juni 1915 in Berlin wegen P. A, 2 Salvarsan- und 10 Hg-Injektionen. Hiesiger Zugang am 10. 1. 1916 mit großfleckigem, zum Teil papulösen Rezidivexanthem, Angina und Alopecia specifica und zeitweiligen Kopfschmerzen. SR am 11. 1. 1916 +. Liquor am 12. 1. 1916 stark pathologisch (s. u.).

An Allgemeinbehandlung erhielt Pat. vom 11. 1. 1916 bis 11. 10. 1917 4 Hg-Salvarsan-Kuren (im ganzen 28 Salvarsan-, 30 Kalomelinjektionen und 3 mal 6 Wochen innerlich Hg-Jod-Lösung. Der Verlauf der endolumbalen Behandlung war folgender:

Dat.	Phase I	Pandy	Esb.	Lymph.	WR	end. Dos.	Liquormenge
12. 1. 1916	dtl. br. Rg.	++++	0,4 $^0/_{00}$	592	0,5 ++	1,3 mg	55 ccm
26. 1. 1916	dtl. Rg.	++	0,25$^0/_{00}$	53	0,5 ++	2 „	55 „
9. 2. 1916	„	+++	0,35$^0/_{00}$	26	0,5 ++	1,5 „	55 „
23. 2. 1916	„	++	0,3 $^0/_{00}$	18	1,0 ± ±	1,5 „	55 „
12. 3. 1916	0 — opal	±	0,13$^0/_{00}$	13	— —	1,3 „	55 „
Dat.	Phase I	Pandy	Esb.	Lymph.	WR	end. Dos.	Liquormenge
5. 4. 1916	zart. Rg.	+	0,2 $^0/_{00}$	8	— —	1,2 mg	55 ccm
3. 5. 1916	„	+	0,2 $^0/_{00}$	11	— —	1,3 „	55 „
24. 5. 1916	opal	+	0,1 $^0/_{00}$	2	— —	1 „	55 „
21. 6. 1916	.	±	0,1 $^0/_{00}$	3	— —	1,3 „	60 „
23. 8. 1916	0 — opal	+	$^3/_4$$^0/_{00}$	5	— —	1,4 „	70 „
13. 6. 1917	„	—	0,1 $^0/_{00}$	11	— —	1 ,	70 „
11. 7. 1917	„	±	0,15$^0/_{00}$	6	— —	1 „	70 „

Nach der ersten endolumbalen Behandlung stellten sich etwa 3 Stunden später heftige Kopfschmerzen und Fieber ein, die etwa 12 Stunden anhielten; danach war Pat. beschwerdefrei. Alle weiteren endolumbalen Behandlungen verliefen reaktionslos.

Etwas kürzer gestaltet sich die Behandlung bei frühzeitigem Übergang zu großen Liquormengen, wie wir es im nachstehenden Falle sehen. Er stellt den meist verbreiteten Typ der histologischen Meningorezidive nach Salvarsan dar, wie er in mehr als 200 Fällen hier beobachtet worden ist.

Fall 4419. Ansteckung Juli 1916. Wegen P. A. und Sekundaria 2 Hg- und Salvarsankuren in Libau im September und Dezember 1916. Hiesiger Zugang am 17. 2. 1917 mit zeitweiligen Kopfschmerzen und mäßiger Steigerung der Patellarreflexe; sonst o. B. SR —, Liquor pathologisch (s. u.). Die erneute Allgemeinbehandlung bestand in 2 Salvarsankuren (vom 5. 2. bis 15. 5. 1917 6 Salv.- + 15 Kalomel-Inj. und vom 16. 6. bis 22. 10. 1917 13 Salv.-Inj.). Der Verlauf der endolumbalen Behandlung war folgender:

Dat.	Phase I	Pandy	Lymph.	WR	end. Dos.	Liquormenge
21. 2. 1917	zart. Rg.	+	488	0,5 +	1,35 mg	60 ccm
14. 3. 1917	dtl. Rg.	++	87	0,5 +	1,5 „	75 „
13. 4. 1917	„	++	27	1,0 +	1,5 „	82 „
2. 5. 1917	„	+	13	1,0 inc.	1,8 „	75 „
13. 6. 1917	zart. Rg.	±	2	—	1,8 „	92 „
7. 7. 1917	opal	+	12	—	1,6 „	87 „
31. 8. 1917	0 — opal	—	4	—	1,6 „	89 „

Nach der ersten endolumbalen Behandlung stellten sich außer Kopfschmerzen und Fieber auch Übelkeit, und mehrmaliges Erbrechen ein. Nach ca. 20 Stunden wieder allgemeines Wohlbefinden. Beim Aufstehen nach 48 Stunden Eintritt heftiger Kopfschmerzen, starken Schwindelgefühls und Übelkeit, die nach Wiedereinnahme horizontaler Lage wieder verschwinden. Nach erneuter 48 stündiger völliger Ruhelage erfolgt Aufstehen ohne Beschwerden.

Hierzu ist zu bemerken, daß besonders bei Patienten, die nach der endolumbalen Behandlung an Brechreiz leiden, sehr häufig die 48 stündige Bettruhe zur Heilung des Punktionsloches (im Lumbalsack, nicht an der Haut!) nicht genügt. Wie bereits oben ausgeführt, bedarf es zur Ausheilung des Punktionsloches einer absoluten Ruhelage des Patienten, die jedoch durch den eintretenden

Brechreiz leicht durchbrochen werden kann. Die hier angeführten Reizerscheinungen unter der endolumbalen Behandlung gelangen vorwiegend bei weiblichen Patienten zur Beobachtung. Im vorstehend aufgeführten Falle verliefen alle weiteren endolumbalen Behandlungen vollkommen reaktionslos. Eine spätere Kontrollpunktion am 12. 4. 1918 ergab normalen Liquor.

Gegenüber diesen Fällen mit stark entzündlichen Liquores zeigten Fälle mit geringeren Veränderungen eine erheblich kürzere Dauer der endolumbalen Behandlung. Beispiele dieser Art sind folgende:

Fall 2506. Ansteckung Januar 1914. 1. Kur April 1914 Hamburg. 2 Salvarsan-, 8 Hg-Injektionen. Hiesiger Zugang 17. 2. 1916 mit klinischer Latenz, positiver SR und pathologischem Liquor (s. u.). Die neue Allgemeinbehandlung bestand in 3 Salvarsan-Hg-Kuren vom 19. 2. bis 27. 12. 1916 (24 Salvarsan- und 30 Hg-Injektionen).

Dat.	Phase I	Pandy	Lymph.	WR	end. Dos.	Liquormenge
18. 2. 1916	dtl. Rg.	+++	127	0,2 ∓ ∓	1,8 mg	60 ccm
5. 3. 1916	,,	+	40	0,5 ++	1,5 ,,	60 ,,
26. 3. 1916	zart. Rg.	±	13	—	1,5 ,,	60 ,,
5. 4. 1916	,,	+	7	—	1,35 ,,	60 ,,
26. 5. 1916	0—opal	—	7	—	1,35 ,,	65 ,,
13. 10. 1916	,,	—	2	—	1,3 ,,	70 ,,

Eine ähnlich kurze Behandlungsdauer zeigt auch nachstehender Fall:

Fall 2503. Ansteckung 2. 8. 1915. Wegen Sekundaria in Cuxhaven 2 Kuren von Oktober bis Dezember 1915. Hiesiger Zugang 18. 2. 1916 mit klinischer Latens, positiver SR und pathologischem Liquor. Die erneute Allgemeinbehandlung bestand in einer Salvarsan-Kalomel-Kur vom 19. 2. bis 22. 4. (8 Salvarsan- und 15 Hg-Injektionen). Die weitere Allgemeinbehandlung erfolgte wieder in Cuxhaven. Verlauf der endolumbalen Behandlung:

Dat.	Phase I	Pandy	Esb.	Lymph.	WR	end. Dos.	Liquormenge
18. 2. 1916	dtl. Rg.	+++	0,4 $^0/_{00}$	88	0,5 +	1,8 mg	60 ccm
3. 3. 1916	,,	++	0,35$^0/_{00}$	20	1,0 +	1,5 ,,	65 ,,
7. 4. 1916	0—opal	+	0,1 $^0/_{00}$	1	—	1,8 ,,	70 ,,
25. 7. 1917	,,	±	0,13$^0/_{00}$	8	—	1 ,,	69 ,,

In beiden Fällen erweist die spätere Nachkontrolle das gute Dauerergebnis. Für gewöhnlich wird es bei den frischen Meningorezidiven für ratsam gehalten, die endolumbale Behandlung nach Erzielung eines normalen Liquors noch 1—2 mal zu wiederholen. Wenn diese Maßnahme auch vorwiegend für die älteren Meningorezidive in Betracht kommt, so ist sie doch auch für die frischen Stadien zu empfehlen, weil sich bekanntermaßen die Beseitigung des Reaktionszustandes nicht mit derjenigen der Erreger deckt.

Bereits die letzten Beispiele ließen die gute Wirksamkeit höherer endolumbaler Anfangsdosierung erkennen. Durch ihre Anwendung läßt sich auch erfahrungsgemäß am besten ein ungünstiger Ablauf der Herxheimerschen Reaktion am meningealen Krankheitsherd verhüten, so daß kein klinischer Ausfall mehr zustande kommt. Letzterer läßt sich jedoch nicht immer verhindern, wenn die erste endolumbale Dosierung zu gering ausfällt. Hier wurde nur ein derartiger Fall beobachtet, so daß er hier besonders hervorgehoben zu werden verdient.

Fall 5946. Ansteckung Oktober 1917. Zugang mit Sekundaria und P.A. am 5. 1. 1918. 1. Kur vom 5. 1. bis 18. 3. 1918 6 Salvarsan- und 15 Hg-Injektionen. Am 26. 4. erneuter Zugang mit Kopfschmerzen und gelegentlichem Schwindelgefühl. Reflexe leicht gesteigert, sonst klinisch o. B. SR —. Endolumbale Behandlung am 26. 4. 1918:

Phase I	Pandy	Lymph.	WR	end. Dos.	Liquormenge
opal	+	78	—	1,05 mg	60 ccm

Am 27. 4. klagt Pat. über Ohrrauschen. Am 28. 4. wird beim Aufstehen eine beiderseitige leichte Fazialisparese bemerkt; Lidschluß unvollkommen (Lidspalte klafft 3 mm), beide Mundwinkel können nur wenig verzogen werden. Gehör beiderseits deutlich herabgesetzt, rechts gleich links, 4 m Umgangssprache, Flüstersprache negativ, Knochenleitung stark abgeschwächt. Rinne +. Sonstiges ZNS o. B. Unter der weiteren Behandlung erfolgte die Rückbildung der vorhandenen Ausfallserscheinungen ungewöhnlich schnell und, ohne daß beim Abschluß der Behandlung nennenswerte Reste zurückblieben. Ende Mai war die Fazialisparese völlig behoben und das Hörvermögen auf 4 m Flüstersprache beiderseits wieder hergestellt.

Außer zwei weiteren Salvarsankuren vom 29. 4. bis 4. 6. 1918 und vom 24. 9. bis 12. 10. 1918 (je 8 Salv.) erhielt Pat. noch 5 endolumbale Behandlungen, die sämtlich reaktionslos verliefen.

Dat.	Phase I	Pandy	Lymph.	WR	end. Dos.	Liquormenge
10. 5. 1918	0 — opal	±	25	—	1,8 mg	75 ccm
24. 5. 1918	,,	+	15	—	1,6 ,,	59 ,,
7. 6. 1918	,,	+	4	—	1,5 ,,	60 ,,
28. 6. 1918	,,	±	6	—	1,5 ,,	63 ,,
12. 7. 1918	,,	+	2	—	1,5 ,,	60 ,,

Über eine analoge Beobachtung im Spätstadium wird weiter unten noch kurz berichtet werden.

Der Fall ist jedoch hinsichtlich des verschiedenen Ablaufes der Herxheimerschen Reaktion bei verschieden hoher Dosierung recht beachtenswert. Seine Beobachtung steht in Parallele zur kutanen Herxheimerschen Reaktion, deren Dauer und Intensität auch im umgekehrten Verhältnis zur Behandlungsintensität steht. Bei hoher Salvarsandosierung verschwindet sie am schnellsten; den Spirochäten bleibt dann nur wenig Zeit zur biologischen Gegenäußerung.

Von Interesse ist noch das serologische Verhalten der angeführten Fälle. Bis auf den bereits wieder mit Sekundaria einhergehenden ersten Fall wiesen alle eine negative SR auf, obgleich einige von ihnen offensichtlich kurz vor dem Eintritt eines klinischen Ausfalles am ZNS (Neurorezidiv) standen. Wie bereits oben erörtert, ist dieses serologische Verhalten der in ihrer Allgemeindurchseuchung hochgradig eingeschränkten Fälle eine fast regelmäßig wiederkehrende Beobachtung. Es ist daher bei Eintritt von Kopfschmerzen nach ein oder zwei Salvarsankuren widersinnig, vor Einleitung neuer therapeutischer Maßnahmen erst den Ausfall einer noch vorzunehmenden Blutprobe abzuwarten. Diese verhängnisvolle Einbürgerung der Blutprobe zur Entschleierung klinisch noch nicht deutlicher Entzündungsvorgänge am ZNS hat bereits vielen ungenügend behandelten Syphilisfällen den Verlust des Gehörs oder eine sonstige schwere Schädigung am ZNS eingetragen. Eine Blutprobe ist zu diesem Zeitpunkte völlig zwecklos, sie führt die Erkenntnis nur auf Abwege und verbraucht die überaus wertvolle Zeit.

Nach den angeführten Beobachtungen ist es daher dringend geboten, die erste endolumbale Dosierung bei frisch entstandenen meningealen Veränderungen genügend ausgiebig zu gestalten. Im Anfange der Behandlung ist von einer Dosierung von 1,5—1,8 mg auf 55—80 ccm Liquor auszugehen, um späterhin die Dosis etwas zu verringern. 1—2malige Anwendung von 1,5—1,8 mg auf 55—75 ccm Liquor verläuft ohne spinale Spätirritationen; für die nachfolgenden Behandlungen sind Dosen von 1,25—1,5 mg auf 60—75 ccm und von 1,6—1,75 mg auf 80—90 ccm Liquor am Platze. Um die Gefahr einer spinalen Irritation sicher zu vermeiden, kann die endolumbale Pause bei der Nachbehand-

lung oft auch von 2 auf 3 Wochen ausgedehnt werden. Bei guter Intensität
der Behandlung sind in diesem frischen Stadium selten mehr als 5—6 endolumbale Behandlungen notwendig. Nach den neueren Erfahrungen kommt
man meistens mit einer einfachen und 3 Doppelpunktionsbehandlungen aus.

Die älteren Meningorezidive des Latenzstadiums. Die Beseitigung der älteren
latenten Meningorezidive gelingt nur zum geringeren Teil mit demselben Auf-
wand der endolumbalen Behandlung wie in den frischen Stadien; in der überwiegenden Mehrzahl der Fälle gestaltet sie sich dagegen erheblich schwieriger.
Das jeweilig notwendige Behandlungsmaß richtet sich nach dem jeweiligen
Fortschritt der meningealen Veränderungen, der entsprechend unseren obigen
Ausführungen in den einzelnen Fällen recht verschieden ist. Vereinzelt werden
auch nach Hg-Behandlung schon nach wenigen Jahren schwere Liquorveränderungen beobachtet. Im ganzen ist jedoch das Bild der pathologischen Liquorwerte in den ersten Jahren nach Hg-Behandlung wesentlich geringer und anscheinend oberflächlicher als nach der weit stürmischer provozierenden Salvarsanwirkung. Dementsprechend erweisen sich die Meningorezidive nach
Hg-Behandlung in der Mitte und gegen Ende des ersten Jahrzehnts oft noch
als ziemlich leicht zugänglich für endolumbale Behandlung. Ein derartiges
Beispiel bietet nachstehender Fall, der auch durch seine Hg-Vorbehandlung
von Interesse ist:

Fall 2601. Ansteckung 1908. Wegen Sekundaria September 1908 und März 1909 je
1 Schmierkur. Von Oktober 1909 bis August 1911 5 intermittierende Hg-Kuren mit Kalomel
und Ol. ciner. in der hiesigen Ambulanz. Seit Juli 1910 SR dauernd negativ so daß guter
Dauererfolg erhofft wurde. Seine Nachuntersuchung am 15. 3. 1916 ergab bei allgemeinem
Wohlbefinden eine sehr geringe Pupillendifferenz bei noch erhaltenen Reaktionen, leichte
Steigerung der Patellarreflexe und positive SR. Pat. erhielt außer 3 Salvarsankuren vom
16. 3. 1916 bis 18. 8. 1917 nachstehende endolumbale Behandlung:

Dat.	Phase I	Pandy	Lymph.	WR	end. Dos.	Liquormenge
15. 3. 1916	zart. Rg.	+	284	1,0 ±	1,5 mg	55 ccm
26. 3. 1916	,,	+	53	—	1,5 ,,	60 ,,
28. 4. 1916	,,	+	15	—	1,5 ,,	60 ,,
24. 5. 1916	0 — opal	±	6	—	1,35 ,,	60 ,,

Die Kontrollpunktion am 15. 4. 1917 ergab normalen Befund.

Der vorstehende Fall ist offensichtlich erst dem mittleren Latenzstadium
zuzurechnen, weil die vorhandenen Eiweiß- und Wassermannwerte schnell
zurückgehen, und trotz der ziemlich hohen endolumbalen Dosierung keinerlei
spinale Reizerscheinungen zutage getreten sind.

Finden sich im mittleren oder älteren Latenzstadium bereits höhere Eiweiß-
und Wassermannwerte im Liquor, die auch auf endolumbale Behandlung nur
sehr langsam ansprechen, so liegt bereits ein fortgeschritteneres Stadium des
meningealen Prozesses vor, bei welchem mit einer mehr oder weniger langdauernden Behandlung zu rechnen ist. Derartig schwere Veränderungen sind,
wie oben bereits erörtert, hauptsächlich nur bei zerebralen Prozessen vorhanden; es können sich daneben aber auch noch gleichzeitig spinale Veränderungen in Vorbereitung finden, wodurch die endolumbale Behandlung und damit
die ausreichende Beeinflussung der zerebralen Herde sehr erschwert werden
kann (s. u.). Bei leichten und mittleren Liquorveränderungen können sich einmal
zerebrale Prozesse in der Entwicklung befinden, oder eventuell auch nur spinale
Prozesse vorhanden sein.

Da sich eine sichere Feststellung über den Sitz des meningealen Prozesses im Latenzstadium nicht ermöglichen läßt, so muß mit der endolumbalen Behandlung erheblich vorsichtiger begonnen werden als bei den meningealen Entzündungen der frischen Stadien. Besonders bei geringen Liquorveränderungen im älteren Latenzstadium ist in der endolumbalen Dosierung größte Zurückhaltung am Platze, weil es sich hier besonders häufig um fortgeschrittenere meningeale Prozesse am Rückenmark handelt. Die Rückenmarks-Pia ist oft durch den nahezu abgelaufenen Entzündungsprozeß sehr schwer verändert und in ihren Resten gegen die andrängende Liquordiffusion nur noch wenig widerstandsfähig. Höhere endolumbale Dosen können daher sehr leicht ins Rückenmark eindringen, und, wie wir noch sehen werden, leicht unangenehme Reizerscheinungen an den Leitungsbahnen hervorrufen. Je nach Sitz der Pialäsion kann sich die Schädigung im Sinne einer Myelitis oder im Sinne einer Tabes äußern. Das Bild der chemischen Irritation kann schon im Latenzstadium so wechselseitig sein, wie eben das Bild der spinalen Prozesse selbst entsprechend ihrer verschiedenen Lokalisation.

Was das endolumbale Behandlungsmaß anbelangt, so richtet sich dieses zum Teil nach der Schwere des zuerst erhobenen Liquorbefundes, zum Teil nach den Beobachtungen, die sich erst unter der endolumbalen Behandlung über den Rückgang der Liquorveränderungen herausstellen. Aus einigen Beispielen läßt sich ersehen, wie ausgiebig die endolumbale Behandlung bei den meningealen Latenzfällen zu bemessen ist, und welche Anhaltspunkte sich für die zweckmäßigste Dosierung und für die eventuell zu erwartenden Nebenerscheinungen der endolumbalen Behandlung ergeben.

Die intravenöse Salvarsanbehandlung führt oft nur zum Scheinerfolg. Manchmal gewinnt es den Eindruck, als wenn vorausgehende Allgemeinbehandlung der endolumbalen Behandlung etwas vorgearbeitet hätte. In anderen Fällen zeigt sich aber wieder trotz langdauernder und intensivster Vorbehandlung das gerade Gegenteil. Also auch hier kehren die bereits oben bei den Latenzfällen der frischeren Stadien ausführlich erörterten Beobachtungen über die in den einzelnen Fällen durchaus verschiedene Zugänglichkeit der meningealen Oberflächeninfektion wieder. Wie die Mehrzahl der angeführten Beispiele erweist, ist eine restliche Erfassung der meningealen Herde selbst durch ein absolutes Übermaß von Allgemeinbehandlung nicht möglich. Wo es doch gelingt, handelt es sich bei den älteren Latenzfällen mit mittleren und schweren Liquorveränderungen fast immer nur um einen Scheinerfolg. Die Liquorveränderungen kehren bald wieder und zeigen oft schon in 2—3 Jahren so erhebliche Werte, daß mit Sicherheit auf sehr ernste zerebrale Prozesse geschlossen werden kann.

Endolumbale Behandlung bei leichten meningealen Veränderungen. Zwei Fälle mit leichten Liquorveränderungen folgen nachstehend. Der erste Fall, bemerkenswert durch die späte Nachkontrolle, wurde noch nach der alten endolumbalen Methodik behandelt und zwar mit so hohen Dosen, wie sie heute bei der einfachen endolumbalen Technik keineswegs mehr üblich sind. Bei dem vorliegenden Infektionsalter und nach dem Gesamteindruck der Liquorveränderungen hätte nach den heutigen Erfahrungen eventuell auch mit dem Vorhandensein eines spinalen Prozesses gerechnet werden müssen, bei welchen sich bei der angewendeten hohen Dosierung sehr leicht eine erhebliche spinale

Reizung hätte einstellen können. Jedenfalls wäre eine einschleichende Dosierung zwecks sicherer Vermeidung einer spinalen Komplikation zweckmäßig gewesen.

Fall 1086. Ansteckung Frühjahr 1906. 7 Wochen nach der Ansteckung Schmierkur + 15 Hg-Inj.; seitdem latent bei positiver SR. Zugang am 4. 12. 1913. Patient ist frei von Beschwerden und klinisch o. B. Seine Allgemeinbehandlung bestand in drei Kuren:

1. Vom 2. 12. 1913 bis 12. 3. 1914 6 Salv.- + 15 Kalomelinj.
2.   3. 3. 1913 „ 11. 4. 1914 6   „
3.   23. 5. 1913 „ 23. 7. 1914 6   „ + 15   „

Vom 9. 6. 1914 wurde die SR negativ. Neben der Allgemeinbehandlung erhielt Patient 2 endolumbale Behandlungen:

Dat.	Phase I	Esb.	Lymph.	WR.	end. Dos.	Liquormenge
5. 12. 1913	opal — trüb	0,5°/$_{00}$	73	+ schw.	2,4 mg	30 cem
7. 1. 1914	opal	0,3°/$_{00}$	7	—	2,4 „	30 „

Die Nachuntersuchung 4 ½ Jahre später ergab am 10. 7. 1918 klinische Latenz bei positiver SR und normalem Liquor.

Nach dem guten Dauererfolg, der geringen Vorbehandlung und dem mäßigen Grade der Liquorveränderungen ist anzunehmen, daß es sich im vorliegenden Falle noch um einen ziemlich oberflächlichen und in sehr träger Entwicklung befindlichen meningealen Prozeß gehandelt hat. Während letzterer erlosch, gelangte die Allgemeininfektion, wie die Wiederkehr positiver SR erweist, unter der angewendeten Allgemeinbehandlung nicht zum Abschluß. Ähnliche Beobachtungen liegen auch in verschiedenen anderen Fällen vor, die wegen des Kriegsausbruches ihre Allgemeinbehandlung nicht zu Ende führen konnten. Eine erneute meningeale Aussaat kommt offenbar nach erstmaliger Beseitigung der meningealen Infektion nicht in Betracht. Der glückliche Ausgang dieses Falles ist nach der kurzdauernden endolumbalen Behandlung wohl nur als ein Zufallserfolg anzusprechen. Ein gleichzeitig behandelter analoger Fall, der ebenfalls nach zwei endolumbalen Behandlungen, bei annähernd normalem Liquor durch die Kriegsverhältnisse von Kiel ferngehalten wurde, mußte im Herbst 1915 in Danzig wegen Paralyse ausgeschifft werden.

Im nachstehenden zweiten Beispiel hat augenscheinlich die vorausgegangene Allgemeinbehandlung den Erfolg der endolumbalen Behandlung begünstigt. Die leichte Natur des hier vorhandenen meningealen Prozesses ergab sich aus den geringen Eiweiß- und WR-Werten.

Fall 4097. Ansteckung Juni 1909. Wegen Sekundaria September 1909 Schmierkur. Seit November 1915 wegen Lues latens mit positiver SR nachstehende Kuren:

1. November/Dezember 1915 8 Salv.- + 5 Kalomelinj.
2. März 1916   60 g Ungt. ciner. + 3 Salvarsaninj.
3. November 1916   6 Salv.- + 10 Hg-Inj.
4. September 1917   6 „ + 10   „
5. März 1918   6 „ + 10   „
6. Juli/August 1918   6 „ + 10   „
7. November 1918 bis Februar 1919 12 Salvarsaninj.

Hiesiger Zugang am 14. 1. 1919: Patient ohne Beschwerden und klinisch o. B. bei negativer SR. Endolumbale Behandlung:

Dat.	Phase I	Pandy	Esb.	Lymph.	WR.	end. Dos.	Liquormenge
15. 1. 1919	opal	+	0,3°/$_{00}$	23	+ 1,0	1,2 mg	72 ccm
29. 1. 1919	0 — opal	±	0,2°/$_{00}$	25	±	1,5 „	75 „
12. 2. 1919	0	—	0,2°/$_{00}$	4	—	1,35 „	60 „

Es bedarf in solchen Fällen offenbar nur eines geringen Anstoßes, um den lediglich noch oberflächlichen meningealen Entzündungsvorgang zu beseitigen.

Die gleiche Beobachtung ergibt sich auch aus dem nachstehenden Falle, der außerdem noch dadurch sehr bemerkenswert ist, daß seine Salvarsan-Hg-Behandlung vor Feststellung des pathologischen Liquors fortlaufend und mit recht kräftigen Salvarsan-Einzeldosierungen (zumeist Dosierung 5 Salv.-Natr.) erfolgt war.

Fall 1994. Ansteckung August 1915. Zugang 2. November 1915 mit P.A. und Roseola. 1. Kur 2. 11. bis 24. 12. 1915 8 Salv.- und 12 Kalomel-Inj. 2. Kur 17. 1. bis 4. 3. 1916 8 Salv.-Inj.; 15. 3. bis 14. 6. 1916 15 Kalomel-Inj. Liquorbefund am 23. 6. 1916 Phase I 0 — opal, Pandy ++, L. 31, WR 0,5 ±, 1,0 +. Der stärkere Ausfall der Liquor-WR ließ einen bereits längeren Bestand der meningealen Entzündung vermuten. Patient erhielt daraufhin außer 3 Salvarsankuren von je 7 Salv.-Inj. vom 6. 7. 1916 bis 18. 10. 1917 nachstehende endolumbale Behandlung:

Dat.	Phase I	Pandy	Lymph.	WR	end. Dos.	Liquormenge
19. 7. 1916	zart. Rg.	++	22	0 5 ∓, 1 0 +	1,2 mg	60 ccm
30. 8. 1916	opal	+	12	0 5 +	1,5 .,	70 ,,
29. 9. 1916	,,	+	12	1,0 +	1,5 ,,	70 ,,
17. 11. 1916	,,	±	10	1,0 ±	1,35 ,,	75 ,,
22. 2. 1917	,,	+	6	—	1,5 ,,	70 ,,
25. 5. 1917	0 — opal	∓	4	—	1,5 ,,	75 ,,

Im Mai 1920 war der klinische Befund bei dem noch im Marinedienst verbliebenen Patienten einwandfrei. Eine Kontrollpunktion war leider nicht zu erreichen.

Endolumbale Behandlung bei mittleren meningealen Veränderungen. Etwas schwerere meningeale Veränderungen aus der mittleren Latenzperiode lagen in den beiden nächsten Fällen vor. Der erste Fall zeichnet sich wieder durch seine enorme Vorbehandlung mit Hg und Salvarsan aus, die den meningealen Prozeß nicht zu beseitigen vermochte, und ferner durch die ausreichende Wirkung der alten endolumbalen Methodik.

Fall 79. Ansteckung 1. 11. 1909. Zugang mit P.A. und Exanthem am 6. 1. 1910.
1. 7. 1. bis 26. 3. 1910 144 g Ungt. ciner. + 6 Inj. Ol. ciner.
2. 3. 6. ,, 11. 8. 1910 6 Ol. ciner. + 4 Hg-Atoxyl-Inj.
3. 12. 10. ,, 17. 10. 1910 2 Salv.-Inj.
4. 14. 3. ,, 31. 3. 1911 1 ,, + 6 Kalomel-Inj.
5. 22. 5. ,, 16. 6. 1911 2 ,, + 5 ,,
SR seit 27. 3. 1911 dauernd negativ. Am 21. 7. 1912 0,4 Salvarsan provokatorisch, danach SR vom 1. bis 17. 8. negativ und vom 7. 11. bis 17. 11. positiv. Liquorbefund am 13. 11. 1912. Phase I trübe, Esb. 0,4%₀₀, L. 93, WR ++. Danach 4 Hg-Salvarsankuren.
1. 12. 11. bis 23. 12. 1912 6 Salv.- (0,4 bis 0,5 alt) + 8 Kalomel-Inj.
2. 1. 2. ,, 14. 6. 1913 6 Salv.-Inj.
3. 3. 5. ,, 14. 6. 1913 6 ,, + 15 Kalomel-Inj.
4. 9. 8. ,, 14. 10. 1913 7 ,, + ,,
Unter dieser Behandlung zeigte der Liquor nachstehende Befunde:

Dat.	Phase I	Esb.	Lymph.	WR
2. 1. 1913	opal — trüb	0,5%₀₀	21	++
5. 3. 1913	,, ,,	0,5%₀₀	20	++
15. 8. 1913	,, ,,	0,4%₀₀	37	++

Da der Liquor trotz der enormen Allgemeinbehandlung keine Besserung zeigte, wurde am 9. 1. 1914 die endolumbale Behandlung nach der alten Methode aufgenommen.

Dat.	Phase I	Esb.	Lymph.	WR	end. Dos.	Liquormenge
9. 1. 1914	opal	0,4%₀₀	47	++	2,4 mg	30 ccm
6. 2. 1914	0 — opal	0,4%₀₀	17	+ 1,0	2,4 ,,	30 ,,
20. 2. 1914	,,	0,4%₀₀	16	+ 1,0	1,8 ,,	30 ,,
5. 3. 1914	,,	0,4%₀₀	9	?	1,8 ,,	30 ,,
2. 5. 1914	,,	0,4%₀₀	7	+ 1,0 schw.	1,5 ,,	30 ,,
5. 6. 1914	,,	0,4%₀₀	3	—	1,3 ,,	30 ,,

Bei Kriegsende wies Patient am 7. 6. 1919 normalen Liquor auf.

Nach Ausweis der nicht ganz unerheblichen Eiweiß- und WR-Werte handelte es sich im vorliegenden Falle offensichtlich um einen zerebralen Prozeß. Für ein intaktes Rückenmark sprach die gute Verträglichkeit der recht hohen endolumbalen Dosen. Durch ihre Anwendung wurde trotz der geringen Liquormengen eine hinreichende Wirkung auf die zerebrale Oberfläche bewirkt. Der erzielte Erfolg ist jedoch ein sicherer Hinweis darauf, daß der sich anbahnende zerebrale Prozeß noch keine erhebliche Tiefenausdehnung besaß.

Eine ebenso langdauernde wie erfolglose Vorbehandlung kam auch im nachstehenden Falle zur Beobachtung.

Fall 1578. Ansteckung Oktober 1910. Zugang mit PA und Exanthem im Januar 1911.
1. Januar/Februar 1911 16 Kalomelinj.
2. 30. 1. bis 6. 4. 1912 6 Salv.- (0,4 bis 0,5 alt) + 15 Kalomelinj.
3. 25. 6. „ 31. 7. 1912 6 „   + 10 Kalomelinj.
4. 19. 8. „ 26. 9. 1913 7 „   + 10   „

SR vom 8. 9. 1913 ab negativ. Der Liquor verhielt sich wie folgt:

Dat.	Phase I	Esb.	Lymph.	WR
27. 8. 1913	opal—trüb	$0,4^0/_{00}$	23	—
19. 9. 1913	opal	$0,3^0/_{00}$	3	—

Wegen militärischer Anforderung konnte die Allgemeinbehandlung des Falles nicht so planmäßig und lange fortgesetzt werden, wie es nach den vorhandenen Erfahrungen notwendig gewesen wäre. Als Schiffsarzt SMS. Kronprinz sah ich den Patienten an Bord wieder und punktierte ihn am 11. 5. 1915. Der Liquor erwies sich bereits wieder erheblich verändert: Phase I trüb, Esb. $0,5^0/_{00}$, L. 53, WR + 0,5. Die SR war noch negativ. Patient wurde in das Kriegslazarett Hamburg-Veddel ausgeliefert, wo er eine Kur von 5 Kalomelspritzen erhielt. Von dort gelangte er nach Flandern. Hier erhielt er Mai/Juni 1916 ambulant im Kriegslazarett Brügge von Pürckhauer 6 Salv.- und 12 Hg-In.. Anfang März 1917 wurde er als der letzte von 5 Brüdern in die Heimat gesandt, wo er am 3. 7. 1917 wieder schwer pathologischen Liquor aufwies. Da wegen des Alters der meningealen Veränderungen das Vorhandensein von spinalen Prozessen nicht auszuschließen war, wurde bei der endolumbalen Behandlung mit langsam steigenden Dosen vorgegangen.

Dat.	Phase I	Pandy	Esb.	Lymph.	WR	end. Dos.	Liquor
7. 3. 1917	dtl. br. Ring	++	$0,45^0/_{00}$	30,5	0,5 +, 0,2 +	1,00 mg	60 ccm
6. 4. 1917	dtl. Ring	+++	$0,45^0/_{00}$	85	0,5 +, 0,2 ±	1,35 „	75 „
27. 4. 1917	zart. Ring	÷+	$0,4\ ^0/_{00}$	5	1,0 —	1,8 „	80 „
18. 5. 1917	„ „	+	$0,4\ ^0/_{00}$	8	—	1,8 „	85 „
6. 6. 1917	„ „	+	$0,4\ ^0/_{00}$	10	—	1,8 „	85 „
26. 6. 1917	„ „	±	$0,3\ ^0/_{00}$	2	—	1,8 „	85 „

Die SR war dauernd negativ, auch unter der neuen Allgemeinbehandlung, die in 10 Salv.- + 10 Kalomelinj. (17. 3. bis 6. 6. 1917) bestand. Eine erneute Liquorkontrolle konnte bisher noch nicht stattfinden, doch fühlte sich Pat. laut brieflicher Nachricht im März 1919 beschwerdefrei.

Das Verhalten der SR war in den beiden letzten Fällen für die Diagnose und Beurteilung des latenten meningealen Prozesses völlig belanglos.

Endolumbale Behandlung der schweren meningealen Veränderungen. Gegenüber diesen leichten und mittelschweren histologischen Meningorezidiven steht eine große Zahl von fortgeschritteneren und hartnäckigeren, aber ebenfalls noch latenten meningealen Prozessen. Bei ihnen sind die Liquorveränderungen manchmal nicht schwerer als bei den noch relativ leicht zu beeinflussenden mittleren Stadien. Unter der Behandlung gibt sich aber sehr bald die Hartnäckigkeit und die Rezidivneigung der meningealen Herde zu erkennen. Sobald sich die Fälle gegenüber der endolumbalen Behandlung in ihren Eiweiß- und Wassermannwerten als hartnäckig erweisen, so handelt es sich immer um metaluetische Vorstadien eines zerebralen Prozesses und zwar um eine diffuse luetische

Meningitis (Alzheimer, Nißl), bei der infolge Eintritts der Liquordiffusion eine gewisse Dauer der endolumbalen Behandlung zur Erreichung der notwendigen Tiefenwirkung unvermeidlich ist. Ein gänzlicher Durchbruch der Pia wie bei der Metalues ist natürlich noch nicht erfolgt; daß er aber dicht bevorsteht, ergibt sich aus verschiedenen, weiter unten noch zu erörternden Beobachtungen (z. B. spinale Irritation). Als Übergang zu den schweren Fällen soll hier ein Grenzfall Erwähnung finden, wie er in der alltäglichen Praxis sehr häufig vorkommt. Bei Fällen dieser Art handelt es sich häufig um sehr alte, nur wenig behandelte Infektionen, bei denen die Entwicklung des meningealen Prozesses sehr träge von statten gegangen ist, und bei denen in der Anwendung der endolumbalen Behandlung wegen eventuell vorhandener spinaler Lokalisationen sehr umsichtig vorgegangen werden muß.

Fall 2247. Ansteckung 1897. Bald nach der Ansteckung Schmierkur von wenigen Tagen. Anfang Dezember 1915 wurde wegen schlecht heilender Schnittwunde am Kopf Blutprobe gemacht, die ein positives Ergebnis hatte. Beim Zugehen am 28. 12. 1915 war Patient beschwerdefrei, ZNS o. B.; Liquor am 29. 12. 1915 stark pathologisch. Patient erhielt vom 28. 12. 1915 bis 6. 2. 1917 3 Hg-Salvarsankuren (je 8 bis 9 Salvarsaninjektionen), unter denen die SR positiv bleibt. Verlauf der endolumbalen Behandlung:

Dat.	Phase I	Esb.	Pandy	Lymph.	WR	end. Dos.	Liquor
29. 12. 1915	dtl. br. Ring	0,4 $^0/_{00}$	$+\,+$	37	0,5 $\pm$	1,3 mg	60 ccm
26. 1. 1916	„ „ „	0,25$^0/_{00}$	$+\,+$	13	0,5 $\pm$	0,5 „	60 „
8. 3. 1916	„ „ „	0,25$^0/_{00}$	$+\,+$	5	0,5 $\pm$	1 „	60 „
23. 3. 1916	„ „ „	0,25$^0/_{00}$	$+\,+$	9	1,0 $+$	1,35 „	60 „
10. 5. 1916	dtl. Ring	0,2 $^0/_{00}$	$\pm$	7	1,0 $\pm$	1,3 „	60 „
31. 5. 1916	zart. Ring	0,2 $^0/_{00}$	$\pm$	4	1,0 $\pm$	1,3 „	60 „
12. 7. 1916	„ „	0,2 $^0/_{00}$	$\pm$	4	1,0 $+$	1,2 „	60 „
16. 8. 1616	0 — opal	0,2 $^0/_{00}$	$+$	0	—	1,3 „	60 „
22. 11. 1917	„	0,2 $^0/_{00}$	$\mp$	3	—		

Unter der endolumbalen Behandlung des Falles wurde keine spinale Irritation beobachtet. Die erheblichen Eiweiß- und Wassermann-Werte sprachen auch mehr für das Vorhandensein eines zerebralen Prozesses. Gleichwohl war die einschleichende Dosierung der endolumbalen Behandlung angebracht, weil bei langjährigem Bestande latenter zerebraler Prozesse die Gefahr für den Hinzutritt tabischer Lokalisationen des Krankheitsvirus entschieden zunimmt. Die träge Entwicklung des meningealen Prozesses ist bei der hartnäckig positiven SR des Falles, die noch auf eine erhebliche Allgemeinsyphilose hinweist, durchaus verständlich; eine stärkere Allgemeinbehandlung in früheren Jahren würde die Entwicklung des meningealen Prozesses zweifellos außerordentlich beschleunigt haben. Bei derartig wenig oder gar nicht behandelten Fällen findet sich auch der Späteintritt der Metalues und zwar erst jenseits des 20. Krankheitsjahres gar nicht selten.

Sehr hartnäckige latente meningeale Prozesse. Sehr hartnäckige latente meningeale Prozesse finden sich nicht nur im Spätstadium, sondern fast ebenso häufig auch in den mittleren Stadien der Erkrankung, falls die Fälle eine intensivere Vorbehandlung genossen haben. Letztere weist in einigen Fällen verschiedentliche Unterbrechungen auf, in anderen ist sie aber bei erheblicher Intensität dauernd fortlaufend gewesen. Von mehreren hundert Fällen dieser Art sollen hier zwei Beispiele angeführt werden. Der erste Fall weist nach seiner ersten Durchbehandlung, die dem ausreichenden Behandlungsmaß sehr nahe kam, eine gewisse Unterbrechung auf:

Fall 933. Ansteckung 3. 4. 1913. Zugang 10 Wochen später am 21. 6. 1913 mit PA., jedoch noch ohne Allgemeinerscheinungen (ungehinderte Durchseuchung).

1. 21. 6. bis 6. 8. 1913 6 Salv.- (0,4 bis 0,5 alt) + 15 Kalomelinj.
2. 11. 9. „ 27. 10. 1913 6 Salvarsaninj.
3. 4. 11. „ 29. 11. 1913 5 „ + 3 Kalomelinj.

SR bis 10. 8. positiv. Liquor am 25. 6. 1913 normal. Erneuter Zugang am 30. 5. 1914 mit Alopecia specifica und schwach positiver SR. Liquorbefund am 3. 6. 1914: Phase I opal—trüb, L. 36, Esb. 0,4⁰/₀₀, WR. —. Daraufhin vom 30. 5. bis 2. 11. 1914 23 Salvarsaninj. (0,3 bis 0,4 alt), daran anschließend auf SMS. Kronprinz vom Februar 1915 bis Januar 1917 fortlaufend mit Hg und Salvarsan behandelt. Am 2. 3. 1917 wegen stark pathologischen Liquors Wiederaufnahme ins Lazarett. Patient erhielt hier bis zum 19. 2. 1918 2 Salvarsankuren zu 7, bzw. 8 Salv.-Inj. und nachstehende endolumbale Behandlung:

Dat.	Phase I	Pandy	Esb.	Lymph.	WR	end. Dos.	Liquor
2. 3. 1917	dtl. Ring	++	0,3⁰/₀₀	83	0,5 ++, 0,2 ∓ ∓	1 mg	75 ccm
16. 3. 1917	zart. Ring	++	0,3⁰/₀₀	21	0,5 +	1,35 „	58 „
30. 3. 1917	„ „	∓	0,2⁰/₀₀	3	0,5 +	1,5 „	63 „
13. 4. 1917	0—opal	++	0,3⁰/₀₀	12	0,5 ∓, 1,5 +	1,5 „	63 „
2. 5. 1917	„	++	0,3⁰/₀₀	2	1,0 +	1,35 „	67 „
18. 5. 1917	zart. Ring	+	0,3⁰/₀₀	17	1,0 + schw.	1,5 „	64 „
1. 6. 1917	„ „	+	0,3⁰/₀₀	11	1,0 + schw.	1,8 „	63 „
15. 6. 1917	0	+	0,3⁰/₀₀	7	—	1,35 „	55 „
6. 7. 1917	0	±	0,3⁰/₀₀	5	—	1,35 „	54 „

Weitere Liquorkontrollen am 17. 10. 1917, 11. 1. 1918 und 16. 6. 1919 ergaben normale Befunde. Der Krankheitsrückfall mit spezifischer Alopezie, welche die Aufmerksamkeit sofort auf den meningealen Herd lenkte, erfolgte bemerkenswerterweise bereits ¹/₂ Jahr nach der sehr guten Vorbehandlung. Der aufgetretene meningeale Herd wurde nach „dreijähriger“ vergeblicher Allgemeinbehandlung durch die endolumbale Behandlung definitiv zum Stillstand gebracht.

Der nächste Fall unterscheidet sich vom vorstehenden durch die fortlaufende Allgemeinbehandlung, welche nicht durch einen Krankheitsrückfall unterbrochen wurde. Der hier aufgetretene meningeale Herd gehörte mit zu den hartnäckigsten, die hier beobachtet wurden. Pat. befand sich bis zu seiner hiesigen Aufnahme in Privatbehandlung.

Fall 4365. Ansteckung Januar 1913. April 1913 PA + Exanthem.

1. April 1913 2 Salv.- + 10 Hg-Inj. 2. Sommer 1913 2 Salv.- + 10 Hg-Inj.
3. Herbst 1913 „ „ 4. März 1914 „ „
5. Juni 1914 „ „ 6. November 1914 „ „
7. Frühjahr 1915 „ „ 8. Herbst 1915 „ „
9. Frühjahr 1916 „ „ 10. Herbst 1916 „ „

Hiesiger Zugang am 16. 1. 1917 mit schwach positiver SR und stark pathologischem Liquor. Außer gelegentlichen Kopfschmerzen keine Beschwerden. ZNS o. B. Die Allgemeinbehandlung bestand in 5 Hg-Kuren, die von Jod-Kuren unterbrochen wurden, und außerdem in 6 Salvarsankuren.

1. 27. 1. bis 11. 2. 1917 6 Salv.-Inj. 2. 23. 4. bis 26. 5. 1917 6 Salv.-Inj.
3. 19. 7. „ 22. 8. 1917 6 „ 4. 17. 11. „ 17. 12. 1917 6 „
5. 11. 3. „ 29. 4. 1918 8 „ 6. 13. 6. „ 7. 7. 1918 6 „

SR vom 28. 2. 1917 ab negativ. Der Verlauf der endolumbalen Behandlung gestaltete sich folgendermaßen:

Dat.	Phase I	Pandy	Lymph.	WR	end. Dos.	Liquormenge
17. 1. 1917	dtl. Ring	+	50	0,2 ++	1,2 mg	70 ccm
14. 2. 1917	zart. Ring	++	36	0,2 ++	1,35 „	55 „
7. 3. 1917	„ „	++	16	0,2 ++	1,35 „	60 „
28. 3. 1917	„ „	++	0	0,2 ∓, 0,5 +	1,5 „	65 „
13. 4. 1917	„ „	++	5	0,5 ∓	1,5 „	72 „
27. 4. 1917	„ „	+	7	1,0 +	1,8 „	85 „
13. 5. 1917	„ „	+	15	—	1,8 „	80 „

Dat.	Phase I	Pandy	Lymph.	WR	end. Dos.	Liquormenge
30. 5. 1917	zart. Ring	+	10	—	1,8 mg	75 ccm
15. 6. 1917	0 — opal	∓	7	1,0 ++	1,8 „	80 „
6. 7. 1917	zart. Ring	∓	8	—	1,5 „	75 „
20. 7. 1917	„ „	+	24	—	1,5 „	83 „
8. 8. 1917	„ „	+	10	—	1,5 „	72 „
24. 8. 1917	„ „	+	3	1,0 +	1,5 „	75 „
28. 9. 1917	„ „	+	34	—	1,5 „	70 „
12. 10. 1917	„ „	+	6	1,0 +	1,3 „	73 „
28. 10. 1917	„ „	+	18	1,0 +	1,3 „	68 „
14. 11. 1917	opal	—	7	1,0 ++	1,3 „	70 „
28. 11. 1917	„	∓	9	0,5 +	1,25 „	71 „
12. 12. 1917	0	∓	5	0,5 +	1,2 „	72 „
4. 1. 1918	opal	∓	19	0,5 inc.	1,2 „	65 „
18. 1. 1917	0 — opal	∓	8	1,0 +	1,25 „	65 „
1. 2. 1918	„	∓	11	1,0 +	1,25 „	65 „
20. 2. 1918	zart. Ring	∓	18	—	1,35 „	70 „
8. 3. 1918	opal	∓	8	1,0 + schw.	1,5 „	66 „
3. 4. 1918	0 — opal	∓	5	—	1,5 „	62 „
24. 4. 1918	„	∓	9	—	1,25 „	74 „
10. 5. 1918	„	∓	10	—	1,2 „	77 „
24. 5. 1918	„	∓	18	—	1,2 „	73 „

Vom 28. 9. 1917 ab mußte mit der endolumbalen Einzeldosierung auf 1,2 bis 1,3 mg heruntergegangen werden, weil Patient eine leichte Detrusorhemmung bekam. Hierdurch zog sich die Behandlung außerordentlich in die Länge, ohne daß es gelang zu einem sicheren Abschluß zu gelangen. Die Entnahme genügender Liquormengen verursachte bei diesem Patienten immer erhebliche Schwierigkeiten, weil sich schon nach Abfluß von 40 ccm Liquor stärkere Kopfschmerzen einstellten. Über 40 ccm hinaus mußte die Liquorentnahme immer sehr langsam erfolgen (unter häufigem Zudrücken des Entnahmeschlauches), so daß die ganze Behandlung oft bis zu $^3/_4$—1 Stunde dauerte. Trotz Fortbestandes der Liquorveränderungen wurde der sehr erholungsbedürftige Patient Anfang Juni 1918 auf einen längeren Urlaub geschickt, zumal wegen des geringen Fortbestandes der spinalen Reizung eine längere endolumbale Pause sehr wünschenswert erschien. Die Wiederaufnahme der Behandlung erfolgte am 4. 10. 1918. Der Liquorbefund hatte sich, wie erwartet, sehr wesentlich verschlechtert, obgleich der Patient sich sehr wohl fühlte und keinerlei Beschwerden mehr aufwies. Die neue Behandlung brachte nunmehr den gewünschten Erfolg:

Dat.	Phase I	Pandy	Esb.	Lymph.	WR	end. Dos.	Liquormenge
4. 10. 1918	dtl. Ring	± +	0,25⁰/₀₀	150	0,5 +	1,35 mg	70 ccm
23. 10. 1918	0	±	0,25⁰/₀₀	28	?	1,5 „	74 „
23. 11. 1918	zart. Ring	±	0,2 ⁰/₀₀	6	1,0 +	1,35 „	70 „
29. 11. 1918	0	±	0,2 ⁰/₀₀	4	1,0 schw.	1,3 „	75 „
18. 12. 1918	0	±	0,2 ⁰/₀₀	20	?	1,5 „	74 „
8. 1. 1919	opal	±	0,2 ⁰/₀₀	23	—	1,2 „	62 „
26. 2. 1919	0 — opal	±	0,2 ⁰/₀₀	11	—	1,25 „	65 „
2. 4. 1919	„	—	0,2 ⁰/₀₀	1	—	1,3 „	47 „

Neben der endolumbalen Behandlung erhielt Pat. noch eine neue Salvarsankur von 10 Injektionen. Eine erneute Liquorkontrolle ist nach Ablauf eines Jahres vorgesehen.

Bei derartig hartnäckig sich verhaltenden Liquorveränderungen wie im vorliegenden Falle wurde hier wiederholt schon nach kurzer Behandlungspause eine außerordentlich schnelle Wiederkehr der entzündlichen Liquorwerte beobachtet. Bei der Wiederaufnahme der Behandlung gewann man jedesmal den Eindruck, daß die wiederaufflackernde meningeale Entzündung besser und radikaler von der endolumbalen Behandlung erfaßt werden konnte, als bei der vorhergehenden ersten endolumbalen Durchbehandlung, bei welcher zweifelhafte Grenzwerte nicht recht weichen wollten. Die gleiche Beobachtung ist uns auch verschiedentlich bei der Lues cerebri entgegengetreten. Fast könnte es so scheinen, als ob das Vorhandensein exsudativer Prozesse die Zugänglichkeit der Spirochäten für Salvarsan, d. h. die parasitotrope Wirkung des Heilmittels begünstigte. Derartige Erwägungen sind auch nach gewissen klinischen und serologischen Beobachtungen — oft sind z. B. Fälle mit irgendwelchen kutanen Prozessen serologisch weniger hartnäckig als Latenzfälle zwischen dem 3. und 8. Infektionsjahr — vielleicht nicht ganz von der Hand zu weisen. Jedenfalls erscheint es bei hartnäckigen meningealen Prozessen, in denen man mittels endolumbaler Behandlung bis zu zweifelhaften Grenzwerten gelangt ist, gar nicht unzweckmäßig eine 3—4 monatige Behandlungspause einzuschieben und erst nach Wiederkehr vermehrter Exsudationserscheinungen die endolumbale Behandlung wieder aufzunehmen.

Mit Recht darf wohl angenommen werden, daß die Durchführung einer derart langwierigen endolumbalen Behandlung in der allgemeinen Praxis unter den heutigen Verhältnissen recht erheblichen Schwierigkeiten begegnet. Es ist daher dringend angezeigt, in diesen hartnäckig liquorpositiven Fällen schon frühzeitig zur Doppelpunktion und zur Behandlung mit hohen endolumbalen Dosen (2—5 mg auf 20—25 ccm Liquor in der oberen Bürette) überzugehen. Sobald der Liquor beim Zugehen des Patienten erhebliche Eiweißwerte und schon bei 0,2 ccm Liquor eine positive WR aufweist, soll möglichst bald zu dieser Methode übergegangen werden. Von der Fieberbehandlung der latenten meningealen Prozesse, die zur Abkürzung der Behandlungsdauer und zur Unterstützung der Chemotherapie über ein Jahr lang betrieben wurde, ist seit der Einführung und Bewährung der Doppelpunktionsbehandlung mit hohen endolumbalen Dosierungen wieder Abstand genommen worden.

Spinale Irritationen mit nachfolgender Funktionsstörung. Die letzte Schwierigkeit in der Behandlung der latenten Meningorezidive des Spätstadiums liegt in der bereits mehrfach erwähnten Vermeidung spinaler Irritationen. Das Vorhandensein von sich entwickelnden spinalen Prozessen ist, wie schon oben erwähnt, aus dem Liquorbefund nicht mit Sicherheit zu entnehmen. Auch ist das Alter des meningealen Prozesses, das für den Aufbau der endolumbalen Behandlung gewisse Richtlinien geben könnte, oft nicht erkennbar (unbewußte Syphilis). Außerdem kann der Fortschritt des meningealen Prozesses durch verschiedentliche Vorbehandlung derart gefördert sein, daß die Veränderungen bereits stärker zugenommen haben, als es dem Infektionsalter des Falles entspricht. Selbst bei einschleichender Dosierung der endolumbalen Behandlung wird man daher mit dem gelegentlichen Vorkommen von spinalen Irritationen rechnen müssen und zwar besonders in Grenzfällen mit unsicheren, nicht ausgesprochenen klinischen Erscheinungen. Diese Sachlage wird durch die beiden nachstehenden Beispiele näher beleuchtet.

Fall 8672. Ansteckung unbekannt. Pat. wird wegen allgemeiner neurasthenischer Beschwerden, Kopfschmerzen und Nervosität Anfang September 1918 zur Blutprobe geschickt, die positiv ausfällt. Außer einer mäßigen Herabsetzung der Patellarreflexe war kein krankhafter Befund zu erheben. Da die nervösen Beschwerden nur mit dem langen U-Boots-Dienst zusammenzuhängen schienen, wurde zunächst nur eine Punktion vorgenommen, die am 11. 9. 1918 nachstehendes Ergebnis aufwies: Phase I zart. Ring, Pandy ±, Esb. 0,2%/$_{00}$, L. 47, WR. 1,0 +. Neben einer intravenösen Salvarsankur wurde sodann am 25. 9. 1918 die endolumbale Behandlung aufgenommen.

Dat.	Phase I	Pandy	Esb.	Lymph.	WR	end. Dos.	Liquormenge
25. 9. 1918	zart. Ring	±	0,2$^0/_{00}$	50	1,0 +	1,35 mg	63 ccm
11. 10. 1918	0 — opal	±	0,2$^0/_{00}$	29	1,0	1,5 „	65 „
						Silbersalv.	

Die erste endolumbale Behandlung verlief völlig beschwerdefrei; Pat. fühlte sich danach erheblich frischer. Gleich nach der zweiten endolumbalen Behandlung mit Silbersalvarsan klagte Pat. über Ziehen und Reißen in den unteren Gliedmaßen und konnte nur schwer Urin lassen. Während sich die eingetretene Detrusorschwäche in einigen Wochen wieder zurückbildete, stellte sich Taubheit an den Fußsohlen und eine merkliche Ataxie ein. Bei der Nachuntersuchung am 26. 11. 1918 ergab sich folgender Befund: Pat. klagt über Unsicherheit und leichte Ermüdbarkeit beim Gehen und Taubheit an den Fußsohlen. Blasenstörung noch in geringem Maße vorhanden. Pupillen beiderseits gleich, reagieren gut auf Licht und Konvergenz, Augenhintergrund o. B. Patellar- und Achillessehnenreflexe sehr schwer auslösbar, bzw. fehlen. Leicht ataktischer Gang. Romberg positiv. Oppenheim und Babinsky negativ. Sensibilität an beiden unteren Gliedmaßen gleichmäßig herabgesetzt. Die endolumbale Behandlung wurde ganz abgesetzt. Bis Anfang Mai 1919 bildeten sich die Anästhesien ganz zurück. Pat. war wieder gut zu Fuß, der Gang blieb jedoch eine Spur ataktisch, während auch der Romberg noch leicht positiv blieb. Im übrigen fühlte sich jedoch Pat. geistig erheblich frischer als vor der Behandlung.

Obwohl bei 23 anderen Patienten, die gleichzeitig mit dem vorstehenden Falle endolumbal mit Silbersalvarsan behandelt worden waren, keine Reizerscheinungen eingetreten waren, so zeigten doch die weiteren Erfahrungen bei der endolumbalen Behandlung der Tabes, daß das Silbersalvarsan erheblich mehr reizt als die übrigen zur endolumbalen Behandlung geeigneten Salvarsanpräparate. Von einer weiteren Verwendung des Silbersalvarsans bei der endolumbalen Behandlung mußte daher Abstand genommen werden.

Der Eintritt der spinalen Reizung im vorstehenden Falle ist ein deutlicher Hinweis darauf, daß sich bei ihm meningeale Entzündungsvorgänge an den hinteren Wurzeln in Vorbereitung befanden, die in kurzer Zeit den Eintritt einer Tabes erwarten ließen. Eine ähnliche Beobachtung, wenn auch in einer klinisch etwas anderen Richtung hin, ergab sich im nachstehenden Falle:

Fall 8001. Ansteckung unbekannt. Vor ca. 14 Jahren Ulkus, das ohne spezifische Behandlung heilte. Der 40jährige Pat. litt seit Rückkehr aus dem Feldzuge an heftigen Kopfschmerzen, schwerer Hypochondrie, Schlaflosigkeit, starker innerer Unruhe und Unfähigkeit, sich zu geistiger Arbeit zu sammeln. Pat. trägt sich dauernd mit Suizidgedanken, weil er fürchtet, Paralyse zu bekommen. Die linke Pupille ist eine Spur größer als die rechte und bleibt auch in den Reaktionen etwas zurück. Keine Sehstörungen. Augenhintergrund o. B. Kopf nicht klopfempfindlich, Patellar- und Achillessehnenreflexe etwas gesteigert, Bauchdeckenreflexe deutlich vorhanden, Kremasterreflex unsicher. Sensibilität ungestört. Libido und Potenz angeblich seit einem Jahre sehr gering. Sprache intakt. Einwandfreier Intellekt. Pat. hatte kürzlich außerhalb Kiels wegen positiver SR erst 2 Salvarsankuren durchgemacht. Da ich 5 Jahre vorher den Bruder an schwerer Lues cerebri behandelt hatte, hielt ich eine sich vorbereitende Lues cerebri für sehr wahrscheinlich. Möglicherweise war aber die vorhandene Hypochondrie als ein rein funktionelles Nervenleiden aufzufassen, zumal ein anderer Bruder durch Suizid geendigt hatte. Die erste endolumbale Behandlung erfolgte am 1. 4. 1919: Phase I dtl. Ring, Pandy + +, Esb. 0,3$^0/_{00}$, L. 60, WR 0,5 + +, end. Dos. 1 mg auf 75 ccm Liquor. Die Behandlung wurde gut vertragen; Pat. hatte nur geringe Kopfschmerzen, aber kein Ziehen in den Beinen. Nach dem Aufstehen fühlte sich der Kranke einen Tag erheblich frischer und frei von Kopfdruck. Am nächsten Tage stellten sich jedoch die alten neurasthenischen Beschwerden in kaum gemindertem Maße wieder ein. Da Pat. aus wirtschaftlichen Gründen auf möglichste Beschleunigung der Behandlung drängte, erfolgte die zweite endolumbale Injektion bereits 10 Tage nach der ersten am 10. 4. 1919: Phase I dtl. Ring, Pandy + +, Esb. 0,3$^0/_{00}$, L. 26, WR 0,5 +, end. Dos. 1,35 mg auf 75 ccm Liquor. Zunächst wurde die Behandlung ohne Reizerscheinungen gut vertragen. 1 $^1/_2$ Tage nach der Behandlung waren sämtliche neurasthenischen Beschwerden völlig verschwunden. Pat. fuhr in völliger geistiger Frische wieder nach Hause. Hier bemerkte er jedoch 14 Tage später zunehmendes Spannungsgefühl in den Waden, leichte Ermüdbarkeit beim Gehen und Taubheit in der Gesäßgegend. Bei der Nachuntersuchung 6 Wochen später zeigten sich die Reflexe an den unteren Gliedmaßen stark erhöht; Fußklonus fehlte. Am Gesäß und an den Außenseiten beider Oberschenkel war die Sensibilität deutlich herabgesetzt. Der Gang war etwas schwerfällig, aber nicht spastisch-paretisch. Blasen- und Mastdarmfunktion war zeitweilig etwas träge. Es war nun zu entscheiden, ob man mit dem weiteren Aussetzen der endolumbalen Behandlung eine weitere Zunahme des zerebralen Krankheitsvorganges und eine baldige Wiederkehr der psychischen Beschwerden zustande kommen lassen oder bei Fortführung der endolumbalen Behandlung eine Vermehrung der myelitischen Erscheinungen mit in den Kauf nehmen wollte. Wegen der bisher zutage getretenen geringen Wirkung der Salvarsan-Allgemeinbehandlung wurde der letzte Weg gewählt und nochmals ein Versuch mit endolumbaler Behandlung, und zwar mit kleiner Dosis unternommen. 9. 5. 1919 Ph. I zart. Ring, Pandy ∓, L. 8, WR 1,0 schw. +, end. Dos. 0,5 mg auf 35 ccm Liquor. Hierauf stellte sich eine vermehrte Anästhesie am Gesäß und nach einigen Tagen eine stärkere Schwäche des Mastdarmsphinkters ein, die mehrere Wochen anhielten. Pat. klagte ferner über vermehrte Spasmen beim längeren Gehen. Auf der anderen Seite war jedoch der Erfolg insofern befriedigend, als eine Wiederkehr der neurasthenischen Beschwerden innerhalb der nächsten 1 ½ Jahre nicht mehr zu verzeichnen war. Unter weiterer Fortführung der Allgemeinbehandlung blieb Pat. in seiner ärztlichen Tätigkeit unbehindert.

Die Prognose des Falles ist wegen des Fortbestandes der positiven Liquor-WR als zweifelhaft anzusehen, wenn es nicht gelingt, nach ½ jähriger Pause die endolumbale Behandlung mit wirksamer Dosis (1 mg) wieder aufzunehmen.

Mit Absicht wurden als Beispiele für spinale Reizung bei noch latenten meningealen Prozessen zwei extreme Grenzfälle ausgewählt, um die Folgen einer endolumbalen Überdosierung recht deutlich in Erscheinung treten zu lassen. In anderen Fällen, bei denen die latenten spinalen Vorgänge noch nicht so weit zur Entwicklung gelangt sind, fallen die spinalen Reizerscheinungen ganz erheblich geringer aus; sie äußern sich oft nur durch ein mäßiges Ziehen und Reißen entsprechend der Lokalisation des spinalen Prozesses. Die vorliegenden Beobachtungen weisen jedenfalls darauf hin, daß es im älteren Latenzstadium des meningealen Prozesses manchmal sehr schwierig ist, die vorhandenen klinischen Symptome von denen einer schweren Neurasthenie zu unterscheiden und die vorhandene Lokalisation des meningealen Prozesses und ihren Fortschritt richtig einzuschätzen. Nur bei einschleichender endolumbaler Behandlung ist man in der Lage, sich in die Erkenntnis des einzelnen Falles sicher hineinzuarbeiten und das therapeutische Vorgehen der Individualität des Einzelfalles anzupassen. Vor der Aufnahme der endolumbalen Behandlung bei älteren Latenzfällen ist daher nach gewissen Anzeichen zu forschen, welche für die Entwicklung irgendwelcher spinaler Krankheitsvorgänge von Bedeutung sein können. Außer dem Alter der Infektion kommt hier in Betracht körperliche Mattigkeit und Potenzschwäche. Durch den Beginn der endolumbalen Behandlung mit kleinen Dosen verzichtet man allerdings auf eine baldige Beeinflussung zerebraler Herde, aber man versperrt sich auch nicht den Weg für die weitere Fortführung der Behandlung mit schwachen und eventuell mittleren Dosen. Geringe Reizungen können zwar auch bei letzteren gelegentlich vorkommen, sind aber bei rechtzeitiger Beachtung dann völlig rückbildungsfähig.

Neuerdings sind wir natürlich mit der Doppelpunktionsbehandlung in der Lage, spinale Irritationen irgendwelcher Art völlig zu umgehen und hohe zerebrale Dosierungen anzuwenden. Trotzdem ist es angezeigt sich zunächst mittels einfacher endolumbaler Behandlung und unter einschleichender Dosierung vom Zustande des Rückenmarks zu überzeugen. Stellt sich hierbei durch geringfügige spinale Irritationserscheinungen die Notwendigkeit einer Mitbehandlung des

Rückenmarks heraus, so muß bei der Doppelpunktionsbehandlung auch die untere Bürette einen kleinen Salvarsanzusatz ($^1/_3$—$^1/_2$ mg auf 60—80 ccm Liquor) erhalten.

Zusammenfassung. Zusammenfassend ist über die Behandlung der Meningorezidive des Latenzstadiums folgendes festzustellen: Im Frühstadium der Syphilis kommen trotz allerbester Salvarsanbehandlung gar nicht selten schwere meningeale Entzündungsvorgänge zustande, welche nur durch rechtzeitige endolumbale Behandlung an weiterer Entwicklung verhindert und schnell beseitigt werden können. Ohne sie ist entweder ein Neurorezidiv oder nach längerem chronischen Verlauf eine Lues cerebrospinalis oder Metalues mit Sicherheit zu erwarten.

Zeigen Syphilisfälle der frischen Stadien unter guter und planmäßiger Salvarsanbehandlung Kopfschmerzen, so ist in 95% der Fälle mit dem Vorhandensein einer meningealen Entzündung zu rechnen. Aber auch ohne das Vorhandensein von Kopfschmerzen sind wenigstens in einem Drittel der ziemlich gut behandelten Fälle latente meningeale Veränderungen vorhanden, zu deren Feststellung eine terminmäßige Lumbalpunktion unentbehrlich ist. Wird sie versäumt, so gestaltet sich die Beeinflussung der sich trotz weiterer Allgemeinbehandlung beharrlich fortentwickelnden meningealen Herde späterhin auch für die endolumbale Behandlung immer schwieriger und langdauernder.

Die meningealen Prozesse der frischen Stadien erfordern und gestatten auch eine energische endolumbale Dosierung. Spinale Reizungen lassen sich durch Anwendung genügender Liquormengen und durch allmähliches Ansteigen mit der Dosierung vermeiden. Selbst in denjenigen Fällen, wo es infolge zu langer Beibehaltung großer endolumbaler Dosen zu einer geringen Cauda-equina-Irritation (Blasen- und Mastdarmstörung) gekommen ist, tritt durch eine genügend lange endolumbale Pause eine völlige Rückbildung der eingetretenen Störung ein.

Die latenten meningealen Prozesse der mittleren und späteren Luesstadien verursachen nur selten Kopfschmerzen oder andere Beschwerden neurasthenischer Art, wenn nicht der klinische Ausbruch in absehbarer Zeit bevorsteht. Ihre Erkennung kann bei Innehaltung der terminmäßigen Liquorkontrollen nicht ausbleiben. Die Inangriffnahme eines seropositiven oder seronegativen Latenzfalles mit spezifischer Behandlung ist ohne vorherige Liquorkontrolle ein schwerer Kunstfehler. Die bekannte Gewohnheit, latenten Syphilitikern vor der Hochzeit noch eine Salvarsankur zu verordnen, ist ohne Liquorkontrolle aufs schärfste zu verurteilen, weil durch die erneute Salvarsanbehandlung der bestehende meningeale Prozeß nur noch stärker provoziert und in seinen Ablauf beschleunigt wird.

Bei hohen Eiweiß- und WR-Werten des Liquors ist wegen der bereits in der Pia vorhandenen Liquordiffusion mit einer längeren Behandlungsdauer zu rechnen. Hier soll, wie bereits oben erwähnt, möglichst frühzeitig von der Doppelpunktion Gebrauch gemacht werden, weil sie durch die Erfassung der tiefer gelegenen Krankheitsherde die Behandlungsdauer erheblich abkürzt.

Bei allen latenten meningealen Prozessen der mittleren und späteren Stadien muß die endolumbale Behandlung in einschleichender Weise erfolgen, weil das eventuelle Vorhandensein spinaler Piaveränderungen die Möglichkeit recht störender spinaler Reizungen durch das endolumbal einverleibte Salvarsan in sich schließt.

Die Behandlung der klinischen Erkrankungen des ZNS.

a) Die Behandlung der Neurorezidive.

Die Behandlung der Neurorezidve entspricht vollkommen derjenigen der latenten meningealen Entzündungen der frischen Luesstadien. Bei den Neurorezidiven kommt es ganz besonders darauf an, den meningealen Prozeß so früh und energisch wie möglich zu erfassen, um durch schnelle Beseitigung der um sich greifenden Infiltrationsvorgänge die Möglichkeit zu ausgiebigster Rückbildung des Nervenausfalles zu schaffen. Für diese Indikation fällt Hg ganz aus, es wirkt viel zu langsam und zu schwächlich, um einen in frischer Expansion befindlichen meningealen Entzündungsvorgang irgendwie aufhalten zu können. So wurden hier häufig Neurorezidive beobachtet, die unter einer sehr energischen Hg-Kur (Kalomel), die sich unmittelbar an die erste Salvarsankur anschloß, zum Ausbruch kamen. Einige Beispiele dieser Art sind unten angeführt.

Eine Quecksilberkur kann jedoch mit Vorteil zur Unterstützung der Salvarsanbehandlung bei allen solchen Neurorezidiven Verwendung finden, bei denen der Allgemeinzustand die Anwendung der Hg-Kombination erlaubt. Von den Hg-Behandlungsmethoden wird am meisten die Schmierkur empfohlen, weil bei ihr die wenigsten Komplikationen zu erwarten sind. Handelt es sich um kräftigere Individuen, so kann man mit Vorteil auch von dem intensiver wirkenden Kalomel Gebrauch machen.

Die intravensöe Salvarsanbehandlung ist zur Behandlung der Neurorezidive sofort angezeigt. In einer großen Reihe von Fällen kann sie sogar noch allein zur Assanierung der Meningen führen, in einer Reihe von weiteren Fällen allerdings nur in Kombination mit der endolumbalen Salvarsanbehandlung. Die intravenöse Behandlung reicht nicht aus in denjenigen Fällen, wo sich die Neurorezidive noch unter der Salvarsankur anbahnen (Kopfschmerzen) oder nur 10—14 Tage später (s. Fall 5980, S. 9) oder erst nach mehreren Kuren trotz völlig planmäßiger Durchbehandlung (z. B. Fall 4935, S. 8) zum Ausbruch gelangen. Wo Neurorezidive bei einem absoluten Untermaß von Salvarsanbehandlung und erst 6 Wochen nach der Kur oder noch später entstehen, vermag eine energische Salvarsanbehandlung die meningeale Entzündung noch häufig zu beseitigen. Es kommt hierbei jedoch darauf an, ob es sich um umschriebene oder um sehr diffus ausgebreitete Entzündungsvorgänge handelt, wofür die Schwere des Liquorbefundes meist einen genügenden Anhaltspunkt gibt. Bei den diffusen Entzündungsvorgängen bleibt die Wirkung der intravenösen Salvarsanbehandlung häufig unzulänglich, während die umschriebenen Entzündungsvorgänge erheblich leichter zu beeinflussen sind. Die Aussichten für die intravenöse Salvarsanbehandlung gestalten sich ferner bei den diffusen meningitischen Entzündungen um so ungünstiger besonders im Hinblick auf den Dauererfolg, je länger der Prozeß besteht.

Demgegenüber ist die Indikation zur endolumbalen Salvarsanbehandlung bei allen Formen des Neurorezidivs als eine absolute zu bezeichnen wegen ihrer überragenden Wirkung auf den Rückgang der meningitischen Entzündung. Besonders bei den Nervenausfällen ist ihre ungesäumte Anwendung zur Erhaltung einer guten Nervenfunktion nur dringend zu empfehlen. Bei der endolumbalen Behandlung der Neurorezidve sind, wie bereits oben erwähnt, Herxheimersche Reaktionen in Form von Kopfschmerzen und Fiebersteigerung für gewöhnlich zu erwarten; Herdreaktionen in Form von einer vorübergehenden Zunahme der klinischen Symptome sind so selten, daß man praktisch nicht mit ihnen zu rechnen braucht. Wie ihnen zu begegnen ist, werden wir weiter unten noch zu erörtern haben (s. u. Abkürzung der Herxheimerschen Reaktion). Alle hiesigen Erfahrungen weisen darauf hin, daß die ungesäumte endolumbale Behandlung bei allen Formen des Neurorezidivs in jeder Hinsicht die zweckmäßigste Methode darstellt. Wenn eine sofortige endolumbale Behandlung nicht möglich ist, so muß wenigstens eine genügend dosierte (Dosis 3) intravenöse Salvarsaninjektion umgehend erfolgen, an die sich dann die weitere Kur anschließt.

Die intravenöse Salvarsanbehandlung hat neben der endolumbalen Behandlung einherzugehen; eine Vorbehandlung der Neurorezidive mit Hg oder Salvarsan vor der endolumbalen Behandlung hat sich indessen als nicht notwendig herausgestellt. Nur bei den epileptiformen Neurorezidiven ist, wie unten noch gezeigt werden wird, unter Umständen eine möglichst gleichzeitige Gabe einer intravenösen Salvarsaninjektion bei der endolumbalen Behandlung zur Abkürzung der Herdreaktion von offensichtlichem Nutzen.

Voraussetzung zum therapeutischen Eingriff ist natürlich eine gesicherte Diagnose, die beim Nervenausfall leicht ist, beim epileptiformen Neurorezidiv jedoch noch zwei andere Möglichkeiten betrifft, und zwar eine Salvarsanenzephalitis und eine genuine Epilepsie. Erstere kommt nur in den ersten 3—4 Tagen nach einer vorausgegangenen Salvarsaninjektion in Betracht, also zu einer Zeit, wo ein epileptiformes Neurorezidiv nicht vorkommt. An eine genuine Epilepsie wird man nur in solchen Fällen denken können, wo die Vorgeschichte einen diesbezüglichen Hinweis enthält. Im Zweifelsfalle wird die Liquoruntersuchung den richtigen Weg weisen. Erfolgt jedoch ein Krampfanfall bei einem Luetiker innerhalb von 1—4 Monaten nach der letzten Kur, so kann man mit allergrößter Wahrscheinlichkeit auf eine luetische Meningitis schließen. In Anbetracht der Wichtigkeit einer möglichst frühzeitigen Behandlung der Neurorezidve ebenso wie der Meningorezidive ist es ratsam die Patienten nach Beendigung der ersten Kur auf die Art etwaiger Komplikationen aufmerksam zu machen. Sie sind anzuweisen, bei Eintritt von Kopfschmerzen, Schwindelgefühl und Ohrensausen sofort ihren bisherigen Arzt aufzusuchen. Von den beiden Formen der Neurorezidive, dem Hirnnervenausfall und dem epileptiformen Neurorezidiv ist erstere therapeutisch die wichtigere, weil hier die Verschleppung der Behandlung zu einer fortschreitenden und irreparablen Zerstörung des betroffenen Hirnnerven hinführt.

Neurorezidive mit Affektion einzelner Hirnnerven.

Wenn wir von den apoplektiformen Akustikusstörungen, die schon binnen wenigen Stunden zum kompletten und irreparablen Gehörverlust führen, absehen, so lassen sich fast alle anderen Nervenausfälle bis auf geringe Reste bei unverzüglicher Inangriffnahme der Behandlung zum Verschwinden bringen.

Der am häufigsten zur Behandlung gelangende Nervenausfall betrifft den Gehörnerven, sei es, daß er isoliert erkrankt ist, oder auch mit anderen Nervenausfällen einhergeht. Wie nachstehende Beispiele erweisen, sind die Aussichten auf Wiederherstellung seiner Funktion um so günstiger, je frühzeitiger die endolumbale Behandlung erfolgt. Fälle mit Hörstörung, die kaum einen Tag besteht, lassen sich durch eine einzige endolumbale Injektion von 1,8 mg Salvarsan binnen 24 Stunden in klinische Heilung überführen. Der Typus eines solchen Falles ist folgender.

Fall 6237. Im Sommer 1918 Primärsyphilis überstanden (7 Salvarsaninjektionen 5 Wochen post infect.). Reinfektion 2. 11. 1918. Zugang mit frischem PA und Exanthem am 7. 1. 1919. Behandlung: 7. 1. bis 27. 2. 9 Salvarsaninjektionen (3 g) und vom 21. 3. bis 23. 4. 5 Hg-Salicylic. und 3 Ol. ciner. Trotz der „planmäßig erfolgten Hg-Behandlung" erneuter Zugang am 23. 4. mit starken Kopfschmerzen, Ohrensausen beiderseits, schlechtem Hörvermögen und Schwindelanfällen seit etwa 12 Stunden. Hörleistung beiderseits deutlich herabgesetzt, rechts 2 m, links kaum 1 m Flüstersprache. Knochenleitung und Wahrnehmung der hohen Töne beiderseits herabgesetzt. Rinne positiv. Nach Drehversuch zunehmender Schwindel, kein Nystagmus. Am 24. 4. endolumbale Behandlung mit 1,8 mg auf 70 ccm Liquor. Befund: Phase I zart. Ring, Pandy +, L. 52, WR 0,5 —. In der Nacht zum 25. 4. sämtliche Beschwerden restlos verschwunden. Am 14. 5. Liquor normal. Die weitere Behandlung bestand in 2 Salvarsankuren und 3 endolumbalen Behandlungen.

Die im Liquor nachweisbaren meningealen Entzündungserscheinungen sind, wie vorstehender Fall erweist, oft recht gering. Sehr wahrscheinlich hätten sie sich aber bei weiterer Fortführung der Hg-Kur noch mehr ausgedehnt. Der Fall stellt hinsichtlich der zeitigen Anwendung der endolumbalen Behandlung das Ideal der Neurorezidivbehandlung dar, insofern es gelang, den pathologisch-anatomischen Prozeß in seiner ersten Entstehung zu erfassen, und damit eine schwere Entwicklung des klinischen Ausfalls zu verhüten. Leider ist aber ein derartiger Erfolg nicht in allen Neurorezidiven zu erreichen, weil der Nervenausfall, wie z. B. beim Fazialis und den Augenmuskelnerven, mehr oder weniger komplett ist.

Sehr häufig konnte auch in denjenigen Fällen, bei denen sich späterhin ein Neurorezidiv einstellte, vor oder im Anfange der ersten Kur das Vorhandensein eines völlig normalen Liquors festgestellt werden, wie z. B. im nachstehenden Falle.

Fall 5066. Ansteckung Dezember 1917. Zugang 9. 10. 1917 mit überhäutetem PA., Exanthem und Angina specifica. Behandlung vom 23. 6. bis 22. 8. 15 Kalomel- und vom 20. 8. bis 10. 7 Salvarsaninjektionen. Punktion am 10. 10. ergibt normalen Liquor. 2. Kur vom 15. 12. 1917 bis 26. 1. 1918 Schmierkur mit 4 g und vom 2. 2. bis 11. 3. 1918 7 Salvarsaninjektionen. 5 Wochen später Eintritt von Kopfschmerzen, Schwindel und Schwinden des Gehörs rechts. Hörleistung links normal, rechts nur laute Umgangssprache bei einem halben Meter. Erhebliche Herabsetzung der Kopfknochenleitung und Ausfall der hohen Töne. Beim Drehversuch starkes Schwindelgefühl, kein Nystagmus. Reflexe sehr lebhaft, sonstiges ZNS o. B.

Neben zwei Salvarsankuren und einer Kalomelkur erhielt Pat. nachstehende endolumbale Behandlung. Diese setzte 4 Tage, die intravenöse Salvarsanbehandlung 9 Tage nach Eintritt des Neurorezidivs ein.

Dat.	Phase I	Pandy	Esb.	Lymph.	WR	end. Dos.	Liquormenge
24. 4. 1918	dtl. Ring	+++	0,3 °/$_{00}$	534	1,0 +	1,8 mg	58 ccm
8. 5. 1918	zart. Ring	±	0,3 °/$_{00}$	53	—	1,5 ,,	63 ,,
22. 5. 1918	opal	±	0,2 °/$_{00}$	30	—	1,5 ,,	61 ,,
5. 6. 1918	,,	±	0,2 °/$_{00}$	18	—	1,5 ,,	69 ,,
19. 6. 1918	,,	±	0,2 °/$_{00}$	13	—	1,5 ,,	69 ,,
13. 7. 1918	,,	±	0,2 °/$_{00}$	15	—	1,5 ,,	68 ,,
19. 7. 1918	,,	—	0,2 °/$_{00}$	10	—	1,5 ,,	74 ,,
3. 8. 1918	0 — opal	—	0,2 °/$_{00}$	3	—	1,5 ,,	86 ,,

Unter dieser Behandlung bildete sich der eingetretene Gehörschwund nahezu völlig zurück. Spätere Liquorkontrollen ergaben einen guten Dauererfolg.

Das Ergebnis der Behandlung gestaltet sich jedoch wesentlich ungünstiger als in den vorstehenden Fällen, wenn die Erkennung des vorhandenen Neurorezidivs und damit seine Behandlung erst nach längerem Bestande des Leidens erfolgt. Ein derartiges Beispiel ist nachstehender Fall.

Fall 4182. Ansteckung 13. 11. 1918. Zugang mit seropositiver Primärsyphilis am 7. 1. 1919. Vom 8. 1. bis 24. 2. 1919 8 Salvarsaninjektionen. SR vom 4. 1. 1919 bis 12. 2. 1919 positiv, danach dauernd negativ. Aufnahme der Hg-Zwischenkur am 28. 2. 1919. Letzte Spritze Ol. ciner. am 17. 3. 1919. Am 25. 3. 1919 stellten sich nach Angabe des Patienten heftige Kopfschmerzen, Schwindelgefühl, Übelkeit, die trotz Appetits zu immer wiederholtem Erbrechen führte, und Schlaffheit des linken Mundwinkels ein, so daß er aufgenommene Flüssigkeiten nicht ordentlich zurückhalten konnte. Seit 28. 3. 1919 angeblich Schmerzen in der rechten Nierengegend, weshalb er sich am 1. 4. 1919 krank meldete und wegen Nierenentzündung der inneren Abteilung überwiesen wurde. Hier wurde der Fall, nachdem anfänglich etwas Albumen festgestellt war, als Hg-Salvarsanvergiftung angesprochen und diätetisch behandelt. Am 5. 4. 1919 stellt der konsultierte Hilfsarzt der Luesabteilung linksseitige Fazialisparese, linksseitige Taubheit und schwere Gleichgewichtsstörungen infolge Erkrankung des linken Nervus vestibularis fest. Schon beim Aufrichten im Bett wurde Pat. hochgradig schwindelig und bekam Brechneigung; beim Aufstellen und beim Gehversuch fällt Pat. nach rechts hinüber. Hörleistung rechts 6 m Flüstersprache, links Umgangssprache dicht vor dem Ohr. Weber nach rechts, Rinne links negativ. Nystagmus beim Blick nach rechts in der Endstellung. Linke Pupille etwas weiter als rechts. Reaktion beiderseits gut. Patellar- und Achillessehnenreflexe beiderseits etwas erhöht, Babinsky und Kernig negativ. Sensibilität o. B. Pat. hat sehr heftige Kopfschmerzen und ist zeitweilig leicht benommen. Die erste endolumbale Behandlung erfolgt am 6. 4. 1919: Phase I zart. Ring, Pandy ++, L. 420, WR + 1,0 schw., end. Dos. 1,5 mg auf 50 ccm Liquor. Am 7. 4. 1919 ist Pat. frei von Kopfschmerzen und Übelkeit. Bewußtsein klar. 2 Tage später konnte Pat. sich ohne Beschwerden im Bett aufrichten. Beim Gehversuch trat jedoch noch Drehschwindel auf. Letzterer verschwand nach der zweiten endolumbalen Behandlung; ihr weiterer Verlauf war folgender:

Dat.	Phase I	Pandy	Lymph.	WR	end. Dos.	Liquormenge
23. 4. 1919	s. zart. Ring	+	59	—	1,8 mg	72 ccm
14. 5. 1919	0 — opal	+	5	—	1,35 „	65 „
13. 8. 1919	„	—	8	—	0,5 „	30 „

Daneben erhielt der Pat. auf der inneren Abteilung vom 14. 4. bis 27. 5. 1919 8 mal Dosierung, 3 Neosalvarsan und Kal. jod. Von der zweiten endolumbalen Behandlung ab herrschte völliges Wohlbefinden. Abgesehen von der linksseitigen Fazialis- und Akustikusstörung war Pat. beschwerdefrei. Am 20. 9. 1919 zeigte sich Fazialisparese erheblich gebessert, besonders im unteren Ast. Es bestand aber noch deutlicher Lagophthalmos. Die Hörleistung links betrug kaum 1 m Flüstersprache. Weber nach rechts; Rinne links negativ. Beim Blick nach links noch geringer Nystagmus in der Endstellung. Beim Herumlaufen keinerlei Schwindelgefühl mehr. Eine weitere Besserung des klinischen Befundes konnte nicht mehr erzielt werden.

Die endolumbale Behandlung setzte im vorliegenden Falle erst 11 Tage nach Eintritt des Neurorezidivs ein, zu spät um den hoch empfindlichen Hörnerven völlig wieder herstellen zu können.

Die hier beobachteten Optikusneurorezidive verliefen unter dem Bilde der retrobulbären Neuritis. Durch Erkrankung des papillomakulären Bündels wurden zentrale Skotome hervorgerufen, die meist mit umschriebenen Retinablutungen einhergingen. Weiter zentralwärts gelegene Erkrankungen der Sehbahnen, des Chiasmas, der Traktus und der Sehstrahlung sind im Frühstadium hier nicht beobachtet worden. Durch sofortige intravenöse Salvarsanbehandlung ist eine prompte Besserung zu erreichen. Der Augenhintergrund wird, falls Blutungen vorgelegen haben, sehr bald und zwar schon nach 2—3 Salvarsaninjektionen wieder gut übersichtlich. Bis auf kleine, durch eventuelle

Gefäßthromben bedingte Defekte wird eine völlige Wiederherstellung der Netzhautfunktion erreicht. Auch die Fazialisparese und die Erkrankung der äußeren Augenmuskeln hat unter alleinigor intravenöser Salvarsanbehandlung bei frühzeitiger Inangriffnahme eine günstige Prognose.

Der klinische Erfolg der intravenösen Salvarsanbehandlung hält indessen mit der Rückbildung des pathologischen Liquors häufig nicht gleichen Schritt, so daß zu seiner Assanierung doch noch zur endolumbalen Behandlung geschritten werden muß. Ein derartiges Beispiel bildet nachstehender Fall.

Fall 5694. Ansteckung 25. 9. 1917. Zugang mit Lippenschanker und kleinfleckigem Exanthem am 1. 2. 1918; vom 7. 2. bis 23. 4. 1918 7 Salvarsan- und 15 Hg-Salizylinjektionen. Am 20. 5. 1918 Auftreten von Doppelbildern, Ptosis rechts, Ohrrauschen und Abnahme der Hörleistung links. Untersuchung am 4. 6. 1918 ergibt: Ptosis rechts, Pupille rechts größer als links, Reaktion beiderseits positiv. Beim Blick nach links gehen beide Bulbi nicht über die Mittellinie hinaus. Beim Blick nach oben Bewegung auch eingeschränkt. Augenhintergund und Gesichtsfeld o. B. Flüstersprache rechts 8 m, links 25 cm. Weber nach rechts, Rinne links negativ. (Okulomotoriusparese rechts, Abduzens- und Kochlearisparese links). Behandlung: vom 4. 6. bis 6. 7. 1918 6 Salvarsaninjektionen und Schmierkur. Am 14. 6. Symptome bereits etwas gebessert, besonders die linksseitige Internusparese. Die erste endolumbale Behandlung erfolgte am 14. 6. Phase I dtl. Rg., Pandy ++, L. 181, WR —, end. Dos. 1,5 mg auf 60 ccm Liquormenge. Am 18. 6. Flüstersprache 30 cm, Ohrensausen besteht fort. Linkes Auge kann etwas über die Mittellinie nach außen bewegt werden. Am 26. 6. 1918 Phase I dtl. Ring, Pandy +, L. 22, WR —, end. Dos. 1,5 mg auf 57 ccm Liquormenge. Am 3. 7. 1918 nur beim Blick ganz nach links noch Doppelbilder. Kein Ohrensausen mehr, Flüstersprache links 1 m. 10. 7. 1918 Phase I zart. Ring, Pandy +, L. 16, WR —, 1,5 mg Salv. natr. auf 71 ccm Liquor. Am 20. 7. keine Sehstörung mehr, Ptosis rechts behoben. Ohrrauschen nicht mehr vorhanden. Hörleistung links 1 m Flüstersprache. Bei der letzten endolumbalen Behandlung am 14. 12. 1918 mit 1,5 mg auf 55 ccm Liquor fand sich normaler Liquor.

Auch im vorstehenden Falle ließ sich die Hörstörung infolge zu später Inangriffnahme der spezifischen Behandlung nicht mehr völlig beseitigen, während die Augenmuskelstörungen sich wieder völlig zurückbildeten. Im großen und ganzen haben die Nervenausfälle unter intravenöser Salvarsanbehandlung eine recht gute Prognose, besonders dann, wenn, wie bereits oben erwähnt, die Salvarsanvorbehandlung, welche der Anlaß zu der stürmischen meningealen Rezidivbildung war, bereits längere Zeit zurückliegt. Die endolumbale Behandlung ist in erster Linie in solchen Fällen heranzuziehen, wo es besonders auf die Erhaltung einer guten Nervenfunktion (z. B. beim Akustikus) ankommt; in zweiter Linie auch in denjenigen Fällen, bei denen umfangreichere meningitische Veränderungen vorliegen. Aber auch bei allen übrigen Fällen kann sie zur Abkürzung der Behandlung und zur sicheren Assanierung der Meningen mit Vorteil Verwendung finden.

Die Behandlung der epileptiformen Neurorezidive.

Wie bei den Neurorezidiven mit Störung einzelner Hirnnerven, so ist auch bei den epileptiformen Neurorezidiven die Schwere und der Verlauf des einzelnen Falles sehr verschieden. Hierbei spielen eine Rolle der Umfang der meningealen Entzündung, der verschieden lange Bestand der Veränderungen, der für die therapeutische Zugänglichkeit maßgebend ist, und schließlich nicht zuletzt die biologische Sachlage des Falles. Letztere zeigt sich an folgenden Beobachtungen. Handelt es sich um Fälle, bei denen die positive SR in der Wiederkehr begriffen ist, so können die Anfälle ohne eine spezifische Therapie verschwinden und nicht wiederkehren. Bleiben die Fälle aber serologisch lange negativ, und liegt die letzte Salvarsankur auch noch nicht lange zurück, so pflegen die Fälle einen sehr ernsten und fortschreitenden Verlauf zu nehmen, so daß eine sehr energische Behandlung geboten erscheint. Näheres ergibt sich aus den nachstehenden Beispielen. In dem zunächst ausgeführten Falle verschwanden die Krampfanfälle ohne eine spezifische Behandlung mit der Wiederkehr positiver SR.

Im Falle Nr. 88, der oben auf S. 69 ausführlich berichtet worden ist, stellten sich drei Monate nach der ersten Hg-Salvarsankur sehr heftige Krampfanfälle ein, deretwegen Patient der Nervenabteilung des Lazaretts Wilhelmshaven überwiesen wurde. Von hier wurde er nach sechswöchiger Beobachtung dienstfähig an Bord entlassen, ohne daß erneute Krampfanfälle aufgetreten waren. Mit der Wiederkehr der Allgemeindurchseuchung, die sich durch positive SR anzeigte, hörte die weitere Provokation des meningealen Herdes auf; die erneute spezifische Behandlung begann erst $2^1/_2$ Monate nach dem Anfall.

Das Gegenstück zum vorstehenden Falle betrifft eine junge Dame, welche hier im Anfang März 1918 mit frischer Sekundärsyphilis zuging. Wie so häufig, so war auch im vorliegenden Falle trotz mehrfacher Untersuchung das Primärstadium der ärztlichen Feststellung entgangen, weil sich weder an den äußeren noch inneren Genitalien, noch im Munde ein Primäraffekt fand.

Frl. L. Ansteckung durch Bräutigam Oktober 1917. Zugang mit Exanthem am 11. 3. 1918. 1. Kur vom 11. 3. bis 18. 4. 1918 12 Salv.- + 10 Hg-Inj. (Dos. 1—3). 2. Kur vom 10. 7. bis 28. 8. 1918 4 Salv.- + 12 Hg-Inj. (Dos. 1—3). SR seit 20. 4. 1918 dauernd negativ. Gegen Ende der zweiten Kur eintretende Kopfschmerzen wurden durch Wiederaufnahme der Salvarsanbehandlung etwas gebessert. Endolumbale Behandlung war nicht durchführbar, weil Pat. ein Bekanntwerden der Krankheit bei ihren Eltern vermeiden wollte. Die 2. Kur blieb infolge Reise der Pat. mit ihren Eltern unvollständig. Ca. 3 Wochen nach der letzten Salvarsaninjektion nahmen die Kopfschmerzen heftigste Form an, so daß Pat. bettlägerig wurde. Der mich in meiner Sprechstunde vertretende Kollege wurde nicht zugezogen. 8 Tage später ging die Patientin, ohne sich über ihre Syphilis zu offenbaren, an schweren Krämpfen mit hochgradigster Zyanose zugrunde. Bei meiner Rückkehr vom Urlaub erfuhr ich den traurigen Ausgang.

In vorstehendem Falle hielt die Provokation des durch die Allgemeinbehandlung nicht genügend erreichbaren meningealen Entzündungsvorganges weiter an, während sich der Rückgang der Allgemeindurchseuchung unter der sehr bald erfolgenden zweiten Salvarsankur sehr hochgradig gestaltete. Die schließlich zustandekommende Expansion des meningealen Prozesses fand an der noch übrig gebliebenen minimalen Allgemeindurchseuchung keinerlei Hemmung und entwickelte sich in foudroyanter Weise weiter fort, weil eine Wiederkehr der Allgemeindurchseuchung bei der erst kurze Zeit vorausgehenden, sehr intensiven Allgemeinbehandlung in absehbarer Zeit noch nicht zu erwarten war. Eine Reihe ganz ähnlicher Fälle nahm indessen bei sofortiger Wiederaufnahme der spezifischen Behandlung und zwar ein Teil unter alleiniger intravenöser und ein weiterer Teil unter kombinierter endolumbaler Behandlung einen günstigen Verlauf mit völliger Assanierung des Liquors.

Nach den vorliegenden Beobachtungen erscheint es jedenfalls nicht ratsam nach Eintritt von Krampfanfällen mit der spezifischen Therapie länger zu warten, weil es sich in den einzelnen Fällen nicht mit Sicherheit voraussehen läßt, ob die Krampfanfälle spontan zu einem Stillstand gelangen werden, oder ob unter weiterer Ausdehnung der syphilitischen Meningitis eine ständige Zunahme des Krankheitsbildes und ein ungünstiger Ausgang zu erwarten ist. Bei der Durchführung der spezifischen Behandlung darf man sich auch durch den

Wiedereintritt von Krampfanfällen in keiner Weise beirren lassen. Diese können sich sowohl unter intravenöser wie endolumbaler Behandlung der schweren Fälle noch eine Zeitlang einstellen, sie fallen aber unter dem weiteren Fortschritt der Behandlung allmählich immer geringer aus, um schließlich ganz auszubleiben. Sie sind hier als Herxheimersche Reaktionen aufzufassen, weil sie auch bei Behandlung mit geringer Liquormenge, wo also beim Rücklauf des Salvarsanliquorgemisches keine Erhöhung des endolumbalen Druckes zustande kommt, eintreten. Im Gegensatz hierzu stehen, wie noch weiter unten zu erörtern ist, die Krampfanfälle bei der Paralyse und ihren vorbereitenden Stadien der Lues cerebri, wo sie im wesentlichen durch das Hineinpressen des Liquors in das Parenchym beim Rücklauf zu großer Liquormengen zustandekommen. Ein Beispiel für den Eintritt von Krampfanfällen auf Grund von einer Herxheimerschen Reaktion bildet nachstehender Fall.

Fall 1795. Ansteckung 23. 1. 1915. Wegen Sekundaria Mitte März in Wilhelmshaven 2 Salvarsaninjektionen (Privatbehandlung). Sodann vom 18. 3. bis Ende Juli 1915 6 Salv.- und 12 Kalomel-Inj. Lazarett Wilhelmshaven. Am 24. 8. 1915 an Bord Eintritt schwerer epileptiformer Krämpfe mit Bewußtlosigkeit, Zyanose, röchelndem Atem, Endschlaf und nachfolgender Erinnerungslosigkeit. Das Verhalten der Pupillen war während der Anfälle wechselnd, bald lichtstarr, bald reagierend. Größe ebenfalls wechselnd. Nach Überweisung des Falles auf die Nervenabteilung Kiel-Wik Wiederholung der Anfälle am 2. 9. 1915 mit einem sehr schweren Verlauf. Trotz Beginn der Kalomelkur am 3. 9. 1915 Wiederholung der Krämpfe. Der Liquorbefund am 4. 9. 1915 war folgender: Phase I trüb, Esb. 0,5⁰/₀₀, L. 350, WR 1,0 +. Am 14. 9. 1915 wurde der leicht benommene Pat., der 2 Tage zuvor den letzten Anfall gehabt hatte, auf die hiesige Abteilung verlegt. Es bestanden anhaltende und sehr heftige Kopfschmerzen, starke motorische Unruhe und Steigerung der Sehnenreflexe. Die Pupillen waren o. B. Außer der neuen Allgemeinbehandlung (Pat. erhielt vom 16. 9. bis 22. 11. 10 Salvarsaninjektionen und vom 14. 11. bis 24. 12. 1915 10 Kalomelinjektionen) wurde nachstehende endolumbale Behandlung verabfolgt:

Dat.	Phase I	Pandy	Esb.	Lymph.	WR	end. Dos.	Liquormenge
17. 9. 1915	dtl. Ring	+ +	0,4 ⁰/₀₀	26	1,0 +	¼ mg	40 ccm
1. 10. 1915	zart. Ring	+	0,25⁰/₀₀	11	1,0 ∓	1 „	40 „
15. 10. 1915	„ „	+	0,25⁰/₀₀	7	1,0 ∓	2 „	40 „
29. 10. 1915	„ „	±	0,25⁰/₀₀	8	—	2 „	40 „
12. 11. 1915	opal	±	0,25⁰/₀₀	2	—	2 „	40 „
26. 11. 1915	„	—	0,25⁰/₀₀	0	—	1,5 „	40 „

Ca. ½ Stunde nach der ersten endolumbalen Behandlung stellte sich ein schwerer Krampfanfall ein, der wegen Trismus und Zyanose ca. 1 Stunde lang Anlegen der Mundsperre und künstliche Atmung notwendig machte. Der Krampf löste sich, nachdem 0,4 Salvarsan intravenös verabfolgt worden war, sehr schnell (10 Minuten). Die Herxheimersche Reaktion an den Meningen fiel offensichtlich deshalb ziemlich stark aus, weil mit zu geringer endolumbaler Dosis behandelt worden war. Zur Herabsetzung der Herxheimerschen Reaktion war nicht nur nach den Erfahrungen im vorliegenden Falle, sondern auch noch bei ähnlichen Fällen nicht nur eine Steigerung der endolumbalen Dosierung (auf 1,8 mg), sondern auch eine gleichzeitige Anwendung einer intravenösen Salvarsaninjektion notwendig. Ob eine längere intravenöse Vorbehandlung mit Salvarsan imstande gewesen wäre, die Wiederholung des Krampfanfalles in einem so ernsten Grade zu verhindern, erscheint deshalb sehr zweifelhaft, weil auch bei den nächsten intravenösen Salvarsaninjektionen zunächst mittelschwere und späterhin leichtere Krampfanfälle auftraten. Unter der endolumbalen Behandlung mit gleichzeitiger intravenöser Salvarsaninjektion nahm die Schwere der Krampfanfälle immer mehr ab, um am 23. 10. 1915 ganz aufzuhören. Leider stellte sich infolge der Höhe der endolumbalen Dosierung, welche in einem absoluten Mißverhältnis zur angewendeten Liquormenge stand, eine nicht unerhebliche Cauda equina-Reizung (Blasen- und Mastdarmschwäche) ein, so daß bei der nächstfolgenden endolumbalen Injektion am 15. 12. 1915 die bei normalem Liquorbefund erfolgte, nur noch ½ mg auf 45 ccm Liquor gegeben wurde.

Die angewendete endolumbale Technik erwies sich jedoch trotz der recht hohen endolumbalen Dosen als nicht ausreichend. Wie bereits oben ausführlich erörtert, ist bei einer Verwendung von nur 40 ccm Liquormenge keine Hinaufbeförderung des Salvarsangemisches an die zerebralen Meningen in ausreichendem Maße zu erwarten. Infolgedessen stellten sich bereits Mitte Januar 1916 erneute Krampfanfälle mit Bewußtseinsstörung an Bord ein. Auch bei der Lazarettaufnahme am 22. 1. 1916 trat unmittelbar nach einer intravenösen Salvarsaninjektion von 0,3 Salv. ein Krampfanfall ein, der sich auch am 24. 1. 1916 bei der erneuten endolumbalen Behandlung wiederholte. Bei den weiteren endolumbalen Behandlungen, die gleichzeitig mit intravenöser Salvarsaninjektion erfolgten, trat nur noch einmal ein leichter Anfall auf. Der weitere Verlauf der endolumbalen Behandlung war folgender:

Dat.	Phase I	Pandy	Esb.	Lymph.	WR	end. Dos.	Liquormenge
24. 1. 1916	dtl. br. Ring	++	$0,2\%_{00}$	8	—	$^1/_4$ mg	60 ccm
16. 2. 1916	dtl. Ring	++	$0,2\%_{00}$	10	—	$^1/_2$,,	60 ,,
8. 3. 1916	opal	++	$0,2\%_{00}$	9	—	$^1/_2$,,	65 ,,
29. 3. 1916	0 — opal	+	$0,2\%_{00}$	1	—	$^1/_2$,,	62 ,,
19. 4. 1916	,,	±	$0,2\%_{00}$	3	—	$^3/_4$,,	60 ,,
7. 5. 1916	0	—	$0,2\%_{00}$	1	—	$^3/_4$,,	62 ,,

Daneben erhielt Pat. vom 22. 1. bis 27. 3. 1916 11 Salvarsaninjektionen. Der Fall gelangte zur völligen Ausheilung; bei der Nachuntersuchung am 5. 10. 1917 ergab sich ein klinisch einwandfreier Befund und ein normaler Liquor. Eine gewisse Trägheit der Blasen- und Mastdarmfunktion bestand indessen fort, ohne den Pat. in seiner beruflichen Stellung wesentlich zu behindern.

Zusammenfassend ist über die Behandlung der epileptiformen Neurorezidive zu wiederholen: Nach Eintritt von Krampfanfällen ist die Wiederaufnahme einer möglichst energischen spezifischen Behandlung sofort angezeigt. In leichteren Fällen ist es durch alleinige Anwendung intravenöser Salvarsanbehandlung und zwar bei Benutzung genügend hoher Einzeldosen möglich, die Erscheinung zu beseitigen und schließlich auch den Liquor zu assanieren. Die hierzu notwendige Einzeldosis beträgt nach Altsalvarsan gerechnet bei Frauen mindestens 0,3, bei Männern durchschnittlich 0,45 g. Bei der Wiederaufnahme der Behandlung muß die erste Injektion wenigstens 0,25—0,3 betragen. In allen Fällen mit bedrohlichen klinischen Symptomen, schweren und sich häufenden Krampfanfällen ist die endolumbale Behandlung mit gleichzeitiger intravenöser Salvarsanbehandlung am meisten zu empfehlen. In diesen prognostisch sehr zweifelhaften Fällen gelingt es meistens nur durch die beiderseitige Zuführung von Salvarsan (gleichzeitig intravenös und endolumbal) die Herxheimersche Reaktion in erträglichen Grenzen zu halten und die Schwere des Krampfanfalles herabzusetzen. Zur weiteren Herabsetzung der Herxheimerschen Reaktion ist ferner eine genügende endolumbale Dosierung unter Anwendung der Doppelpunktionsbehandlung notwendig.

Beschränkt man sich jedoch in den schweren Fällen lediglich auf die Allgemeinbehandlung mit Salvarsan und Hg, so bleibt einmal der Ausgang des sehr stürmischen Krankheitsbildes sehr ungewiß oder aber es stellen sich, falls es gelingt, den Patienten über das akute Stadium hinwegzubringen, chronische Veränderungen an den Meningen ein, welche doch noch einen ungünstigen Ausgang herbeiführen. Der weitere Verlauf des Leidens vollzieht sich dann unter dem Bilde einer chronischen Lues cerebri; die Anfälle kehren in größeren Zeitabständen immer wieder und nehmen trotz jahrelanger Behandlung, wie wir weiter unten noch sehen werden, allmählich an Schwere und Häufigkeit zu. Eine Assanierung der Meningen gestaltet sich dann äußerst schwierig und bedarf dann wenigstens einer zweijährigen endolumbalen Behandlung. Auf Grund dieser Erfahrungen erscheint es dringend geboten, ebenso wie bei allen anderen meningealen Prozessen des frischen Luesstadiums, so auch die epileptiformen Neurorezidive von vornherein so radikal wie möglich anzufassen.

b) Die Behandlung der Syphilis cerebrospinalis.

Die Aussichten der früheren Behandlungsmethoden der Syphilis cerebrospinalis wurden bereits oben an verschiedenen Beispielen besprochen, so daß weitere Ausführungen über das Anwendungsbereich der Allgemeinbehandlung, welche nur bei den rein gummösen Prozessen zu günstigen Dauerergebnissen führt, sehr beschränkt werden können. Bei der Behandlung der Lues cerebrospinalis kehren dieselben leitenden Gesichtspunkte wieder, wie sie bereits bei den latenten meningealen Prozessen als Richtschnur für die Therapie angeführt sind.

Zunächst hat eine gewisse Anzahl von Fällen bereits von der ersten Anlage der meningealen Infektion an eine gewisse Sonderstellung durch einen individuell besonders ungünstigen Konzentrationsausgleich zwischen den im Blut vorhandenen Arzneimitteln und der meningealen Oberfläche. Selbst fortlaufende und intensivste Allgemeinbehandlung vom frischen Luesstadium an vermag in derartigen Fällen die meningeale Infektion nicht genügend zu beeinflussen und den Eintritt und die Wiederkehr meningealer Erscheinungen nicht zu verhindern. Alle diese Fälle gehen ohne gleichzeitige endolumbale Behandlung später in Metalues über. Im übrigen ist der Zustand der veränderten Pia für den eventuellen Erfolg der Allgemeinbehandlung maßgebend. Vermag die erkrankte Pia gegen den Liquor noch einen guten Abschluß zu bilden, so daß der Liquor mit ihrem Gewebe nicht in Diffusion treten kann, so führt die Allgemeinbehandlung noch oft an das gewünschte Ziel, d. h. zur erreichbaren klinischen Besserung und zur Assanierung des Liquors. Das kommt für die meisten gummösen Prozesse und einer Reihe von sekundären, zum Teil oberflächlichen, zum Teil umschriebenen basalen Prozessen in Betracht. Demgegenüber sind alle ausgiebigeren meningealen Prozesse — entscheidend ist hier nicht der klinische Ausfall, sondern die Schwere des Liquorbefundes — insbesondere alle länger bestehenden und die an der Konvexität und am Rückenmark vorhandenen und chronisch verlaufenden meningealen Veränderungen ohne endolumbale Behandlung nicht mehr radikal zu beseitigen, weil es sich hier vorwiegend um sekundäre Bildungen handelt, bei denen sich schon frühzeitig Diffusionsvorgänge in der erkrankten Pia eingestellt haben.

Das klinische Bild und der Liquorbefund lassen bei einiger therapeutischer Erfahrung gewisse Rückschlüsse auf den Zustand der erkrankten Pia zu. Manchmal ist die Sachlage aber nicht von vornherein, sondern erst nach den Beobachtungen unter der Behandlung zu beurteilen. Sobald sich trotz intensiver Behandlung (intravenös + endolumbal) Eiweiß- und WR-Werte im Liquor hartnäckig erhalten, so sind zum mindesten im Piagewebe Diffusionsvorgänge vorhanden, wodurch das auf dem Blutwege in den Krankheitsherd gelangende Salvarsan verwässert und therapeutisch unwirksam gemacht wird. Die klinischen Veränderungen sprechen bei den meisten akuten Prozessen noch ziemlich gut auf intravenöse Salvarsanbehandlung an; doch ist auch hier der Erfolg niemals so schnell und ausgiebig wie bei gleichzeitiger endolumbaler Behandlung. Der

Erfolg der intravenösen Salvarsanbehandlung wird jedoch quoad Rückbildung des Ausfalls und Wiederkehr der Funktion immer geringer, je mehr es sich um chronische Veränderungen handelt. Jedenfalls gelingt es bei sofortiger endolumbaler Behandlung der veralteten Fälle weit erheblichere Besserungen der Funktion zu erreichen als durch die intravenöse Behandlung erzielt werden konnten.

Trotz der Verschiedenartigkeit der Fälle sind die Ergebnisse der gleichzeitigen endolumbalen Behandlung in jeder Hinsicht so deutlich, daß sie zur Erzielung einer möglichst weitgehenden Funktionsbesserung wie auch zur endgültigen Assanierung der Meningen in allen Fällen absolut angezeigt ist. Gewisse klinische Erscheinungen, wie z. B. die auf einer chronischen Meningitis beruhenden, immer wiederkehrenden Krampfanfälle, lassen sich selbst durch ausgiebigste intravenöse Salvarsanbehandlung nicht mehr beseitigen, nehmen vielmehr, wie verschiedene Beobachtungen erweisen, immer mehr an Häufigkeit und Tiefe zu. Die Wirkung der intravenösen Salvarsanbehandlung bleibt vor allem bei den nicht gummösen Konvexitätserkrankungen recht unzureichend; eine Assanierung des Liquors wird nicht erzielt. Betrachten wir zunächst das endolumbale Behandlungsmaß bei den einzelnen Formen der basalen Meningitis.

Umschriebene Formen der basalen Meningitis. Wenn wir von den vaskulären Formen absehen, so äußern sich die Anfänge der basalen Meningitis wie auch ihre umschriebenen Formen vorzugsweise in Affektion der einzelnen Hirnnerven, wobei der interpedunkuläre Typ (Okulomotorius-Affektion) die beiden anderen Lokalisationen den hypophysären und pontobulbären Typ an Häufigkeit bei weitem übertrifft. Wie schon oben ausgeführt, betrifft die Okulomotoriuserkrankung am häufigsten die inneren Äste (Ophthalmoplegia interna). Je nachdem der Umfang der meningitischen Entzündung gering oder ausgiebig ist, gestaltet sich der Verlauf der endolumbalen Behandlung verschieden langwierig. Zu einer völligen Rückbildung der Ophthalmoplegie interna kommt es zumeist nur in akuten Fällen, die wegen erheblicher Beschwerden infolge ziemlich ausgiebiger meningealer Veränderungen frühzeitig zur ärztlichen Diagnose gelangen. Während sich die Rückbildung der Ophthalmoplegie in diesen Fällen ziemlich schnell vollzieht, gestaltet sich die Beseitigung der Liquorveränderungen zumeist recht langwierig.

Für gewöhnlich gelangt jedoch die Ophthalmoplegie nicht rechtzeitig zur ärztlichen Diagnose, weil sich die Beschwerden erst nach längerem Bestande des Leidens einstellen. Eine Rückbildung der inneren Augenmuskellähmung ist dann nur noch selten zu erreichen; das Hauptziel der Behandlung bildet aber stets die Beseitigung der vorhandenen Liquorveränderungen. Das Behandlungsmaß ist dem jeweiligen Umfange und Fortschritt der meningealen Veränderung entsprechend. In dem zuerst aufgeführten Falle, der bereits 2 Jahre vergeblich mit Hg und Salvarsan planmäßig durchbehandelt war, dauerte die endolumbale Behandlung verhältnismäßig lange, weil sie noch mit der ursprünglichen Technik zur Ausführung gelangte.

Fall 540. Ansteckung Juni 1908, wurde wegen Sekundaria am 28. 7. 1908 auf meine Abteilung aufgenommen und mit 6wöchiger Schmierkur behandelt. Wegen Rezidivexanthems machte er 1910 3 Hg-Spritzkuren bei Privatarzt. Am 10. 3. 1912 wurde bei Untersuchung auf Borddienstfähigkeit auf dem rechten Auge eine erweiterte, verzogene und träge reagierende Pupille festgestellt. Pat. war frei von Beschwerden. Sonstiges ZNS o. B. SR war negativ auch nach Salvarsanprovokation. Die Liquorkontrolle am 4. 11. 1912 ergab: Phase I 0 — opal, Esb. 0,3⁰/₀₀, L. 30, WR + 1,0. Pat. machte daraufhin folgende Kuren:

1. vom 11. 11. bis 27. 12. 1912 6 Salv.-, 12 Kalomel-Inj.
2. „   10. 2. „   16. 4. 1913 6   „   12   „
3. „   8. 5. „   25. 7. 1913 6   „   10   „
4. „   4. 9. „   6. 10. 1913 6   „   8   „

Trotz dieser Kuren blieb der Liquor pathologisch und zeigte nachstehende Werte:

Dat.	Phase I	Esb.	Lymph.	WR
28. 12. 1912	opal	0,3⁰/₀₀	132	+ 1,0
19. 3. 1913	opal — trüb	0,3⁰/₀₀	15	+ 1,0
27. 8. 1913	opal	0,3⁰/₀₀	32	—

Dann setzte die endolumbale Behandlung nach der alten Methodik ein:

Dat.	Phase I	Esb.	Lymph.	WR	end. Dos.	Liquormenge
13. 2. 1914	opal	0,3⁰/₀₀	30	1,0 +	2 mg	30 ccm
13. 3. 1914	„	0,3⁰/₀₀	20	±	2 „	30 „
27. 3. 1914	„	0,3⁰/₀₀	11	—	1,5 „	30 „
10. 4. 1914	zart. Ring	0,3⁰/₀₀	12	—	1,2 „	30 „
6. 5. 1914	0 — opal	0,3⁰/₀₀	17	—	1,2 „	30 „
3. 6. 1914	0 — opal	0,2⁰/₀₀	5	—	1,2 „	40 „

Bei der Nachkontrolle im Juni 1918 zeigte Pat. den gleichen Befund der Anisokorie, Herabsetzung der Akkommodation und Lichtreaktion rechts, im übrigen aber ein normales ZNS und einen einwandfreien Liquor.

Nach Verbesserung der endolumbalen Technik gestaltete sich die endolumbale Behandlung analoger Fälle wesentlich kürzer als im vorstehenden Falle. Von über 100 Fällen mit relativ umschriebener basaler Meningitis sollen hier noch einige Beispiele angeführt werden.

Fall 4094. Ansteckung unbekannt. Zugang am 29. 9. 1916 mit mäßigem Kopfdruck und häufigen Verstimmungen. Beide Pupillen entrundet, rechte erheblich größer als die linke; rechts vollkommene Starre und Akkommodationslähmung, links reflektorische Pupillenstarre. Sonstiger Augenbefund regelrecht. Patellarreflexe deutlich herabgesetzt; sonstiges ZNS o. B. SR dauernd negativ. Außer 5 endolumbalen Behandlungen erhielt Pat. vom Oktober 1916 bis September 1917 3 Salvarsan-Kalomel-Kuren und Jodkali mit Intervallen. Endolumbale Behandlung:

Dat.	Phase I	Pandy	Esb.	Lymph.	WR	end. Dos.	Liquormenge
1. 10. 1916	zart. Ring	+ +	0,3 ⁰/₀₀	144	0,5 +	1,2 mg	55 ccm
16. 10. 1916	opal	+	0,3 ⁰/₀₀	18	1,0 +	1,35 „	68 „
17. 11. 1916	„	±	0,25⁰/₀₀	8	—	1,35 „	69 „
20. 12. 1916	0	±	0,25⁰/₀₀	9	—	1,5 „	70 „
26. 1. 1917	0 — opal	—	0,25⁰/₀₀	1	—	1,5 „	72 „

Gleich nach der ersten endolumbalen Behandlung wurde Pat. beschwerdefrei. Eine Änderung des Augenbefundes war nicht zu verzeichnen; er fand sich auch bei der Nachuntersuchung im März 1918 unverändert bei normalem Liquorbefund.

Trotz der Herabsetzung der Patellarreflexe, die ein langsames Steigen der endolumbalen Dosierung notwendig machte, wurde keine spinale Reaktion unter der endolumbalen Behandlung beobachtet. Eine tabische Komplikation kam daher nicht in Betracht. Gleichwohl ist das Vorhandensein von reflektorischer Pupillenstarre auf dem einen Auge bei offensichtlicher Lues cerebri ein bemerkenswerter Befund.

Auch das nächste Beispiel weist nur einen umschriebenen meningealen Prozeß und neben der vorhandenen Okulomotoriusstörung nur geringe psychische Symptome auf.

Fall 4167. Alter 42 Jahre. Ansteckung unbekannt. 1899 entzündliche Phimose, sonst stets gesund. Seit einem halben Jahre häufige Kopfschmerzen, allgemeine Mattigkeit und mangelnde Konzentrationsfähigkeit. Bei der Aufnahme am 27. 10. 1916 zeigte Pat. ein sehr gedrücktes Wesen, bot aber psychisch keinen nachweisbaren Ausfall. Linke Pupille größer als rechts. Beide Pupillen sind verzogen und reagieren nur sehr träge auf

Lichteinfall bei starker Lichtquelle. Konvergenzreaktion besser, besonders links, Patellar-
und Achillessehnenreflexe etwas gesteigert, kein Romberg, keine Sensibilitätsstörung.
SR dauernd negativ.

    1. Kur 11. 11. 1916 bis 23. 1. 1917   7 Salv.-, 12 Kalomel-Inj.
    2. „   20. 2. 1917 „ 22. 3. 1917   6 Salv.-Inj. und 6 Woch. Kal. jod.
    3. „   20. 4. 1917 „ 7. 6. 1917   8 Ol. ciner.-Inj.
    4. „   19. 5. 1917 „ 18. 6. 1917   6 Salv.-Inj. und 6 Woch. Kal. jod.
    5. „   16. 8. 1917 „ 15. 9. 1917   6   „   „   8   „   „   „

Anfang Februar 1918 3 Salv.-Inj. zur Provokation. Endolumbale Behandlung:

Dat.	Phase I	Pandy	Esb.	Lymph.	WR	end. Dos.	Liquormenge
5. 11. 1916	opal	+	0,3 $^0/_{00}$	16	+ 0,5	1,0 mg	56 ccm
22. 11. 1916	„	+	0,3 $^0/_{00}$	8	+ 0,5	1,2 „	68 „
10. 12. 1916	zart. Ring	±	0,3 $^0/_{00}$	13	+ 1,0	1,3 „	70 „
29. 12. 1916	„	∓	0,3 $^0/_{00}$	10	—	1,35 „	75 „
17. 1. 1917	0	∓	0,25$^0/_{00}$	2	—	1,35 „	78 „
18. 5. 1917	0	—	0,25$^0/_{00}$	0	—	1,5 „	66 „
22. 8. 1917	0	—	0,25$^0/_{00}$	6	—	1,2 „	61 „
6. 2. 1918	0	—	0,25$^0/_{00}$	2	—	1,2 „	64 „

Nach den ersten beiden Behandlungen war Pat. beschwerdefrei. Mit der endolumbalen
Dosierung wurde vorsichtig angestiegen, weil bei dem unbekannten Infektionsalter mit
dem eventuellen Vorhandensein einer latenten spinalen Meningitis zu rechnen war. Die
drei letzten endolumbalen Behandlungen geschahen nur bei der Nachkontrolle, nachdem
der meningeale Prozeß seit dem 17. 1. 1917 zum Stillstand gekommen war.

Der nächste Fall weist einen kompletten Ausfall des Okulomotorius, Affektion des Optikus und des Abduzens beiderseits auf, während der meningeale
Prozeß nach Ausweis der Liquorveränderungen ziemlich beschränkt war.

Fall 5671. Alter 34 Jahre. Ansteckung unbekannt. Seit Mitte August 1916 schlechtes
Sehen in der Nähe, weshalb sich Pat. in einem Okularium eine Brille kaufte. Im Herbst
1917 weitere Abnahme der Sehleistung, so daß sich Pat. im Maschinenraum nicht mehr
zurecht finden konnte. Die Untersuchung ergab beiderseitige Ptosis, Lähmung sämtlicher Augenmuskeln bis auf Rectus externus, der eine Spur von Funktion aufweist, totale
Starre der stark erweiterten, leicht entrundeten Pupillen und am Augenhintergrund begin-
nende Sehnervenatrophie. S. = $^6/_{24}$ bis $^6/_{32}$ beiderseits. Gesichtsfeld für Farben wie für
Schwarz-Weiß-Empfindung ziemlich gleichmäßig eingeschränkt. Patellarreflex links +.
rechts +, sonstige Reflexe o. B. Sensibilität o. B., Romberg —, Intelligenz intakt, SR —
Pat. erhielt vom 21. 2. 1918 bis Januar 1920 4 Salvarsan-Hg-Kuren und 11 endolumbale
Behandlungen. Die Sehleistung besserte sich unter der ersten Kur und 4 endolumbalen
Behandlungen bis annähernd zur Norm ($^5/_7$). Für Lesen in der Nähe war wegen Akkommodationslähmung Lesebrille noch erforderlich. Die Okulomotoriuslähmung blieb unverändert, während der Abduzens beiderseits wieder volle Funktion erreichte. Der Verlauf
der endolumbalen Behandlung war folgendermaßen:

Dat.	Phase I	Pandy	Esb.	Lymph.	WR	end. Dos.	Liquormenge
20. 2. 1918	zart. Ring	+	0,25$^0/_{00}$	32	0,2 − 1,0 + ∓	1,2 mg	78 ccm
6. 3. 1918	0 − opal	+	0,25$^0/_{00}$	4	1,0 ∓ ∓	1,2 „	78 „
20. 3. 1918	„	±	0,25$^0/_{00}$	5	—	1,8 „	80 „
10. 4. 1918	„	+	0,25$^0/_{00}$	8	—	1,8 „	75 „
1. 5. 1918	zart. Ring	∓	0,25$^0/_{00}$	19	—	1,8 „	98 „
22. 5. 1918	opal	+	0,25$^0/_{00}$	30	—	1,5 „	95 „
12. 6. 1918	„	+	0,25$^0/_{00}$	17	—	1,5 „	108 „
28. 6. 1918	„	+	0,25$^0/_{00}$	8	—	1,5 „	100 „
17. 7. 1918	0 − opal	±	0,25$^0/_{00}$	16	—	1,8 „	100 „
7. 8. 1918	„	±	0,25$^0/_{00}$	3	—	1,8 „	87 „
12. 2. 1919	„	—	0,25$^0/_{00}$	4	—	1,5 „	98 „

Die endolumbale Behandlung verursachte keinerlei Krisen oder sonstige Reizerscheinungen,
so daß eine spinale Komplikation des rein luetischen Krankheitsbildes ausgeschlossen

werden konnte. Ebenso wie die vorstehenden Fälle ist der Fall durch eine negative SR ausgezeichnet, welcher auf den spontanen Rückgang der unbewußten Syphilis hinweist.

Im vorstehenden Falle handelt es sich um einen umschriebenen basalen Prozeß im interpedunkulären Raum ohne Vorhandensein eines psychischen Ausfalles. In Übereinstimmung hiermit stehen auch die leichten Liquorveränderungen, die höhere Eiweiß- und WR-Werte vermissen lassen. Ein ähnlich umschriebener basaler Prozeß war auch im nachstehenden Fall vorhanden, der außer beiderseitiger Ophthalmoplegia interna und rechtsseitiger Abduzenslähmung noch eine schwere rechtsseitige Akustikusstörung darbot.

Fall 1654. Alter 45 Jahre. Ansteckung unbekannt. Bisher nie wesentlich krank. Seit ca. 1 Jahr beim Blick nach rechts Doppelbilder, sonst angeblich keine Beschwerden. Pat. wurde wegen Schwerhörigkeit zum Arzt geschickt. Bei der Aufnahme am 4. 8. 1915 wurde festgestellt: Beide Pupillen sehr weit, entrundet und völlig starr auf Licht und Konvergenz. Augenhintergrund und Gesichtsfeld o. B. Das rechte Auge kann nicht nach außen bewegt werden; beim Blick nach rechts Doppelbilder, Hörleistung links 6 m Flüstersprache, rechts $^1/_2$ m laute Umgangssprache. Knochenleitung rechts stark herabgesetzt, Rinne negativ. Reflexe und Sensibilität o. B. Kein psychischer Ausfall. SR 5. 8. 1915 $\mp \pm$, vom 6. 9. 1915 ab dauernd —. Die Allgemeinbehandlung war folgende: 1. Kur vom 5. 8. bis 3. 9. 1915 9 Salv.- und 15 Kalomel-Inj., danach 8 Wochen Kal. jod. 2. Kur vom 16. 11. 1915 bis 22. 2. 1916 9 Salv.- + 15 Kalomel-Inj. Außerdem erhielt Pat. 8 endolumbale Behandlungen:

Dat.	Phase I	Esb.	Lymph.	WR	end. Dos.	Liquormenge
18. 8. 1915	Liquor blutig				0,5 mg	30 ccm
3. 9. 1915	dtl. Ring	0,25⁰/₀₀ .	23	1,0 ±	1,2 „	30 „
23. 9. 1915	opal	0,25⁰/₀₀	6	—	1,8 „	35 „
15. 10. 1915	zart. Ring	0,25⁰/₀₀	20	—	2 „	35 „
3. 11. 1915	„ „	0,25⁰/₀₀	8	—	2 „	40 „
24. 11. 1915	„ „	0,25⁰/₀₀	17	—	2 „	45 „
12. 1. 1916	0 — opal	0,25⁰/₀₀	12	—	0,5 „	60 „
16. 2. 1916	0	0,2 ⁰/₀₀	8	—	1 „	75 „

Nach der dritten endolumbalen Behandlung gab Pat. an, sich bedeutend frischer und leistungsfähiger zu fühlen als früher. Die so lange bestehenden Nervenausfälle besserten sich indessen nur noch in geringem Maßstabe. Die Augenmuskellähmungen blieben unverändert, während sich die Hörleistung auf dem rechten Ohr auf $^1/_2$ m Flüstersprache besserte. Nach der 6. endolumbalen Behandlung stellte sich infolge der hohen endolumbalen Dosierung und der zu geringfügigen Liquormenge eine mäßige Detrusorschwäche ein, die ca. 3 Monate anhielt. Die endolumbale Behandlung geschah im vorstehenden Falle nach der alten Technik; die angewendeten Dosen hätten mindestens eine Liquormenge von 90 ccm erfordert.

Der klinische Ausfall harmonierte im vorstehenden Falle mit den vorhandenen Liquorveränderungen; da höhere Eiweiß- und Wassermannwerte fehlten, so war auch späterhin schwerlich mit dem Hinzutritt psychischer Störungen zu rechnen. Eine klinische Besserung vorhandener Akustikusstörungen ist hier unter kombinierter Salvarsanbehandlung (intravenös + endolumbal) sehr häufig beobachtet worden. Voraussetzung zur Besserung war jedoch, daß auf dem erkrankten Ohr noch eine gewisse Funktion vorhanden war. Eine seltene Beobachtung ergab sich im nachstehenden Falle, so daß er hier besondere Erwähnung finden soll.

Fall 5847. Ansteckung August 1910. 1910 eine Hg-Kur in Mannheim. Zugang am 9. 4. 1918 wegen Kopfschmerzen, Schwindelanfällen, Mattigkeit und Schwerhörigkeit links. Die Pupillen waren beiderseits leicht entrundet, rechts größer als links, Lichtreaktion beiderseits sehr träge, Konvergenzreaktion besser, Hörleistung rechts 6 m Flüstersprache, links 1 m Umgangssprache, Kopfknochenleitung verkürzt. Reflexe gesteigert, Romberg angedeutet. In der Gürtelzone deutliche Überempfindlichkeit. Sonstiges ZNS o. B. Pat.

erhielt außer Schmierkur eine Salvarsankur vom 10. 4. bis 17. 6. 1918. Die SR war nur kurz dauernd positiv bis 29. 5., dann dauernd negativ. Der Verlauf der endolumbalen Behandlung war wie folgt:

Dat.	Phase I	Pandy	Esb.	Lymph.	WR	end. Dos.	Liquormenge
10. 4. 1918	dtl. Ring	milchig	$0,35^0/_{00}$	75	0,5 +	1 mg	53 ccm
1. 5. 1918	„ „	„	$0,35^0/_{00}$	27	0,5 ∓	1,2 „	55 „
15. 5. 1918	„ „	+++	$0,35^0/_{00}$	21	0,5 ++	1,5 „	48 „
29. 5. 1918	zart. Ring	++	$0,35^0/_{00}$	10	1,0 +	1,8 „	70 „
15. 6. 1918	opal	++	$0,25^0/_{00}$	8	1,0 +	1,8 „	64 „

Während Kopfschmerzen und Schwindelanfälle bereits auf die erste Behandlung zurückgingen und nach der dritten endolumbalen Injektion verschwanden, stellte sich auf dem linken Ohre eine völlige Taubheit ein. Da sich diese bereits 2 Tage nach der endolumbalen Behandlung bemerkbar machte, so dürfte mit großer Wahrscheinlichkeit anzunehmen sein, daß es infolge Herxheimerscher Reaktion zu einem Gefäßverschluß gekommen ist, welcher einen völligen Ausfall des Nervus cochlearis nach sich zog. Dieser heftige Ausfall der Herxheimerschen Reaktion hätte sich wahrscheinlich vermeiden lassen, wenn die endolumbale Dosierung von vornherein kräftiger gewählt und sogleich mit einer intravenösen Behandlung kombiniert worden wäre. Es wiederholt sich hier demnach dieselbe Erfahrung, wie sie sich zur Herabsetzung der Herxheimerschen Reaktion bereits bei der Behandlung der epileptiformen Neurorezidive ergeben haben.

Obgleich es sich im vorstehenden Falle um eine alleinstehende Beobachtung handelte, so haben wir ihr doch in der Weise Rechnung getragen, daß wir bei allen Akustikusstörungen mit genügend großer endolumbaler Dosierung und gleichzeitiger oder vorausgehender intravenöser Salvarsanbehandlung vorgegangen sind. Während die endolumbale Behandlung bei allen Akustikusstörungen, welche mit nachweisbaren meningitischen Veränderungen einhergehen, absolut angezeigt ist, ist ihre Anwendung bei reinen Labyrintherkrankungen nicht unbedingt notwendig. Bei rein labyrinthärer Schwerhörigkeit lassen sich auch durch alleinige intravenöse Salvarsanbehandlung recht gute funktionelle Besserungen erzielen. Dasselbe ist auch bei Erkrankung des Nervus vestibularis der Fall, wenn ein völlig normaler Liquor vorliegt. Nur in solchen Fällen, welche wieder rückfällig werden, hat sich die gleichzeitige endolumbale Behandlung zur Erzielung eines besseren Dauererfolges bewährt.

Labyrinthäre Schwerhörigkeit bei angeborener Syphilis. Auch die labyrinthäre Schwerhörigkeit bei angeborener Syphilis, ist, soweit sie frühzeitig in Behandlung gelangt, ein sehr dankbarer Gegenstand für intravenöse Salvarsanbehandlung. Die Feststellung der syphilitischen Grundlage des Leidens ist indessen häufig sehr schwierig, weil die SR oft dauernd negativ ist. Selbst bei unsicherer Diagnose der Krankheitsgrundlage ist eine planmäßige Durchführung der Salvarsanbehandlung dringend notwendig, weil sie die einzige Möglichkeit bietet, die Hörstörung zu bessern, bzw. zum Stillstand zu bringen. Eines von den hiesigen Beispielen, bei dem sich die syphilitische Natur des Leidens e juvantibus ergab, ist folgendes:

Fall W. Z. 26 Jahre alt. Lues congenita. Ein Bruder erkrankte mit 23 Jahren an Aortitis, ein anderer mit 30 Jahren an Abduzensparese bei normalem Liquor. Pat. selbst wurde im Alter von 18 Jahren an Tumor in abdomine operiert, wobei sich eine gummöse Hepatitis herausstellte. Danach 3 Hg-Kuren und eine Salvarsankur neben Kal. jod. Im Felde erkrankte Pat. 6 Jahre später als Feldartillerieoffizier an labyrinthärer Schwerhörigkeit links, die gegen Kriegsende immer mehr zunahm. Da die SR dauernd negativ war, wurde die eingetretene Otosklerose mit den Erschütterungen durch den Geschützdonner in Zusammenhang gebracht. Im Herbst 1918 trat auch eine leichte Schwerhörigkeit des rechten Ohres hinzu, die in ihrer Ausgiebigkeit auf- und abschwankte. An manchen Tagen hörte Pat. auskömmlich, an anderen Tagen nur noch ganz laute Umgangssprache dicht vor dem Ohr. Die spezialärztliche Untersuchung im Dezember 1918 ergab Herabsetzung der hohen Töne und stark verkürzte Kopfknochenleitung beiderseits. Hörleistung links $^1/_2$ m Umgangssprache, rechts 2 m Flüstersprache (an einem guten Tag). SR dauernd negativ. Pat. erhielt im Dezember/Januar 6 Salvarsan-, 10 Quecksilber-, April/Mai 8 Salvarsaninjektionen, von Juni bis August alle 2—3 Wochen eine Salvarsaninjektion (5 Salvarsaninjektionen) und die 3. Kur vom 13. September bis 20. Oktober 1919 wiederum 8 Salvarsaninjektionen und danach wieder neue Intervallkur vom 18. November ab. Außerdem erhielt Pat. Jod. kal. und im August 1919 2 endolumbale Behandlungen bei normalem Liquor (1,35 mg). Eine fortschreitende Besserung der Hörstörung machte sich bemerkenswerterweise erst am Ende der 3. Salvarsankur geltend. Die Hörstörung auf dem rechten Ohre verschwand vollkommen und machte einer normalen Hörschärfe Platz. Selbst auf dem bereits längere Zeit erkrankten linken Ohre wurde unerwarteterweise noch eine erhebliche Besserung (1 m Flüstersprache) erzielt.

Basale Meningitis mit psychischen Veränderungen. Nach dieser kurzen Abschweifung auf die Behandlung der syphilitischen Schwerhörigkeit ohne nachweisbare meningitische Veränderungen wollen wir zu denjenigen Fällen von basaler Meningitis übergehen, wo neben Ausfällen an den einzelnen Hirnnerven auch psychische Veränderungen vorlagen. Unter der endolumbalen Behandlung zeigt die Rückbildung des psychischen Ausfalles meist eine weit günstigere Prognose als der Rückgang der vorhandenen Nervenausfälle. Aber auch hier erweist sich der Erfolg von dem Alter der Ausfallserscheinungen abhängig. Je frühzeitiger die Fälle zur endolumbalen Behandlung gelangen, um so besser ist die Aussicht auf völligen Rückgang des psychischen Ausfalles. Im nachstehenden Falle wurde eine sehr weitgehende klinische Besserung erzielt:

Fall 2332. 1907 angeblich Ulcus molle. Bisher angeblich keine syphilitischen Erscheinungen und keine Kuren. Seit Anfang Oktober 1915 Auftreten von Kopfschmerzen, allgemeiner Mattigkeit und Herabhängen beider Oberlider. Seit Anfang Dezember 1915 versagt Pat. im Dienst, ist vergeßlich, unpünktlich und macht einen blöden Eindruck. Vom 10. 12. 1915 bis 10. 1. 1916 auf Nervenabteilung ohne Besserung mit Schmierkur behandelt. Bei der hiesigen Aufnahme am 10. 1. 1916 besteht völlige Demens. Pat. gibt unklare Antworten, kann sich nicht orientieren, zeigt nahezu völligen Gedächtnisschwund. Sprache ist langsam, doch ohne Silbenstolpern. Pupillen ungleich und entrundet, rechts größer als links, Lichtreaktion beiderseits sehr träge und wenig ausgiebig, desgleichen Konvergenzreaktion. Beiderseits Ptosis, keine Doppelbilder. Reflexe sehr lebhaft. Keine Sensibilitätsstörung, Romberg leicht positiv, Intelligenz stark getrübt. Patient erhielt außer 2 Salvarsankuren vom 13. 1. bis 26. 2. 1916 und vom 13. 4. bis 30. 5. 1916 zu je 8 Salvarsaninj. und neben Jod-Kali nachstehende endolumbale Behandlung:

Dat.	Phase I	Pandy	Esb.	Lymph.	WR	end. Dos.	Liquormenge
12. 1. 1916	dtl. Ring	++	0,4$^0/_{00}$	266	0,2 ∓∓	1,0 mg	45 ccm
4. 2. 1916	,, ,,	+++	0,4$^0/_{00}$	45	0,2 ++	1,5 ,,	50 ,,
1. 3. 1916	,, ,,	++	0,3$^0/_{00}$	13	0,5 ++	1,35 ,,	50 ,,
26. 4. 1916	zart. Ring	++	0,3$^0/_{00}$	3	0,5 ++	1,3 ,,	50 ,,
28. 5. 1916	,, ,,	+	0,3$^0/_{00}$	3	1,0 ++	1,35 ,,	55 ,,

Die erhebliche Zellzahl ließ trotz der hohen Eiweiß- und Wassermannwerte die Aussichten der Behandlung keinesfalls ungünstig erscheinen. Bereits nach der zweiten endolumbalen Behandlung trat gegen Mitte Februar eine wesentliche Besserung im psychischen Verhalten des Pat. auf. Er wurde geistig regsamer, beantwortete sachgemäß die vorgelegten Fragen und zeigte ein besseres Gedächtnis. Gegen Ende der Behandlung bot Pat. keinen deutlichen psychischen Ausfall mehr, besaß Krankheitseinsicht und konnte sich in schriftlichen Arbeiten wieder betätigen. Die Ptosis auf beiden Augen besserte sich jedoch nicht mehr wesentlich, so daß Patient nach Abschluß der zweiten ambulanten Kur von seinem Abteilungsoberarzt entlassen wurde. Infolgedessen konnte eine weitere endolumbale Durchbehandlung des Pat., die bis zur Herbeiführung eines normalen Liquors in Aussicht genommen war, nicht mehr erfolgen. Wegen des Fortbestandes der positiven Liquor-WR ist in absehbarer Zeit wieder ein Krankheitsrückfall zu erwarten und sehr wahrscheinlich mit einem Übergang in Paralyse zu rechnen.

Ein recht seltenes Vorkommnis bei klinischer Lues cerebri ist das Vorhandensein von normalem Liquor. Ein interessantes Beispiel dieser Art bildet nachstehender Fall.

Fall 1910. Ansteckung August 1905. Keine Allgemeinerscheinungen. 1909 wegen Lues cerebri bei Nonne punktiert und mit 2 Hg-Kuren behandelt. 1910 dritte Hg-Kur in Neu-Guinea. Im September 1915 Aufregungszustände, Versagen im Dienst und Urlaubsüberschreitungen. Seit Anfang Oktober Klagen über heftige Kopfschmerzen und Schwindelanfälle. Wegen erneuter Erregungszustände der Nervenabteilung überwiesen und von dort aus am 12. 10. 1915 hier zur Behandlung aufgenommen. Befund: Augenbewegungen frei, keine Doppelbilder. Pupillen beiderseits 10 mm weit, links etwas entrundet: Licht und Konvergenzreaktion beiderseits erloschen. Augenhintergrund: Papillen hyperämisch, Venen stark gefüllt (Tumor ?), $S = {}^6/_6$ beiderseits, Gesichtsfeld o. B., Reflexe gesteigert, Sensibilität o. B. Romberg trotzdem deutlich positiv. Auch beim Knie-Hackenversuch leichte Ataxie, Gang etwas breitspurig, aber nicht spastisch oder ataktisch. Patient ist sehr gedrückter Stimmung, hochempfindlich gegen jede Unruhe, sehr einsilbig und unfähig, sich zu konzentrieren. Deutliche Gedächtnisschwäche. Orientierung ungestört. SR stark positiv, Liquor normal. 1. endolumbale Behandlung am 13. 10. 1915:

Dat.	Phase I	Esb.	Lymph.	WR	end. Dos.	Liquormenge
13. 10. 1915	0 — opal	0,25⁰/₀₀	0	—	1 mg	40 ccm
21. 11. 1915	0 — opal	0,25⁰/₀₀	0	—	1 „	45 „
	0	0,2 ⁰/₀₀	5	1,0 ∓ —	1,35 „	45 „
9. 4. 1916	0 — opal	0,15⁰/₀₀	5	—	1,35 „	50

Daneben erhielt Patient im ganzen 6 Hg-Salvarsankuren, und zwar

vom　5. 10. 1915 bis 22. 11. 1915　8 Salvarsaninjektionen,
„　10. 10. 1915 „　1. 1. 1916　15 Kalomelinjektionen,
„　27. 11. 1915 „　25. 1. 1916　6 Salvarsaninjektionen,
„　20. 3. 1916 „　18. 4. 1916　5　„
„　29. 5. 1916 „　29. 6. 1916　7　„
„　23. 9. 1916 „　28. 10. 1916　6　„
„　1. 4. 1916 „　10. 5. 1916　10 Hg-Injektionen,
„　28. 9. 1916 „　27. 11. 1916　10　„　„
„　23. 9. 1916 „　28. 12. 1916　6 Salvarsaninjektionen,
„　18. 1. 1917 „　21. 2. 1917　7　„

Nach den ersten drei endolumbalen Behandlungen, die noch nach der alten Methodik mit geringen Liquormengen erfolgten, stellte sich keine nennenswerte Besserung ein, obgleich die Behandlung jedesmal ziemlich erhebliche Beschwerden (Kopfschmerzen und Unwohlsein) auslöste. Auch unter der intravenösen Salvarsanbehandlung wurde keine Besserung der nervösen Beschwerden erzielt. Da auf Grund anderweitiger Erfahrungen die Annahme nahe lag, daß die zu geringe Liquormenge an der unzureichenden Wirkung der endolumbalen Behandlung schuld war, wurde nochmals ein Versuch mit größerer Liquormenge unternommen. Bald danach stellte sich eine wesentliche Besserung des nervösen Krankheitsbildes ein. Patient wurde ruhiger, klarer und war in der Lage, wieder etwas zu arbeiten. Da der Erfolg auch längere Zeit anhielt, so wurde die endolumbale Behandlung unter Anwendung erhöhter Liquormengen planmäßig fortgeführt.

Dat.	Phase I	Pandy	Esb.	Lymph.	WR	end. Dos.	Liquormenge
2. 6. 1916	0 — opal	—	0,2⁰/₀₀	4	—	1,5 mg	65 ccm
9. 7. 1916	„	±	0,2⁰/₀₀	6	—	1,3 „	60 „
23. 7. 1916	zart. Ring	+	0,2⁰/₀₀	9	—	1,4 „	60 „
16. 7. 1916	opal	+	0,2⁰/₀₀	9,3	1,0 ±	1,8 „	75 „
17. 9. 1916	„	+	0,2⁰/₀₀	—	—	1,8 „	72 „
8. 10. 1916	0 — opal	+	0,2⁰/₀₀	5	—	1,8 „	80 „

Mit der Durchführung der endolumbalen Behandlung stellte sich im psychischen Verhalten des Pat. eine ständig fortschreitende Besserung ein. Er erwachte förmlich aus dem bisherigen, immer leicht benommenen Zustande, er wurde umgänglich, völlig verständig und arbeitsfähig. Das Erinnerungsvermögen stellte sich Ende August 1916 in vollem Umfange wieder her. Ende Februar 1917 wurde er wegen überstandener Hirnsyphilis von der Marine entlassen. Er ging dann wieder seinem landwirtschaftlichen Berufe nach.

Nach brieflichen Nachrichten ging es ihm bis Ende des Jahres 1919 bis auf eine leichte Blasenschwäche recht gut.

Die im vorliegenden Falle unter der endolumbalen Behandlung zutage getretenen sehr geringen pathologischen Liquorwerte sind wohl als ein Hinweis auf einen noch vorhandenen geringen meningealen Prozeß anzusprechen. Es ergibt sich ferner die Tatsache, daß trotz Vorhandensein eines normalen Liquors ein günstiger Erfolg der endolumbalen Behandlung erreicht wurde, nachdem 3 Hg-Salvarsankuren keine nachweisliche Besserung herbeigeführt hatten. Es handelt sich hier um eine Beobachtung, der man für gewöhnlich nur bei der endolumbalen Behandlung der Metalues begegnet. Es liegt daher die Annahme nahe, daß es sich auch im vorliegenden Falle um eine sehr umschriebene Meningoenzephalitis mit fortgeschrittenen Diffusionsvorgängen gehandelt hat. Es wurden hier mehrere ähnlich geartete Fälle beobachtet, von denen einer, der wegen des dauernd normalen Liquors nicht mehr endolumbal weiterbehandelt wurde, 2 Jahre nach der letzten Punktion und $^1/_2$ Jahr nach der letzten Salvarsankur an paralytischen Krampfanfällen zugrunde ging (s. u. Paralyse).

Bei den schweren Fällen von basaler Meningitis, die mit völliger Benommenheit des Patienten einhergehen, ist zur Vermeidung spinaler Reizungen besondere Vorsicht geboten. Es sind hier vornehmlich bei Fällen mit weit zurückliegender Infektion häufig beginnende spinale Prozesse vorhanden, die sich der ärztlichen Feststellung noch vollkommen entziehen und erst unter der endolumbalen Behandlung zum Ausdruck gelangen. Diese Sachlage ergibt sich besonders deutlich aus nachstehendem Beispiel:

Fall Ri. Ho. Ansteckung vor ca. 15 Jahren. Seit 13 Jahren verheiratet. Frau hatte zwei Totgeburten und später nach mehrfacher Behandlung einen gesunden Knaben. Seit Ende Januar 1919 Sehstörung auf dem linken Auge, Kopfschmerzen und Schwindelgefühl. Bei der Aufnahme am 5. 2. 1919 ergab sich folgender Befund: Schädel stark klopfempfindlich. Nackensteifigkeit vorhanden, rechte Pupille größer als linke, beide verzogen. Linkes Augenlid hängt herunter und kann nur wenig bewegt werden, Lichtreaktion beiderseits sehr träge, Konvergenzreaktion beiderseits positiv. Beim Blick geradeaus weicht linker Bulbus nach außen ab. In allen Endstellungen Nystagmus, besonders links. Deutliche Bewegungsschwäche des linken Rectus internus und externus. Augenhintergrund o. B. Lidreflex positiv. Zunge wird zittrig, aber gerade herausgestreckt. Keine Sprachstörung. Bauchdecken- und Kremasterreflex positiv. Patellar- und Achillessehnenreflex gesteigert. Kein Fußklonus. Babinsky, Oppenheim, Kernig negativ. Berührungen werden überall gut unterschieden. Rechte Stirnhälfte angeblich druckempfindlicher als die linke. Romberg positiv. Patient macht einen stumpfen, schwer besinnlichen Eindruck, ist schwer zu fixieren, kommt allen Aufforderungen willig nach, aber mehr mechanisch als bewußt. Nachts starke motorische Unruhe. Pat. ist kaum im Bett zu halten, phantasiert. Am 12. 2. Verschlechterung des Zustandes. Kranker erkennt seine Umgebung nicht mehr und reagiert nicht mehr auf Anruf. Sprache lallend. Näßt ein. Am 14. 2. Beginn der spezifischen Behandlung. Neosalvarsan Dosierung 3 und endolumbale Behandlung: Phase I breiter Ring, Pandy +++, Esb. 0,4⁰/₀₀, L. 40, WR 0,2 +, 1,8 mg auf 40 ccm Liquor.

Leider konnte der behandelnde Hilfsarzt der Luesabteilung trotz mehrfacher Punktion nicht mehr Liquor erhalten. Die nachfolgende Besserung war daher noch nicht erheblich. Trotzdem war Pat. in den nachfolgenden Tagen klarer als vorher; auch Sprache gebessert. Am 18. 2. Dosierung 3 Neosalvarsan. Am 20. 2. wieder stark benommen. Macht dauernd Greifbewegungen mit beiden Händen, zupft immer am Bart und an der Bettdecke (Flockenlesen). Am 23. 2. und 28. 2. je Dosierung 3 Neosalvarsan. Am 1. 3. 1919 während der Kranke dauernd sehr unruhig und völlig benommen ist, zweite endolumbale Behandlung: Phase I dtl. Ring, Pandy ++, L. 25, WR 0,2 +, 1,8 mg auf 87 ccm Liquor. 5 Tage später kommt Pat. zu sich, nachdem er bis dahin sehr unruhig gewesen ist. Am 6. 3. ist er völlig klar, über alles gut orientiert, nimmt an allem Teil, liest Zeitung und verrichtet selbständig alle Bedürfnisse.

Bei Anwendung hinreichender Liquormengen und einer dementsprechenden endolumbalen Dosierung setzt, wie das vorliegende Beispiel zeigt, der Erfolg der Behandlung bei basaler Meningitis prompt ein. Bei Anwendung zu kleiner Liquormengen kommt man aber nicht mit einer genügenden Salvarsankonzentration über das Foramen Magendi hinaus. Die Wirkung der endolumbalen Behandlung auf den basalen Prozeß bleibt daher unbefriedigend. Sie erstreckt sich dann vorwiegend auf das Rückenmark, das eine wiederholte Anwendung einer derartigen Salvarsankonzentration nicht vertragen kann. Bereits in den Jahren 1913 bis 1915, in denen unsere endolumbale Behandlung nur mit kleinen Liquormengen arbeitete, konnten wir bei einer größeren Reihe von schweren Fällen mit basaler Meningitis, die bereits längere Zeit intravenös vorbehandelt waren, keinen nachhaltigen Erfolg erzielen. Geringe Remissionen erweckten zwar verschiedentlich Hoffnungen, die fortschreitende Verblödung und die Zunahme der Lähmunen ließen sich aber mit der alten endolumbalen Methode nicht aufhalten.

Leider wurden in dem zuletzt beschriebenen Falle, der während meiner Erkrankung von anderer Seite weiter behandelt wurde, bei den später nachfolgenden endolumbalen Behandlungen nicht mehr die notwendigen Liquormengen erzielt und auch die endolumbale Dosierung nicht der verwendeten geringen Liquormenge entsprechend gewählt, so daß sich eine spinale Reizung einstellte. Diese äußerte sich in einer Schädigung der Seitenstränge, so daß der Gang spastisch-paretisch wurde. Im übrigen blieb der Behandlungserfolg im angeführten Falle völlig beständig. Der Liquor zeigte bei den Behandlungen am 14. 5., 28. 5., 18. 6. und 2. 7. 1919 normale Werte.

Auf weitere Fälle mit basaler Meningitis, die zugleich mit myelitischen Veränderungen einhergingen, werden wir weiter unten noch zurückkommen. Im allgemeinen sind die Besserungen der psychischen Ausfallserscheinungen bei der basalen Meningitis durch die endolumbale Behandlung weit prompter und ausgiebiger zu erzielen als bei der Konvexitätsmeningitis. Hier handelt es sich in den fortgeschrittenen Fällen um chronische sekundärsyphilitische Veränderungen der Pia, die bereits mit erheblichen Diffusionsvorgängen in der Pia einhergehen und als ein unmittelbares Vorstadium der Paralyse aufzufassen sind. Oft weisen gleichzeitig vorhandene Hirnnervenausfälle auf das gleichzeitige Vorliegen basaler Prozesse hin.

Behandlung der Konvexitätsmeningitis. Ein Beispiel leichtester Art mit beginnendem psychischen Ausfall ist nachstehendes:

Fall Gff. Ansteckung Herbst 1909. Im primären Stadium an der Lesserschen Klinik mit 2 Hg-Kuren behandelt von Dezember 1909 bis Juli 1910. Im August 1910 1 Salv.-Inj. Bei dauernd negativer SR 1911 und 1912 noch mehrere Salv.-Inj. in der Kieler Hautklinik. Blutprobe am 7. 11. 1913 negativ. Liquorkontrolle am 15. 11. 1913 ergab normale Werte. Auf Salvarsanprovokation am 17. 11. 1913 bleibt SR negativ. Im Sommer 1918 stellten sich beim Patienten Kopfschmerzen, Mattigkeit, Schlaflosigkeit und starke Nervosität ein. Er wurde zerstreut, vergeßlich, war nachts sehr unruhig und nur mit großer Anstrengung in der Lage, seinen zahnärztlichen Beruf auszuüben. Zugleich bemerkte er eine gewisse Schwere und zeitweilige Zuckungen in den Beinen. Die Blutprobe am 6. 12. 1918 war schwach positiv. Bei der Untersuchung am 11. 12. 1918 ergab sich folgender Befund: Kopf nicht klopfempfindlich, Pupillen o. B., Bauchdecken und Kremasterreflexe positiv. Patellar- und Achillessehnenreflexe gesteigert. Potenz intakt. Keine Sensibilitätsstörungen, Romberg leicht positiv. Die Annahme, daß eine schwere Neurasthenie infolge Überarbeitung vorläge, wurde durch den stark pathologischen Liquorbefund widerlegt. Gleich auf die erste endolumbale Injektion stellte sich auch eine erhebliche zerebrale Reaktion ein; die Kopfschmerzen nahmen zu, das Fieber stieg auf 40°, um nach $1^1/_2$ Tagen völligem Wohlbefinden zu weichen. Sodann stellte sich ruhiger Schlaf ein, den der Pat. seit Monaten entbehrt hatte. Der Verlauf der endolumbalen Behandlung war folgender:

Dat.	Phase I	Pandy	Esb.	Lymph.	WR	end. Dos.	Liquormenge
12. 12. 1918	brt. Ring	+++	0 4°/₀₀	85	0,2 +	1 8 mg	80 ccm
23. 12. 1918	dtl. Ring	++	0 3°/₀₀	28	0,5 +	1 5 „	85 „
6. 1. 1919	„ „	+	0 3°/₀₀	13	0,75 +	1 8 „	82 „
20. 1. 1919	zart. Ring	+	0 3°/₀₀	10	1,0 +	1,35 „	75 „
3. 2. 1919	„ „	+	0,3°/₀₀	5	1,0 +	1,5 „	81 „
25. 2. 1919	„ „	+	0,3°/₀₀	6	1,0 +	1,5 „	80 „
18. 3. 1919	opal	±	0,3°/₀₀	' 8	1,0 +	1,5 „	83 „

Daneben erhielt Patient nachstehende Allgemeinbehandlung:

Dezember 1918/Januar 1919 10 Salv.-Inj. + Jodglidine,
Februar/März 1919   4 Schachteln Mergal.

Von Ende März bis Anfang Mai Behandlungspause. Unter der kombinierten Behandlung hatte Pat. sich sichtlich erholt und besaß wieder Interesse für seine Umgebung und seine Tätigkeit. Die Schwäche und Zuckungen in den Beinen stellten sich nicht wieder ein. Nach sechswöchiger Behandlungspause verursachte die erste endolumbale Behandlung wieder eine deutliche zerebrale Reaktion (Kopfschmerzen und mäßiges Fieber). Damit stand auch in Übereinstimmung der Liquorbefund, welcher wieder eine Zunahme der pathologischen Werte aufwies.

Dat.	Phase I	Pandy	Esb.	Lymph.	WR	end. Dos.	Liquormenge
6. 5. 1919	zart. Ring	++	0,3 °/₀₀	14	+ 1,0	1,5 mg	83 ccm
27. 5. 1919	opal	+	0,3 °/₀₀	8	±	1,35 „	75 „
17. 6. 1919	0 — opal	+	0,25°/₀₀	4	—	q,35 „	79 „
8. 7. 1919	„	±	0,25°/₀₀	3	—	1,35 „	75 „
29. 7. 1919	„	±	0,25°/₀₀	5	—	1,4 „	80 „
19. 8. 1919	„	±	0,25°/₀₀	7	—	1,35 „	78 „
9. 9. 1919	„	±	0,25°/₀₀	8	—	1,35 „	75 „
30. 9. 1919	„	±	0,25°/₀₀	7	—	1,5 „	82 „
14. 10. 1919	„	±	0,25°/₀₀	5	—	1,35 „	75 „
7. 11. 1919	„	±	0,25°/₀₀	3	—	1,35 „	76 „
28. 11. 1919	0	—	0,2 °/₀₀	3	—	1,4 „	82 „

Neben der endolumbalen Behandlung erhielt Pat. 2 Salvarsankuren mit dreimonatlichen Pausen, die mit Salvarsanzwischenkuren (alle 2—3 Wochen Dos. 3-Natriumsalvarsan) ausgefüllt wurden. Eine Liquorkontrolle im März und am 26. 8. 1920 ergab normalen Liquor. Pat. ist gänzlich beschwerdefrei und voll arbeitsfähig. Er wird jetzt vierteljährlich nachkontrolliert.

Der Fall gehört zweifellos zur diffusen sekundär-syphilitischen Meningoenzephalitis; bei Inangriffnahme der endolumbalen Behandlung stand er dicht vor dem Ausbruch der Paralyse. Derartige Fälle rezidivieren leicht, wenn nicht noch mehrfach, auch nach Eintritt normalen Liquors, endolumbal nachbehandelt wird. Zur Erfassung der tieferen Krankheitsherde in der Pia ist es, wie bereits oben in einem Falle vermerkt, manchmal ganz zweckmäßig, daß man nach Eintritt normalen Liquors durch Einschaltung einer 6—8 wöchigen endolumbalen Behandlungspause die Wiederkehr gewisser Exsudationserscheinungen abwartet. Hierdurch wird die Wirkung der endolumbalen Behandlung auf die tieferen pialen Herde offenbar begünstigt.

Ungenügende Behandlung kann den Übergang der Konvexitätsmeningitis in Paralyse nicht verhüten. Natürlich darf die Behandlungspause nicht solange dauern, daß es inzwischen zum Ausbruch der Paralyse kommt. Derartige Fälle sind hier ziemlich häufig (ca 30) beobachtet worden, weil die Anforderungen des Kriegsdienstes eine planmäßige Durchbehandlung der Fälle nicht gestatteten. Ein solches Beispiel bildet folgender Fall:

Fall 1859. Ansteckung Juli 1907 in Japan. 1907 in Tsingtau 3 Schmierkuren. Zugang 26. 8. 1913 mit pathologischen Pupillenphänomenen, die bei der Untersuchung auf Bord dienstfähigkeit festgestellt worden waren. Subjektiv keine Beschwerden. Beide Pupillen waren leicht entrundet, links größer als rechts. Lichtreaktion beiderseits träge, besonders links, Konvergenzreaktion beiderseits positiv. Augenhintergrund o. B., Patellarreflexe etwas gesteigert, sonstiges ZNS o. B. Pat. erhielt zunächst folgende Allgemeinbehandlung:

Vom 28. 8. 1913 bis 30. 10. 1913 8 Salv.- + 12 Kalomel-Inj.
„ 22. 11. 1913 „ 13. 2. 1914 8 Salv.-Inj.

Die SR war vom 27. 8. bis 9. negativ, vom 3. 9. bis 6. 9. 1913 schwach positiv, dann dauernd negativ. Der Liquorbefund war folgender:

Dat.	Phase I	Esb.	Lymph.	WR
5. 9. 1913	trüb	$0,4\,^0/_{00}$	87	+ 1,0
7. 11. 1913	opal	$0,4\,^0/_{00}$	47	+ 1,0

Wegen Abkommandierung konnte Pat. die Kur nicht weiter fortsetzen. Er kehrte erst am 28. 9. 1915 mit Klagen über Kopfschmerzen, Nervosität, Schlaflosigkeit, Gedankenschwäche und Arbeitsunfähigkeit in unsere Behandlung zurück. Die pathologischen Pupillenphänomene waren unverändert. Die Knochen- und Sehnenreflexe waren deutlich gesteigert. Sensibilität o. B. Pat. machte einen etwas gedrückten Eindruck. Intelligenz ungestört. Die SR war vom 16. 9. 1915 bis 7. 11. 1915 positiv, dann dauernd negativ. Er erhielt nachstehende Allgemeinbehandlung:

1. Kur 30. 9. bis 18. 11. 1915 7 Salv.-Inj. und vom 4. 10. bis 17. 12. 12 Kalomel-Inj.
2. „ 11. 1. „   9. 3. 1916 7   „   und Kal. jod.
3. „ 13. 4. „ 29. 5. 1916 6   „   12 Kalomel-Inj.
4. „ 14. 8. „ 28. 9. 1916 6   „   und Kal. jod.

Die gleichzeitige endolumbale Behandlung geschah bis März 1916 noch mit relativ kleinen Liquormengen, die zweifellos nicht genügend weit in den Lumbalsack hinaufreichten. Auch waren die Pausen zwischen den einzelnen endolumbalen Behandlungen, die sich nach der Abkömmlichkeit des Pat. von Bord richteten, reichlich groß, so daß der Behandlungserfolg nicht den Erwartungen entsprach.

Dat.	Phase I	Pandy	Esb.	Lymph.	WR	end.Dos.		Liquormenge	
29. 9. 1915	dtl. Ring	+ + +	$0,4\ ^0/_{00}$	56	$0,2 \times +$	1	mg	35	ccm
20. 10. 1915	„ „	+ + +	$0,4\ ^0/_{00}$	14	$0,2 ++$	1	„	45	„
17. 11. 1915	„ „	+ +	$0,3\ ^0/_{00}$	4	$0,2 ++$	1,7	„	45	„
15. 12. 1915	„ „	+ +	$0,3\ ^0/_{00}$	1	$0,2 +$	1,4	„	45	„
12. 1. 1916	zart. Ring	+ +	$0,3\ ^0/_{00}$	1	$0,2 +$	1,3	„	45	„
4. 2. 1916	„ „	+ +	$0,3\ ^0/_{00}$	1	$0,2 \mp +$	1,3	„	45	„

Dat.	Phase I	Pandy	Esb.	Lymph.	WR	end. Dos.		Liquormenge	
8. 3. 1916	brt. Ring	+ + +	$0,3\ ^0/_{00}$	9	$0,2 ++$	1,4	mg	50	ccm
12. 4. 1916	„ „	+ + +	$0,3\ ^0/_{00}$	47	$0,2 ++$	1,35	„	60	„
10. 5. 1916	„ „	+ + +	$0,3\ ^0/_{00}$	4	$0,2 ++$	1,35	„	60	„
7. 6. 1916	0 — opal	+	$0,3\ ^0/_{00}$	4	$0,2 ++$	1,3	„	60	„
12. 7. 1916	zart. Ring	+ +	$0,3\ ^0/_{00}$	3	$0,4 \pm \pm$	1,25	„	65	„
16. 8. 1916	0 — opal	+	$0,25^0/_{00}$	2	$0,5 \pm \pm$	1,35	„	65	„
20. 9. 1916	„	+	$0,25^0/_{00}$	3	$0,5 ++$	1,4	„	75	„

Die Beschwerden des Pat. verloren sich nach 2 endolumbalen Behandlungen. Die pathologischen Pupillenphänomene blieben jedoch unverändert. Der langwierig positive Liquor-Wassermann war für den Bestand einer tiefen Meningoenzephalitis sehr bedeutungsvoll. Da bereits beim Zugehen des Falles neben hohen Eiweißwerten auch eine positive Liquor-WR bereits bei 0,2 ccm vorhanden war, so mußte bereits eine ausgiebige Liquordiffusion in der Pia als vorhanden angenommen werden. Für letzteres sprach auch die große Hartnäckigkeit der Eiweiß- und WR-Werte, deren Fortbestand bei Abschluß der Behandlung einen ungünstigen Ausgang in absehbarer Zeit erwarten ließen. Die militärischen Verhältnisse erforderten inzwischen, daß Pat. in den Frontdienst zurückkehrte, was er auch selbst im Interesse seiner Beförderung dringend wünschte. Im Juni 1918 wurde er von Flandern, wo er sich an Bord eines Torpedobootes befand, wegen Paralyse in die Heimat zurückgesandt, wo er dann bald zugrunde ging.

Im vorstehenden Falle hätte sich der unglückliche Ausgang durch eine planmäßige Weiterbehandlung, die schwerlich mehr als 3—4 Monate beansprucht hätte, sicher vermeiden lassen; so aber ging hier der Granulationsprozeß, provoziert durch die Allgemeinbehandlung, immer mehr in die Tiefe, das Gewebe auflockernd und dem nachdrängenden Liquor die Bahn zum Durchbruch ins Parenchym ebnend. Es sind also immer zwei getrennte Vorgänge, die sich bei der chronischen syphilitischen Meningitis und Meningoenzephalitis vorfinden, und zur Zerstörung der Pia führen, einmal die syphilitische Infiltration und zum anderen die Liquordiffusion in das piale Gewebe. Heute würde ich einen derartig hartnäckig liquorpositiven Kranken von vornherein mittels Doppelpunktion und hoher endolumbaler Dosierung behandeln und vielleicht auch während der Intervallkuren bei fortlaufender endolumbaler Salvarsanbehandlung noch der Fieberbehandlung unterziehen, um dadurch eine Beschleunigung der Liquorassanierung zu erreichen.

Es gibt ferner gelegentlich Grenzfälle von syphilitischer Meningoenzephalitis und Paralyse, die klinisch außer geringen Pupillenstörungen und gesteigerten Reflexen noch keinerlei psychische oder motorische Störungen aufweisen, aber trotzdem beim Zustandekommen eines endolumbalen Überdruckes beim Rücklauf des salvanisierten Liquors von einem Krampfanfalle bedroht sind. Es handelt sich hier vorwiegend um Fälle, bei denen unter der endolumbalen Behandlung fast ohne jede Kopfschmerzen mit Leichtigkeit 100—120 ccm Liquor entnommen werden können. Dieser Liquor entstammt sicherlich nicht allein von der meningealen Oberfläche, sondern auch aus den Ventrikeln. Beim Rückfluß des Liquors unter mäßiger Erhebung der Bürette ist jedoch der Rückfluß in die Ventrikel sehr erschwert, weil anscheinend die Aquaeductus unter der Einwirkung des zurückfließenden Liquors mehr oder weniger leicht komprimiert werden. Die Folge hiervon ist, daß sich der Rückfluß staut und daß der zurückfließende Liquor an der meningealen Oberfläche zunächst nicht genügend Raum findet. Würde man in diesen Fällen zur Beschleunigung des Liquorrückflusses die Bürette noch weiter erheben, so wird der endolumbale Innendruck so stark, daß ein schwerer Krampfanfall und eventuell auch Aussetzen von Puls und Atmung (durch Druck auf die Hirnoberfläche bzw. die Medulla) die unmittelbare Folge ist. In solchen Fällen ist dringend zu fordern, daß nur ein Drittel oder die Hälfte (!) der entnommenen Liquormenge zum Rückfluß gebracht wird. Dieser darf nur sehr langsam, d. h. nur unter mäßiger Erhebung der Bürette erfolgen. Eine intravenöse Vorbehandlung mit Salvarsan zur Herabsetzung der Herxheimerschen Reaktion ist hier im allgemeinen nicht erforderlich.

Das endolumbale Behandlungsmaß zur Ausheilung der diffusen Meningoenzephalitis muß jedenfalls erheblich umfangreicher und intensiver sein, als es im vorstehenden Falle zur Anwendung gelangte. Aus der großen Anzahl von Fällen, die hier durch planmäßige endolumbale Durchbehandlung dauerhaft assaniert wurden, soll noch nachstehendes Beispiel zur Berichterstattung gelangen, weil der Verlauf der Behandlung nicht ganz glatt war. Durch die einsetzende Behandlungsstörung, welche zu einem längeren Aussetzen der endolumbalen Behandlung zwang, ergibt sich in diesem Falle wieder sehr eindeutig, daß die in der Zwischenzeit sehr energisch fortgesetzte intravenöse Behandlung den meningealen Prozeß in keiner Weise zu beeinflussen mochte. Erst die erneute Aufnahme der endolumbalen Behandlung brachte dann den Dauererfolg.

Eine längere endolumbale Behandlungspause führt trotz intensivster intravenöser Salvarsanbehandlung zur Zunahme des meningealen Prozesses.

Fall 2215. Ansteckung Ende Oktober 1907. Vom 20. 11. 1907 bis April 1910 5 Schmierkuren und 4 Spritzkuren. Im Herbst 1910 Lähmung in beiden Unterschenkeln, Schwäche
im Gastroknemius und in der Fußsohlenmuskulatur beiderseits. Erhöhte Reflexe, keine
Sensibilitätsstörungen. Nach 2 Salvarsaninjektionen im Herbst 1910 und Jodkal. Rückgang der Lähmung innerhalb 3 Monaten. SR negativ. Im Herbst 1911 1 Salvarsaninjektion bei negativer SR. Im Mai 1915 Klagen des Pat. über Kopfschmerzen, Nervosität
und Schlaflosigkeit. Pat. ist im Dienst häufig zerstreut und in schriftlichen Arbeiten nicht
mehr so leistungsfähig wie früher. Die Untersuchung ergibt Pupillendifferenz, links größer
als rechts. Pupillen ziemlich eng, Lichtreaktion beiderseits sehr träge. Konvergenzreaktion
positiv. Periost- und Sehnenreflexe überall deutlich vorhanden, Bauchdecken- und
Kremasterreflex beiderseits positiv. Romberg, Oppenheim und Babinsky negativ. Sensibilität o. B. Zunächst erhielt Pat. an Bord im Mai und Oktober 1915 2 Kalomelkuren.
Am 16. 12. 1916 gelangte er ungebessert zur Aufnahme. Außer dem bereits erwähnten
Befunde war noch eine gewisse Schwäche in der Wadenmuskulatur nachweisbar. SR
war positiv, Der Liquorbefund am 17. 12. 1915 war folgender: Phase I dtl. br. Ring, Pandy
$+++$, Esb. 0,4⁰/₀₀, L. 146, WR 0,2 $+++$ (end. Dos. 1 mg auf 40 ccm Liquor). Diagnose:
Syphilitische Meningoenzephalitis an der Konvexität. Die hohen Eiweiß- und Wassermann-
Werte wiesen auf die ernste Bedeutung des meningealen Prozesses hin. Die Allgemein-
behandlung verlief folgendermaßen:

1. Kur vom 18. 12. 1915 bis 1. 2. 1916 8 Salv.-Inj. und vom 20. 12. 1915 bis 24. 2. 1916
                                               15 Kalomel-Inj.
2. „ „ 29. 2. 1915 „ 25. 3. 1916 5 Salv.-Inj. + Jodkali.
3. „ „ 18. 5. 1916 „ 20. 6. 1916 7 Salv.-Inj. + vom 15. 6. bis 20. 8. 1916 200 Ge-
                                               lokalkapseln.
4. „ „   4. 9. 1916 „ 30. 9. 1916 5 Salv.-Inj.
5. „ „   3. 2. 1917 „ 24. 4. 1917 8 Salv.-Inj.
6. „ „   9. 11. 1917 „ 11. 1. 1918 6 Salv.-Inj. + vom 5. 1. bis 4. 3. 1918 200 Ge-
                                             lokalkapseln.
7. „ „ 25. 6. 1917 „ 21. 7. 1918 6 Salv.-Inj.

Die SR war vom 17. 12. 1915 bis 24. 2. 1916 $+$, bzw. $\pm$, dann dauernd negativ. Endolumbale Behandlung:

Dat.	Phase I	Fandy	Esb.	Lymph.	WR	end. Dos.	Liquormenge
5. 1. 1916	dtl. br. Ring	$++$	0,3⁰/₀₀	40	0,2 $+++$	1,5 mg	35 ccm
16. 1. 1916	dtl. Ring	$++$	0,3⁰/₀₀	3	0,2 $+++$	1,5 „	45 „
16. 2. 1916	zart. Ring	$+$	0,2⁰/₀₀	10	0,2 $+++$	1,35 „	45 „

Durch die 3 endolumbalen Behandlungen gingen die Zellwerte sehr bald zurück, während
die Liquor-WR nicht beeinflußt wurde, ein Zeichen dafür, daß die tieferen meningealen Prozesse am Cerebrum mit der geringen Menge der angewendeten Liquorverdünnung nicht genügend erreicht wurden. Es machte sich sodann als Folge der zu geringen Liquorverdünnung
ca. 10 Tage nach der letzten endolumbalen Behandlung eine spinale Reizung bemerkbar
und zwar im Eintritt von anästhetischen Zonen am Gesäß, Unterschenkel und Füßen.
Die Einführung einer längeren endolumbalen Pause erschien daher dringend notwendig.

Derartige Beobachtungen, daß das mit wenig Liquor verdünnte Salvarsan
nicht genügend weit nach oben in den Lumbalsack gelangt, um die an der zerebralen Pia vorhandenen Entzündungsprozesse genügend zu beeinflussen, wurden
bereits oben mehrfach erwähnt. Die häufige Anwendung von endolumbalen
Dosen von 1,35—1,5 mg auf 40—45 ccm Liquor muß außerdem um so eher
zu lokalen Reizerscheinungen am Rückenmark hinführen, je mehr dieses selbst
am meningealen Entzündungsprozeß beteiligt ist. Latente meningeale Prozesse
am Rückenmark sind gerade bei der diffusen syphilitischen Meningitis recht
häufig vorhanden und histologisch weiter fortgeschritten als es nach dem klini
schen Befunde den Anschein hat. Nur so ist es zu erklären, daß sich in vereinzelten Fällen trotz völliger Beseitigung der meningealen Entzündung doch noch
einige Jahre später tabische Prozesse geringen Umfangs einstellen. Nach der
im vorliegenden Falle eingetretenen spinalen Irritation mußten geringe piale

Infiltrationen im Bereiche der Hinterstränge oder der hinteren Wurzeln des Lumbalmarks angenommen werden.

Infolge dieser Erfahrungen über spinale Reizungen erfolgte im Sommer 1916 die Umstellung der endolumbalen Behandlung auf große Liquormengen. Mit dieser neuen Methodik wurde auch im vorliegenden Falle die endolumbale Behandlung am 13. 9. 1916 wieder aufgenommen. In der Zwischenzeit hatte der an Bord befindliche Patient in Wilhelmshaven $2^1/_2$ ambulante Salvarsankuren und eine Gelokalkur durchgemacht. Der Verlauf der neuen endolumbalen Behandlung gestaltete sich bei dem trotz der kräftigen Allgemeinbehandlung hochgradig verschlechterten Liquor recht bemerkenswert.

Dat.	Phase I	Pandy	Esb.	Lymph.	WR	end. Dos.	Liquormenge
13. 9. 1916	dtl. br. Ring	$++$	0,3 $^0/_{00}$	62	0,2 $+++$	0,5 mg	80 ccm
4. 10. 1916	dtl. Ring	$++$	0,3 $^0/_{00}$	27	0,2 $+++$	$^2/_3$ „	80 „
10. 11. 1916	zart. Ring	$++$	0,3 $^0/_{00}$	18	0,2 $+++$	$^2/_3$ „	90 „
10. 12. 1916	„ „	$++$	0,25$^0/_{00}$	10	0,2 $+++$	$^3/_4$ „	98 „
4. 1. 1917	opal	$++$	0,25$^0/_{00}$	7	0,2 $+++$	1,2 „	103 „
2. 2. 1917	„	$++$	0,25$^0/_{00}$	7	0,2 $+++$	1,25 „	101 „
4. 4. 1917	zart. Ring	$++$	0,2 $^0/_{00}$	1	0,2 $+$ 0,5 $++$	1,3 „	115 „
6. 6. 1917	„ „	$\pm$	0,2 $^0/_{00}$	9	0,2 inc.	1,3 „	102 „
9. 7. 1917	0 — opal	$\pm$	0,2 $^0/_{00}$	5	0,5 $+$ 0,5 $++$	1,25 „	100 „
17. 10. 1917	opal	$\pm$	0,2 $^0/_{00}$	4	1,0 $++$	1,2 „	105 „
9. 1. 1918	„	$\pm$	0,2 $^0/_{00}$	7	1,0 $++$	1,2 „	90 „
10. 5. 1918	„	$\pm$	0,2 $^0/_{00}$	4	1,0 inc. schw. $+$	1,2 „	87 „
17. 7. 1918	0 — opal	$\mp$	0,2 $^0/_{00}$	2	1,0 $--$	1,35 „	90 „
12. 3. 1919	„	$\mp$	0,2 $^0/_{00}$	2	1,0 $--$	1,35 „	90 „

Unter allmählicher Steigerung der verwendeten Liquormengen gelang es wieder, wirksame endolumbale Dosen zur Anwendung zu bringen, ohne daß sich eine erneute spinale Irritation bemerkbar machte. Zur genügenden Beeinflussung zerebraler Herde ist, wie auch das vorstehende Beispiel zeigt, eine endolumbale Dosierung von wenigstens 1,2 bis 1,3 mg notwendig. Da, wo sie wegen schwerer Rückenmarksveränderungen (s. u.!) nicht anwendbar ist, ist die Prognose bei der einfachen endolumbalen Technik zum mindesten sehr zweifelhaft. Bei der Doppelpunktionsbehandlung liegen die Verhältnisse natürlich ganz anders.

Die Prognose des vorstehenden Falles ist mit größter Wahrscheinlichkeit als günstig zu bezeichnen. Wo eine halbjährige endolumbale Behandlungspause im Sommer 1916 trotz energischer Weiterführung der Allgemeinbehandlung einen erheblichen Rückfall in den Liquorveränderungen nach sich zog, der auch klinisch durch Druckgefühl im Kopf und häufige Verstimmungen zum Ausdruck gelangte, so ist der jetzt (12. 3. 1919) erreichte normale Liquorbefund, der sich trotz gänzlicher Absetzung der intravenösen und endolumbalen Behandlung fast $^3/_4$ Jahr unverändert erhalten hat, als ein prognostisch günstiges Anzeichen anzusehen.

Wie die angeführten Beispiele erkennen lassen, zieht sich die kombinierte endolumbale Behandlung der fortgeschrittenen Konvexitätsmeningitis wenigstens auf 1 $^1/_2$—2 Jahre hin. Der beste prognostische Anhalt hinsichtlich der Dauer der notwendigen endolumbalen Behandlung ergibt sich aus dem Verhalten der Liquor WR. Da, wo sie bei 0,2 ccm hartnäckig positiv bleibt, kann man mit der soeben angegebenen Behandlungsdauer rechnen. Wo jedoch der Liquor-Wassermann bald zurückgeht, kann man für gewöhnlich in kürzerer Zeit eine Gesundung des Liquors herbeiführen. Hiervon gibt es doch gelegentlich Ausnahmen, wo trotz Wiederherstellung eines normalen Liquors nach einiger Zeit wieder eine Zunahme der Liquorveränderungen erfolgt. Es betrifft dieses jedoch ausschließlich solche Fälle, bei denen es nicht möglich ist, regelmäßig mit größeren Liquormengen zu operieren. Ein derartiges Beispiel bildet folgender Fall.

Ungenügender Erfolg der endolumbalen Behandlung infolge zu geringer Dosierung und Liquormenge.

Fall 2017. Ansteckung 1907. Juli/September 1907 1 Hg-Kur, desgleichen 1913 und 1914. Mai/Juni 1915 wegen Kopfschmerzen und Schwindelanfällen 2 Salvarsaninjektionen + 8 Ol. ciner. Zugang 1. 11. 1915 mit Klagen über Mattigkeit, Kopfschmerzen und Schwindel, Schlaflosigkeit und Unfähigkeit zu geistiger Abeit. Pat. hat angeblich Klopfen im Kopf beim Bücken und das Gefühl schwerer Zunge. Befund: Linke Pupille etwas größer als rechts, entrundet, zeigt träge Lichtreaktionen. Patellar- und Achillessehnenreflexe gesteigert, Sensibilität o. B., Romberg angedeutet, Intelligenz nicht beeinträchtigt. Pat. macht den Eindruck eines schweren Neurasthenikers. SR 15. 11. 1915 − +, 6. 12. + +, 22. 12. + −, danach dauernd negativ. Liquor am 1. 11. 1915: Phase I dtl. Ring, L. 31, Esb. 0,3 ⁰/₀₀, WR 0,2 + + +. Allgemeinbehandlung:

1. Kur vom   9. 10. 1915 bis   3. 1. 1916 11 Salv.- und 15 Kalomel-Inj., danach Kal. jod.
2. „   „   21. 2. 1916 „   18. 3. 1916   4 Salv.-Inj.
3. „   „   18. 5. 1916 „   6. 6. 1916   4 Salv.-Inj.
4. „   „   4. 7. 1916 „   14. 9. 1916   7 Salv.-Inj. + 12 Kalomel-Inj., danach Kal. jod.
5. „   „   7. 12. 1916 „   13. 2. 1917   6 Salv.-Inj.
6. „   „   8. 5. 1917 „   28. 8. 1917   9 Salv.-Inj.

Endolumbale Behandlung:

Dat.	Phase I	Pandy	Esb.	Lymph.	WR	end. Dos.	Liquormenge
10. 11. 1915	dtl. Ring	+ +	0,3 ⁰/₀₀	27	0,2 + + +	1 mg	35 ccm
24. 11. 1915	„ „	+ +	0,25⁰/₀₀	14	0,2 + + +	1,5 „	40 „
15. 12. 1915	zart. Ring	+	0,25⁰/₀₀	4	0,5 + +	1,3 „	40 „
5. 1. 1916	„ „	+	0,25⁰/₀₀	4	1,0 + +	1,3 „	40 „
21. 1. 1916	„ „	+	0,25⁰/₀₀	9	1,0 + +	1 „	40 „
23. 1. 1916	„ „	+	0,25⁰/₀₀	9	1,0 + +	1,35 „	40 „
15. 3. 1916	0 − opal	±	0,2 ⁰/₀₀	4	−	1,5 „	40 „
31. 5. 1916	„	±	0,2 ⁰/₀₀	5	−	1 „	40 „
21. 6. 1916	„	±	0,2 ⁰/₀₀	9	−	1 „	60 „
23. 8. 1916	0 − opal	±	0,3 ⁰/₀₀	3	−	1,2 „	60 „
22. 11. 1916	opal	±	0,2 ⁰/₀₀	5	−	1,3 „	72 „
2. 3. 1917	0 − opal	−	0,2 ⁰/₀₀	4	−	1 „	53 „
13. 6. 1917	„	−	0,2 ⁰/₀₀	4	− .	1,35 „	60 „
13. 2. 1918	zart. Ring	− +	0,25⁰/₀₀	11	1,0 + −	1 „	55 „

Nach den ersten beiden Allgemeinkuren und 6 endolumbalen Behandlungen hatte sich gleichzeitig mit dem Eintritt der negativen Liquor-WR allmählich eine sichtliche Besserung der zahlreichen Beschwerden des Erkrankten bemerkbar gemacht. Gleichwohl blieb das subjektive Befinden des Kranken sehr schwankend. Kopfschmerzen und mangelhafte geistige Frische machten sich angeblich in wechselnder Stärke immer wieder bemerkbar, so daß die Behandlung selbst nach Eintritt der negativen Liquor-WR in größeren Abständen fortgesetzt wurde. Die Anwendung höherer endolumbaler Dosen war nicht angängig. Einmal hatte sich nach dem 15. 3. 1916, nachdem versuchsweise nochmals 1,5 mg angewendet worden war, eine leichte Muskelschwäche in den Beinen eingestellt; zum anderen konnten auch wegen der relativ geringen Liquormenge keine höheren Dosen genommen werden. Der Liquorabfluß in die Bürette war zwar stets sehr gut, aber schon vor der Entnahme von 50 ccm klagte Pat. über unerträgliche Kopfschmerzen, so daß man mit der Liquorentnahme nur sehr langsam vorgehen konnte. Eine derartige Überempfindlichkeit der Rinde bei der Liquorentnahme ist, wie schon oben erwähnt, für Neurastheniker kennzeichnend. Die Ende März 1916 beobachtete Muskelschwäche ging indessen innerhalb des nächsten Vierteljahres völlig wieder zurück. Die bei der Aufnahme des Kranken festgestellte Pupillenstörung auf dem linken Auge besserte sich bis auf eine geringe Ungleichheit. Psychisch blieb der Kranke stets völlig klar. Ob die fortbestehenden nervösen

Beschwerden des Pat. auf die vorhandene Neurasthenie zurückzuführen oder durch den noch fortbestehenden geringen zerebralen Krankheitsherd bedingt waren, ist nicht zu entscheiden, weil der Pat. von der Marine entlassen und damit der weiteren Behandlung entzogen wurde. Über den weiteren Ausgang des Falles kann nach den bisherigen Erfahrungen kein Zweifel obwalten. Wie alle übrigen Fälle, welche nach ausgiebiger Allgemeinbehandlung einen meningealen Krankheitsherd übrig behalten haben, in wenigen Jahren in Paralyse übergegangen sind, so dürfte auch diesem Falle das gleiche Schicksal bevorstehen.

Ein Hauptsymptom der Konvexitätsmeningitis sind die epileptischen Anfälle, die hinsichtlich ihrer Schwere, Häufigkeit ihres Auftretens und eventueller Kombination mit psychischen Veränderungen und spinalen Prozessen weitgehende Unterschiede aufweisen. Je nach Umfang und Lokalisation der Veränderungen sind die Krämpfe vorwiegend einseitig oder doppelseitig, mit oder ohne Bewußtseinsstörung. Ihre Beseitigung gestaltet sich trotz sachgemäßer Behandlung oft recht langwierig. Schon bei den epileptiformen Neurorezidiven begegneten wir einer ungewöhnlichen Rückfallneigung selbst nach vorherigem Eintritt normalen Liquors. Ähnliche Beobachtungen finden sich auch gar nicht selten in den frischeren Stadien der Konvexitätsmeningitis. Die endolumbale Behandlung der Fälle mit syphilitischer Epilepsie wird ferner durch den gelegentlichen Eintritt von Krämpfen unmittelbar nach der Einspritzung etwas erschwert. Zu ihrer Vermeidung und baldigen Ausschaltung muß man in den frischen Fällen darauf bedacht sein, die Herxheimersche Reaktion möglichst abzukürzen, während jeder endolumbale Überdruck, der die Liquordiffusion ins Nervengewebe am Krankheitsherd vermehren könnte, vermieden, bzw. ausgeschaltet werden muß. Ein frischeres Stadium der syphilitischen Meningitis ergibt sich in nachstehendem Fall:

Fall Nr. 1592. Ansteckung Mitte Oktober 1914. Wegen PA und makulösem Exanthem vom 13. 1. bis 24. 4. 1915 mit 10 Salv.- und 15 Kalomelinj. behandelt. Anfang Juli 1915 erhielt Pat. wegen Krampfanfälle (epileptif. Neurorezidiv) in anderweitiger Behandlung 6 Salv.- + 12 Hg-Inj. Wegen eines neuen Krampfanfalles Anfang Oktober 1915 gelangte Pat. hier in Behandlung. Klinisch waren außer erhöhten Periost- und Sehnenreflexen keine Veränderungen am ZNS nachweisbar. Anfänglich traten sowohl unter intravenöser wie endolumbaler Behandlung Krampfanfälle mit Bewußtseinsstörung ein, die nach der zweiten endolumbalen Behandlung ausblieben. Bemerkenswerterweise wurde der Fall trotz zweijähriger ununterbrochener Allgemeinbehandlung (mit Hg und Salv.) noch zweimal unter Verschlechterung des Liquors mit Krämpfen rückfällig, sobald die endolumbale Behandlung wegen Eintritts normalen Liquors einige Monate ausgesetzt wurde. Die Behandlung nahm nach Wiederkehr der Krämpfe (Anfang April 1916 und 10. Februar 1917) einen ähnlichen Verlauf, wie im Oktober 1915; d. h. es stellten sich auch unmittelbar nach der erneuten endolumbalen Behandlung noch ein bis zweimal Krämpfe ein. Außerdem kam es noch anfangs April 1917 etwa eine Woche nach der letzten endolumbalen Behandlung zu einem neuen Krampfanfall an Bord, während der Liquor schon normal war. Auf seine Ursache soll weiter unten noch eingegangen werden. Anfänglich war der unzulängliche Dauererfolg wohl darauf zurückzuführen, daß bei dem sehr großen Pat. lange Zeit eine viel zu geringe Liquormenge zur endolumbalen Behandlung benutzt worden war. Im übrigen bedurfte es erst genügender Erfahrungen, wie weit die endolumbale Behandlung auch nach Herbeiführung normaler Liquorverhältnisse in Fällen dieser Art fortzusetzen war. Die Allgemeinbehandlung des Falles verlief folgendermaßen:

Vom	9. 10.	bis	23. 11.	1915	8	Salvars.-		+	12	Kalomelinj.
„	6. 1.	„	28. 3.	1916	6	„		+	15	„
„	3. 4.	„	25. 4.	1916	6	„	-Inj. +	8 Wochen Hg-Jodlösung
„	8. 6.	„	18. 7.	1916	6	„	„	
„	22. 9.	„	5. 12.	1916	8	„	„	+ 8 „ „ „
„	6. 2.	„	6. 4.	1917	6	„	„	+ 20 Hg-Inj.
„	3. 5.	„	29. 5.	1917	6	„	„	+ 8 Wochen Kal. jodat.

Die SR wurde am 29. 12. 1915 negativ. Der Verlauf der endolumbalen Salvarsanbehandlung war folgender:

Dat.	Phase I	Pandy	Esb.	Lymph.	WR	end. Dos.	Liquor
6. 10. 1915	dtl. Ring	+++	0,3 $^o/_{oo}$	53	1,0 + schw.	0,5 mg	30 ccm
27. 10. 1915	0 — opal	++	0,3 $^o/_{oo}$	7	—	1,8 „	40 „
19. 11. 1915	zart. Ring	++	0,3 $^o/_{oo}$	7	—	1,5 „	40 „
8. 12. 1915	opal	++	0,25$^o/_{oo}$	5	—	1,3 „	40 „
29. 12. 1915	0 — opal	+	0,25$^o/_{oo}$	8	—	1,0 „	40 „
7. 4. 1916	zart. Ring	++	0,25$^o/_{oo}$	42	—	1,3 „	30 „
28. 4. 1916	opal	++	0,25$^o/_{oo}$	4	—	1,3 ,,	45 „

Dat.	Phase I	Pandy	Esb.	Lymph.	WR	end. Dos.	Liquor
19. 5. 1916	0 — opal	∓	0,2 $^o/_{oo}$	4	—	1,4 mg	50 cc,
9. 6. 1916	opal	+	0,2 $^o/_{oo}$	19	—	1,3 ,,	50 „
30. 6. 1916	„	±	0,2 $^o/_{oo}$	8	—	1,3 „	50 ,.
21. 7. 1916	„	—	0,2 $^o/_{oo}$	3	—	1,35 „	60 „
16. 8. 1916	0 — opal	—	0,2 $^o/_{oo}$	9	—	1,35 „	60 „
1. 9. 1916	opal	—	0,2 $^o/_{oo}$	8	—	1,6 „	70 „
22. 9. 1916	„	∓	0,2 $^o/_{oo}$	9	—	1,5 „	82 ,.
8. 10. 1916	0 — opal	—	0.2 $^o/_{oo}$	5	—	1,8 „	80 „
10. 11. 1916	„	—·	0,2 $^o/_{oo}$	3	1,5 —	1,5 „	85 ,.
6. 12. 1916	„	—	0,2 $^o/_{oo}$	5	—	0,7 „	30 „
11. 2. 1917	zart. Ring	+	0,25$^o/_{oo}$	59	0,2 ± 0,5 ++	1,3 „	40 „
25. 2. 1917	„ „	+	0,25$^o/_{oo}$	10	0,5 ++ —	1,5 „	70 „
11. 3. 1917	0 — opal	—	0,2 $^o/_{oo}$	8	1,0 ++	1,5 „	75 „
25. 3. 1917	opal	—	0,2 $^o/_{oo}$	6	—	1,5 „	75 „
11. 4. 1917	0	±	0,2 $^o/_{oo}$	6	—	1,5 „	70 „
25. 4. 1917	0	—	0,2 $^o/_{oo}$	4	—	1,35 „	70 „
9. 5. 1917	0	—	0,2 $^o/_{oo}$	6	—	1,5 „	65 „
30. 5. 1917	0	∓	0,2 $^o/_{oo}$	2	—	1,6 „	70 „
15. 6. 1917	0	—	0,2 $^o/_{oo}$	1	—	1,35 „	70 „
11. 7. 1917	0	—	0,2 $^o/_{oo}$	3	—	1,35 „	55 „

Eine Kontrolle des Patienten im Juli 1920 in Hamburg ergab normalen Befund.

Bei den ersten beiden endolumbalen Behandlungen wurde zur Herabsetzung der Herxheimerschen Reaktion gleichzeitig eine intravenöse Injektion (Dos. II, bzw. III Salvars.-Natr.) gegeben; bei den späteren Behandlungen erwies es sich nicht mehr als notwendig, weil keine Anfälle mehr auftraten. Dasselbe war bei den Rückfällen der Fall. Bei dem letzten Anfall, der sich im April 1917 bereits nach Wiederkehr normalen Liquors etwa eine Woche nach der letzten endolumbalen Behandlung einstellte, handelte es sich wegen der vorausgegangenen Kopfschmerzen höchstwahrscheinlich um einen Spätmeningismus. Sehr vereinzelt ist nämlich beobachtet worden, daß sich infolge von größeren Anstrengungen das Punktionsloch — im Lumbalsack, nicht außen an der Haut! — noch eine Woche nach der Operation wieder öffnet und Liquor ins Gewebe ausfließen läßt. Wenn solche Patienten nicht eine erneute Ruhelage einnehmen, so kann der sich allmählich steigernde Liquorunterdruck auch bei normalem ZNS schließlich zu Krämpfen führen.

Die Rückbildung der Krampfanfälle in den älteren Stadien der syphilitischen Meningitis und Meningoenzephalitis erfolgt manchmal langsam, wie im Falle Sd. auf S. 200, bald aber auch schneller, wie in den beiden nachstehenden Fällen. In den späteren Stadien scheint die Herxheimersche Reaktion als Ursache der sich unmittelbar an die endolumbale Behandlung anschließenden Krämpfe eine weit geringere Rolle zu spielen als die Liquordiffusion. Infolgedessen kommt es hier bei den Fällen mit größerer Krankheitsoberfläche noch länger zu Krämpfen als bei den Fällen mit umschriebenen Herden. Vermeidung jeglichen Überdrucks ist daher bei der endolumbalen Behandlung aller dieser Fälle von besonderer Wichtigkeit.

Die beiden nachstehenden Fälle sind ebenso bewerkenswert durch die Nutzlosigkeit einer enormen Allgemeinbehandlung (mit Hg und Salv.), wie durch das prompte Aufhören der Anfälle nach Einsetzen der endolumbalen Behandlung.

Sa. Ansteckung 1903. Von 1903 bis 1905 6 Hg-Kuren. Wegen positiver SR von 1911 ab zwei Jahre hindurch behandelt (26 Salv.- + 45 Hg-Inj.). 1914 wegen positiver SR nochmals 2 Kuren zu je 6 Salv.- und 12 Hg-Inj. Während des Krieges sechsmal eine kleine Kur zu 1 bis 2 Salv.- und 5 Hg-Inj. Ferner Januar/März 1919 15 Hg-Inj. und Juni/Juli 1919 28 Hg-Inj. Seit April 1920 Krampfanfälle mit Bewußtseinsstörung, die sich im Mai häuften. Pat. bekommt vorwiegend einseitige Krämpfe, die anfänglich nur wenige Minuten, zuletzt über eine Viertelstunde anhielten. Beim Zugehen am 30. 5. 1920 klagt Pat. über Kopfschmerzen, eingenommenen Kopf und Unfähigkeit zu geistiger Arbeit. Die Untersuchung ergibt: Pupillen etwas eng, beiderseits gleich und rund. Lichtreaktionen vorhanden, aber wenig ausgiebig. Konvergenzreaktion regelrecht. Augenhintergrund und Gesichtsfeld o. B. Periost- und Sehnenreflexe deutlich gesteigert. Kein Fuß- oder Patellarklonus. Babinsky und Oppenheim —. Sensibilität o. B. Kein deutlicher Romberg. Pat. erhielt vom 4. 6. bis 27. 8. 1920 10 Salvarsan-Inj. und 4 endolumbale Behandlungen:

Dat.	Phase I	Pandy	Esb.	Lymph.	WR	end. Dos.	Liquor
4. 6. 1920	dtl. Ring	+++	0,3 %/00	34 (gr. Z.)	0,3 +++	1,5 mg	85 ccm
18. 6. 1920	,, ,,	++	0,3 %/00	9	0,5 +, 0,8 ++(+)	1,8 ,,	90 ,,
13. 7. 1920	,, ,,	++	0,25%/00	3	0,5 (+), 0,8 ++	1,8 ,,	90 ,,
16. 8. 1920	zart. Ring	+	0,25%/00	5	0,5 (+), 0,8+, 1,0+	1,5 ,,	34 ,,

Gleich nach der ersten endolumbalen Behandlung, die mit einer 1 $^1/_2$ tägigen Fieberreaktion einherging, blieben die Anfälle aus. Pat. wurde dauernd beschwerdefrei, fühlte sich wieder frisch und leistungsfähig. Nach 10 endolumbalen Behandlungen wurde der Liquor völlig assaniert und blieb auch nach zweijähriger Kontrolle normal.

Wenig hoffnungsvoll erschien zunächst die Behandlung des nächsten Falles; doch auch bei ihm brachte der therapeutische Versuch einen unerwarteten Erfolg:

Cn., 42 Jahre alt. Infektion 1898. Von 1898 bis 1904 8 Hg-Kuren. 1914 Auftreten von deutlichen Gehstörungen (leicht spastischer Gang) und geringer Impotenz, die bis 1915 allmählich zunahmen. Seit Sommer 1915 immer wiederkehrende Schwindelanfälle, die sich allmählich zu Krampfanfällen steigerten. Pat. bemerkte dabei Kribbeln im Zahnfleisch und linken Arm; dieser machte ausfahrende Bewegungen, während das linke Bein gelähmt war. Diese zunächst alle paar Wochen eintretenden Anfälle dauerten selten länger als eine Viertelstunde. Das Bewußtsein war unbeeinträchtigt. Pat. machte von 1915 bis 1920 alljährlich 2—3 energische Hg-Salvarsankuren neben reichlicher Jodeinnahme durch. Punktionen fanden statt im Sommer 1916, am 8. 5. 1918 und am 19. 10. 1919. Es wurde jedesmal wesentliche Pleozytose, Globulinvermehrung und positive WR bei 0,2 und später bei 0,6 und 1,0 ccm festgestellt. Bei der letzten Lumbalpunktion war die WR negativ. Eine im Frühjahr (Februar) 1919 überstandene Grippe brachte wesentliche Verschlechterung. Während derselben traten Doppelbilder infolge beiderseitiger Konvergenzparese (Internusschwäche), Mastdarmparese und völlige Impotenz ein, während das Gehen durch zunehmende Spasmen verschlechtert wurde, und die Anfälle trotz energischer Weiterbehandlung häufiger wiederkehrten. Im April/Mai 1920 erfolgten die Anfälle fast täglich, während sich gleichzeitig eine wesentliche Verschlechterung der geistigen Regsamkeit einstellte. Beim hiesigen Zugehen am 25. 6. 1920 ergab sich: Pupillen o. B. Konvergenzlähmung beiderseits. Periost- und Sehnenreflexe stark gesteigert. Patellarklonus beiderseits vorhanden. Babinsky beiderseits +, Oppenheim rechts +, links —. Leicht spastischparetischer Gang. Romberg —. Sensibilität o. B. Geringe geistige Regsamkeit.

Pat. erhielt vom 19. 6. bis 11. 8. 1920 10 Salv.-Inj. und nachstehende endolumbale Behandlung:

Dat.	Phase I	Pandy	Esb.	Lymph.	WR	end Dos.	Liquor
26. 6. 1920	zart. Ring	$+$	$0{,}2^0/_{00}$	2	—	0,5 mg	90 ccm
11. 7. 1920	„ „	$+$	$0{,}2^0/_{00}$	5	—	0,5 „	95 „
23. 7. 1920	„ „	$+$	$0{,}2^0/_{00}$	7	—	0,6 „	95 „
6. 8. 1920	0 — opal	—	$0{,}2^0/_{00}$	10 (gr. Z.)	—	0,6 „	95 „
27. 8. 1920	0	—	$0{,}2^0/_{00}$	4	—	0,75 „	100 „

Nach der ersten endolumbalen Behandlung trat eine ziemlich heftige zerebrale Reaktion (Kopfschmerzen, Nausea und zweitägiges Fieber) ein, während alle nachfolgenden Behandlungen reaktionslos verliefen. Unter der endolumbalen Behandlung traten keine Anfälle auf. Wenige Tage nach der ersten und zweiten Behandlung kam es noch einmal zu einem leichten Anfall; späterhin blieben die Anfälle gänzlich aus. Der Gang wurde wesentlich freier, die Mastdarmparese zeigte eine merkliche Besserung. Pat. fühlte sich erheblich frischer und frei von jeglichem Druckgefühl. Die geistige Regsamkeit kehrte wieder. Im Herbst 1921 stellte sich noch einmal bei der Defäkation ein leichter Anfall ein; seitdem ist Pat. dauernd frei geblieben. Dieser Erfolg dürfte neben der planmäßig fortgesetzten intravenösen und endolumbalen Salvarsanbehandlung sehr wahrscheinlich auch einer interkurrenten Fieberreaktion im September 1921 zuzuschreiben sein, die sich bei bestehendem Blasenkatarrh nach einer intravenösen Salvarsaninjektion von Dosierung 4 einstellte und in einer durchschnittlichen Höhe von 39,5⁰ C annähernd 3 Tage anhielt. Die Beobachtung einer günstigen Fieberwirkung war gerade im vorliegenden Falle besonders beachtenswert und auch für die Therapie im allgemeinen von prinzipieller Bedeutung, weil Pat. vor der endolumbalen Behandlung durch eine interkurrente Grippeerkrankung im Frühjahr 1919 trotz fortlaufender intravenöser Behandlung eine ganz erhebliche Verschlechterung erworben hatte. Offensichtlich sind endolumbale Salvarsanbehandlung und Fieberbehandlung bei der Spätsyphilis des ZNS dazu berufen, sich in ihrer Wirkung gegenseitig zu ergänzen.

Im Frühjahr 1922 kam es nach halbjähriger endolumbaler Pause zu einem leichten Rückfall, während der Liquor völlig normal blieb. Die vorliegende Meningoenzephalitis hatte demnach bereits eine so erhebliche Tiefe erreicht, daß sie durch die bisher angewendete geringe endolumbale Dosierung nicht genügend und nachhaltig erfaßt werden konnte. Eine Steigerung der endolumbalen Dosierung war wegen der myelitischen Komplikation bei einfacher endolumbaler Technik völlig ausgeschlossen. Bei der eingeleiteten Doppelpunktionsbehandlung mit 1,5—2,4 mg Neosalvarsan blieb indessen jede spinale Irritation aus. Nur eine neue Herxheimersche Reaktion, bestehend in einem dreitägigen Fieber und Kopfschmerzen machte sich geltend. Nach drei Doppelpunktionsbehandlungen mit gleichhoher Dosis in $2^1/_2$—3wöchigen Abständen kehrten die Krampfanfälle nicht wieder, während die geistige Frische des Patienten merklich zunahm. Die Doppelpunktionsbehandlung geschah hier in der Weise, daß in der oberen Bürette 20 ccm Liquor (inkl. Schlauchinhalt) mit 2 mg salvarsanisiert wurden; von der unteren Bürette wurden 40 ccm sehr langsam zum Rücklauf gebracht, während 35 ccm fortgegossen wurden. Bei so schweren Rückenmarksaffektionen, wie im vorliegenden Falle, soll die zerebrale Dosierung auch bei Doppelpunktionsbehandlung 2 mg (!) nicht überschreiten.

Der angeführte Fall ist noch dadurch bemerkenswert, daß jahrelange Allgemeinbehandlung keinen Stillstand der Krampfanfälle herbeizuführen vermochte, während die endolumbale Behandlung, trotzdem sie wegen der komplizierenden Myelitis nur in schwachen Dosen erfolgen konnte, die Wiederkehr der Krampfanfälle zunächst verhindert. Diese Beobachtung ist insofern von großer Wichtigkeit, als der normale Liquor für eine erheblich der Tiefe nach fortgeschrittene Liquordiffusion an den zerebralen Meningen sprach und damit die therapeutische Zugänglichkeit sehr zweifelhaft erscheinen ließ.

Wie in allen diesen Spätfällen, so wurden auch beim vorstehenden Falle bei jeder endolumbalen Behandlung 35—40 ccm Liquor in der Bürette zurückgelassen und nach Herausziehen der Nadel fortgegossen. Dadurch wurde ein Faktor der Krampferregung, nämlich die Liquordiffusion, in seiner Wirkung wesentlich abgeschwächt, während das dem Liquor beigemengte Salvarsan den zweiten Faktor der Krampferregung, nämlich die am zerebralen Herd vorhandenen Spirochäten schädigte. Im angeführten Falle ist noch erwähnenswert, daß sich die Krampfanfälle oft nach längerem und heftigem Drängen bei der äußerst erschwerten Defäkation einstellten; es erklärt sich dieses daraus, daß durch das Pressen eine wesentliche Steigerung des intraspinalen Druckes hervorgerufen wurde, die ein stärkeres Eindringen der Liquordiffusion in die betroffenen Rindenpartien zur Folge hatte.

Bei den Fällen von Konvexitätsmeningitis, bzw. Meningoenzephalitis ist besonders deshalb eine einwandfreie Technik der endolumbalen Behandlung am Platze, weil es sich hier meistens um Vorstadien der Metalues oder schon um rein metaluetische Prozesse handelt. Zur Sicherung des Behandlungsergebnisses empfiehlt sich eine regelmäßige endolumbale Weiterbehandlung zunächst in drei- bis viermonatlichen Abständen, um eventuellen Rezidivbildungen rechtzeitig entgegenzutreten. Ein guter Dauererfolg in der Gesundung der Meningen läßt sich aber nach den hiesigen Erfahrungen fast in allen Fällen sicher erreichen, selbst wenn die Liquor-WR anfänglich bei 0,2 ccm hartnäckig positiv bleibt.

Für gewöhnlich haben wir alle Fälle mit Konvexitätsmeningitis sofort endolumbal behandelt. Selbst ein Fall mit gleichzeitiger Vagusaffektion, der mit anfallsweisen Herzstörungen und heftigen Schwindelanfällen einherging, vertrug die Behandlung ohne nennenswerte Beschwerden und konnte etwa nach vierteljährlicher Behandlung wesentlich gebessert und mit normalem Liquor in ein Erholungsheim entlassen werden. Über das weitere Schicksal des Falles ist aber leider nichts bekannt. In einem anderen Falle von Konvexitätsmeningitis, bzw. Meningoenzephalitis, der gleichzeitig mit linksseitiger Vagusaffektion einherging, wurde die endolumbale Behandlung erst nach längerer Allgemeinbehandlung aufgenommen. Es handelt sich um einen älteren Patienten mit initialen Tabessymptomen (Blasenschwäche), der weiter unten bei Taboparalyse noch kurze Erwähnung finden soll.

Im großen und ganzen hielt sich die zerebrale Reaktion bei den Fällen mit Lues cerebri in erträglichen Grenzen mit Ausnahme derjenigen Fälle, wo es zu den näher beschriebenen Krampfanfällen kam. Letztere hatten jedoch eine gute Prognose, sobald durch Beseitigung des Trismus für eine unbehinderte Atmung Sorge getragen wurde. Nur in einem Falle beobachteten wir eine längere Fiebersteigerung, die erst am dritten Tage nach der endolumbalen Behandlung vorüberging und durch ihre ungewöhnliche Dauer einige Sorge verursachte. Der Erfolg der Behandlung war aber dementsprechend gut, so daß dieser Fall hier noch kurze Erwähnung finden soll.

Fall Nr. 1745. Ansteckung August 1907. Keine Allgemeinerscheinungen, keine Behandlung. 1913 Doppeltsehen auf dem rechten Auge. Seit Januar 1915 Kopfschmerzen, Benommenheit und gänzliches Versagen im Dienst. Die Lumbalpunktion auf der Nervenabteilung am 17. 3. 1915 ergab: Phase I trüb, Esb. 0,4⁰/₀₀, L. 277, WR + 0,5. Pat. machte dann vom 15. 3. bis Anfang August 1915 2 Hg-Salvarsankuren durch, unter denen sich das nervöse Krankheitsbild etwas besserte, aber nicht völlig zurückbildete. Pat. war immer noch leicht benommen, stark vergeßlich, konnte sich nicht recht orientieren und war unbrauchbar zu jeder geistigen Betätigung. Bei seinem hiesigen Zugang am 8. 9. 1915 ergab sich folgender Befund: Rechte Pupille etwas größer als links; beide reagieren prompt auf Licht und Konvergenz. Patellar- und Achillessehnenreflexe gesteigert, Sensibilität o. B., Romberg leicht positiv. Pat. machte einen schwer besinnlichen Eindruck, hat keinerlei Interesse für seine Umgebung, zeigt ein erheblich herabgesetztes Gedächtnis und klagt über dauernde Kopfschmerzen.

13*

Außer 4 Salvarsankuren vom 5. 9. 1915 bis 6. 1916 erhielt Pat. 7 endolumbale Behandlungen:

Dat.	Phase I	Pandy	Esb.	Lymph.	WR	end. Dos.		Liquormenge	
8. 9. 1915	zart. Ring	++	$0,35^0/_{00}$	9	0,5 +	1	mg	45	ccm
8. 10. 1915	,, ,,	++	$0,35^0/_{00}$	3	0,5 ±	1	,,	45	,,
10. 11. 1915	,, ,,	++	$0,25^0/_{00}$	4	0,5 +	1,2	,,	45	,,
8. 12. 1915	,, ,,	++	$0,25^0/_{00}$	3	1,0 +	1,3	,,	45	,,
3. 1. 1915	,, ,,	+	$0,25^0/_{00}$	7	—	0,13	,,	45	,,
26. 1. 1916	,, ,,	+	$0,25^0/_{00}$	9	—	0,13	,,	50	,,
31. 10. 1917	0 — opal	+	$0,25^0/_{00}$	4	—	1,2	,,	75	,,

Etwa 3 Stunden nach der ersten endolumbalen Behandlung stellte sich bei dem Pat. neben Zunahme der Kopfschmerzen Fieber bis auf 40° Cels. ein, das $2^1/_2$ Tage anhielt. Pat. war während der Zeit leicht benommen, reagierte aber gut auf Anruf und meldete sich zu den gewöhnlichen Bedürfnissen. Die Besorgnis, daß ein septischer Fehler bei der Behandlung unterlaufen war, erwies sich jedoch als unbegründet. Am Abend des 3. Tages ging das Fieber herunter und machte einem allgemeinen Wohlbefinden Platz. Als Pat. am anderen Tage aufstand, war er vollkommen klar und frei von jeglichen Beschwerden. Gedächtnis und Orientierung waren wieder völlig einwandfrei. Pat. fühlte sich wie aus einem langen Schlafzustande erwacht und war kurz danach in der Lage, seinen Dienst in vollem Umfange wieder aufzunehmen. Mehrjährige Kontrolle bestätigte den Dauererfolg.

Auch dieses Beispiel zeigt, daß man mit der intravenösen Salvarsanbehandlung oftmals über eine gewisse Grenze des therapeutischen Erfolges nicht hinauszugelangen vermag, während eine einzige endolumbale Behandlung die restlichen Störungen mit einem Schlage beseitigt. Auf der anderen Seite ist der vorstehende Fall auch ein Beispiel dafür, daß selbst ein nahezu dreitägiges hohes Fieber nach der endolumbalen Behandlung noch keinen Anlaß zur Beunruhigung bietet. Sobald man sich seiner Asepsis absolut sicher ist, so kann man bei länger dauernden Fiebersteigerungen auf eine stärkere Herxheimersche Reaktion schließen, auf die auch ein guter therapeutischer Erfolg zu erwarten ist.

Die Erfahrung hat gelehrt, daß das Zustandekommen von Herxheimerschen Reaktionen sowohl von der Tiefe des Prozesses als auch von der Größe der endolumbalen Dosierung abhängig ist. Bei oberflächlichen meningealen Entzündungen ist meistens nur bei der ersten endolumbalen Behandlung mit einer Herxheimerschen Reaktion zu rechnen, während sie bei den späteren Behandlungen trotz erheblicher Steigerung der endolumbalen Dosierung ausbleibt. Auf der anderen Seite ist bei tieferen meningealen Entzündungen und ganz besonders bei der Meningoenzephalitis, wo bereits Spirochäten mit der Liquordiffusion ins Parenchym eingedrungen sind, eine Wiederholung und eventuell auch eine Vertiefung der Herxheimerschen Reaktion gar nichts Seltenes. Dies ist besonders dann der Fall, wenn man von der einfachen endolumbalen Methode zur Doppelpunktion übergeht und mit der Dosierung ansteigt. Mit ihrer Zunahme, die, wie oben ausgeführt, das Zehnfache und mehr betragen kann, werden auch tiefere Krankheitsherde zugänglich und damit auch die Auslösung erneuter Herxheimerscher Reaktionen gefördert. Die Fiebersteigerung setzt für gewöhnlich schon nach 4—6 Stunden ein; gleichzeitig oder wenig später können sich klinische Symptome entsprechend der jeweiligen Krankheitslokalisation oder auch eine Vertiefung des vorliegenden Krankheitsbildes einstellen. Bei der tiefen Meningoenzephalitis wie auch bei der Paralyse und ihren Vorstadien erfolgt der Eintritt der Herxheimerschen Reaktion gelegentlich auch erst zwei Tage nach der endolumbalen Behandlung. Es wurde dieses auch bei schon mehrfach endolumbal behandelten Fällen beobachtet, nachdem eine besonders hohe Dosierung (5 mg) mittels Doppelpunktion verabfolgt worden war. Bei der Paralysebehandlung werden wir hierauf noch zurückkommen.

c) Die Behandlung der zerebralen Gefäßsyphilis.

Die Fälle mit apoplektiformen Insulten können sowohl unmittelbar nach dem Anfall, wie auch erst längere Zeit danach eine endolumbale Behandlung benötigen. Bei einem Teil dieser Fälle sind die meningealen Entzündungsvorgänge außerordentlich gering. In einem oben näher beschriebenen Falle hatten wir ein Jahr vor dem Exitus an Apoplexie 30 Lymph. im Kubikmillimeter, im übrigen aber einen fast normalen Liquor nachweisen können. Die Sektion ergab außer einem geplatzten Aneurysma der Art. fossae sylvii keinerlei meningeale Veränderungen. Ähnlich lagen die Verhältnisse auch in zahlreichen anderen Fällen. Nach den hiesigen Beobachtungen hat über die Hälfte der Fälle nach Aufhörung der Blutung einen nahezu oder völlig normalen Liquor aufzuweisen. Die SR ist in wenigstens 70% der Fälle negativ. Die syphilitische Ätiologie ergibt sich für gewöhnlich aus der Vorgeschichte, die eine frühere Infektion nachweist und aus dem Umstande, daß sich der Patient zwischen dem 25. und 50. Lebensjahre befindet. Der Umfang des Prozesses — häufig nur ein Aneurysma — ist so klein, daß pathologische Liquorwerte wesentlicher Art nicht zu erwarten sind.

Wo keine sonstigen meningealen Veränderungen vorhanden sind, bilden sich die Fälle ohne eine nennenswerte spezifische Behandlung zurück. Der schließlich zurückbleibende Funktionsausfall richtet sich natürlich nach dem Umfang der Blutung. Oft heilen die Fälle auch nach einer Hg- oder Salvarsankur oder auch nur nach kurzer Jodbehandlung mit dem entstandenen Ausfall aus, ohne spätere Rückfälle zu bekommen. Nach den bisherigen Beobachtungen bilden in solchen Fällen 1—2 Salvarsankuren mit gleichzeitiger Jodzufuhr ein völlig ausreichendes Behandlungsmaß. Die Fälle von zerebraler Halbseitenlähmung mit normalem oder fast normalem Liquor bilden ein so häufiges Vorkommnis, daß die kurze Anführung eines Beispiels genügen dürfte.

Fall 326. Ansteckung 1901. Im Oktober 1901 eine Schmierkur. Am 5. 7. 1911 Schlaganfall. Pat. wurde gleich nach dem Anfall ins Lazarett aufgenommen, wo am nächsten Tage das Bewußtsein wiederkehrte. Die rechte Seite war gelähmt. Kopf war leicht klopfempfindlich. Pupillen o. B. Hirnnerven unbeteiligt. Rechter Arm, rechtes Bein können selbsttätig nicht bewegt werden. Periost- und Sehnenreflexe gesteigert. Sensibilität o. B. SR 8. 7. 1911 negativ. Liquor normal. Unter 10 Kalomelinj. (vom 16. 7. bis 4. 9. 1911) Wiederkehr der Beweglichkeit des rechten Armes in mäßigem Grade, Hand noch unbeweglich. Rechtes Bein in allen Gelenken etwas beweglich. Vom 1. 9. bis 2. 10. 1911 5 Salv.-Inj. und nebenher ausgiebige medikomechanische Behandlung und Elektrisieren. Ende Oktober 1911 gute Beweglichkeit des rechten Beines bis auf Ausfall der Peronealmuskulatur. Geim Gehen Schleifen des rechten Fußes und schnelle Ermüdbarkeit. Hebung des rechten Armes erreicht nicht die Horizontale. Bewegung im Ellbogengelenk auf ein Drittel beschränkt. Am Handgelenk Streckung und Supination sehr gering. Funktion der Fingerstrecker fehlt. Wesentliche Besserung wurde auch späterhin nicht mehr erzielt. Pat. wurde bisher 9 Jahre hindurch fortbeobachtet, ohne daß eine erneute spezifische Behandlung stattfand.

Der Fall ist typisch für eine Blutung in die innere Kapsel bei einer umschriebenen spätsyphilitischen Gefäßerkrankung des Gehirns. Die Prognose ist, wie auch Nonne angibt, in der überwiegenden Mehrzahl der Fälle quoad vitam gar nicht so ungünstig, im wesentlichsten ist sie vom Umfange der Blutung abhängig.

Gelegentlich begegnet man aber auch Fällen mit rezidivierender Blutung, weil zahlreiche Miliaraneurysmen vorhanden sind; durch diese wird natürlich die Aussicht auf Erhaltung des Individuums beeinträchtigt (s. u.). Gar nicht selten ist auch die zerebrale Gefäßlues mit mehr oder wenigen ausgiebigen meningealen Entzündungsvorgängen kompliziert. Für gewöhnlich handelt es sich dann aber nicht mehr um gummöse, sondern um diffuse infiltrative Prozesse sekundären Charakters, die infolge von bereits eingetretenen Liquordiffusionsvorgängen in der Pia für Allgemeinbehandlung mehr oder weniger unzugänglich geworden sind. Infolge dieser pialen Diffusionsvorgänge sind meist auch die Gefäßveränderungen therapeutisch schwer angreifbar. Trotz fortlaufender energischer Allgemeinbehandlung über Jahre hin stellen sich zunächst Ohnmachtsanfälle ein, die, wie die Punktion erweist, auf Blutungen beruhen. Schließlich kommt es zur schweren Apoplexie. Ein derartiger Fall, der hier im schwersten Koma noch endolumbal behandelt wurde, findet sich oben mitgeteilt (s. S. 51). Er ging trotz des schweren Korsakoffschen Symptomenkomplexes, der sich nach der Blutung einstellte, und mehrere Monate anhielt (Meningitis serosa infolge Liquoreinbruchs), unter der ausreichenden endolumbalen Behandlung in völlige Heilung über. Der Fall war über 2 Jahre intensiv und ohne längere Unterbrechung kombiniert behandelt worden; bei Eintritt des Schlaganfalls befand er sich in einer neuen planmäßigen Kur. Das Auftreten der Hirnblutung ist keineswegs eine Gegenanzeige gegen die endolumbale Behandlung, sie ist vielmehr in zahlreichen Fällen die einzige Handhabe, um das entfliehende Leben zu retten und den schließlich übrig bleibenden Funktionsausfall in mäßigen Grenzen zu halten.

Die Hirnblutung wird in Kombination mit der syphilitischen Meningitis vom frischen Stadium ab bis etwas über das erste Jahrzehnt der Erkrankung hinaus beobachtet. Einige Fälle, die hinsichtlich der endolumbalen Therapie besondere Erfahrungen dartun, seien hier kurz mitgeteilt. Der erste Fall gehört dem frischen Stadium an; er zeigt eine mehrfach erhobene Beobachtung, daß nämlich eine etwas zu klein dosierte endolumbale Behandlung, die in der Entwicklung begriffene Apoplexie nicht mehr aufzuhalten vermag.

Fall 5888. Ansteckung 25. 2. 1918. Zugang 10. 4. 1918 mit stark sklerotischer Phimose und allgemeiner Drüsenschwellung. Noch keine Allgemeinerscheinungen. Behandlung 11. 4. bis 9. 6. 1918. 8 Salv.-Inj. (2,6 g) und 15 Hg salic. SR vom 16. 4. 1917 bis 2. 5. 1918 positiv und vom 13. 5. ab dauernd negativ.

Seit 25. 7. 1918 dauernd heftige Kopfschmerzen. Der sehr gleichgültige Patient stellt ˙sich aber nicht zur vorgeschriebenen Nachuntersuchung und Nachbehandlung. Am 29. 8. wegen äußerst heftiger Kopfschmerzen und zeitweiliger Benommenheit auf der Nervenabteilung aufgenommen. Pat. windet sich vor Schmerzen im Bett. Kopf stark klopfempfindlich. Reflexe stark gesteigert. Leichte Nackenstarre. Sonstiges ZNS o. B. Punktion ergibt: Ph. I +, L. 192, Pandy +++, Druck über 400, WR 1,0 +. Am 6. 9. in meiner Abwesenheit auf hiesiger Abteilung mit 1,35 mg endolumbal behandelt. Liquorbefund: Ph. I trüb, Pandy milchig, L. 541, Esb. 9. WR 0,5 ++++. 2 Tage später über Nacht rechtsseitige Halbseitenlähmung. Rechter Fazialis nicht so gut innerviert wie linker. Zunge weicht nach rechts ab. Sprache langsam und schwerfällig. Beim Sprechen der Paradigmata zuweilen artikulatorische Störungen. Rechter Arm kann nicht über die Horizontale erhoben werden, nur in Supination etwas Beugung. Auch die übrigen Muskelgruppen paretisch. Tonus der Muskulatur im rechten Arm und Bein gegenüber links erhöht. Rechts spastischparetischer Gang. Sehnenreflexe rechts gesteigert, Patellar- und Fußklonus. Babinski rechts angedeutet, Oppenheim negativ. Sensibilität am rechten Arm und Bein und am Rumpf etwa von der rechten Brustwarzenlinie an abwärts für alle Qualitäten herabgesetzt. Sonst o. B. So fand ich den Patienten fast unverändert noch vor, trotzdem er vom 26. 8. bis 26. 9. 5 Salv.-Inj. (1,8) und Kal. jodat. bekommen hatte. Der Kranke konnte den rechten Arm nicht gebrauchen und sich nicht selbständig im Bett aufrichten. Auf beiden Seiten unterstützt, konnte er mit dem rechten Bein einige schleppende und unsichere Schritte ausführen. Die letzte Punktion, die vor meiner Rückkehr vom Urlaub ohne endolumbale Behandlung vorgenommen worden war, hatte bereits Rückgang der Liquorveränderungen, jedoch noch ohne Besserung der Funktion ergeben: Phase I dtl. Ring, Pandy $+++$, Esb. 0,35°/$_{00}$, L. 33, WR 0,5 $+++$. Die erste endolumbale Behandlung mit großer Dosierung fand am 23. 10. 1918 statt. Phase I dtl. Ring, Pandy $+++$, Esb. 0,35°/$_{00}$, L. 77, WR 0,5 $+++$, end. Dos. 1,8 auf 60 ccm Liquor. Es stellte sich danach Fieber und Kopfschmerzen ein, die über einen Tag anhielten. Am 25. 10. konnte Pat. bereits den rechten Arm und das rechte Bein ausgiebig bewegen. Die nächste endolumbale Behandlung fand am 6. 11. 1918 statt. Phase I dtl. Ring, Pandy $+$, L. 24, WR 1,0 $++$, end. Dos. 1,8 mg auf 60 ccm Liquor. Darauf kehrte die Funktion des rechten Armes und rechten Beines fast in vollem Umfange zurück. Innerhalb von 10 Tagen konnte Pat. allein ausgehen. Der Gang wurde bis auf kaum merkliches Schleppen des rechten Fußes (Parese der Peronealmuskulatur) völlig normal. Der Kranke hielt danach jede weitere Behandlung für überflüssig und entzog sich während der Revolutionswirren durch Abreise in die Heimat jeder weiteren Kontrolle.

Da die meningealen Entzündungserscheinungen im vorliegenden Falle noch nicht beseitigt waren, so ist in absehbarer Zeit mit Fortentwicklung und weiterer Verschleppung der noch zurückgebliebenen Krankheitsherde zu rechnen. Nach mehreren Beobachtungen gleicher Art ist der Eintritt von Metalues in spätestens 3—4 Jahren zu erwarten. Erfolgt noch eine bessere Allgemeinbehandlung, so ist Tabes, im anderen Falle aber Paralyse der wahrscheinliche Ausgang (s. oben Fall 1409 und ferner unten bei Tabes und Paralyse). Im nachstehenden Falle handelt es sich um ältere und zwar multiple zerebrale Gefäßveränderungen.

Fall Schtt. Ansteckung 1910. Im Sekundärstadium mit 10 Hg- und 1 Salvarsaninjektion behandelt, danach latent. Im Februar 1918 Schlaganfall mit nachfolgender Halbseitenlähmung rechts. Im Mai/Juni 1918 10 Salvarsaninjektionen $+$ 10 Hg salic. Hierunter bildeten sich die Paresen bis auf geringe Funktionsstörungen zurück. Der psychische Ausfall blieb jedoch so beträchtlich, daß Pat. zu jeder geistigen Betätigung unfähig war. Neuerliche Schwindelanfälle, Kopfschmerzen und Zunahme der Paresen am rechten Bein im Frühjahr 1919 veranlaßten mehrere Jodkalikuren und den hiesigen Zugang des Pat. am 10. 9. 1919. Die Untersuchung ergab Reste einer Halbseitenlähmung rechts, beschränkte Gebrauchsfähigkeit des rechten Armes, trophische Störungen der Streckmuskulatur an Oberarm, Unterarm und Hand und leichtes Schleppen des rechten Fußes beim Gehen. Die Reflexe waren beiderseits erhöht, besonders rechts, Babinski und Oppenheim negativ, Pupillen o. B., Intelligenz zeigt merkliche Schwächen, das Erinnerungsvermögen verschiedentliche Lücken.

Pat. erhielt dann ambulant nachstehende Behandlung, zu welcher er von außerhalb nach Kiel kam: 18. 6. bis 30. 7. 1919 7 Salv.-Inj. und Kal.-Jod. und nachstehende endolumbale Behandlung:

Dat.	Phase I	Esb.	Lymph.	WR	End. Dos.	Liquormenge
16. 6. 1919	dtl. Ring	0,35°/$_{00}$	20	0,5 $+$	0,75 mg	60 ccm
16. 7. 1919	„ „	0,3 °/$_{00}$	10	1,0 $+$	1,35 „	60 „
17. 8. 1919	zart. Ring	0,3 °/$_{00}$	8	1,0 $+$	1,8 „	70 „

Die Pause zwischen der ersten und zweiten endolumbalen Behandlung mußte etwas länger als üblich genommen werden, weil die erste Behandlung, welche sich infolge schlechten Liquorabflusses sehr in die Länge zog, den Patienten etwas angestrengt hatte. Mit der endolumbalen Dosierung wurde außerdem sehr langsam angestiegen, um einer eventuellen spinalen Irritation vorzubeugen.

Schon nach der zweiten endolumbalen Behandlung fühlte sich Pat. freier im Gebrauch der betroffenen Gliedmaßen und wurde auch geistig regsamer. Ein weiterer Fortschritt wurde nach der dritten endolumbalen Behandlung erzielt. 10 Tage nach dieser stellte sich jedoch aus vollkommenem Wohlbefinden heraus ein neuer Schlaganfall ein, dem der Pat. in seiner Heimat binnen 36 Stunden erlag.

Die Mitteilung des Falles ist aus zwei Gründen zweckmäßig, einmal, um auf die Notwendigkeit einer stationären Behandlung bei allen Fällen mit vorausgegangenem apoplektiformen Insult und fortbestehenden Liquorveränderungen hinzuweisen. Wahrscheinlich hätte sich der neue Schlaganfall auch bei stationärer Behandlung — beim Heilungsgange der Gefäßveränderungen — eingestellt, aber der unglückliche Ausgang hätte sich nach den sonstigen Erfahrungen (s. oben Fall Sr. S. 51!) wohl verhindern lassen. Zum zweiten erscheint es bei den apoplektiformen Insulten ratsam, sofort mit großen Dosen (2—4 mg mittels Doppelpunktion) und in möglichst kurzen Intervallen, d. h. nicht über 14 Tage zu behandeln. Dadurch, daß sich der Abheilungsprozeß möglichst schnell abspielt, scheint die Gefahr einer zweiten Blutung sehr verkleinert zu werden. Um spinalen Reizungen zu begegnen, empfiehlt es sich, bei allen Doppelpunktionen mit hoher Dosierung die Patienten nicht vor dem dritten Tage nach der Behandlung aufstehen zu lassen und 2 mg als zerebrale Dosierung nicht zu überschreiten.

Auch noch ein weiterer, zur Zeit noch in Behandlung befindlicher Patient bietet therapeutisch einiges Interesse. Seine Allgemeinbehandlung vor der endolumbalen Behandlung war sehr umfangreich, ohne daß die nach Ablauf des apoplektischen Insults fortbestehende Meningoenzephalitis nennenswert gebessert wurde.

Fall Sd. Ansteckung Sommer 1909. 1909/10 und 1911 je 1 Hg-Kur. Am 21. 7. 1913 Schlaganfall mit nachfolgender schwerer Lähmung der linken Seite. Auf Hg-Salvarsankur im Herbst 1913 weitgehende Besserung. Pat. konnte am Stock gehen, den linken Arm aber nicht gebrauchen. Im Herbst 1914 erster Krampfanfall mit Bewußtseinsstörung, Zyanose und klonischen Zuckungen der linken Seite. Die Anfälle wiederholten sich in den nächsten Jahren alljährlich 3—5mal in verschiedener Schwere und Zeitdauer. Im letzten Halbjahr hatten sie an Häufigkeit und Tiefe zugenommen. Die Allgemeinbehandlung bestand seit 1913 in nachstehenden Kuren:

Herbst 1913	6	Salv.• und	10	Hg-Inj.
Herbst 1915	6	„ „		Schmierkur,
Herbst 1915	6	„ „	10	Hg-Inj.
Frühjahr 1916	6	„ „	10	„
Herbst 1916	6	„ „	10	„
Frühjahr 1917	6	„ „	10	„
Herbst 1917	6	„ „	10	„
Frühjahr 1918	7	„ „	10	„
Sommer 1919	7	„ „	10	„

Beim hiesigen Zugang am 8. 10. 1919 ergab sich folgender Befund: Pupillen und Augenhintergrund o. B. Linker Arm und rechtes Bein stark paretisch. Linke Hand befindet sich in leichter Krallenstellung. Hand- und Fingerbeuger intakt. Strecker nur wenig beweglich und stark atrophisch, Supination gering. Linkes Bein zeigt atrophische Strecker und gelähmte Peronei. Beim Gehen wird der linke Fuß stark geschleift. Knochen- und Sehnenreflexe stark erhöht, besonders links. Patellar- und Fußklonus. Sensibilität o. B., keinerlei Intelligenzstörungen.

Vom 12. 10. bis 15. 12. 1919 erhielt der Kranke in fünftägigen Abständen 15 Silbersalvarsaninjektionen (0,15 bis 0,25) und vom 23. 2. bis 8. 5. 1920 12 Salvarsan-Natriuminjektionen in 8—10tägigem Abstande, daneben Kal. Jod. Endolumbale Behandlung:

Dat.	Phase I	Pandy	Esb.	Lymph.	WR	end. Dos.	Liquor
9. 10. 1919	dtl. Ring	+++	0,35$^0/_{00}$	10	0,2 ++++	1,0 mg	68 ccm
23. 10. 1919	„ „	+++	0,35$^0/_{00}$	7	0,2 ++++	1,35 „	70 „
4. 11. 1919	„ „	++	0,3 $^0/_{00}$	8	0,2 ++++	1,8 „	80 „
25. 12. 1919	„ „	++	0,3 $^0/_{00}$	6	0,2 ++++	1,35 „	73 „
9. 1. 1919	zart. Ring	++	0,3 $^0/_{00}$	5	0,2 +++	1,5 „	72 „
24. 2. 1920	dtl. Ring	+++	0,3 $^0/_{00}$	11	0,2 +−+	1,35 „	84 „
9. 3. 1920	zart. Ring	+++	0,3 $^0/_{00}$	13	0,2 +++	1,35 „	83 „
30. 3. 1920	„ „	++	0,3 $^0/_{00}$	17	0,2 +++	1,35 „	.83 „
14. 4. 1920	„ „	+	0,25$^0/_{00}$	9	0,2 +−		
					0,5 ++	1,35 „	85 „
27. 4. 1920	„ „	+	0,25$^0/_{00}$	6	0,8 ++	1,35 „	87 „
18. 5. 1920	„ „	+	0,25$^0/_{00}$	5	1,0 ++ (+)	1,35 „	85 „
8. 6. 1920	„ „	±	0,25$^0/_{00}$	5	1,0 −	1,35 „	87 „
29. 6. 1920	opal	±	0,25$^0/_{00}$	6	1,0 −	1,35 „	83 „
20. 7. 1920	0 − opal	±	0,25$^0/_{00}$	3	1,0 −	1,35 „	84 „

Der Liquorabfluß war jedesmal trotz gutsitzender Kanüle sehr schlecht, er wurde offenbar durch Vorlagerung von Arachnoidealplatten sehr behindert, wie wir es nur noch in drei anderen Fällen beobachtet haben. Im Liquor fanden sich auch häufig Arachnoidealzellen. Der Kranke mußte bei der Behandlung mehrfach in sitzende Stellung aufgerichtet werden, um die nötigen Liquormengen zu erzielen. Hierbei werden dann häufig Nervenschmerzen beobachtet, welche auf die Zerrung des zusammengezogenen Lumbalsackes an den sensiblen Wurzeln zurückzuführen sind.

Bei den beiden ersten Behandlungen erfolgte außer einer eintägigen Appetitstörung keine nennenswerte zerebrale Reaktion, obgleich nach den oben berichteten Erfahrungen mit dem Eintritt von Krampfanfällen gerechnet wurde. Erst nach der dritten endolumbalen Behandlung, bei der zum ersten Male mit höherer Dosis und Liquormenge gearbeitet wurde, stellte sich 8 Stunden später ein 5 Minuten anhaltender Krampfanfall ein, dessen Vorboten vom Kranken richtig gemeldet wurden. Bald danach kam es auch zum Erbrechen, das am ersten Tag nach der endolumbalen Behandlung anhielt. Dieses wiederholte sich auch bei den späteren endolumbalen Behandlungen, und zwar stellte es sich auffallenderweise immer erst am nachfolgenden Tage ein. Für gewöhnlich ist die Übelkeit und das Erbrechen bereits 6—8 Stunden nach der endolumbalen Behandlung zu erwarten, beide halten aber selten länger wie einen halben Tag an. Der späte Eintritt der Übelkeit im vorliegenden Falle hängt sehr wahrscheinlich mit den schwierigen Liquorentnahmeverhältnissen bei dem Patienten zusammen.

Dem Erbrechen kommt, wie bereits oben ausgeführt, für gewöhnlich nicht die Bedeutung einer zerebralen Herxheimerschen Reaktion zu. Es kann sich auch bei normaler Pia einstellen. Gleichwohl begegnet man, besonders bei der Taboparalyse und ihren Vorstadien, gar nicht so selten Fällen, bei denen der Brechreiz unter der endolumbalen Behandlung nach einer Reihe von Behandlungen trotz starker Einschränkung der Dosierung, und zwar bei Doppelpunktion, ständig zunimmt. Verschiedentlich waren es Fälle, bei denen der Vagus affiziert war. Es macht hier durchaus den Eindruck, als ob das sich einstellende zerebrale Erbrechen nicht auf einer Herxheimerschen Reaktion, sondern auf einer chemischen Irritation des Brechzentrums durch das rein zerebral applizierte Salvarsan beruhte. Das Zustandekommen einer derartigen Reizung wird offenbar durch fortbestehende oder auch abgelaufene Krankheitsvorgänge in der genannten Lokalisation begünstigt. Der Krampfanfall ist an sich keinesfalls als ein ungünstiges Zeichen auszulegen; er spricht im Gegenteil dafür, daß das endolumbal einverleibte Salvarsan in wirksamer Konzentration an den Krankheitsherd hingelangt ist. Der Erfolg der bisherigen Behandlung zeigt sich nicht nur in dem Ausbleiben der Krampfanfälle, sondern auch in dem Umstande, daß das Angstgefühl und die Unsicherheit des Pat. sich allmählich völlig verloren haben. Die Besserung der Eiweiß- und Wassermannwerte im Liquor ließen die Prognose in einem günstigen Lichte erscheinen, so daß zur Unterstützung des Heilerfolges neben der fortlaufenden Chemotherapie eine Fieberbehandlung mit Natr. nucleinicum eingeleitet wurde. Sie wurde aber vom Patienten außerordentlich schlecht vertragen, obgleich die Fieberreaktionen nicht über 38,5° C hinausgingen. Neben starkem Schwächezustand machten sich auch wieder Angstgefühle geltend. Der Liquor-Wassermann wurde wieder stark positiv. Nach diesen Erfahrungen wurde im vorliegenden Falle von der Fortsetzung der Fieberbehandlung wieder Abstand genommen. Unter der fortgeführten endolumbalen Therapie mittels Doppelpunktion blieben die Anfälle bis August 1922, wo der Patient entlassen wurde, dauernd fort. Der positive Liquor-Wassermann ließ sich infolge großer Unregelmäßigkeiten in der Behandlung nicht mehr völlig beseitigen, so daß späterhin, etwa in Jahresfrist, ein Rückfall zu erwarten ist.

Die Behandlung der apoplektiformen Hirnlues entspricht nach den mitgeteilten Beobachtungen im großen und ganzen derjenigen der syphilitischen Meningitis, nur mit dem Unterschied, daß die zerebrale Gefäßlues möglichst sofort mit hohen endolumbalen Dosen behandelt werden muß.

Der Eintritt von Krämpfen bei der Hirnlues ist keinesfalls eine Gegenanzeige gegen die endolumbale Behandlung. Zur Bekämpfung der zu erwartenden Erscheinungen müssen jedoch die notwendigen Vorbereitungen getroffen werden. Bei schwerer Zyanose ist der Trismus zu beseitigen und eventuell künstliche Atmung zu machen. Zur subkutanen Einspritzung muß Digalen zur Hand sein. Bei schweren Fällen ist es ratsam, trotz der vorhandenen Schwierigkeiten eine intravenöse Salvarsaninjektion (Dosierung 3 Neosalvarsan) zu geben, weil dadurch erfahrungsgemäß die Herxheimersche Reaktion und damit auch der Anfall verkürzt wird. Bei Wiederkehr von Krämpfen bei der endolumbalen Behandlung muß noch durch Beschränkung des Liquorrücklaufes — reichlich ein Drittel der entnommenen Liquormenge (25—50 ccm) soll fortgegossen werden — eine Vermeidung jeglichen spinalen Überdruckes angestrebt werden, damit keine Zunahme der Liquordiffusion ins Rindenparenchym stattfinden kann.

d) Die Behandlung der spinalen, bzw. zerebrospinalen Syphilis.

Außer der umschriebenen Myelitis gelangen oft ausgebreitete meningitische Prozesse am Rückenmark zur Behandlung, die zumeist auch noch mit zerebralen Prozessen einhergehen. Manchmal können die Fälle als Vorstadien der Taboparalyse angesprochen werden; in anderen Fällen handelt es sich um Pseudotabes oder um myelitische Lokalisationen mit zerebralen Prozessen. Je nach Art der spinalen Veränderungen muß die endolumbale Dosierung mehr oder weniger niedrig bemessen werden, um die Gefahr einer spinalen Irritation zu vermeiden. Erst nachdem man sich mit 2 oder 3 endolumbalen Behandlungen mit sehr kleiner oder steigender Dosierung in den einzelnen Fall hineingearbeitet hat, kann man beim Ausbleiben jeglicher spinaler Reizerscheinungen allmählich zu etwas höheren Dosierungen übergehen. Einige Beispiele werden den Stand der bisherigen Erfahrungen wiedergeben.

Fall 2761. Ansteckung 1908. Zunächst nur lokale Behandlung, weil Allgemeinerscheinungen fehlten. 1910 wegen Alopecia specifica (pathognomisch für meningeale Syphilis!) eine Schmierkur in Prag. 1912 im Latenzstadium eine Salvarsaninjektion. Pat. leidet seit Ende 1915 an häufigen Kopfschmerzen, Schwindelanfällen und leichter Benommenheit, seit Ende März angeblich nicht mehr arbeitsfähig. Ist angeblich stark vergeßlich, kann sich nicht konzentrieren. Die Schwindelanfälle haben in den letzten Monaten allmählich zugenommen, sind besonders heftig beim Blick nach oben. Fällt beim Rasieren angeblich nach der linken Seite hinüber. Befund am 24. 4. 1916: Kopf nicht klopfempfindlich, linke Pupille weiter als rechte, entrundet. Lichtreaktion beiderseits sehr träge, besonders links; Konvergenzreaktion besser. Patellar- und Achillessehnenreflex beiderseits gesteigert, desgleichen Periostreflexe an beiden Armen. Bauchdecken- und Kremasterreflex beiderseits vorhanden, Sensibilität o. B. Knie-Hackenversuch nicht ganz sicher,

Romberg leicht positiv, Oppenheim und Babinski negativ. SR negativ. Die allgemeine Behandlung umfaßte 4 Kuren:

1. Kur vom 29. 4. bis 8. 6. 1916 7 Salv.-Inj. + Kal. jod.
2. „ „ 22. 8. „ 28. 9. 1916 6 „
3. „ „ 15. 1. „ 20. 3. 1917 8 „
4. „ „ 18. 6. „ 15. 9. 1917 8 „

SR dauernd negativ. Der Fall ist dadurch bemerkenswert, daß die Schwindelanfälle unter der endolumbalen Behandlung und zwar von der zweiten ab eine deutliche Zunahme aufwiesen, und daß sich kontinuierliche heftige, neuralgische Schmerzen in allen großen Gelenken, besonders an der oberen Extremität, einstellten. Es war deshalb die Frage, ob man endolumbal weiterbehandeln sollte. Entweder handelte es sich bei diesen Neuralgien um eine spinale Irritation oder um eine Herxheimersche Reaktion. Da keine Blasen- und Mastdarmfunktionsstörungen zu verzeichnen waren, keine gastrischen Krisen oder myelitische Erscheinungen zutage traten, und auch trotz einmonatlicher endolumbaler Behandlungspause sich keine Besserung der Neuralgien bemerkbar machte, so wurde die endolumbale Behandlung planmäßig fortgesetzt mit dem Erfolg, daß die Beschwerden allmählich milder wurden und zugleich mit den Schwindelanfällen Ende August 1917 ganz verschwanden. Die endolumbale Pause im Juni wurde durch eine antirheumatische Behandlung ausgefüllt, die aber an dem Zustand nicht das geringste änderte. Die Wiederaufnahme der endolumbalen Behandlung am 2. 7. 1916 geschah zunächst etwas zaghaft, führte jedoch nach drei Injektionen zum vollen Erfolg. Ende August 1917 wurde Pat. beschwerdefrei und dienstfähig in ambulante Behandlung entlassen. Übersicht über die endolumbale Behandlung:

Dat.	Phase I	Pandy	Esb.	Lymph.	WR	end. Dos.	Liquor
24. 4. 1916	dtl. Ring	++	0,35⁰/₀₀	41	0.2 +++	1 mg	45 ccm
10. 5. 1916	zart. Ring	++	0,25⁰/₀₀	27	0.2 +±	1,4 „	50 „
31. 5. 1916	opal	++	0,25⁰/₀₀	21	0.2 +++	1,25 „	50 „
2. 7. 1916	„	+	0,2 ⁰/₀₀	8	0.2 +±	1,2 „	50 „
4. 8. 1916	„	+	0,2 ⁰/₀₀	4	0,5 +±	1,3 „	60 „
20. 8. 1916	„	+	0,2 ⁰/₀₀	8	0,5 +±	1,35 „	60 „
13. 9. 1916	„	+	0,2 ⁰/₀₀	26	0,5 +±+	1,35 „	60 „
29. 9. 1916	0 — opal	±	0,2 ⁰/₀₀	4	1.0 ±+	1,8 „	80 „
8. 11. 1916	„	+	0,2 ⁰/₀₀	10	1.0 —	1,8 „	80 „
24. 6. 1917	„	—	0,2 ⁰/₀₀	0	1.0 —	1,35 „	68 „
1. 2. 1918	„	—	0,2 ⁰/₀₀	1	1.0 —	1,2 „	67 „

Der Fall kam im großen und ganzen ziemlich frühzeitig zur Ausheilung. Pat. blieb dauernd beschwerdefrei und voll arbeitsfähig. Auch die letzten beiden Liquorkontrollen im Juni 1917 und Februar 1918 in der obigen Übersicht erweisen die Dauerhaftigkeit des Behandlungserfolges.

Im nächsten Falle war die spinale Affektion erheblicherer Natur.

Fall 4268. Ansteckung Anfang August 1917. Wurde privat mit drei Kuren behandelt: 1. Kur von Oktober bis November 1917 mit 8 Salv.- und 16 Kalomelinj. SR angeblich positiv. Im Januar 1918 heftige Kopfschmerzen, Schwindelanfälle und Hörstörung beiderseits. 2. Kur Februar/März 1918 7 Salv.- + 15 Kalomelinj. SR negativ, Kopfschmerzen verschwanden, Hörstörung gebessert. 3. Kur September 1918 6 Salv.- + 12 Kalomelinj. SR negativ. Nach dem ersten Anschein zu urteilen, ist der Fall recht gut behandelt. Der Schwund der Kopfschmerzen, die Besserung des Gehörs und der Schwindelanfälle und die nachhaltig negative SR schienen einen guten Erfolg zu versprechen. Die Versäumnis der Punktion und einer rechtzeitigen endolumbalen Behandlung ließen aber kaum ein halbes Jahr später eine schwere spinale Lues hervortreten. Bereits im Januar 1919 bemerkte Pat. Schwäche und Müdigkeit in den unteren Gliedmaßen und zeitweiliges Kribbeln in beiden Beinen und im Gesäß. Der sonst sehr muskulöse Kranke fühlte sich schwach; Anfang März trat Zunahme der Unsicherheit in den Beinen, blitzartiges Zucken im rechten Bein beim Gehen, Schwäche im Rücken und in den Armen, Taubheit am Gesäß und Blasenschwäche hinzu. Ende März stellte sich auch wieder Verschlechterung des Gehörvermögens ein.

Am 29. 3. 1919 ergab sich folgender Befund: Linke Pupille etwas größer als rechts. Reaktion o. B. Hörleistung links 1 ¹/₂, rechts 4 m Flüstersprache. Weber nach links. Rinne links negativ, rechts positiv (beiderseitige labyrinthäre Schwerhörigkeit). Patellar- und Achillessehnenreflexe waren gesteigert, rechts mehr als links, kein Fußklonus. Bauchdecken- und Kremasterreflex fehlten. Am Gesäß und den Oberschenkelinnenseiten war die Sensibilität herabgesetzt. Knie-Hackenversuch war unsicher. Romberg positiv, Oppenheim und Babinski negativ. Muß Nachts oft Harn lassen, kann auch tagsüber den Urin nicht lange halten. Schwäche in den Rückenmuskeln und etwas unsicherer Gang.

Von dem zuerst untersuchenden Arzt war der Fall als Salvarsanvergiftung (Neuritis) angesprochen worden. Bei der Frühsyphilis des ZNS begegnet man bei derartigen Fällen in der allgemeinen Praxis fast regelmäßig dieser Diagnose, was bei dem ungemein frühzeitigen Eintritt der spinalen Syphilis kaum zu verwundern ist. Die syphilitische Natur des Leidens ergab sich indessen im vorliegenden Falle einwandfrei aus dem Liquorbefund und aus der weitgehenden Besserung durch kombinierte Salvarsanbehandlung (intravenös + endolumbal). Die Allgemeinbehandlung erfolgte zunächst mit Neosalvarsan: 1. Kur vom 30. 3. bis 19. 4. 1919 6 Neosalv.-Inj. Die SR war vom 29. 3. bis 1. 4. 1919 negativ, vom 7. 4. bis 25. 4. ++++ und vom 9. 4. 1919 ab wieder dauernd negativ. 2. Kur vom 25. 5. bis 3. 7. 1919 8 Salv.-Inj. 3. Kur vom 15. 9. bis 15. 11. 1919 12 Silbersalv.-Inj. + Kal. jod. Endolumbale Behandlung:

Dat.	Phase I	Pandy	Esb.	Lymph.	WR	end. Dos.	Liquormenge
2. 4. 1919	dtl. Ring	++	0,3 %	41	0,1 +++	1,6 mg	90 ccm
16. 4. 1919	„ „	++	0,3 %	5	0,5 ++	1,4 „	67 „
21. 5. 1919	0 − opal	+	0,25%	0	0,5 +	1,35 „	60 „
25. 6. 1919	zart. Ring	+	0,25%	50	1,0 +	1,35 „	76 „
9. 7. 1919	opal	±	0,25%	2	1,0 +	1,5 „	78 „
10. 10. 1919	„	±	0,25%	4	1,0 =	1,35 „	75 „
4. 11. 1919	0 − opal	+	0,25%	7	1,0 =	1,25 „	95 „

Bereits nach der zweiten endolumbalen Behandlung waren die Müdigkeit, Unsicherheit und die Parästhesien in den Beinen verschwunden, die Blasenschwäche erheblich gebessert. Die Sensibilitätsstörung, die Taubheit am Gesäß und an den Beinen verlor sich bis auf kleine Reste. Die Schwäche in der Rückenmuskulatur ging vollkommen zurück. Pat. fühlte nach der 7. endolumbalen Behandlung nur noch zeitweilig ein leichtes Brennen in der Haut beider Oberschenkel. Die Hörleistung besserte sich auf dem schlechten Ohr (links) auf annähernd 4 m Flüstersprache. Bauchdecken- und Kremasterreflexe kehrten nicht wieder. Patellar- und Achillessehnenreflexe blieben leicht erhöht. Nach seiner Entlassung im Herbst 1919 war Pat. in der Lage, seinem Beruf als Steinhauer wieder nachzugehen. Bei seiner Entlassung war eine geringe Mastdarmschwäche (spinale Irritation) vorhanden, die im März 1920, als der Pat. sich zu erneuter Behandlung stellte, wieder verschwunden war. Im April 1920 klagte Pat. wieder über eine geringe Schwäche in den Beinen und in der Rückenmuskulatur sowie auch über eine mäßige Blasenschwäche. Trotz des normalen Liquors wurde Pat. in dreiwöchigen Abständen noch sechsmal endolumbal behandelt und erhielt noch drei intravenöse Salvarsankuren. Seine Beschwerden verloren sich wieder nach zwei endolumbalen Behandlungen; er blieb danach unter der bisherigen Weiterkontrolle (bis April 1922) frei von Beschwerden und voll arbeitsfähig. Er behauptete in der Akkordarbeit seine Arbeitskollegen stets zu überholen.

Der Fall gehört teilweise schon zur Myelitis, auf die wir noch gesondert einzugehen haben. Es waren bei ihm schon zweifellos auf Diffusionsvorgängen beruhende degenerative Veränderungen am Rückenmark vorhanden, so daß auch nach Eintritt des normalen Liquors eine längere Fortführung der endolumbalen Behandlung zur Erzielung eines guten Dauererfolges notwendig war. Ob der Prozeß dauernd zum Stillstand gelangen wird, läßt sich trotz des erzielten guten funktionellen Ergebnisses nicht mit Sicherheit voraussehen. Falls der Prozeß schon etwas tiefer in die Hinterstränge eingedrungen ist, so ist seine Weiterentwicklung in umschriebenem Maßstabe möglich; ein weiterer Fortschritt läßt sich aber durch eine mäßige Behandlung in größeren Abständen, wie wir es noch bei der Tabes mit abgelaufenen meningealen Entzündungserscheinungen sehen werden, mit Sicherheit verhindern.

Der Fall zeigt ferner schon eine gewisse therapeutische Eigenart der Myelitisfälle, daß man nämlich im akuten Stadium — solange noch stärkere meningeale Entzündungsvorgänge vorhanden sind — höhere Dosen, bei fortschreitender Heilung aber nur noch kleinere Dosen anwenden kann. Bei der abgelaufenen oder der nahezu abgeklungenen meningealen Entzündung kommen indessen bei der Myelitis, wie wir unten noch sehen werden, nur noch ganz kleine Dosen in Betracht, die denen der älteren Tabes entsprechen. Bevor wir auf die Behandlung der Myelitis näher eingehen, wäre noch die Behandlung derjenigen Fälle von Syphilis cerebrospinalis zu erörtern, die als Vorstadien der Taboparalyse anzusprechen sind. Bei ihnen ist bald der tabische, bald der paralytische Einschlag mehr betont.

Zunächst soll hier ein Fall angeführt werden, der wegen seines foudroyanten Verlaufes, seiner Zugänglichkeit auf hohe endolumbale Dosierung und wegen seiner völligen Ausheilung wohl noch der Syphilis cerebrospinalis anzugliedern ist. Es handelt sich hier offenbar um eine syphilitische Meningitis, wie sie von Oppenheim, Eisenlohr, Nonne u. a. als Pseudotabes bezeichnet worden ist. Aus der bereits hervorgehobenen Verträglichkeit hoher endolumbaler Dosen geht der menigitische Charakter des Prozesses bereits klar hervor. Die stark entzündlich infiltrierte Pia verhindert einen leichten Übertritt des Salvarsans in die hinteren Wurzeln und hinteren Abschnitte (Py H Str.) des Rückenmarks; aber auch der Liquorbefund demonstriert die hier vorhandenen stark entzündlichen Vorgänge im Gegensatz zur reinen Tabes, bei der wir für gewöhnlich nur mäßigen pialen Infiltrationsvorgängen begegnen. Der hier angeführte Fall war der schwerste von 4 Fällen, die hier in dieser Weise beobachtet wurden:

Fall 4716. Ansteckung unbekannt. Angeblich nie venerisch erkrankt gewesen. Verheiratet und angeblich gesunde Kinder. Erkrankte Anfang Mai 1917 in Flensburg an Müdigkeit und Schwäche in den Beinen. Mitte Mai konnte er nur noch mühsam etwas gehen. Bei seiner Überweisung am 31. 6. 1917 vermochte er, auf beiden Seiten unterstützt, nur noch wenige ataktische Beinbewegungen auszuführen. Es bestand ferner große Schwäche beim Stehen und blitzartiges Reißen in den Beinen. Die Untersuchung ergab: Großer, kräftiger und ziemlich gut ernährter Mann. Pupillen eng, leicht entrundet, rechts größer als links. Lichtreaktion beiderseits sehr gering. Konvergenzreaktion besser. Augenhintergrund o. B. Periostreflexe an der oberen Extremität erhalten. Bauchdecken- und Kremasterreflexe negativ. Patellar- und Achillessehnenreflexe negativ. Babinski, Oppenheim negativ. Hautsensibilität an beiden Beinen bis zur Gesäßgegend hin herabgesetzt. Tiefensensibilität stark gestört. Lagegefühl sehr gering. Knie-Hackenversuch mißlingt völlig. Muskelbewegung ziemlich müde und schwach. Die Beine knicken beim Stehen ein. Ohne Unterstützung Stehen unmöglich. Bei gefüllter Blase kann Pat. schlecht Wasser lassen.

Die Behandlung führte zu einem überraschend schnellen Erfolg, insofern der hilflos gewordene Kranke bereits nach einem Monat ohne Stock durchs Zimmer laufen konnte. Sie bestand in folgendem:

     1. Kur vom 1. 6. bis 6. 7. 1917 6 Salv.-Inj.
     2. „   „ 15. 9. „ 20. 10. 1917 6   „
     3. „   „ 14. 2. „ 16. 3. 1917 8   „   daneben 2 Hg-Kuren.

Endolumbale Behandlung:

Dat.	Phase I	Pandy	Esb.	Lymph.	WR	end. Dos.	Liquormenge
1. 6. 1917	dtl. br. Ring	milchig	$0,45^{0}/_{00}$	123	0,5 +++	1,0 mg	125 ccm
15. 6. 1917	„ „ „	„	$0,4 \ ^{0}/_{00}$	32	0,2 +	1,5 „	115 „
29. 6. 1917	„ „ „	„	$0,4 \ ^{0}/_{00}$	33	0,2 +	1,0 „	125 „
13. 7. 1917	dtl. Ring	+++	$0,4 \ ^{0}/_{00}$	30	0,2 +	2,0 „	128 „
27. 7. 1917	„ „	+++	$0,4 \ ^{0}/_{00}$	53	0,5 +	2,0 „	128 „
10. 8. 1917	„ „	+++	$0,4 \ ^{0}/_{00}$	29	1,0 +	1,8 „	120 „
24. 8. 1917	„ „	++	$0,25^{0}/_{00}$	20	—	1,8 „	130 „

Dat.	Phase I	Pandy	Esb.	Lymph.	WR	end. Dos.	Liquormenge
14. 9. 1917	opal	+	0,25°/₀₀	15	—	1,8 mg	120 ccm
5. 10. 1917	,,	+	0,25°/₀₀	9	—	1,3 ,,	112 ,,
26. 10. 1917	,,	+	0,25°/₀₀	8	—	1,5 ,,	99 ,,
16. 11. 1917	,,	+	0,25°/₀₀	14	—	1,5 ,,	95 ,,
7. 12. 1917	0 — opal	+	0,25°/₀₀	8	—	1,5 ,,	100 ,,
18. 1. 1918	,,	+	0,25°/₀₀	4	—	1,3 ,,	91 ,,
1. 3. 1918	opal	+	0,25°/₀₀	6	—	1,35 ,,	96 ,,
12. 4. 1918	,,	+	0,25°/₀₀	9	—	1,35 ,,	103 ,,
10. 5. 1918	0 — opal	+	0,25°/₀₀	3	—	1,35 ,,	93 ,,

Nach der ersten endolumbalen Behandlung bemerkte Pat. ca. 12 Stunden vermehrtes Reißen in beiden Beinen, das bei den späteren endolumbalen Behandlungen immer mehr abnahm. Im Gegensatz dazu kehren bei der echten Tabes das Ziehen und Reißen unter der endolumbalen Behandlung bei entsprechender Dosierung (s. u.) immer wieder. Auffallend ist auch, daß bereits nach wenigen endolumbalen Behandlungen die Sensibilitätsstörungen völlig zurückgingen. Nach 5 endolumbalen Behandlungen war Pat. völlig beschwerdefrei und arbeitsfähig. Gegen Ende der Behandlung waren auch die Patellarreflexe etwas auslösbar. Die Pupillenstörung blieb unverändert. Die Blasenfunktion wurde normal. Anfang April mußte der Fall nach Wilhelmshaven entlassen werden. Es wurden ihm noch zwei intravenöse Salvarsankuren in vierteljährlichem Abstande und Kontrollpunktionen nach 3, 6 und 12 Monaten aufgegeben. Obgleich der meningeale Prozeß im vorliegenden Falle sehr wahrscheinlich zur Ausheilung gelangte, halte ich doch in derartigen Fällen eine ausgiebigere Liquorkontrolle zur rechtzeitigen Erkennung eines eventuellen Krankheitsrückfalles für dringend geboten.

Die großen Liquormengen, die bei dem Patienten zur Mischung des Salvarsans benutzt werden konnten, ermöglichten die Anwendung einer möglichst hohen Dosierung. Ihre ständige Anwendung bringt jedoch selbst bei großen Liquormengen Gefahren (spinale Reizungen) mit sich, weshalb ein rechtzeitiges Absteigen mit der Dosis dringend anzuraten ist.

Nach Möglichkeit soll die Liquorentnahme unter Pulskontrolle bis zum Eintritt heftiger Kopfschmerzen vor sich gehen, damit man die Gewißheit erhält, daß man auch den zerebralen Liquor in die Bürette bekommt. Wenn indessen erheblich höhere Liquormengen als 90 ccm zum Abfließen gebracht werden können, so ist es, wie schon an anderer Stelle ausgeführt, das Ratsamste, die über 60—70 ccm hinausgehende Liquormenge fortzugießen, um nicht beim Liquorrücklauf eine Vermehrung des endolumbalen Druckes zu bewirken. Der Rücklauf soll stets nur langsam erfolgen. Nur bei ganz erheblich vermehrten Liquormengen kann man gelegentlich auch an 80 ccm Liquor zum Rücklauf verwenden. Die endolumbale Dosierung muß natürlich auf die zum Rücklauf bestimmte Liquormenge eingestellt werden. Irgendwelche Störungen sind durch das Fortgießen der überschießenden Liquormengen, selbst wenn sie sich auf mehr als 60 ccm belaufen, nicht zu erwarten, sie haben sich im Gegenteil als äußerst nützlich erwiesen.

Im nächsten Falle überwog anfänglich der zerebrale Ausfall. Obgleich er mit der Diagnose Taboparalyse überwiesen wurde, so dürfte er nach dem günstigen Ausgange doch der Syphilis cerebrospinalis zuzurechnen sein.

Fall 4071. Ansteckung unbekannt. Er wurde im Jahre 1916 wegen Erregungszuständen und Krämpfen der Nervenabteilung eingeliefert, wo durch Schmierkur eine wesentliche Besserung eintrat. 2 Monate später steigerten sich die Erregungszustände unter gleichzeitigem Eintritt von Parästhesien in den Beinen und an den Genitalien, so daß erneute Schmierkur eingeleitet wurde. Da keine Besserung eintrat und Anfang Augsut ein neuer Krampfanfall beobachtet wurde, so gelangte Pat. hier zur weiteren Behandlung. Beim Zugang am 18. 8. 1916 ergab sich folgender Befund: Pat. klagt über Kopfschmerzen,

Ziehen im Gesäß und in den Beinen und sehr heftige reißende Schmerzen, die vom Gesäß in den Hodensack ausstrahlen. Kopf nicht klopfempfindlich. Im Munde Zahnfleischentzündung und Geschwüre nach Hg. Beide Pupillen entrundet, rechts größer als links. Lichtreaktion beiderseits gering, desgleichen Konvergenzreaktion. Augenhintergrund o. B. Patellar- und Achillessehnenreflex links —, rechts +. Periostreflexe +. Bauchdecken- und Kremasterreflexe —. Sensibilität am Gesäß und beiden Beinen abgeschwächt. Romberg positiv. Pat. zittert am ganzen Körper. Psyche erregbar. Intelligenz herabgesetzt. Sprache etwas zögernd. SR dauernd negativ. Pat. erhielt folgende Allgemeinbehandlung:

1. Kur vom 30. 9. bis 1. 11. 1916 7 Salv.-Inj.+vom 2. 12. 1916 bis 10. 2. 1917 15 Hg-Inj.
2. „   „   2. 1. „   3. 2. 1917 6 Salv.-Inj. + 8 Woch. Kal. jod.
3. „   „   1. 5. „   9. 6. 1917 7 Salv.-Inj. und vom 14. 7. bis 2. 9. 1917 10 Hg-Inj.
4. „   „   10. 9. „   15. 10. 1917 7 Salb.-Inj. + 8 Woch. Jod-Hg-Lösung.
5. „   „   28. 4. „   24. 6. 1918 7 Salv.-Inj. + 8 Wochen Jod-Hg-Lösung.

Endolumbale Behandlung:

Dat.	Phase I	Pandy	Esb.	Lymph.	WR	end. Dos.	Liquormenge
1. 10. 1916	dtl. Ring	++	$3\,^{1}/_{4}$	9	$1,0 - +$	1,35 mg	60 ccm
8. 11. 1916	zart. Ring	+	$1\,^{3}/_{4}$	2,5	$1,0 = \cdot \pm$	1,35 „	75 „
13. 12. 1916	„ „	+	2	20	— — —	1,35 „	82 „
5. 1. 1917	„ „	++	$2\,^{1}/_{2}$	21	— — —	1,7 „	87 „
28. 1. 1917	opal	+	2	21	— — —	1,9 „	92 „
21. 2. 1917	„	+	$1\,^{2}/_{3}$	6	— — —	1,8 „	98 „
14. 3. 1917	0 — opal	+	—	8	— — —	1,5 „	98 „
4. 4. 1917	opal	++	$1\,^{1}/_{4}$	21,5	— — —	1,8 „	98 „
4. 5. 1917	„	+	—	13	— — —	1,8 „	102 „
23. 5. 1917	„	±	1	4	— — —	1,8 „	90 „
13. 6. 1917	„	±	2	4	— — —	1,8 „	95 „
4. 7. 1917	zart. Ring	+	2	5	— — —	1,8 „	92 „
1. 8. 1917	„ „	±	$1\,^{1}/_{2}$	22	— — —	1,8 „	93 „
24. 8. 1917	0 — opal	∓	$1\,^{2}/_{3}$	23	— — —	1,8 „	113 „
12. 9. 1917	zart. Ring	+	$2\,^{1}/_{2}$	3	— — —	1,8 „	16 „
3. 10. 1917	„ „	±	—	8	— — —	1,8 „	101 „
7. 11. 1917	opal	±	$1\,^{2}/_{3}$	3	— — —	1,6 „	99 „
18. 11. 1917	zart. Ring	+	$1\,^{2}/_{3}$	13	— — —	1,6 „	98 „
19. 12. 1917	0 — opal	∓	$1\,^{1}/_{4}$	13	— — —	1,8 „	97 „
9. 1. 1918	„	∓	$1\,^{1}/_{2}$	5	— — —	1,5 „	98 „
30. 1. 1918	„	∓	$1\,^{1}/_{4}$	12	— — —	1,5 „	100 „
20. 2. 1918	„	∓	$1\,^{1}/_{4}$	4	— — —	1,7 „	94 „
13. 3. 1918	„	±	$2\,^{1}/_{2}$	9	— — —	1,8 „	100 „
3. 4. 1918	„	∓	$1\,^{1}/_{2}$	5	— — —	1,8 „	99 „
24. 4. 1918	„	∓	$1\,^{3}/_{6}$	10	— — —	1,5 „	100 „
29. 5. 1918	„	∓	2	5	— — —	1,6 „	102 „
19. 6. 1918	„	∓	$1\,^{3}/_{4}$	3	— — —	1,8 „	98 „

Nach der ersten endolumbalen Behandlung verschwanden die Kopfschmerzen und das Zittern im ganzen Körper. Die Erregbarkeit des Pat. legte sich nach der fünften endolumbalen Behandlung völlig. Die Taubheit an den Beinen und am Gesäß bildete sich sehr langsam zurück, ebenso die Parästhesien. Nur der nagende Schmerz am Hodensack stellte sich auch gegen Schluß der Behandlung noch zeitweilig ein. Er war schließlich nach Schwund aller übrigen Ausfallserscheinungen der Anlaß zur längeren Fortsetzung der Behandlung. Von der 10. endolumbalen Behandlung ab war keine Beeinträchtigung der Intelligenz wie der Sprache mehr nachweisbar.

Nach Maßgabe der mäßigen Eiweißwerte war der zerebrale Prozeß nicht sehr umfangreich. Da auch die Zellwerte gering waren, so mußte es sich unbedingt um einen älteren meningitischen Prozeß handeln. Der auf Grund des klinischen Bildes von neurologischer Seite geäußerte Verdacht auf Taboparalyse war wegen der geringen Pleozytose nicht ganz von der Hand zu weisen, wenn auch die Eiweiß- und WR-Werte nur mäßiger Art waren. Ausnahmsweise können sich letztere auch einmal bei Paralyse in mäßigen Grenzen bewegen. Trotzdem dürfte man den Fall wohl im ganzen der Lues cerebrospinalis zuzählen wegen der geringen Wassermannwerte im Liquor und der relativ schnellen Rückbildung des klinischen Ausfalls. Nur der Rückenmarksprozeß gehörte zum Teil in das Bereich der Metalues; der Fortbestand zeitweiliger Parästhesien sprach entschieden für das Vorhandensein von Liquordiffusion in gewissem Maßstabe.

In allen älteren Fällen, wie z. B. im vorstehenden Falle, wird zur Abkürzung der Behandlungsdauer ein frühzeitiger Übergang zur Doppelpunktionsbehandlung mit hoher Salvarsanisierung der oberen und mit geringer Salvarsanisierung der unteren Bürette das Zweckmäßigste sein.

e) Die Behandlung der Myelitis.

Auch bei den Myelitisfällen ist bei einer beschränkten Anzahl, soweit es sich eben um frische, rein gummöse Vorgänge handelt, allein mit Hg-Kuren oder Hg-Salvarsankuren eine völlige Heilung mit gutem Dauererfolg zu erzielen.

Ein derartiges Beispiel bildet der Fall 194, der im Februar 1904 angeblich an weichem Schanker litt und im Mai 1909 mit Totalparese beider Arme und Beine und beginnenden bulbären Erscheinungen ins Lazarett eingeliefert wurde. Die von mir vorgenommene Blutuntersuchung ergab „schwach positiv“. Eine Punktion fand nicht statt. Unter energischer Schmierkur (216 g) und Jodkali trat eine völlige Rückbildung aller Lähmungserscheinungen ein. Daran anschließend erhielt Pat. noch 3 Kuren mit Kalomel und Ol. ciner. vom 8. 12. 1909 bis 23. 1. 1911. Im März/April 1911 war die SR unter zwei Salvarsaninjektionen noch positiv, im Juli 1918 spontan negativ. Die Ehefrau gebar 1907 ein gesundes Kind, 1910 wurde sie wegen syphilitischer Iritis mit Salvarsan behandelt. 1919 nach drei neuen Salvarsankuren wegen positiver SR abermals gesundes Kind.

Ein derartig günstiger Ausgang der Myelitis gehört aber nach dem hiesigen Material zu den Ausnahmen. Die überwiegende Mehrzahl der Fälle zeigt trotz Hg-Kuren und oft auch trotz Hg-Salvarsankuren eine fortschreitende Verschlimmerung der Ausfallserscheinungen und nach Ablauf der meningealen Entzündungserscheinungen ein irreparables, meist stationäres Krankheitsbild (spastisch-paretischer Gang mit Peroneuslähmung). Die bei weitem häufigste Form der Myelitis wird durch folgendes Beispiel veranschaulicht:

Fall P. 92. Ansteckung 1905. 2 Hg-Kuren. Anfang Januar 1913 Müdigkeit und Schwere in den Beinen; seit Mitte Januar fortschreitende Lähmung besonders des linken Beines. Trotz sechswöchiger Schmierkur wird der Gang immer mühsamer und durch starke Spasmen erschwert. Ende Februar Eintritt von Blasen- und Mastdarmschwäche. Im Mai/Juni achtwöchige Hg-Kur + 2 Salvarsaninjektionen in Nenndorf, wodurch Blasenschwäche etwas besser wird. Am 6. 8. 1913 nach hier überwiesen. Pat. hat außer seiner Beinlähmung keine Klagen. Pupillen sind o. B. Die Beinmuskulatur beiderseits sehr stark entwickelt. Periost- und Sehnenreflexe an beiden Armen sind nicht verändert. Patellar- und Achillessehnenreflexe beiderseits stark gesteigert. Starker Patellar- und Fukßlonus beiderseits. Bauchdeckenreflexe wegen starken Fettpolsters nicht nachweisbar. Kremasterreflex fehlt. Potenz vorhanden. Sensibilität außer am Gesäß und Außenrand der Fußsohlen nicht wesentlich gestört. Läßt Nachts fast regelmäßig Stuhl unter sich. Aufstehen durch starke Spasmen behindert. Gang spastisch-paretisch, stark watschelnd (Lähmung der Peronei) und nur mit 2 Stöcken möglich. Nach wenigen Schritten tritt Ermüdung ein. Die Behandlung bestand in 7 Salvarsaninjektionen vom 6. 8. bis 30. 9. 1913 und in drei endolumbalen Behandlungen:

9. 8. 1913 Ph. I zart. Ring, L. 23, WR 1,0 ± ∓; 12ccm salvarsanis. Serum nach Swift u. Ellis.
6. 9. 1913 „ I opal, „ 12, „ — —; 12 „ „ „ „ „ „ „
25. 9. 1913 „ I 0 — opal „ 8, „ — —; 12 „ „ „ „ „ „ „

Wie zumeist in derartig abgelaufenen Fällen von Myelitis vermochte die Behandlung den Prozeß nicht mehr wesentlich zu bessern. Der bisher hauptsächlich mit Hg behandelte Fall fühlte sich zwar nach der Behandlung etwas frischer, konnte etwas längere Strecken gehen und ließ des Nachts nur noch selten unter sich, zeigte aber hinsichtlich der Spasmen keine wesentliche Änderung. Vielfach haben wir in derartigen Fällen auch völligen Schwund der Potenz bei leidlicher Blasenfunktion und intakter Beschaffenheit des Analsphinkters beobachtet. Die Anfänge der Myelitis sind leider gar nicht selten so schleichend, daß der Kranke nicht besonders frühzeitig den Arzt aufsucht. Auch werden die Beschwerden über Müdigkeit in den Beinen, über gelegentliche Parästhesien und über Potenzstörungen bei den erhöhten Reflexen von ärztlicher Seite sehr leicht als neurasthenischer Art angesprochen. Nur eine eingehende neurologische Untersuchung mit Liquorkontrolle ermöglicht eine frühzeitige Diagnose und Behandlung, durch die einer weiteren Entwicklung des Leidens vorgebeugt werden kann.

Selbst in den früh erkannten Fällen ist die Pia, wie wir es schon oben bei den Latenzfällen gesehen haben, für die Liquordiffusion bereits zugänglich, so daß die Anwendung größerer endolumbaler Dosen nicht mehr möglich ist. Sie würden durch chemische Irritation der bereits betroffenen Leitungsbahnen in den seitlichen und hinteren Partien des Rückenmarks das Krankheitsbild nur verschlimmern.

In der Mehrzahl der Myelitisfälle ist aber der Fortschritt des Leidens ein so deutlicher und stetiger, daß die Diagnose nicht schwierig ist. Man sollte nun erwarten, daß es im Anfange des Prozesses meistens noch gelingen müßte, durch energische Allgemeinkuren mit Hg und Salvarsan der Weiterentwicklung vorzubeugen und einen Stillstand oder sogar einen Rückgang der bereits eingetretenen Störungen zu erreichen. Es ist dies aber, wie schon weiter oben erwähnt, nach den hiesigen Erfahrungen recht selten der Fall gewesen. Dies trifft sogar auf Fälle zu, bei denen nach Ausfall der Luetinreaktion zu schließen, der spinale Prozeß zunächst sicher rein gummös war, und wo sich die degenerativen Veränderungen (unter Beihilfe der Liquordiffusion) erst nach Rückgang des gummösen Prozesses einstellten.

Ein Beispiel dieser Art, das auch sonst noch klinisch interessant ist, soll hier etwas ausführlicher mitgeteilt werden.

Nr. 936. Ansteckung September 1895. Von 1895 bis 1908 2 Schmierkuren und 4 Spritzkuren. Im November 1912 erkrankte Pat. auf SMS. „Scharnhorst" in Ostasien zunächst an Taubwerden der Haut aufsteigend von den Zehen bis zu den Unterschenkeln. Anfang Dezember stellten sich Gehstörungen ein, so daß Pat. nicht mehr imstande war, allein zu gehen. Vom 20. 12. 1912 ab wurde er dauernd bettlägerig. Die Kraft der Muskeln der unteren Extremitäten versagte vollständig, neben der schnell fortschreitenden Hautanästhesie setzte eine völlige Ataxie ein. Am 25. 12. 1912 wurde mit Schmierkur und Kal. jodat.-Einnahme begonnen. Nach achtwöchiger Kur wurden 3 Salvarsaninjektionen gegeben. Trotzdem stellten sich Ende Januar Lähmungen und Taubheit an beiden Armen ein, so daß Pat. in die Heimat geschickt wurde. Bei seiner Lazarettaufnahme in Kiel-Wik fand sich folgender Befund: Pupillen o. B. Sprache und Psyche vollständig ungestört. Beide Beine können im Liegen nur noch andeutungsweise etwas angehoben werden. Auch beide Arme sind nahezu völlig gelähmt. Die Knochen- und Sehnenreflexe an den Armen sind gesteigert, ebenso Patellar- und Achillessehnenreflexe. Kein Lagegefühl. Bauchdecken- und Kremasterreflexe fehlen. Babinski +. Hautempfindung von den Zehen an aufwärts bis zu den Brustwarzen und an beiden Armen völlig erloschen. Erhebliche Blasen- und

Mastdarmschwäche. Sonstiger Befund regelrecht. SR dauernd —. Luetinreaktion hochgradig + (zentrale Nekrose). Die Allgemeinbehandlung verlief wie' folgt:

1. Kur vom 17. 7. bis 13. 9. 1913 9 Salvars.- + 7 Kalomel-Inj.
`2. „ „ 2. 10. „ 13. 12. 1913 6 Salv.-Inj.
3. „ „ 28. 2. „ 16. 4. 1914 7 Salv.-Inj.

Endolumbale Behandlung:

Dat.	Phase I	Esb.	Lymph.	WR	endolumbale Dosis	Liquor
30. 7. 1913	trüb	$0{,}5^0/_{00}$	21	+++	keine	—
24. 9. 1913	opal	$0{,}4^0/_{00}$	4	+++	12 ccm salvanisiertes Serum nach Swift und Ellis	20 ccm
21. 11. 1913	opal — trüb	$0{,}5^0/_{00}$	7	1,0 ++	10 ccm Neosalv.-Lösung $(0{,}15/_{300}) = 3$ mg	15 „ 15 „
31. 12. 1913	0 — opal	$0{,}5^0/_{00}$	10	1,0 +	8 ccm Neosalv.-Lösung = 3 mg	20 „
23. 1. 1914	„	$0{,}5^0/_{00}$	9	1,0 +	6 ccm Neosalv.-Lösung = 2 mg	20 „ 20 „
6. 5. 1914	„	$0{,}4^0/_{00}$	0	— — —	5 ccm Neosalv.-Lösung $= 1\,^1/_2$ mg	20 „

Unter der intravenösen Behandlung trat in der Lähmung der Arme eine wesentliche Besserung ein. Bis Ende Oktober 1913 war die grobe Kraft der Hände und Arme wiedergekehrt; nur das Tast- und Lagegefühl fehlte noch völlig. Wegen der Hartnäckigkeit der Lähmungserscheinungen wurde am 24. 9. 1913 eine endolumbale Behandlung nach Swift und Ellis versucht, die anscheinend die Bewegungsfähigkeit der Arme günstig beeinflußte. Nachdem bis zum 13. 11. 1913 14 mal Dos. IV Salvarsan gegeben worden war, ohne daß außer der angeführten Besserung der Armbewegungen Wesentliches erreicht war, nahm man zur endolumbalen Einführung von Neosalvarsanlösung in recht erheblicher Dosis seine Zuflucht. Danach war es nun hochinteressant, zu sehen, wie nach jeder endolumbalen Injektion Taubheit und Lähmung an Rumpf und Extremitäten sprungweise, und zwar jedesmal mehrere handbreit zurückgingen, während gleichzeitig Muskelgefühl und Spasmen sich besserten. Anfang Januar 1914 konnte Pat. mit geringer Unterstützung aufstehen und selbst kurze Zeit stehen. Die Gebrauchsfähigkeit der Gliedmaßen wurde durch medikomechanische, elektrische und modernste Übungsbehandlung erheblich gefördert. Ende März war das Hautgefühl wieder völlig normal, das Gehvermögen an zwei Handstöcken trotz der spastischen Parese ganz zufriedenstellend (5 km täglich). Kurz vor der beabsichtigten Entlassung des Kranken wurde am 6. 5. 1914 mehr aus Gründen der Diagnostik als der therapeutischen Notwendigkeit nochmals eine endolumbale Behandlung vorgenommen, bei der eine nach damaliger Anschauung mittelmäßige endolumbale Dosis ($1\,^1/_2$ mg) gegeben wurde. Obgleich seit 4 Monaten keine endolumbale Behandlung stattgefunden hatte, so führte die letzte Behandlung zu einer schweren spinalen Reizung. Obwohl früher das Doppelte der zuletzt gegebenen Dosis mehrfach gut vertragen war und zu glänzender Besserung geführt hatte, so stellte sich doch nach der letzten Dosis erneute Blasenschwäche und eine erhebliche Verschlechterung des Gehens ein. Wegen Zunahme der Spasmen und der Paresen konnte Pat. wieder nur ganz kurze Strecken gehen. Während der Romberg nur noch andeutungsweise vorhanden gewesen war, trat jetzt wieder starkes Schwanken auf. Die letzte endolumbale Behandlung wäre nach Maßgabe des normalen Liquors auch nicht mehr notwendig gewesen. Durch verschiedene Badekuren gelang es einen Teil der spinalen Reizung wieder zu beheben. Die Blasenstörung verschwand wieder. Pat. lernte wieder an zwei Handstöcken kurze Strecken selbständig zurückzulegen. Die letzte Nachuntersuchung $6\,^1/_2$ Jahre später ergab völlig stationäre Verhältnisse.

Die hochgradig positive Luetinreaktion, welche völlig derjenigen schwer maligner Fälle entsprach, erwies schon den gummösen Charakter des syphilitischen Prozesses an der Rückenmarkspia und ihren ins Mark sich verteilenden Septen. Der dichte Infiltrationscharakter der Veränderung ergab sich aber auch eindeutig aus der anfänglich sehr guten Verträglichkeit der enorm hohen endolumbalen Dosen, wie sie selbst von einem normalen Rückenmark nur in sehr großen Abständen und nicht gerade häufig vertragen werden. Mit der

Abheilung des gummös infiltrierenden Prozesses mußte die zerstörte Pia natürlich erheblich durchlässiger werden als eine normale. Das endolumbal einverleibte Salvarsan konnte daher in der übermäßig starken Konzentration sehr leicht mit dem Liquor zu den bereits geschädigten Leitungsbahnen diffundieren und durch chemische Irritation eine erhöhte Funktionsstörung bewirken. Nach Abheilung der gummösen Infiltration verhielt sich der Fall gegenüber der endolumbalen Behandlung völlig analog der durch einen schleichenden sekundärsyphilitischen Piaprozeß in Fluß gebrachten Myelitis. Bei dieser setzen nach Ablauf der pialen Entzündungsvorgänge, die zur Liquordiffusion und Verschleppung der Erreger ins Parenchym führen, vornehmlich degenerative Veränderungen am Parenchym im Umfange und in der Richtung der im Strange zugänglich gewordenen Lymphbahnen ein. Das in solchen Fällen endolumbal einverleibte Salvarsan darf daher nur in minimalen Dosen bestehen, weil es fast direkt auf das bereits schwer geschädigte Nervenparenchym stößt. Jedenfalls darf die Dosierung nicht über $^1/_2$ mg auf 80—90 ccm Liquor hinausgehen.

Die rein degenerativen Myelitisfälle sind an dem nur wenig veränderten Liquor ziemlich leicht erkenntlich. Der eigentliche syphilitische Prozeß, die sekundärsyphilitische Piaentzündung ist nach Eintritt der Liquordiffusion — eben nach Einsetzen des degenerativen Vorganges — bereits bis auf wenige Reste abgelaufen. Bei der gummösen Myelitis sind dahingegen im Anfange des Leidens noch eine mittelmäßige Zellvermehrung und positiver Wassermann im Liquor anzutreffen. Die Myelitis ist gar nicht selten auch mit zerebralen Prozessen kompliziert. Letztere stehen häufig im Vordergrunde des klinischen Bildes, während die Feststellung eines in der Entwicklung begriffenen myelitischen Prozesses häufig recht schwierig ist. Bereits bei der Besprechung der Lues cerebri machten wir auf die Möglichkeit eines eventuell gleichzeitig vorhandenen myelitischen Prozesses aufmerksam und rieten zur endolumbalen Behandlung mit langsam ansteigenden Dosen. Bei dieser Art des Vorgehens tritt der myelitische Prozeß nach einiger Zeit deutlicher hervor, ohne daß man eine hartnäckigere Funktionsstörung zu befürchten braucht.

Ein Beispiel dieser Art ist nachstehender Fall:

Fall Uch. Ansteckung vor 23 Jahren. Ein damals eintretender fleckförmiger Haarausfall wurde vom Facharzt als nicht syphilitisch angesprochen. Im Frühjahr 1918 suchte Pat. wegen Kopf- und Rückenschmerzen erneut denselben Facharzt auf. Die SR fiel positiv aus. Im Verlaufe der zweiten Hg-Salvarsankur trat im August 1918 rechtsseitige Fazialislähmung und rechtsseitige Schwerhörigkeit mit Ohrensausen auf. Die vom Nervenarzt fortgeführte spezifische Behandlung brachte allmählich eine Besserung der eingetretenen Ausfallserscheinungen zustande. Kopfdruck, unzulängliche Arbeitsfähigkeit, Schmerzen im Rücken und in den Gliedmaßen bestanden jedoch trotz energischer Durchbehandlung fort. Eine am 4. April 1919 in Hannover ausgeführte Lumbalpunktion ergab: Ph. I +, L. 60, WR + 0,2. Die hiesige Untersuchung des zur endolumbalen Behandlung überwiesenen Pat. ergab: Pat. klagt über einen dauernd eingenommenen Kopf, Schmerzen im Rücken und Gliedmaßen, Schlaflosigkeit und schlechte Konzentrationsfähigkeit. Linke Pupille größer als rechts, beide entrundet. Lichtreaktionen träge, besonders links, Konvergenzreaktion gut. Periostreflexe an beiden Armen etwas gesteigert, desgleichen Patellar- und Achillessehnenreflexe. Bauchdeckenreflex wegen Fettpolsters nicht nachweisbar. Kremasterreflex vorhanden. Sensibilität ungestört. Romberg negativ. Pat. ist leicht vergeßlich, zeigt ein etwas gedrücktes Wesen. Intelligenz nicht merklich herabgesetzt.

Die Allgemeinbehandlung wurde in Hannover durchgeführt: 1. Mai/Juni 1919 10 Salvarsaninjektionen; danach Intervall-Salvarsankur alle 2—3 Wochen Dos. III bis Mitte Oktober 1919 und Kal. jodat. 2. Oktober/November 1919 8 Salvarsaninjektionen; danach

Intervall-Salvarsankur bis Mitte März 1920 und Kal. jodat. 3. März/April 8 Salvarsaninjektionen, danach wieder Intervall-Salvarsankur und Kal. jodat. Endolumbale Behandlung:

Dat.	Phase I	Pandy	Esb.	Lymph.	WR	end. Dos.	Liquor
23. 4. 1919	dtl. Ring	+++	0,4 $^0/_{00}$	133	0,2 +++	0,75 mg	75 ccm
14. 5. 1919	,, ,,	+++	0,4 $^0/_{00}$	20	0,2 +++	1,2 ,,	80 ,,
4. 6. 1919	,, ,,	+++	0,4 $^0/_{00}$	11	0,2 +++	1,35 ,,	88 ,,
27. 6. 1919	,, ,,	+++	0,3 $^0/_{00}$	8	0,2 +++	1,35 ,,	85 ,,
25. 7. 1919	,, ,,	+++	0,3 $^0/_{00}$	5	0,2 +++	1,35 ,,	68 ,,
22. 8. 1919	zart. Ring	+++	0,25$^0/_{00}$	3	0,5 +++	0,5 ,,	80 ,,
13. 1. 1920	dtl. Ring	++	0,25$^0/_{00}$	6	0,2 +++	1,2 ,,	90 ,,
10. 2. 1920	zart. Ring	++	0,25$^0/_{00}$	5	0,2 +++	1,35 ,,	95 ,,
9. 3. 1920	opal	±	0,25$^0/_{00}$	8	0,5 +++	1,35 ,,	98 ,,
9. 4. 1920	0 − opal	+	0,25$^0/_{00}$	7	1,0 ++	1,35 ,,	100 ,,
11. 5. 1920	,,	∓	0,25$^0/_{00}$	3	− −	1,35 ,,	102 ,,

Die hartnäckig sich erhaltenden hohen Eiweiß- und WR-Werte sprachen zwar bereits für einen tieferen meningealen Prozeß, aber die anfänglich noch vorhandene erhebliche Pleozytose wies noch auf den gleichzeitigen Fortbestand entzündlicher Vorgänge hin. Die Prognose erschien zwar etwas zweifelhaft, aber doch nicht ganz ungünstig. Auch nach dem klinischen Bilde ließ sich im Einklange mit dem Liquorbefunde eine eventuelle Wiederherstellungsfähigkeit der vorliegenden Veränderungen annehmen. Der myelitische Prozeß befand sich noch im Stadium der Entwicklung, während die zerebralen Erscheinungen der syphilitischen Meningoenzephalitis und zwar ihrem paralytischen Vorstadium zuzurechnen waren. Bereits auf die erste endolumbale Behandlung fühlte sich Pat. etwas frischer und von seinen Kopfschmerzen befreit. Der größere Fortschritt trat nach der dritten endolumbalen Behandlung in Erscheinung. Pat. schilderte ihn in der Weise, daß er in der ersten Nacht nach der Behandlung sehr unruhig geschlafen habe. Dann sei ihm allmählich die Erinnerung an längst vergessene Begebenheiten und langgesuchte geschäftliche Vorfälle und Zahlen wieder gekommen. Vom 2. Tage ab war er in der Tat völlig klar und arbeitsfähig. Bei seiner Rückkehr fiel es ihm leicht, sein Geschäft wieder völlig in Ordnung zu bringen und wie in gesunden Tagen zu disponieren. Zu diesem Erfolge dürfte wohl die höhere endolumbale Dosierung wie auch die Steigerung der Liquormenge in gleicher Weise beigetragen haben.

Nach der 5. endolumbalen Behandlung stellte sich indessen eine zunehmende Schwere und Müdigkeit in den unteren Gliedmaßen ein, die trotz der Herabsetzung der endolumbalen Dosis auf 0,5 mg bei der 6. endolumbalen Behandlung nicht verschwand. Am Gange war zwar keine Veränderung nachweisbar, doch fielen weite Wege dem Patienten schwer. Es wurde deshalb eine viermonatige endolumbalePause eingelegt, wie es wiederholt und mit Erfolg in derartigen Fällen geschehen ist. Nach Ablauf der Pause wurden die notwendigen zerebralen Dosen (1,2—1,35) wieder gut vertragen und führten mit der gleichzeitig gesteigerten Liquormenge ans Ziel. Eine weitere Fortführung der endolumbalen Behandlung wird zunächst noch 2—3 mal in vierwöchigen und späterhin in $^1/_4$—$^1/_2$jährigen Abständen erfolgen, bis ein endgültiger Stillstand des Prozesses gesichert erscheint. Nach einer halbjährigen Behandlungspause zeigte der Liquor im Januar 1922 normale Werte.

Die Anfang Juni 1922 vorgenommene endolumbale Behandlung ergab bei normalen Zellwerten Wiederkehr einer positiven Nonnereaktion und einer positiven Liquor-WR bei 0,3 ccm (!). Aber schon eine einzige Doppelpunktionsbehandlung mit 3 mg ergab wieder völlig normalen Liquor. Auch bei den drei nächsten endolumbalen Behandlungen bis zum 15. 7. 1922 wurden negative Liquor-WR und negative Normomastixreaktion gefunden, so daß Patient von der weiteren Behandlung wieder abgesetzt wurde. Die weitere Liquorkontrolle soll wieder halbjährlich erfolgen.

Im vorliegenden Falle handelte es sich offensichtlich um einen ziemlich frischen myelitischen Prozeß, der durch die Metastasierung des Virus vom zerebralen Krankheitsherd aus zustande gekommen war. Letzterer war bereits im frischen Luesstadium — es bestand damals eine Alopecia specifica — angelegt worden.

Die Aussichten der endolumbalen Behandlung der Myelitis sind, wie die angeführten Beispiele zeigen, von dem Fortschritt der Veränderungen abhängig. Beginnende und akut verlaufende spinale Prozesse sind bei sofortiger endolumbaler Therapie sehr günstig zu beeinflussen, während ältere, chronisch verlaufende und hinsichtlich der meningealen Entzündung abgeklungene Fälle nur noch sehr wenig verbessert werden können. Bei diesen sind nur noch kleine, bei jenen jedoch mittlere endolumbale Dosen anwendbar entsprechend dem Zustande der veränderten spinalen Pia. Bei komplizierenden zerebralen Prozessen ist möglichst bald Übergang zur Doppelpunktionsbehandlung erforderlich, namentlich in denjenigen Fällen, wo das Rückenmark nur noch geringe Dosierungen verträgt, denen keine nennenswerte zerebrale Wirkung zukommt. Bei der Doppelpunktionsbehandlung soll dann die zerebrale Dosierung (in der oberen Bürette) 1,5—2,25 mg, die spinale Dosierung (in der unteren Bürette) $^2/_3$ bis $^1/_2$ mg betragen.

Spinale Irritationen bei vorgeschrittener Myelitis sind mindestens ebenso störend, wie bei tabischer Lokalisation der meningealen Veränderungen. Im Beginne der Behandlung ist daher stets eine vorsichtige endolumbale Dosierung am Platze, selbst in denjenigen Fällen, wo es sich anscheinend noch um ziemlich akute Prozesse mit deutlichen meningealen Entzündungsvorgängen (Pleozytose) handelt. Nach den einzelnen endolumbalen Behandlungen muß ferner durch eingehende Nachuntersuchung und Ausfragung der Kranken auf den Eintritt vermehrter Funktionsstörungen gefahndet werden. Bei irgendwelchen Anzeichen einer nachhaltigen Irritation muß eine mehrmonatige endolumbale Pause eingeschaltet und danach wieder mit langsam steigenden Dosen vorgegangen werden. Während einer eventuell notwendigen endolumbalen Pause darf die intravenöse Salvarsanbehandlung natürlich keine nennenswerte Unterbrechung erleiden, damit eine akute Verschlimmerung und ein eventueller Übergang der vorhandenen Meningitis in Paralyse verhindert wird. Bei allen komplizierenden zerebralen Prozessen irgendwelcher Art soll heute natürlich möglichst frühzeitig zur Doppelpunktionsbehandlung übergegangen werden, wodurch es ohne weiteres gelingt, spinale Irritationen zu vermeiden.

f) Die Behandlung der Tabes.

Ebenso wie bei der degenerativen Myelitis, so sind auch bei der reinen Tabes für gewöhnlich nur sehr mäßige Liquorveränderungen vorhanden. Höhere Eiweiß- und Zellwerte weisen immer auf einen zerebralen Prozeß hin, selbst wenn dafür noch nicht der geringste klinische Anhalt vorhanden ist. Wir unterscheiden uns hier grundsätzlich von Nonne, der auch bei isolierter Tabes höhere Eiweiß- und Wassermannwerte im Liquor als vorhanden angibt. Wir werden darauf noch ausführlicher zurückkommen. Das klinische Bild der Tabes ist natürlich das gleiche, einerlei, ob der Liquor auf einen komplizierenden zerebralen Prozeß hinweist oder nicht. Nur die Prognose ist bei schwereren Liquorveränderungen quoad vitam sehr viel ernster, weil bei eventueller Unzugänglichkeit des zerebralen Prozesses späterhin mit dem Hinzutritt von Paralyse sicher zu rechnen ist. Entsprechend dem Sitz, Umfang und Fortschritt der Wurzelaffektion sind die Beschwerden und Ausfallerscheinungen bekanntlich ungemein verschieden. Die Optikusatrophie kann sich mit Tabes und Paralyse

(s. a. Stargardt) vereinen, aber auch isoliert vorkommen als hohe Tabes. Pupillenstörungen fehlen bei den beiden Hauptformen der Tabes, der ataktischen und der gastrischen recht selten. Im ersten Anfangsstadium, wo ganz vereinzelte Parästhesien oder leichte Blasenstörungen die Tabes einleiten, oder in rudimentär bleibenden Fällen wird gelegentlich die charakteristische Pupillenstörung vermißt oder nur sehr unvollkommen gefunden (isolierte Pupillenstörungen).

Die ataktische Form kann sich nur auf die unteren Extremitäten beschränken oder auch die oberen Extremitäten mitbetreffen. In letzteren Fällen haben wir gastrische Symptome nur äußerst selten vermißt. Bei Erkrankung des Lendenmarks beherrschen in einem Teil der Fälle entweder Reißen oder auch schon ataktische Störungen das Krankheitsbild, während Blasen-, Mastdarm- und Potenzstörungen fehlen; in anderen Fällen ist gerade das Umgekehrte der Fall.

Bei betroffenem unteren Dorsalmark (fehlende Bauchdeckenreflexe, Gürtelparästhesien) haben wir sehr schmerzhafte Krisen, unstillbares Erbrechen und Würgen oder nur Durchfälle und Appetitstörung. Bei längerem Bestande der Ernährungsstörung stellen sich marantische Zustände ein.

Ist das obere Dorsal- und das Zervikalmark befallen, so dehnen sich Gefühlsstörungen und Ataxie auch auf obere Gliedmaßen und Hals aus. Fälle, bei denen fast alle Wurzeln durchläufig beteiligt erscheinen, sind ziemlich selten; sie gehören, wie wir oben sahen, mehr der Pseudotabes an. Die Anzahl der Fälle, bei denen größere Abschnitte von Dorsal- und Lendenmark betroffen sind, steht hinter der Zahl der räumlich beschränkt bleibenden Wurzelerkrankungen erheblich zurück. Der Verlauf des Leidens ist bei allen Fällen mit größerer Ausdehnung der Wurzelerkrankung ziemlich schnell, während die Fälle, wo nur wenige Wurzelgebiete erkrankt sind, oft sehr träge und lange stationär verlaufen.

Die Frage, ob inzipiente Tabesfälle mit umschriebener Lokalisation von Anbeginn an mit negativem Liquor-Wassermann einhergehen, ist sehr schwer zu beantworten. Einmal sind nämlich die pialen Entzündungsvorgänge, sobald eine Tabes sich klinisch anzeigt, mehr oder minder abgelaufen, genügen jedenfalls quantitativ nicht mehr, um ausreichend Reagine zu liefern. Auf der anderen Seite kann man bei histologischen Meningorezidiven selbst jenseits des 15. bis 20. Infektionsjahres nicht sicher sagen, wo sich die Piaentzündung abspielt, solange keine Herderscheinungen nachweisbar sind.

Wie aber die bereits oben mitgeteilten Fälle VII 1389 (S. 13) und 1409 (S. 13) zeigen, kommt es bei leichten Liquorveränderungen im allgemeinen zur Tabes. Aber es sind auch Fälle beobachtet, wo sich trotz ursprünglich leichter Liquorveränderungen durch Zunahme eines ursprünglich unbedeutenden zerebralen Piaprozesses spätere Paralyse eingestellt hat. Interessant sind in dieser Hinsicht besonders die Stargardtschen Befunde, die auch ein gelegentliches Übergreifen der pialen Entzündung am Optikus auf das Vorhirn erkennen lassen. Alle mit höheren Eiweiß- und Wassermannwerten im Liquor einhergehenden Tabesfälle bekommen indes, wie schon erwähnt, späterhin Paralyse, wenn es eben nicht gelingt, diesen prognostisch ungünstigen Liquorbefund zu beseitigen. Wo der Krieg oder besondere individuelle Verhältnisse, auf die wir noch näher einzugehen haben, die Assanierung des Liquors verhindert haben, ist späterhin stets Paralyse eingetreten. Die Zahl dieser Fälle ist so groß, daß ich diesen Ausgang als Regel bezeichnen möchte.

Die Zahl der Tabesfälle, bei denen lediglich durch intravenöse Salvarsanbehandlung eine Besserung der Symptome und Beschwerden herbeigeführt werden kann, ist nicht gering. Es gelingt jedenfalls damit sehr häufig nicht nur eine wesentliche Besserung des Zustandes zu erzielen, sondern auch bei planmäßiger Fortführung der Behandlung einen stationären Verlauf herbeizuführen. Auf der anderen Seite gibt es eine recht stattliche Anzahl von Fällen, welche der ersten Gruppe nur wenig nachsteht, wo eine wesentliche Änderung des Krankheitsverlaufes und eine Linderung der Schmerzanfälle durch gute intravenöse Salvarsanbehandlung nicht mehr erreicht wird. Hier kann jedoch noch sehr häufig durch endolumbale Behandlung eine sehr weitgehende und nachhaltige Besserung erwirkt werden. Außerdem hat jahrelange Erfahrung gezeigt, daß die endolumbale Behandlung bei allen Tabesfällen, wo sie noch anwendbar war, stets sehr viel schneller und ausgiebiger auf den tabischen Prozeß einwirkte als die intravenöse Salvarsanbehandlung.

Die Anwendung der endolumbalen Salvarsanbehandlung bei der Tabes konnte sich erst nach Erreichung der technischen Fortschritte der Methode in ausgiebigerem Maße entwickeln. Die wirklich erfolgreiche endolumbale Behandlung der Tabes stammt erst aus dem Sommer 1916, wo nächst der Nützlichkeit möglichst großer Liquormengen die individuell geeigneten Dosen festgestellt wurden. Die Frage, ob die eine oder die andere Methode allein bei der Tabesbehandlung den Vorzug verdient, erübrigt sich, denn beide Methoden haben ihren verschiedenen Wirkungsbereich, in dem sie sich nicht gegenseitig ergänzen können. Die sich aus der Beobachtung von über 300 Tabesfällen ergebenden Erfahrungen lassen erkennen, in welcher Weise die durch den pathologisch-anatomischen Prozeß im Einzelfalle hervorgerufene Sachlage am Krankheitsherd für die Anwendbarkeit und den Erfolg der beiden Behandlungsmöglichkeiten maßgebend ist.

Auf Grund des klinischen Befundes und einer einmaligen Liquoruntersuchung läßt sich noch kein Urteil über die Zweckmäßigkeit der verschiedenen Behandlungsmethoden im Einzelfalle abgeben. Einen gewissen Einblick in die am Krankheitsherd vorliegenden Verhältnisse erhält man erst unter der Behandlung selbst. Die sich hierbei ergebenden Beobachtungen erweisen in den einzelnen Fällen trotz des gleichen klinischen Bildes und eines durchaus ähnlichen Liquorbefundes eine verschiedene therapeutische Zugänglichkeit und eine ungleiche Irritabilität bei endolumbaler Behandlung. Daraus läßt sich ein gewisser Anhalt für die Tiefe und den Umfang des Prozesses und zwar insbesondere des Liquoreinbruches gewinnen. Wer bisher noch keine Gelegenheit hatte, sich über die Reichweite und Wirkungsweise der endolumbalen Behandlung der Tabes ein Urteil zu bilden, wird gut tun, zunächst mal solche Tabesfälle endolumbal zu behandeln, die bereits längere Zeit intravenös behandelt worden sind. Für gewöhnlich setzt mit Aufnahme der endolumbalen Behandlung ein durchschlagender Behandlungserfolg ein, wenn auch schon zahlreiche intravenöse Salvarsankuren vorausgegangen sind. Es gibt aber auch eine Reihe von Tabesfällen, die sich für die endolumbale Behandlung nicht mehr eignen.

Wir wollen versuchen die verschiedenen anatomischen und physikalischen Möglichkeiten, die für die beiden Behandlungswege in Betracht kommen, an einer schematischen Skizze zu veranschaulichen. Zunächst ist daran zu erinnern, wie der tabische Prozeß zustande kommt:

1. Die hinteren Wurzelnerven haben an ihrer pialen Bedeckung in verschiedenem Umfange (Bresowski-Nageottesche Stellen) eine chronische sekundärsyphilitische Entzündung durchgemacht, durch die die schützende Piahülle schließlich zermürbt wird und dem eindringenden und die zellige Exsudation auslaugenden Liquor schließlich keinen Widerstand mehr entgegenzusetzen vermag.

2. Der durch die zerstörte Pia in die hinteren Wurzeln eindringende Liquor drängt im eröffneten Lymphgebiet vorwärts. Die Ursache hierfür ist der Liquordruck. Er ergibt sich, wie oben erwähnt, aus dem von der Pulsation der basalen Arterien fortgeleiteten Druck und einem gewissen Überdruck, der sich bei aufrechter Körperhaltung aus der Höhe der Liquorsäule und dem höheren spezifischen Gewicht des Gehirns zusammensetzt; er ist daher dem Gewebedruck in den hinteren Wurzeln und im Rückenmark selbst überlegen.

3. Der Widerstand des Nervengewebes gegen den eindringenden, den Gewebssaft verwässernden und die Nervenzellen und Fasern auslaugenden Liquor wird auch dadurch geschwächt, daß die mit dem Liquordiffusionsstrom eingeschwemmten Spirochäten sich einnisten und sich auf Kosten des Stoffwechsels des Nervengewebes, dessen Nährquellen zum Teil verbraucht werden, vermehren.

4. Dem Weiterkriechen der Erreger und dem Vorwärtsdringen des Liquors ist durch die in den hinteren Wurzeln eröffneten Lymphbahnen des zu der betroffenen Wurzel zugehörigen Faserstranges der Weg gewiesen.

Aus dieser Sachlage heraus ergeben sich nun verschiedene Situationen für die Therapie. Zunächst ist der Umfang der erkrankten Pia an den hinteren Wurzeln von Wichtigkeit, insofern er die Stärke der Liquordiffusion bestimmt. Je stärker und ausgiebiger die Liquordiffusion, um so schneller macht die Auslaugung des Nervengewebes Fortschritte, um so verletzlicher wird das in seiner Widerstandskraft und Leistungsfähigkeit schwer geschädigte Parenchym für eventuelle chemische Reizungen durch endolumbal einverleibtes Salvarsan.

Bei frischeren Fällen kann die Nervenfaser, trotzdem sie durch Spirochäten, wie Liquor, schon etwas gelitten hat, eventuell noch so viel Eigensäfte besitzen, daß das mit dem Liquor herangeführte Salvarsan nicht ohne Aufenthalt und Widerstände die Faser völlig zu imbibieren und zu schädigen vermag. Bei großer Krankheitsoberfläche und bei längerer Dauer des Diffusionsvorganges findet aber das endolumbal einverleibte Salvarsan relativ wenig Widerstände und kann eventuell trotz mäßiger Dosierung die wenigen noch etwas leitenden Nervenfasern reizen und manchmal sogar schädigen. Aus den seitherigen Beobachtungen geht jedenfalls sehr eindeutig hervor, daß mit dem Umfang der Krankheitsoberfläche und dem Alter des homogenisierenden Prozesses die Irritabilität der Nervenfasern für endolumbale Salvarsanbehandlung entschieden zunimmt. Die Irritation der Nervenfaser äußert sich natürlich in Symptomen, wie sie dem tabischen Prozeß eigen sind, in Parästhesien, Hyperästhesien, Krisen und den sonst bei Tabes zu beobachtenden Störungen. Wenn die zulässige Dosierung eingehalten wird, sind die Irritationserscheinungen stets vorübergehender Natur. Sie dauern meist nur Stunden. Wird jedoch überdosiert, so kann sich unmittelbar danach oder noch nach 10—14 Tagen eine mehr oder weniger ausgesprochene und nachhaltige Zunahme der Funktionsstörung bemerkbar machen. Bei Behandlung in zu kurzen Abständen (10—12 Tagen) kann gelegentlich sogar eine gewisse Kumulation eintreten. Die Irritation ist in all denjenigen Fällen, wo es weder sofort nach der Behandlung, noch später zu einer Funktionsschädigung kommt, zu einem geringen Teile auch als Herxheimersche Reaktion zu deuten und entspricht in der Projektion nach außen (wie z. B. Abdomen oder Haut) natürlich genau der Lokalisation des Krankheitsherdes. Manchmal treten klinisch noch nicht nachweisbare Rückenmarksprozesse erst durch die Irritation bei der endolumbalen Behandlung in Erscheinung. Eine Schädigung der Nervenfaser wird bei der unten noch näher zu besprechenden Dosierung sicher vermieden, so daß sich die endolumbale Behandlung bis auf wenige Ausnahmen erfolgreich durchführen läßt.

Die Ausnahmen betreffen einmal diejenigen Fälle, bei denen der Prozeß so weit im Strang aufgestiegen ist, daß die endolumbale Behandlung keine genügende Tiefenwirkung mehr besitzt, um alle Herde zu erreichen. Das mit dem Liquor ins Gewebe eindringende Salvarsan wird natürlich vom Gewebe abgefiltert, so daß seine Konzentration mit der Entfernung von der Piaoberfläche allmählich abnimmt. Nach der größeren Irritabilität der älteren Tabesfälle ist allerdings, wie schon oben erwähnt, anzunehmen, daß die stärker homogenisierten Nervenfasern das Salvarsan leichter diffundieren lassen, und daß dadurch das Salvarsan vielleicht auch in etwas größere Tiefe gelangt; aber auch dieses ist, wie wir noch sehen werden, für einen positiven Behandlungserfolg nicht ausreichend.

Die zweite Behandlungsausnahme betrifft die älteren Tabesfälle, bei denen die zunehmende Irritabilität erschwerend auf die endolumbale Behandlung einwirkt. Es kommt hier in manchen Fällen schon bei kleiner Dosierung zu so heftigen Reizerscheinungen (unerträgliche Krisen, Erbrechen und Fieber), daß die Fortführung der Behandlung nicht möglich ist. Am meisten betrifft dieses Fälle mit gastrischer Tabes. Die Behandlungsfähigkeit läßt sich indes in keinem Falle voraussagen, sondern ausschließlich durch den therapeutischen Versuch ermitteln.

Es bleibt hier zu erwähnen, daß die gastrischen Krisen nicht verwechselt werden dürfen mit den Reizerscheinungen, die sich gelegentlich schon in Frühfällen von Syphilis cerebrospinalis und auch bei völlig gesunden Individuen bei einer endolumbalen Behandlung einstellen können. So kann es, wie oben bereits ausgeführt, besonders bei weiblichen Personen schon bei 1,2 mg auf 50 ccm Liquor zu äußerst heftigen Kopfschmerzen und Erbrechen kommen. Hier handelt es sich um einen zerebralen Reizzustand, während das Erbrechen bei gastrischer Tabes mit heftigen Krisen verknüpft und spinal bedingt ist. Den zerebralen Reizzustand, der auch nach höherer Dosierung längstens in 24 Stunden überwunden ist, kann man mit einschleichender Dosierung natürlich ganz vermeiden; bei fortgeschrittener Tabes gastrica ist dies jedoch meist nicht mehr möglich, wenn man nicht die endolumbale Dosis auf weniger als 0,2 mg reduziert, womit man nicht viel vorwärts kommt.

Oft wird man auch durch einen zerebralen Prozeß zu einer Mindestdosierung von 1—1,2 mg gezwungen und muß dann die eintretenden gastrischen Krisen mit in den Kauf nehmen. Falls sich dieser Weg nicht mehr als durchführbar erweist, gehen derartige Fälle, wie wir unten noch sehen werden, trotz weiterer intravenöser Behandlung in absehbarer Zeit in Paralyse über.

Neuerdings hat sich jedoch bei Taboparalyse und Optikusatrophie, wie oben bereits erwähnt, die endolumbale Behandlung mit Doppelpunktion und zwei Büretten sehr bewährt, von denen nur die obere einen Salvarsanzusatz auf 15—20 ccm Liquor erhält, während die untere Bürette mit reinem Liquor nur dazu dient, den zuerst eingelaufenen salvarsanisierten Liquor zerebralwärts zu spülen. Auch die Fieberbehandlung mit Natr. nucleinic. wurde während der Intervallkur in letzter Zeit häufig mit herangezogen, um die endolumbal schwer zugänglichen Fälle zu bessern. Sie wurde außerdem bei den mit stärkerer WR und Eiweißwerten im Liquor einhergehenden oder zu Rückfällen neigenden Tabesfällen wiederholt, aber bisher noch nicht besonders erfolgreich angewendet.

Nach diesen Vorbemerkungen lassen sich die Tabesfälle hinsichtlich der Reichweite und Zweckmäßigkeit der intravenösen, bzw. endolumbalen Behandlung in drei Gruppen einteilen, die einzeln an einem Schema erörtert werden sollen. Wenn auch einzelne Fälle aus dieser Anordnung herausfallen, weil sie verschiedene Stadien des Prozesses oder etwas Besonderes darbieten, so hat die vorgenommene Gruppierung doch großen praktischen Wert, sowohl in Hinblick auf die Dosierungsfrage, wie auch bezüglich der Prognose. Die Beobachtungen und Befunde, welche eine derartige Anordnung sinn- und zweckgemäß erscheinen lassen, sind kurz folgende:

Zunächst befinden sich nach Obersteiner, Redlich, Bresowski die Verdickungen und Infiltrationen der Pia in der Hauptsache an der Eintrittsstelle der hinteren Wurzel in das Rückenmark und weiterhin nach Nageotte auch dort, wo die Wurzelnerven die Dura durchsetzen. Es sind dies die Stellen, wo der Liquor nach Zerstörung des Piagewebes hindurchdiffundiert und ins Nervengewebe eindringt. Es wird danach die Intensität des Liquoreinbruchs und der nachfolgenden Gewebsschädigung einmal vom Umfange der pialen Zerstörung, die sich bei foudroyanten Fällen (z. B. Pseudotabes) auch auf die Pia der Hinterstränge fortsetzen kann, und zweitens vom Alter des Krankheitsvorganges, d. h. der Dauer der Liquordiffusion abhängen. Das mit dem Liquor eindringende Salvarsan wird demnach ganz entsprechend den beiden genannten Faktoren (Umfang der pialen Eintrittspforte und Dauer der Liquordiffusion) mehr oder weniger leicht zu einer Irritation der Nervensubstanz führen. Da diese beiden Faktoren sich in vivo der genauen Feststellung entziehen, so ist die Dosierungsfrage bei der endolumbalen Tabesbehandlung im allgemeinen auf tastende Versuchsdosen angewiesen, bis die für den Einzelfall sich eignende fortlaufende Dosierung ermittelt ist.

Es sind natürlich eine Reihe von klinischen Beobachtungen vorhanden, die über die Veränderungen am Krankheitsherd einen gewissen Anhalt geben können und zwar das Alter des Leidens, die Schnelligkeit seiner Entwicklung und auch die Ausdehnung und Schwere der Symptome. Aber völlig verläßlich sind diese Anhaltspunkte nicht. Es gibt beispielsweise klinisch anscheinend ganz frische Tabesfälle, bei denen schon eine Dosierung von $^3/_4$—1 mg stark irritierend, die Ataxie verschlimmernd wirkt. Offenbar handelt es sich hier um Fälle mit relativ umfangreicher Piadegeneration, durch welche der Liquor und das mit ihm einströmende Salvarsan eine sehr breite Eingangspforte findet. Die Dosierungsfrage spielt naturgemäß ihre bedeutsamste Rolle bei der Tabes vom 8. Dorsalsegment abwärts, d. h. bei der gastrischen und ataktischen. Sitzt der Krankheitsherd am 2.—7. Dorsal-Wurzelnerven, so vermag eine gewisse

Überdosierung zumeist keine so besonders tragischen Folgen nach sich zu ziehen. Es kommt hier höchstens zu einer Vermehrung der bereits vorhandenen Gefühlsherabsetzung, während störende Parästhesien sehr schnell nachlassen.

Neben den klinischen Beobachtungen über Alter, Progredienz und Lokalisation des Prozesses sind es ferner noch die Beobachtungen unter der endolumbalen Behandlung selbst, die uns über die Vorgänge am Krankheitsherd unterrichten. Hohe Empfindlichkeit am Krankheitsherd wird durch starkes Reißen, bzw. durch Krisen innerhalb der ersten 36 Stunden nach der Behandlung angezeigt und ferner durch zunehmende Schwäche in der Nervenfunktion spätestens 2—3 Wochen nach der endolumbalen Behandlung. Eine völlig schmerzlose endolumbale Behandlung der Tabes ist bei der erörterten Sachlage ausgeschlossen. Die Fälle, bei denen sie nur wenig oder gar nicht vorhanden sind, befinden sich jedenfalls sehr in der Minderzahl. Sie gehören alle zur ersten Gruppe.

Gruppe I (siehe auch Schema I). Die hier am Krankheitsherd bestehenden Veränderungen sollen durch nachstehende schematische Zeichnung, die einen Sagittalschnitt durchs Rückenmark in der Wurzeleintrittszone darstellt, veranschaulicht werden. Die an den hinteren Wurzeln bestehenden Piaveränderungen stehen nach unseren Dauerbeobachtungen unter dreijähriger planmäßiger intravenöser Salvarsanbehandlung außerhalb der Reichweite dieser Behandlung. Das auf dem Blutwege ins Piagewebe gelangende Salvarsan hat bereits bei intakter Wurzel eine ungenügende Oberflächenwirkung, weil der Konzentrationsausgleich in den obersten Piaschichten wegen der nur einseitigen Blutzuführung und wegen der unmittelbaren Nachbarschaft des wässerigen Liquors für Salvarsan sehr ungünstig ist. Die Salvarsankonzentration nimmt aber immer mehr ab, sobald erst die Pia selbst nach längerem Verlauf der chronischen Entzündung für die Liquordiffusion zugänglich geworden ist.

Die Wirkung der intravenösen Behandlung auf den pialen Prozeß hört natürlich völlig auf, nachdem die Pia ganz durchbrochen und zur Durchtrittspforte für reichliche Liquormengen, die in dem eröffneten Lymphgebiet zur Resorption gelangen, geworden ist. Daß die inzipiente Tabes durch die intravenöse Salvarsanbehandlung geheilt werden kann, ist — rein theoretisch betrachtet — nicht wahrscheinlich. Hier ist auch nicht ein einziger beginnender Tabesfall zur Feststellung gelangt, der nach mehr als dreijähriger intravenöser Behandlung zum Stillstand gekommen wäre. Das Schwinden der Liquorveränderungen tritt in den Fällen ohne zerebrale Komplikation auch spontan ein infolge allmählicher Auslaugung der infiltrativen Vorgänge.

Die Wirkung der intravenösen Salvarsanbehandlung hört ferner völlig auf in allen Teilen des nervösen Gewebes — hintere Wurzel, Wurzeleintrittszone und Strang selbst —, die schon ausgiebig unter dem Einflusse der Liquordiffusion stehen. Die Reichweite der intravenösen Behandlung umfaßt nur diejenigen Teile des Stranges, der Wurzeleintrittszone und eventuell auch noch der hinteren Wurzel, wo die verwässernde Einwirkung der Liquordiffusion auf das Nervengewebe noch mäßig und erst in der Entwicklung begriffen ist, d. h. also in den tabischen Grenzgebieten. Bis hierhin sind auch die Spirochäten gelangt, die in dem saftreicheren Gewebe einen günstigeren Nährboden finden als in den stärker ausgelaugten Gewebsteilen. Je nach dem verschiedenen Entwicklungsgrade der Liquordiffusion wird die Einwirkung der intravenösen

Behandlung auf den tabischen Prozeß im ersten Beginn vielleicht noch die mittleren Partien des Wurzelnerven erreichen oder im letzten Stadium nur noch in den allerobersten Partien des Stranges stattfinden.

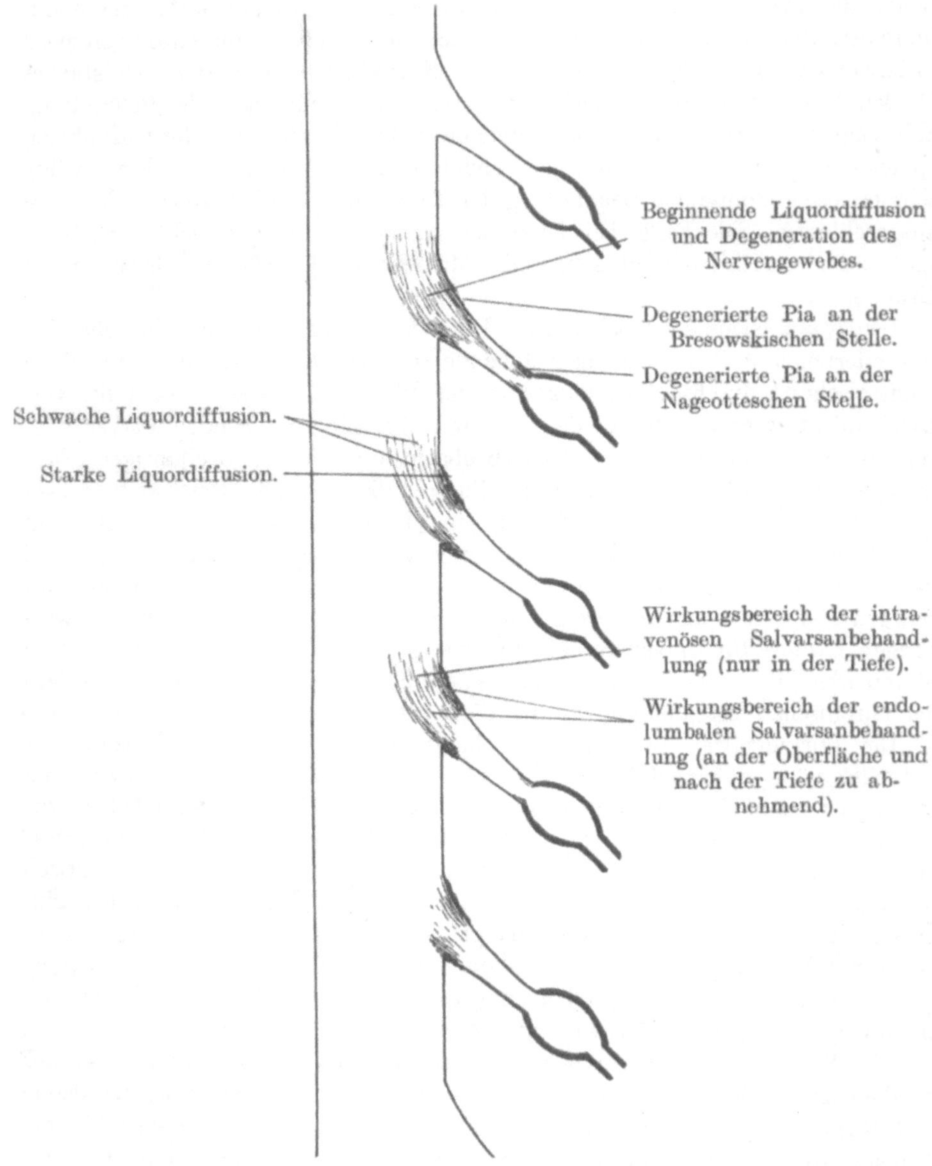

Abb. 4. Schema I: Beginnende Tabes. Der Durchschnitt ist sagittal durch die Wurzeleintrittszone und durch die Mitte des Nerven gedacht. Der in der Nervenwurzel aufsteigende Liquordiffusionsstrom nimmt mit der Entfernung von der meningealen Oberfläche infolge des Widerstandes noch gesunden Nervengewebes an Intensität ab; er verhindert durch starke Verwässerung des Gewebssaftes jegliche Oberflächenwirkung der intravenösen Salvarsanbehandlung, während das endolumbal einverleibte Salvarsan wie ein Farbstoff von den Geweben zurückgehalten wird und daher nur eine gewisse Tiefenwirkung erreicht. Letztere wird durch die zunehmende Degeneration (Abnahme der färbbaren Elemente) gesteigert.

Demgegenüber liegt das Optimum der endolumbalen Salvarsanwirkung an der meningealen Oberfläche. Der diffundierende salvarsanisierte Liquor gibt nun fortlaufend Salvarsan an das Gewebe ab, bis er nach einer gewissen Entfernung von der meningealen Oberfläche kein Salvarsan oder keine wirksame Salvarsankonzentration mehr besitzt. Je mehr das Gewebe ausgelaugt und homogenisiert ist, um so weniger Salvarsan vermag es zurückzubehalten, um so schneller und tiefer dringt das Salvarsan ein. Die Reichweite der intravenösen wie der endolumbalen Salvarsanbehandlung im tabisch erkrankten Hinterstrange hängt somit ganz vom Fortschritt des Prozesses ab. Bei der ersten Gruppe, der inzipienten Tabes, ist überall im Gebiete der schwachen Liquordiffusion durch intravenöse Salvarsanbehandlung eine gewisse Salvarsanwirkung, d. h. abgeschwächten Grades zu erzielen. Die endolumbale Behandlung reicht hier noch mehr oder minder bis zur ganzen Tiefe der Liquordiffusion. Bei genügend langdauernder Wiederholung der Behandlung und bei vorsichtiger Dosierung ist hier bei einer gewissen Anzahl von Frühfällen eine Abtötung der Spirochäten und damit ein Stillstand des Prozesses zu erzielen.

Bei der zweiten Gruppe von Krankheitsfällen (s. Schema II!) reicht annahmeweise die Liquordiffusion schon über die Höhe des nächsten Segments hinaus. Die Wirkung des intravenös einverleibten Salvarsans beschränkt sich hier auf das Gebiet der schwachen Liquordiffusion im Strang; sie ist am stärksten am oberen Pol der Liquordiffusion, wo diese den Gewebssaft wohl schon verdünnt, aber die Nervenfasern noch nicht wesentlich verändert hat. Immerhin ist hier die Liquordiffusion der Anlaß, daß die Salvarsankonzentration bereits leidet und selbst bei stärkster Dosierung nicht hinlangt, um die bis hierhin vorgedrungenen Spirochäten zu vernichten. Außerdem ist hier das Nervengewebe schon so labil, daß schon ganz geringe Anstöße, wie eine gewisse Herxheimersche Reaktion oder das an den Krankheitsherd hingelangende Salvarsan selbst imstande sind, eine Art von Irritation am Nervengewebe auszulösen, die sich in Reißen oder Krisen kundgibt.

Das endolumbal einverleibte Salvarsan erreicht hingegen in der anwendbaren Dosierung auch nicht annähernd mehr den oberen Pol der Liquordiffusion. Die Nervenfasern sind durch die Dauer der Liquordiffusion schon so sehr geschädigt und homogenisiert, daß sie vom Salvarsan relativ leicht passiert und in ihrer restlichen Funktion aufs Schwerste bedroht werden können. Beschränkung der Dosierung auf das notorisch erträgliche Maß ($^1/_4$—$^1/_2$ mg) ist dringend nötig. Das endolumbal einverleibte Salvarsan wird daher am oberen Pol der Liquordiffusion im Strange allerhöchstens eine Konzentration besitzen, welche die Lebenstätigkeit der Erreger nur für kurze Zeit hemmt. In Verbindung mit der intravenösen Behandlung kann sie jedoch zu einer energischeren und länger anhaltenden Schädigung der Erreger führen und dadurch die klinischen Symptome recht günstig beeinflussen. Bei regelmäßiger Weiterbehandlung gelingt es ferner, die Besserung festzuhalten und jeden weiteren Fortschritt des Leidens zu verhindern. In sehr vereinzelten Fällen erscheint es nach dem weiteren Verlaufe auch nicht ausgeschlossen, daß der seit 3—5 Jahren eingetretene Stillstand des Leidens, der mit Fehlen jeglicher Schmerzanfälle oder Krisen trotz fortbestehender Ataxie einhergeht, als ein dauerhafter anzusprechen ist.

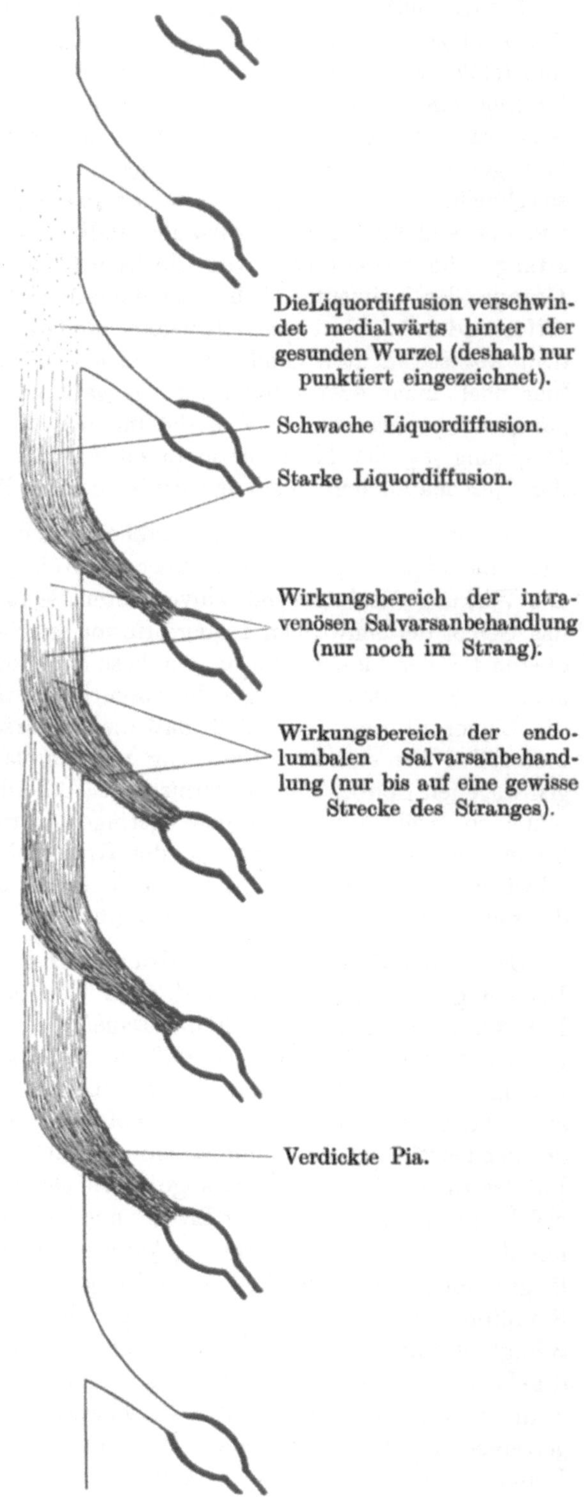

Abb. 5. Schema II: Etwas ältere Tabes. Der Durchschnitt ist wie der vorige durch die Wurzeleintrittszone und durch den Wurzelnerven gedacht. Die Liquordiffusion erstreckt sich bereits durch den ganzen Wurzelnerven und in die dem letzteren entsprechenden Fasern des Hinterstranges z. T. bis zur nächsten Wurzeleintrittszone, z. T. über sie hinaus. Wo sie über letztere hinausgeht, kann sie in der Abbildung nicht mehr zum Ausdruck gelangen, weil die Fasern der tieferen Wurzel medialwärts treten. Die Degeneration der Nervenfaser geht der Stärke der Liquordiffusion parallel (partielle Myelitis serosa).

In der dritten Gruppe (s. Schema III!) ist die Liquordiffusion und damit die Degeneration sehr hoch im Strang aufgestiegen. Durch die Dauer des Krankheitsvorganges sind an den Nervenfasern der hinteren Wurzeln, in der Wurzeleintrittszone und in dem untersten Teile des Stranges nur noch spärliche Funktionsreste vorhanden. Die Zerstörung der Nervenfasern durch Spirochäten und durch Liquornachschub hat sich aber ganz allmählich unter schmerzhaften Anfällen (Dolores osteocopi, Krisen, Parästhesien) vollzogen. Gerade diese Fälle erweisen sich meist gegen die endolumbale Salvarsanbehandlung als recht empfindlich. Das Salvarsan löst durch seine chemische Irritation, wie wir oben sahen, ähnliche Schmerzanfälle, Krisen und Erscheinungen aus, wie der Krankheitsprozeß selbst. Manchmal bewirkt aber auch hier das endolumbal einverleibte Salvarsan eine allmähliche Abstumpfung und lange Unterbrechung der Beschwerden.

Gelegentlich sind indessen die sich auf die endolumbale Behandlung einstellenden äußerst heftigen Schmerzen und Krisen ein so erhebliches Hindernis, daß diese Behandlung nicht weiter fortgesetzt werden kann. Man wird in solchen Fällen um so eher auf sie verzichten, als das Salvarsan doch nicht in genügender Konzentration an den oben im Strange befindlichen Herd herangelangt. Letzterer steht anderseits infolge seiner weiten Entfernung von der meningealen Oberfläche sowohl in Hinblick auf die Quantität, wie den Druck der Liquordiffusion nur relativ mäßig unter ihrem Einflusse, so daß hier gerade der intravenösen Behandlung oft noch eine recht gute Angriffsfläche geboten wird. In einer gewissen Anzahl von Fällen gelingt es dann ausschließlich durch intravenöse Salvarsanbehandlung noch weitgehende Besserungen zu erzielen. In den sehr weit fortgeschrittenen Fällen bleibt der Behandlungserfolg naturgemäß sehr beschränkt. Das äußert sich besonders in Fällen mit sehr heftigen Schmerzanfällen. Häufig wird das Behandlungsergebnis in diesen Fällen noch dadurch beeinträchtigt, daß nur noch sehr kleine Dosen (bis 0,2 Altsalv.) intravenös vertragen werden. Liegt bei Fällen dieser Art ein schwer pathologischer Liquor vor, so ist als Folge dieser kleinen Dosierung ein beschleunigter Hinzutritt von Paralyse zu erwarten (s. u.!).

Daß bei fortgeschrittener Tabes durch intravenöse Salvarsanbehandlung oder Jodnatriuminjektionen Schmerzanfälle eintreten können, wenn eben der Prozeß — wie oben ausgeführt — bereits weiter oben im Strang sitzt, ist bei der hohen Empfindlichkeit der durch die Diffusion in einen chronischen Reizzustand versetzten Leitungsbahnen nicht zu verwundern. Schon weit geringere Reize, wie Witterungswechsel und Abkühlung führen bekanntlich ebenfalls zu Schmerzanfällen. Ihre relativ kurze Dauer läßt aber kaum die Annahme zu, daß sie auch mit einem neuen Schub des Leidens zusammenhängen. Die sonst bei der Tabes vorhandenen subjektiven Beschwerden gehen selbstverständlich dem Fortschritt der Veränderungen parallel. Die Parästhesien, Schmerzanfälle und Krisen beruhen zweifellos auf dem allmählichen, bzw. schubweise erfolgenden Vordringen der Liquordiffusion, wie der Spirochäten. Die Schmerzen sind deshalb auch ganz der jeweiligen Progredienz eines Falles entsprechend mehr anfallsweise oder mehr kontinuierlich.

Die Erfahrungen über die Irritabilität der dritten Gruppe von Tabesfällen durch die endolumbale Behandlung entsprechen durchaus den klinischen Beobachtungen über den Fortschritt des tabischen Prozesses. In der Verschiedenheit der Reizbarkeit der fortgeschrittenen Tabesfälle spielt natürlich auch der Umfang der meningealen Einbruchspforte des Liquors eine wesentliche Rolle. Vielseitige Beobachtungen weisen darauf hin, daß der Umfang der durchlässigen

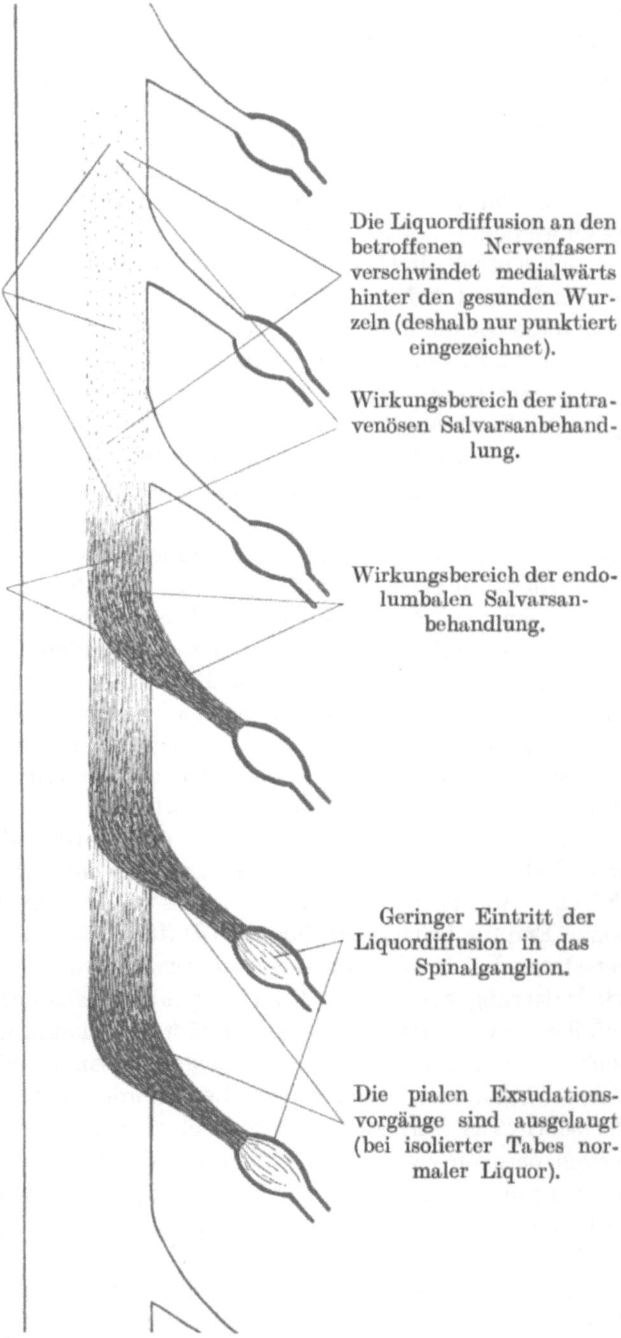

Abb. 6. Schema III: Fortgeschrittene Tabes. Der Durchschnitt ist wie die beiden vorhergehenden durch die Wurzeleintrittszone und die Mitte der Wurzelnerven gedacht. Die Liquordiffusion ist durch die betroffenen Faserstränge weit in den Hintersträngen aufgestiegen und manchmal in mäßigem Grade auch in das Spinalganglion eingedrungen. Da die Intensität der Liquordiffusion nach oben hin abnimmt, so werden die oben in den affizierten Nervenfastersträngen vorhandenen Spirochäten für die intravenöse Salvarsanbehandlung noch zugänglicher sein als für die endolumbale Behandlung. Am Eintritt der Wurzelnerven in den Strang ist die Liquordiffusion so ausgiebig, daß hier nur die endolumbale Behandlung auf die hier vorhandenen Spirochätennester einzuwirken vermag.

Pia im Bereich des einzelnen Segments sehr verschieden sein kann. Manchmal sind wohl noch vorhandene exsudative Vorgänge in der Pia die Ursache, daß die Liquoreinbruchsstelle zunächst noch klein oder unvollständig bleibt. Aber selbst nach Spontanablauf der meningealen Entzündung ist gelegentlich zu beobachten, daß Fälle mit Erkrankung von nur wenigen Segmenten. weit empfindlicher sind als Fälle mit ausgedehnterer Segmentaffektion.

Entsprechend dem Umfange der pialen Einbruchspforte ist auch die Progredienz des tabischen Prozesses an den hinteren Wurzeln sowohl wie am Optikus verschieden. Mit der Hochgradigkeit der Strangdegeneration infolge der langen Dauer des auslaugenden Prozesses nimmt aber auch die Empfindlichkeit der sensiblen Bahnen (z. B. bei Witterungseinflüssen) und auch ihre Verletzlichkeit für endolumbale Salvarsanbehandlung ständig zu.

In welchem Maßstabe diese Verletzlichkeit vorhanden ist, und in welchem Umfange die endolumbale Behandlung zur eventuellen Beseitigung der Schmerzen und zur Besserung der sonstigen Symptome bei den älteren Fällen hinzuführen vermag, läßt sich weder aus der Vorgeschichte (langer Bestand des Leidens?), noch aus dem klinischen Befund (starke Ataxie bei häufigen Schmerzanfällen?) mit Sicherheit ersehen. Um die eventuelle Nützlichkeit der endolumbalen Behandlung in fortgeschrittenen Fällen zu ermitteln, bedarf es immer des therapeutischen Versuchs mit einer endolumbalen Dosierung unter $\frac{1}{2}$ mg auf 60 bis 90 ccm Liquor. Manchmal erweist sich die endolumbale Behandlung noch in ganz alten abgelaufenen Fällen mit normalem Liquor von Vorteil, insofern sich noch häufig Besserung von Schmerzanfällen, Krisen und Inkontinenzerscheinungen erzielen läßt. Oftmals erweisen sich aber, wie schon erwähnt, die sehr fortgeschrittenen Fälle als ungeeignet für die endolumbale Behandlung wegen Eintritts äußerst heftiger Reizerscheinungen. Der Liquor kann dann normal oder auch noch pathologisch sein. Letzteres würde mit Sicherheit auf einen zerebralen Herd hinweisen, der natürlich mit so kleinen Dosen, wie sie eine fortgeschrittene Tabes erfordert, keinesfalls erreicht und beeinflußt werden kann.

Die soeben in kurzer Übersicht gegebenen Erfahrungen möchte ich nun an einer Reihe von geeigneten Beispielen, die aus reichlich 300 Fällen ausgewählt sind, näher ausführen. Eine Gruppierung des Materiales ist außerordentlich schwierig, weil fast jeder Tabesfall etwas Neues bietet. Wir können unterscheiden inzipiente und fortgeschrittene Fälle, ferner nach der Lokalisation Tabes des Lendenmarks, des unteren und des oberen Dorsalmarks und des Halsmarks und schließlich noch die tabische Optikusatrophie. Während in der Lokalisation vielseitige Kombinationen möglich sind, ergibt sich bei den inzipienten Fällen die Schwierigkeit, daß wir die zwar im Liquor, aber klinisch noch gar nicht zutage tretende zerebrale Komplikation (die ohne Behandlung zur Taboparalyse führt) nicht ganz sicher abschätzen können. Es ist jedenfalls nicht möglich, sicher zu entscheiden, wie viel von den Liquorveränderungen dem spinalen Herd, und wie viel dem zerebralen Herd entstammt. Bei einer größeren Anzahl von inzipienten Tabesfällen handelt es sich also eigentlich um inzipiente Taboparalyse, wenn auch klinisch noch nicht eine Spur einer beginnenden Paralyse nachweisbar ist.

Mit dieser Einschränkung wollen wir an die Beurteilung der inzipienten Tabesfälle herantreten, zu denen wir die akuten Formen hinzufügen möchten.

1. Die Behandlung der inzipienten Tabes.

Lumbale Tabes.

Die Allgemeinbehandlung der an metaluetischen Affektionen Erkrankten ist besonders sorgfältig den individuellen Verhältnissen anzupassen. Einschleichende Behandlung ist in allen Fällen ratsam.

Bei jüngeren Patienten (unter 40 Jahren), die sich in einem recht guten Allgemeinzustand befinden, kann jede einzelne Hauptkur, die je nach der Höhe der gut verträglichen Einzeldosierung 8—12 Injektionen (Natr.-Salv.) umfaßt, mit einer milden Hg-Kur (Schmierkur, Novasurol, Hg salic.) kombiniert werden. Bei den metaluetischen Krankheitsvorgängen darf jedoch die Wirkung einer eventuellen Hg-Kombination nicht überschätzt werden; wegen der Notwendigkeit einer langdauernden Behandlung kommt es in erster Linie darauf an, die Salvarsanverträglichkeit nicht zu gefährden. Infolge der schlechteren Ernährungsbedingungen wird man sich daher häufig dazu entschließen müssen, die Hg-Kombination ebenso wie die Fieberbehandlung in das Intervall zwischen den Hauptkuren zu verlegen. In dem 2—3 ½ monatigen Intervall wird, wie oben ausgeführt, außerdem noch alle 3, bzw. 2 Wochen abwechselnd Dos. III Natr. oder Neo-Salvarsan (Intervallkur) gegeben und zwar so, daß die eventuelle Fieberbehandlung in eine dreiwöchige Pause fällt.

Bei älteren Patienten wird man durch die Rücksicht auf den Allgemeinzustand oder auf erhebliche Vorschädigungen von Niere und Leber (durch Alkohol?) oft veranlaßt, auf die Hg-Kombination zu verzichten. Die Fieberbehandlung im Intervall ist jedoch in den meisten Fällen ohne Schaden anwendbar. Die Länge der einzelnen Salvarsankur richtet sich, wie oben bereits ausgeführt, nach der Höhe der erträglichen Einzeldosierung. Sind nach einschleichender Behandlung Dos. IV—V in 5—7 tägigen Abständen noch anwendbar, so darf eine Anzahl von 8 Injektionen nicht überschritten werden. Bei älteren und debilen Fällen wird man über Dosierung III nur selten hinausgehen können, während eine Verlängerung der Kur auf 10—12 Injektionen in 8—10 tägigen Abständen meistens nicht auf Schwierigkeiten stößt. Die endolumbale Behandlung erfolgt anfänglich in 2—3 wöchigen Abständen, nach Herbeiführung normaler Liquorwerte in größeren Zeitabständen.

In den akuten Fällen sind die Aussichten auf Wiederherstellung der Funktion am günstigsten. Ein Beispiel dieser Art ist nachstehender Fall.

Fall 5023. 1908 Schanker, keine spezifische Behandlung. Patient war bis vor drei Monaten als Kanonier im Felde, wurde von dort wegen Unsicherheit auf den Beinen heimgesandt. Patient gibt an, in den letzten beiden Jahren gelegentlich rheumatische Beschwerden in den Beinen gehabt zu haben; er klagt jetzt über Kopfschmerzen, Reißen in beiden Beinen und in der linken Schulter und über Schwäche und Unsicherheit in den Beinen. Pupillen l. = r., beide eng und lichtstarr, Konvergenzreaktion sehr wenig und träge. Augenhintergrund o. B. Patellar- und Achillessehnenreflexe fehlen. Periostreflexe an beiden Armen sehr schwach. Kremaster- und Bauchdeckenreflex schwach positiv. Pat. geht stark ataktisch, kann nur noch kurze Gänge machen. Romberg stark positiv. Blase und Mastdarm ungestört. Potenz erhalten. Mit seinem akuten Beginn steht der Fall der Pseudotabes sehr nahe. SR ++. Pat. erhielt eine Salvarsankur: vom 8. 10. bis 22. 11. 1917 8 Salvarsaninjektionen und nachstehende endolumbale Behandlung:

Dat.	Phase I	Pandy	Esb.	Lymph.	WR	end. Dos.	Liquor
28. 9. 1917	breit. Ring	+	$3\,^{1}/_{2}$	136	$1,0 +++$	$^{1}/_{2}$ mg	102 ccm
21. 10. 1917	dtl. Ring	±	$1\,^{3}/_{4}$	22	$0,5 +,\ 1,0 +$	,,	83 ,,
14. 11. 1917	,, ,,	∓	$1\,^{1}/_{4}$	15	$1,0 +++$	,,	71 ,,

Dat.	Phase I	Pandy	Esb.	Lymph.	WR	end. Dos.	Liquor
7. 12. 1917	opal	+	$1\,^3/_4$	10	1,0 + schw.	$^1/_2$ mg	76 ccm
4. 1. 1918	zart. Ring	±	2	12	1,0 +	„	75 „
1. 2. 1918	0 — opal	∓	$1\,^1/_3$	2	1,0 ∓	„	68 „
27. 2. 1918	„	∓	$1\,^1/_3$	4	— —	„	88 „

Die SR war am 12. 10. 1917 ++ und danach stets negativ, also ein Anzeichen für die hochgradige spontane Einschränkung der Allgemeindurchseuchung. Unter der ersten endolumbalen Behandlung traten ziehende Schmerzen im Bereich beider Beine auf. 10 Tage später war der Gang bereits erheblich kräftiger und sicherer. Bei den nachfolgenden endolumbalen Behandlungen trat jedesmal für 24 Stunden ziemlich kräftiges Reißen auf, während es sich spontan nicht wieder einstellte. 8 Tage nach der 2. endolumbalen Behandlung konnte Pat. wieder Treppen steigen und unbehindert größere Strecken zurücklegen, so daß er zweimal die Woche zu seiner Familie beurlaubt werden konnte. Unter der weiteren Behandlung verschwand die Ataxie vollkommen, so daß der Fall Ende Februar 1918 als a. v. entlassen werden konnte.

Die akute Entstehung wie die hohe Zellzahl des Liquors, die noch für das Vorhandensein erheblicher entzündlicher Veränderungen sprach, ließen den Fall von vornherein als prognostisch sehr günstig ansprechen und trotz des bereits sehr ausgesprochenen Krankheitsbildes als ein sehr geeignetes Behandlungsobjekt für endolumbale Behandlung erscheinen. Wegen der starken Schmerzen und der hochgradigen Ataxie erschien ein Überschreiten der Grenzdosis von $^1/_2$ mg auf 80 ccm Liquor nicht zulässig. Da nach den geringen Wassermann-Werten ein komplizierender zerebraler Prozeß sehr unwahrscheinlich war, so war auch der Versuch mit einer höheren endolumbalen Dosierung nicht notwendig.

Der nächste Fall wies, nach dem Liquorbefunde zu urteilen, auch einen größeren zerebralen Krankheitsherd auf, der aber klinisch nicht in Erscheinung trat.

Fall 4046. Ansteckung 1907, Frühjahr 1907 Schmierkur, danach Kal. jodat. Seit Kriegsbeginn im Felde. Seit Juni 1916 zunehmende Unsicherheit auf den Beinen und Abnahme des Sehvermögens. Seit August Gehen im Dunkeln und Treppensteigen unmöglich. Bei der Aufnahme am 2. 9. 1916 findet sich folgendes: Beide Pupillen sehr eng, rechts größer als links, links etwas entrundet. Direkte Lichtreaktion beiderseits vorhanden, konsensuelle und Konvergenzreaktion sehr träge. Augenhintergrund zeigt beiderseits keine Besonderheiten. Gesichtsfeld für Farben deutlich eingeengt. Sehnen- und Knochenreflexe an den oberen Extremitäten nicht auslösbar, Patellar- und Achillessehnenreflexe fehlen. Bauchdecken- und Kremasterreflex schwach vorhanden. Deutliche Sensibilitätsstörungen an beiden Beinen. Geht sehr unsicher, besonders im Dunkeln. Kann sich auch abends nicht mehr zurechtfinden, weil Sehkraft nur sehr gering. Treppensteigen im Dunkeln nicht möglich. Romberg stark positiv. SR 11. 9. 1916 bis 5. 9. 1917 +, am 21. 11. 1917 — —, vom 28. 12. 1917 bis 6. 4. 1918 + und vom 27. 5. 1918 an dauernd —. Pat. erhielt nachstehende Kuren:

1. Kur vom	12. 9. 1916	bis	20. 10. 1916	3	Salv.-Inj.
2. „ „	18. 12. 1916	„	15. 1. 1917	6	„
3. „ „	5. 3. 1917	„	14. 4. 1917	7	„
4. „ „	14. 6. 1917	„	31. 7. 1917	8	„
5. „ „	29. 10. 1917	„	22. 11. 1917	6	„
6. „ „	5. 1. 1918	„	23. 2. 1918	8	„
7. „ „	31. 5. 1918	„	1. 7. 1918	6	„

außerdem folgende endolumbale Behandlung:

Dat.	Phase I	Pandy	Esb.	Lymph.	WR	end. Dos-	Liquor
15. 9. 1916	dtl. Ring	+++	—	14,7	0,2 ± ∓, 0,5 ++	$^1/_2$ mg	60 ccm
4. 10. 1916	zart. Ring	++	$3\,^1/_3$	20	0,2 ∓ ∓, 0,5 ++	1 „	77 „
17. 11. 1916	„ „	+	$2\,^1/_3$	9,3	0,2 ± ±, 0,5 ++	1 „	77 „

Dat.	Phase I	Pandy	Esb.	Lymph.	WR	end. Dos.		Liquor
10. 12. 1916	opal	+ +	2	23	0,2 ± ±, 0,5 + +	$^2/_3$	mg	95 ccm
3. 1. 1917	zart. Ring	+ + +	2	19	0,2 + +, 0,5 + +	$^2/_3$	„	115 „
21. 1. 1917	opal	±	$1^1/_2$	11	0,2 + +	$^2/_3$	„	115 „
21. 2. 1917	„	±	$1^3/_4$	1,3	0,2 ∓ ∓, 0,5 + +	$^2/_3$	„	120 „
21. 3. 1917	0	±	2	3,5	0,2 ∓+, 0,5 + +	$^1/_2$	„	80 „
18. 4. 1917	blutig	+ +	—	2	0,2 inc., 0,5 +	1	„	95 „
9. 5. 1917	0	+	$1^1/_3$	4	0,2 —, 0,5 inc., 1,0 +	1	„	102 „
6. 6. 1917	sehr zart. Ring	±	$1^1/_3$	5	0,2 —, 0,4 + + + 1,0 + + +	1	„	125 „
7. 7. 1917	„ „	±	1	3	0,2 bis 1,0 —	1	„	120 „
10. 8. 1917	0 — opal	—	$1^1/_4$	7	0,2 ∓ —, 0,5 ∓+, 1,0 +	1	„	129 „
5. 9. 1917	0	±	$1^1/_4$	7	0,2 —, 0,5 (+), 1,0 +	1,3	„	120 „
19. 10. 1917	0	—	$1^1/_2$	4	fehlt	1,3	„	95 „
21. 11. 1917	0	±	$1^1/_4$	3	0,2 —, 1,0 —	1,3	„	105 „
28. 12. 1917	0 — opal	∓	1	9	1,0 —	1,3	„	96 „
30. 1. 1918	„	∓	$1^3/_4$	9	1,0 —	1,3	„	104 „
27. 2. 1918	„	∓	$1^3/_4$	3	1,0 —	1,5	„	108 „
29. 5. 1918	„	∓	$1^3/_4$	3	1,0 —	1,5	„	100 „

Der Fall bekam während der ersten 1 $^1/_2$ Tage nach der endolumbalen Behandlung regelmäßig sein Reißen in beiden Beinen. Außer dieser Zeit blieben die Schmerzen und Parästhesien nach der zweiten endolumbalen Behandlung fort. Auch machte sich zunehmende Sicherheit in beiden Beinen bemerkbar. Nach 8 endolumbalen Behandlungen war die Nachtblindheit wesentlich gebessert, sie verschwand nach der 10. Behandlung völlig. Zu diesem Zeitpunkt war Pat. nahezu völlig beschwerdefrei. Auch das Heruntergehen der Treppe, wobei er sich früher am unsichersten gefühlt hatte, geschah ohne Halt und Unsicherheit. Die weitere endolumbale Durchbehandlung geschah nur zur völligen Assanierung des Liquors. Auch die dreimonatige Behandlungspause im Februar 1918 ergab ein gutes Dauerergebnis. Pat. wurde dienstfähig entlassen und hat den Krieg bis zu Ende beschwerdefrei durchgehalten. Bei der Nachuntersuchung am 29. 5. 1918 war auf beiden Augen Lichtreaktion deutlich vorhanden. Patellarreflexe beiderseits angedeutet. In den Beinen keinerlei Schwäche oder Unsicherheit. Romberg negativ. Weitere Liquorkontrolle ist 1 $^1/_2$ Jahre später beabsichtigt.

Bemerkenswert ist, daß sich der Fall bei Benutzung großer Liquormengen trotz der schweren Ataxie am Schlusse der Behandlung für eine höhere endolumbale Dosierung als geeignet erwies. Das beweist, ebenso wie die völlige klinische Rückbildung der Funktionsstörung, daß es sich um einen akuten, bzw. inzipienten Tabesfall handelte. Im fortgeschritteneren Stadium wären die hinteren Wurzeln für höhere Dosierung sehr verletzbar gewesen und hätten mit gesteigerter Funktionsstörung reagiert.

Von vornherein war die gute Prognose aus dem Liquorbefunde nicht herzuleiten, weil die entzündlichen Werte (Zellzahl) gering waren. Die hohen Eiweißwerte können bei Taboparalyse die nämlichen sein. Von gewisser Bedeutung war jedoch die schnelle Entstehung und die nicht unerhebliche Progredienz des Krankheitsbildes, wie sie den akuten Fällen und der Pseudotabes eigentümlich sind. Die stark positive WR im Liquor ist ein unzweifelhafter Hinweis auf einen gleichzeitig vorhandenen, aber noch histologischen zerebralen Prozeß. Wo nämlich in Fällen gleicher Art nicht bis zum definitiven Abschluß durchbehandelt wurde, kam es späterhin zur komplizierenden Paralyse.

Etwas weniger akut und hinsichtlich der Lokalisation schärfer abgegrenzt war nachstehender Fall:

Nr. 4121. Ansteckung vielleicht 1901. Keine Kuren. Pat. klagt seit ca. einem Jahre (seit Herbst 1915) über rheumatische Beschwerden in beiden Beinen, deren Zunahme in letzter Zeit seine Krankmeldung veranlaßten. Zugang am 10. 10. 1916. Hat außer anfallsweisem Auftreten von Ziehen in beiden Unterschenkeln und nächtlichen Schmerzen in beiden Schienbeinen keine Beschwerden. Untersuchung ergibt beiderseits gleiche, enge Pupillen mit sehr träger direkter Lichtreaktion, fehlender konsensueller Lichtreaktion und guter Konvergenzreaktion. Augenhintergrund o. B. Patellar- und Achillessehnenreflexe fehlen, Kremaster- und Bauchdeckenreflex schwach. Potenz vorhanden. Geringe Sensibilitätsstörungen an Füßen und Unterschenkeln. Blase und Mastdarm intakt. Romberg Spur. SR dauernd negativ! Allgemeinbehandlung:

1. Kur vom 12. 10. bis 14. 11. 1916 7 Salv.-Inj.
2. „ „ 25. 1. „ 22. 2. 1917 6 „
3. „ „ Juni/Juli 1917 8 „ in Brunsbüttel.

Späterhin alle Vierteljahr Mergal-, bzw. Gelokalkur, weil Durchführung der Salvarsankur an Bord nicht möglich war. Endolumbale Behandlung:

Dat.	Phase I	Pandy	Esb.	Lymph.	WR	end. Dos.	Liquor
11. 10. 1916	zart. Ring	+++	$4\,^2/_3$	155	0,2 $\pm$ −, 0,5 + $\pm$	1 mg	45 ccm
10. 11. 1916	„ „	++	$2\,^1/_3$	11	0,2 $\mp\mp$, 0,5 + $\pm$	1 „	50 „
8. 12. 1916	„ „	$\pm$	$1\,^1/_2$	4	0,2 $\pm$ −, 0,5 + $\pm$	1 „	50 „
17. 1. 1917	„ „	$\pm$	1	8	0,5 $\mp$ $\pm$, 1,0 $\pm$ $\pm$	$^3/_4$ „	61 „
23. 2. 1917	opal	$\mp$	$1\,^1/_2$	3,5	1,0 $\pm$ −	$^3/_4$ „	61 „
25. 3. 1917	ganz zart. Ring	$\pm$	1	2	− −	$^2/_3$ „	55 „
9. 5. 1917	opal	+	1	7,5	− −	$^3/_4$ „	65 „
1. 6. 1917	ganz zart. Ring	$\pm$	1	17	− −	$^3/_4$ „	68 „
6. 7. 1917	0	$\pm$	$1\,^1/_2$	12	− −	$^3/_4$ „	66 „
19. 9. 1917	0 − opal	$\pm$	$1\,^1/_2$	6	− −	$^2/_3$ „	55 „
12. 10. 1917	„	$\mp$	$2\,^1/_3$	14	− −	$^2/_3$ „	69 „
16. 11. 1917	„	$\mp$	$2\,^1/_6$	4	− −	$^2/_3$ „	60 „
16. 1. 1918	„	$\mp$	$1\,^3/_4$	3	− −	$^2/_3$ „	50 „
20. 9. 1918	„	$\mp$	$1\,^1/_3$	4	− −	$^1/_2$ „	55 „

Pat. hatte auf die ersten Behandlungen, die bei der benutzten Liquormenge zu hoch dosiert waren, sehr heftiges Reißen in den Beinen, das bei den späteren Behandlungen nach Einschränkung der Dosis abnahm. Letztere war jedoch immer noch relativ hoch, wie sie für fortgeschrittene ältere Fälle durchaus ungeeignet ist. Nach der dritten endolumbalen Behandlung erschien eine gewisse Herabsetzung der Dosis geboten, weil dem Pat. eine häufigere Harnentleerung aufgefallen war, die sich dann im Laufe der weiteren Behandlung wieder verlor. Im übrigen war Pat. nach der dritten endolumbalen Behandlung völlig beschwerdefrei, fühlte sich sehr viel frischer und arbeitsfähiger als je. Er kam infolgedessen stets sehr zuverlässig zur endolumbalen Behandlung, obgleich er bald hier, bald dort fern von Kiel kommandiert war.

Zu der andeutungsweise beobachteten spinalen Irritation (Blasenschwäche) ist zu bemerken, daß sich letztere bei intaktem Rückenmark vorzugsweise in vermehrter Retention (Detrusorschwäche) äußert, während bei Tabikern überwiegend Sphinkterschwäche eintritt, sobald die zulässige Dosierung überschritten wird. Im Anfange der endolumbalen Behandlung, wo noch mit geringen Liquormengen und gelegentlich auch mit höheren Dosen (bis 2 mg!) gearbeitet wurde, haben wir mehrfach den Eintritt oder die Zunahme von Sphinkterschwäche bei behandelten Tabikern beobachtet, aber nur zweimal eine geringe Vermehrung der Ataxie. Glücklicherweise wurden wir durch die Behandlung inzipienter Fälle, bei denen die genannten Störungen fast völlig zurückgingen, rechtzeitig über die Dosierungsfrage belehrt, so daß nach endolumbaler Irritation keine nachhaltigen Schädigungen beobachtet worden sind. Nur einmal habe ich bei einem inzipienten Tabesfall, der von anderer Seite mit 5 mg endolumbal behandelt worden war, eine sehr schwere spinale Schädigung gesehen. Der bis dahin noch völlig marschfähige Patient wurde binnen 24 Stunden bis zum Nabel hinauf gelähmt. Blasen- und Mastdarmfunktion stellten sich allmählich wieder ein; die Beine blieben indessen gelähmt.

Blasen- und Mastdarmstörungen sind aber nicht nur unter allen Umständen vermeidbar, sondern, wenn sie von vornherein vorhanden sind, auch sehr günstig durch die endolumbale Behandlung zu beeinflussen. Bekanntlich ist die Blasenstörung sehr häufig das Initialsymptom der Tabes. Bis der Patient zum Arzt gelangt, sind aber häufig auch noch andere Symptome schon mehr oder weniger ausgebildet. Es ist gar nicht selten, daß der Kranke mit Blasenbeschwerden in die Sprechstunde kommt, die schon wiederholt ein ausgiebiges Objekt der Spülbehandlung gewesen sind, und als Ursache des Leidens eine Tabes aufweist. Die Inkontinenz, d. h. die Sphinkterschwäche, ist eine häufigere Erscheinung als die Detrusorschwäche, die mangelhafte und schwierige Entleerung. Letztere wird bekanntlich häufig mit den Beschwerden durch Prostatahypertrophie verwechselt, die ja ganz ähnlich sind. Infolge der schwierigen und unzulänglichen Entleerung erhält sich ein ziemlich erheblicher Restharn, der zur Zersetzung und zum Blasenkatarrh führt. Schon 1913 und 1914 habe ich durch die alte endolumbale Behandlungstechnik eine größere Anzahl von Fällen mit tabischer Sphinkterschwäche erheblich bessern können, aber keiner konnte infolge der Mobilmachung durchbehandelt werden. In der Mehrzahl der Fälle war schon im Anfangsstadium träge Lichtreaktion oder völlige reflektorische Starre vorhanden. Die Pupillen waren oft ungleich, zeigten aber in der überwiegenden Mehrzahl schon Verengerung. Kombination mit sonstigen tabischen Zeichen, blitzartigen Schmerzen und Reißen fehlten selten. Die Potenz war sehr häufig erhalten. Erloschene Potenz bei intakter Blase ist jedoch sowohl bei Tabes wie Myelitis nichts Seltenes.

Die klinische Diagnose der inzipienten Fälle mit tabischer Blasenstörung kann eventuell schwierig werden, wenn pathologische Pupillenphänomene und tabische Zeichen im Bereiche der unteren Extremität noch sehr undeutlich sind. Die Liquoruntersuchung weist dann den richtigen Weg, denn bei inzipienten Tabesfällen wird man für gewöhnlich mit dem Vorhandensein von Liquorveränderungen rechnen können. Die Vorgeschichte betreffend frühere Syphilis ist bekanntlich häufig nicht verläßlich, bzw. maßgebend.

Hierfür einige kurze Beispiele:

Bo., Kaufmann, Zugang 7. 4. 1914, angeblich nie geschlechtlich erkrankt, ist wegen Blasenkatarrhs und Harnträufeln angeblich nach Tripper seit einem halben Jahr erfolglos in Behandlung. Untersuchung ergibt ungleiche, etwas verengte Pupillen mit sehr träger Lichtreaktion. Patellar- und Achillessehnenreflexe fehlen. Kremaster- und Bauchdeckenreflex schwach. Keinerlei Parästhesien oder Sensibilitätsstörungen. Kein Romberg. SR +. Intravenöse Behandlung: vom 7. 4. bis 20. 6. 1914 10 Salvarsaninjektionen. Endolumbale Behandlung: 17. 4. 1914 Ph. I dtl. Ring, Esb. 3 $^{1}/_{2}$, L. 78, WR 0,5 + +, end. Dosis 1 mg auf 30 ccm Liquor. 18. 6. 1914 Ph. I, zart. Ring, Esb. 2, L. 13, WR 1,0 + +, end. Dosis 1 mg auf 30 ccm Liquor. Trotz der relativ hohen endolumbalen Dosis erhebliche Besserung der Inkontinenz innerhalb 3 Wochen. Weiteres Schicksal unbekannt.

Tie., Kaufmann, Zugang 24. 5. 1919, angeblich noch nie geschlechtskrank. Seit ca. 3 bis 4 Monaten häufiges Wasserlassen und leichte rheumatische Beschwerden in beiden Beinen. Pupillen ungleich, ziemlich eng, rechte lichtstarr, linke zeigt träge Lichtreaktionen. Bauchdecken- und Kremasterreflex vorhanden. Potenz erhalten. Patellar- und Achillessehnenreflex herabgesetzt. Sensibilität nicht wesentlich beeinträchtigt. Kein Romberg. Vom

24. 5. bis 30. 7. 1919 8 Salvarsaninjektionen und 1 endolumbale Behandlung. 2. 6. 1919 Ph. I, zart. Ring, Pandy +, Esb. 2, WR 0,5 + +, end. Dosis $^2/_3$ mg auf 85 ccm Liquor. Am Ende der Kur gute Blasenfunktion. Infolge Fortzug von Kiel keine weitere Nachbeobachtung.

Selbst bei inzipienter Tabes mit Blasenstörung ist es ratsam, die Dosis von $^1/_2$ mg auf 60—80 ccm Liquor nicht zu überschreiten; sie genügt völlig, um den spinalen Prozeß zu bessern. Wir werden hierauf bei den fortgeschrittenen und komplizierten Fällen noch zurückkommen. Nur bei gleichzeitiger zerebraler Erkrankung wird eine Steigerung der endolumbalen Dosis, wie wir noch sehen werden, notwendig.

Es bleibt noch zu erwähnen, daß die hier beobachteten inzipienten Tabesfälle mit Blasenstörung in der Mehrzahl stärkere Liquorveränderungen besaßen, die auf einen in Vorbereitung befindlichen paralytischen Prozeß hinwiesen.

Ebenso günstig zu beeinflussen wie die inzipiente Blasenschwäche sind auch inzipiente Fälle mit gastrischen Störungen. Hierfür einige Beispiele:

Inzipiente Fälle von gastrischer Tabes.

Gö., Offiz. Ansteckung Sommer 1895. 1895 eine, 1896 zwei Hg-Kuren. 1903 wegen neuem Ulkus Hg-Kur. Herbst 1912 SR negativ (Dr. Alexander, Berlin). Im Herbst 1915 durch Zufall träge Pupillenreaktion auf dem linken Auge festgestellt. Wegen negativer SR keine Behandlung. 1916 und 1917 gelegentliches Auftreten von Verdauungsbeschwerden, Empfindlichkeit des Magens und Durchfälle ohne erkenntliche Ursache. Untersuchung am 19. 5. 1917 ergibt linke Pupille kleiner als die rechte, reagiert sehr träge auf Licht. Außer fehlenden Bauchdeckenreflexen war ZNS o. B. SR negativ. Vom 22. 5. 1917 bis 4. 11. 1918 4 Salvarsan-Hg-Kuren, z. T. in Kiel, z. T. in Wilhelmshaven. Endolumbale Behandlung:

Dat.	Phase I	Pandy	Esb.	Lymph.	WR	end. Dos.	Liquormenge
20. 5. 1917	dtl. Ring	+ +	$2^1/_2$	43	1,0 + + +	1 mg	75 ccm
5. 6. 1917	zart. Ring	+	2	33	1,0 + +	1,2 „	80 „
10. 9. 1917	0 — opal	±	$1^1/_2$	8	— — ·	1,2 „	83 „
8. 11. 1917	0	∓	$1^1/_4$	5	— —	1,3 „	85 „
6. 3. 1918	0 — opal	∓	$1^1/_2$	6	— —	1,3 „	92 „
25. 10. 1918	0	—	$1^1/_4$	2,3	— —	1,0 „	82 „

Bereits nach der ersten endolumbalen Behandlung waren die Darmbeschwerden behoben, so daß man e juvantibus annehmen konnte, daß sie zentral bedingt waren, und daß es sich um einen beginnenden tabischen Prozeß im unteren Dorsalabschnitt des Rückenmarks gehandelt hat. Pat. ist mit der Weisung entlassen, noch 3—4 Jahre lang 2 Kuren alljährlich zur Sicherung des bisherigen Behandlungsergebnisses zu machen.

Ganz ähnlich lag nachstehender Fall:

St., Ing. Ansteckung Januar 1910. 1. Kur: April/Mai 1910 Hg-Kur, 2. Kur: Aug./Sept. 1910 2 Salv.-Inj. 3. Kur: 1911 2 Salv.-Inj. 4. Kur: 1912 2 Salv.-Inj. 5. Kur: Sept. 1913 1 Salv.-Inj. + Hg-Kur. Sept. 1910 SR positiv. Seit 1911 SR dauernd negativ. Seit Herbst 1915 häufige Magenbeschwerden mit gelegentlicher Übelkeit. Im Mai 1916 durch Schiffsarzt Pupillendifferenz und träge Lichtreaktionen festgestellt. SR negativ. Zugang 15. 6.1916. Beide Pupillen etwas verengt, ungleich, zeigen träge Lichtreaktionen und gute Konvergenzreaktion. Augenhintergrund o. B. Außer herabgesetzten Bauchdeckenreflexen nichts Krankhaftes am ZNS fetszustellen. Pat. machte vom 16. 6. 1916 bis 26. 10. 1918 6 große Salvarsan-Hg-Kuren, z. T. in Kiel, z. T. in Wilhelmshaven durch, daneben nachstehende endolumbale Behandlung:

Dat.	Phase I	Pandy	Lymph.	WR	end. Dos.	Liquormenge
21. 6. 1916	dtl. Ring	+ + +	204	0,2 + + ∸	1,2 mg	40 ccm
7. 7. 1916	„ „	+ +	43	0,2 + + +	1,2 „	45 „
28. 7. 1916	„ „	+ +	38	0,2 ± +, 0,5 + + +	1,35 „	45 „
21. 8. 1916	, „	+ +	38	0,2 ± ∓, 0,5 + + +	1,8 „	60 „

Dat.	Phase I	Pandy	Lymph.	WR	end. Dos.	Liquormenge
8. 9. 1916	zart. Ring	+	15	0,5 + +	1,8 mg	80 ccm
2. 10. 1916	„ „	+	14	0,5 ± ∓, 1,0 + + +	1,6 „	75 „
6. 11. 1916	opal	+	8,6	1,0 + ±	1,5 „	75 „
30. 12. 1916	„	±	9,3	1,0 −	1,6 „	95 „
30. 3. 1917	0 − opal	∓	9,0	− −	1,8 „	100 „
7. 12. 1917	„	∓	8	− −	1,8 „	100 „

Pat. hatte nach jeder endolumbalen Behandlung etwas Übelkeit und manchmal auch Erbrechen, das möglicherweise als Lokalreaktion zu deuten, eventuell aber auch zerebraler Natur war. Die Magenbeschwerden besserten sich erheblich, verloren sich aber erst vollständig, nachdem im Herbst 1918 der Wurmfortsatz entfernt war. Wenn auch nach dem Liquorbefund ein nicht unerheblicher zerebraler Krankheitsherd anzunehmen war, so war doch nach dem klinischen Bild mit großer Wahrscheinlichkeit auch auf einen beginnenden spinalen Prozeß am unteren Dorsalmark zu schließen. Eine Kontrollpunktion im Sommer 1919 bei Weygandt-Friedrichsberg ergab normale Verhältnisse.

Einen weiteren Fall möchte ich deshalb noch anführen, weil er von neurologischer Seite zunächst als Lues cerebri angesprochen war und sich erst unter der Behandlung als gastrische Tabes herausstellte.

Fall 2462. Ansteckung Dezember 1908. 1909 3 Hg-Kuren. Zugang 8. 2. 1916 mit Klagen über allgemeine Mattigkeit, Unruhe und Schlaflosigkeit. Linke Pupille etwas größer als die rechte, reagieren ziemlich gleich gut auf Licht und Konvergenz. Patellar- und Achillessehnenreflexe etwas gesteigert. Sehnen- und Periostreflexe an beiden Armen regelrecht. Bauchdeckenreflex fehlt. Kremasterreflex nur schwach auslösbar. Sensibilität an Bauch- und Lendengegend leicht herabgesetzt. SR 7. 2. 1916 ±, späterhin stets −. Patient erhielt vom 10. 2. bis 6. 3. 1916 6 Salvarsaninjektionen und vom 10. 4. bis 20. 5. 7 Salvarsaninjektionen und 5 endolumbale Behandlungen.

Dat.	Phase I	Pandy	Esb.	Lymph.	WR	end. Dos.	Liquormenge
9. 2. 1916	dtl. br. Ring	+ +	−	93,3	0,2 + ±	1,5 mg	40 ccm
3. 3. 1916	dtl. Ring	+ +	3 $\frac{1}{3}$	20	0,5 ±	$\frac{1}{3}$ „	45 „
12. 4. 1916	„ „	+	2 $\frac{1}{3}$	12	− − −	$\frac{1}{2}$ „	45 „
10. 5. 1916	„ „	+	1 $\frac{1}{3}$	7	− − −	$\frac{3}{4}$ „	45 „
28. 5. 1916	zart. Ring	+	2	8	− − −	$\frac{3}{4}$ „	45 „

Auf die erste endolumbale Behandlung stellten sich sehr heftige gastrische Krisen ein. Die Schmerzen im Leib und das Erbrechen hielten 1 $\frac{1}{2}$ Tage an und unterschieden sich vom zerebralen Erbrechen durch die Kombination mit gastrischen Krisen. Der fehlende Bauchdeckenreflex war am Zugangstage, dem die erste endolumbale Behandlung sofort folgte, übersehen worden, so daß die Dosierung auf Lues cerebri (gesteigerte Patellarreflexe!) eingestellt wurde. Die spätere endolumbale Behandlung verlief ohne Reaktionserscheinungen. Gesteigerte Patellarreflexe bei gastrischer Tabes sind hier noch mehrfach beobachtet worden (s. u.!). Der klinische Erfolg war ausgezeichnet, insofern sich Pat. sichtlich erholte und alle neurasthenischen Beschwerden verlor.

Inzipiente Tabes des oberen Dorsalmarks habe ich meist nur in Kombination mit Erkrankung der Wurzeln tieferer Segmente beobachtet. Es gelangte hier jedoch ein Fall zur Nachuntersuchung, der hinsichtlich der endolumbalen Dosierung einiges Interesse bietet.

J. Frw., Offiz. Vor ca. 15 Jahren Lues, die ungenügend mit Hg behandelt wurde. Seit 1913 Kriebeln und starke Überempfindlichkeit gegen Kälte in der Haut des Oberkörpers. Die ärztliche Untersuchung ergab geringe Pupillendifferenz und träge Lichtreaktionen. Pat. stand dann bis Herbst 1919 in fortlaufender intravenöser Salvarsanbehandlung in Cuxhaven. Wegen Zunahme der Hautparästhesien wurde Pat. im Juli 1919 dort mit 3 mg endolumbal behandelt. Die enorme Dosis wurde ohne wesentliche Beschwerden vertragen und führte zu einem sehr guten Erfolg. Die schmerzhaften Krisen und Parästhesien wurden ganz erheblich gebessert und äußerten sich nur noch zeitweilig in geringem Maße. Der Liquor-Wassermann soll bei 0,5 noch leichte Hemmung aufgewiesen haben, die übrigen Liquorwerte waren nicht festgestellt. Die hiesige Liquorkontrolle am 3. 12. 1919 ergab:

Ph. I 0 — opal, Pandy ±, L. 8, WR —, end. Dosis 0,5 mg auf 70 ccm Liquor. Die Behandlung führte nur zu ganz leichten Krisen am Oberkörper. Klinisch war außer einer ausgesprochenen Sensibilitätsstörung am Brustkorb und der oben bereits erwähnten geringen Pupillenstörung nichts Krankhaftes am ZNS nachweisbar. Der klinische Befund stimmt jedenfalls überein mit dem Fehlen jeglicher Irritationserscheinungen bei der endolumbalen Behandlung im Bereiche des unteren Dorsalmarks und des Lendenmarks. — Bemerkenswert ist, daß die sechsjährige intravenöse Salvarsanbehandlung den tabischen Prozeß wohl stationär und in seinen Anfängen zu halten, aber keine wesentliche klinische Besserung herbeizuführen vermochte. Alsdann kam die enorm dosierte endolumbale Behandlung, die wegen des außerordentlich günstigen Sitzes der Tabes keine Lähmung wichtiger Nerven zur Folge hatte. Ihre gute Wirkung auf die Schmerzen und Hyperästhesie war wohl durch weitgehende Abstumpfung der Funktion der erkrankten hinteren Wurzeln zu erklären.

Inzipiente tabische Optikusatrophie.

Die tabische Optikusatrophie findet sich zwar zumeist in Verbindung mit anderen tabischen Ausfallserscheinungen, sie kommt aber auch isoliert oder in Verbindung mit zerebralen Prozessen (Stargardt) vor. Sie läuft entweder den anderen tabischen Erscheinungen voraus oder stellt sich erst, was das häufigere ist, nach längerem Verlaufe der Tabes allmählich ein. Zumeist ist das Leiden doppelseitig, nur selten einseitig. Zahlreiche Fälle reagieren noch auf intravenöse Salvarsanbehandlung und bleiben, solange behandelt wird, stationär. Das Leiden nimmt jedoch oft schon nach halbjähriger Behandlungspause seinen Fortgang, die Sehkraft läßt wieder nach, die Buchstaben laufen wieder durcheinander, kurz das Auge ermüdet wieder sehr schnell. Um mit der endolumbalen Behandlung den Optikusprozeß gut zu beeinflussen, bedarf es stets der Doppelpunktionsbehandlung und der Entnahme möglichst großer Liquormengen, und zum anderen ist es ratsam, einen nicht unerheblichen Teil des Liquors fortzugießen.

Ein relativ leichter Fall war folgender:

Nr. 4241. Ansteckung Juli 1909. August/November 1909 eine Schmierkur. Seit Ende 1917 Nachlassen der Sehschärfe des rechten Auges und Doppeltsehen bemerkt. 1918 im Mar.-Kriegslaz. II St. Mihiel an genuiner Optikusatrophie mit Hg behandelt. Zugang hier am 28. 1. 1919 mit Klagen über Kopfschmerzen, Arbeitsunlust und Sehstörung auf dem rechten Auge. Letzteres zeigt leichte Abduzensparese, etwas träge Lichtreaktion und Abnahme des Gesichtsfeldes, besonders für Farben. Augenhintergrund noch ohne Veränderung. Sonstiges ZNS o. B. Pat. erhielt vom 7. 2. bis 8. 4. 1919 10 Salv.-Inj. und begann die dritte Kur am 15. 11. 1919. Die endolumbale Behandlung verlief folgendermaßen:

Dat.	Phase I	Pandy	Esb.	Lymph.	WR	end. Dos.	Liquormenge
29. 1. 1919	0	∓	$^3/_3$	11	0,5 ++, 1,0 +	1,2 mg	60 ccm
26. 2. 1919	0 — opal	±	—	0	0,5 ++	1,25 ,,	70 ,,
2. 4. 1919	,,	±	—	34	1,0 +	1,5 ,,	75 ,,
16. 4. 1919	0	±	—-	4	1,0 +	1,8 ,,	75 (140)
22. 5. 1919	0 — opal	—	—	2	— —	1,35 ,,	35 ccm
11. 9. 1919	,,	—	—	3	— —	1,35 ,,	90 ,,

Die erste intravenöse Kur blieb trotz erheblicher Einzeldosierung ohne jeden Einfluß auf den Sehnervenprozeß; der Rückgang der Liquorwerte beruhte sicherlich auf Beseitigung, bzw. Besserung meningealer Entzündungherde in anderen Lokalisationen. Mit der ersten größeren Liquorentnahme bei der 4. endolumbalen Behandlung trat indessen mit einem Male eine wesentliche Besserung im Gesamtbefinden des Patienten wie in der Sehfähigkeit ein.

Bei der letztgenannten endolumbalen Behandlung des Falles trat nach Zusatz des Natr.-Salvarsans eine sehr starke Liquortrübung auf, was darauf beruhte, daß beim Ansetzen der Stammlösung anstatt 0,045 Natr.-Salv. 0,45 auf 10 ccm gemischt worden war. Es war also von einer zehnfach zu starken Stammlösung zugesetzt worden. Von den bereits in der Bürette befindlichen 80 ccm Liquor wurden daher ca. 65 ccm abgegossen und weiter frischer Liquor bis auf 75 zugelassen. Bereits 2 Tage später äußerte Pat. die auffällige Besserung seines Allgemeinbefindens (Beseitigung des Druckgefühls im Kopf) und des Sehvermögens, die durch die fachärztliche Kontrolle bestätigt wurde. Der Erfolg war bis Januar 1920 dauerhaft.

Sehr häufig werden die Patienten auf die ersten Anfänge des Sehnervenschwundes gar nicht aufmerksam. Sie gelangen lediglich durch die spezialärztliche Untersuchung, die wegen Pupillenveränderung nachgesucht wird, zur Feststellung. Ein derartiges Beispiel aus einer großen Reihe von Fällen ist folgendes:

Fall 4198. N. L. Ansteckung unbekannt. 1907 und 1908 je 1 Hg-Kur. Im Sommer 1911 6 Hg-Inj. + 1 Salv.-Inj. Im Frühjahr 1918 Auftreten von lanzinierenden Schmerzen in beiden Beinen. Im Oktober 1918 in Rotterdam pathologischer Liquor festgestellt. Oktober/November 1918 Salvarsankur. Hiesiger Zugang am 20. 1. 1919 mit zeitweiligen ziehenden Schmerzen in beiden Beinen, hauptsächlich Oberschenkeln. Pupillen beiderseits gleich, verengt. Direkte Lichtraktion beiderseits sehr gering, konsensuelle —, Konvergenzreaktion +. Gesichtsfeld beiderseits in geringem Maße, aber deutlich eingeengt, besonders für rot und grün. Papille beiderseits etwas blaß. Zentrales Sehen gut. Bauchdecken- und Kremasterreflexe +. Patellar- und Achillessehnenreflexe —. Romberg —. Gang normal. SR —.

Pat. erhielt vom 25. 1. 1919 bis 4. 1. 1920 3 Salvarsankuren zu 10 Injektionen und nachstehende endolumbale Behandlung:

Dat.	Phase I	Pandy	Lymph.	WR	end. Dos.	Liquormenge
12. 2. 1919	zart. Ring	++	41	0,5 ++	³/₄ mg	59 ccm
26. 2. 1919	dtl. Ring	++	15	,,	1,0 ,,	66 ,,
2. 4. 1919	zart. Ring	++	47	,,	1,2 ,,	90 ,,
16. 4. 1919	,, ,,	+	29	,,	1,4 ,,	75 ,,
7. 5. 1919	,, ,,	+	33	0,5 — —	1,2 ,,	80 ,,
28. 5. 1919	,, ,,	++	33	,,	1,2 ,,	76 ,,
11. 6. 1919	,, ,,	±	6	,,	1,2 ,,	79 ,,
2. 7. 1919	,, ,,	±	37	,,	1,2 ,,	86 ,,
23. 7. 1919	,, ,,	±	0	,,	1,25 ,,	79 ,,
10. 8. 1919	,, ,,	±	2	,,	1,25 ,,	83 ,,
27. 9. 1919	,, ,,	±	2	,,	1,35 ,,	68 ,,
22. 10. 1919	,, ,,	+	9	,,	1,35 ,,	79 ,,
31. 3. 1920	dtl. Ring	+	17	,,	1,35 ,,	82 ,,
14. 4. 1920	,, ,,	+	15	,,	1,35 ,,	80 ,,
5. 5. 1920	,, ,,	+	14	,,	1,35 ,,	75 ,,

Die anfänglich vorhandenen Schmerzen und Parästhesien waren nach der dritten endolumbalen Behandlung verschwunden. Nach 8 endolumbalen Behandlungen war Anfang Juli 1919 keine Gesichtsfeldeinschränkung mehr nachweisbar. Ein ähnlicher Rückgang der soeben beginnenden Optikusatrophie wurde hier wiederholt beobachtet. Beachtenswert ist die bei dem Falle hervortretende Verträglichkeit einer höheren endolumbalen Dosierung, die einmal mit der Frische des Prozesses und zum anderen mit der günstigen Lokalisation zusammenhängt.

Der vorstehende Fall ist noch nicht völlig zum Abschluß gelangt. Bei Doppelpunktionsbehandlung und der dadurch ermöglichten Anwendung hoher zerebraler Dosen hätte sich die Behandlungszeit auf die Hälfte reduzieren lassen.

2. Die Behandlung der fortgeschrittenen Tabes.

Der Ablauf, bzw. der Fortbestand der entzündlichen Erscheinungen gestaltet sich beim Älterwerden der Tabes in den einzelnen Fällen verschieden. Es liegt dies zum Teil an dem Vorhandensein eines noch latenten zerebralen Prozesses, zum Teil daran, daß sich der tabische Prozeß in seinen verschiedenen, mehr oder weniger umfangreichen oder sehr umschriebenen Lokalisationen in verschiedenen Entwicklungsstadien befindet. Wie der Umfang, so ist auch der Fortschritt des Prozesses in den einzelnen Fällen außerordentlich verschieden.

Die Menge der im Liquor zur Ausstreuung gelangenden Spirochäten ist zum Teil von der ersten Anlage der Infektion, zum Teil von der Zugänglichkeit der meningealen Spirochäten für einschränkende Einflüsse und zum Teil vom Virulenzabstand von der Gesamtspirochätose abhängig, während die Progredienz der Größe des Virulenzabstandes und dem Rückgange der Allgemeindurchseuchung parallel geht. Es sind also hauptsächlich biologische Faktoren, die den Verlauf des einzelnen Tabesfalles bestimmen. Sie treten uns besonders deutlich vor Augen bei dem stürmischen Verlauf der Pseudotabes, aber auch bei der Tabes mit rapiderem Verlauf lassen sich ihre Einflüsse verfolgen.

Hinsichtlich der Lokalisation des Prozesses und ihres Umfanges sind entsprechend dem Zufälligkeitsmoment bei der Haftung des Virus an den hinteren Wurzeln Übergänge und Kombinationen in den einzelnen Rückenmarksabschnitten möglich. Man kann aber trotzdem die einzelnen Fälle nach der Schwere der einzelnen Symptome abschnittsweise einteilen.

Lumbale Tabes.

Bei der lumbalen Tabes steht im Vordergrunde die Ataxie, daneben finden sich die Parästhesien, Sensibilitätsstörungen, Blasen- und Mastdarmstörungen. Alle diese Erscheinungen bessern sich recht gut unter endolumbaler Behandlung, und zwar um so besser, je mehr entzündliche Erscheinungen noch vorhanden sind. Aber selbst alte abgeklungene Fälle sind noch besserungsfähig. Aus jeder Entwicklungsphase und in jeder Lokalisation sind uns so zahlreiche Fälle zugegangen und bereits über 6 Jahre in Beobachtung, daß die Erfahrungen über die Zweckmäßigkeit der endolumbalen Behandlung und über die Grenzen ihres Erfolges schon seit längerer Zeit zum Abschluß gelangt sind.

Zunächst ein Beispiel für das Vorhandensein noch wesentlicher meningealer Entzündungsvorgänge:

Nr. 2656. Ansteckung 1905? 1905 3 Wochen Schmierkur. Seit ca. 2 Jahren Reißen in beiden Beinen und Schwäche bei längerem Gehen. Zugang am 28. 3. 1916 wegen zunehmender rheumatischer Beschwerden und Mattigkeit in den Gliedern. Rechte Pupille größer als die linke, Lichtreaktionen fehlen, Konvergenzreaktion beiderseits träge. Patellar- und Achillessehnenreflexe völlig erloschen. Romberg positiv. Stampfender Gang. Hohe und tiefe Sensibilität an beiden Beinen herabgesetzt. Sonstiges ZNS o. B. SR vom 27. 3. bis 19. 7. 1916 +, dann —. Allgemeinbehandlung: 1. Kur: 30. 3. bis 16. 5. 1916 8 Salv.-Inj. 2. Kur: 3. 8. bis 8. 11. 1916 8 Salv.-Inj. 3. Kur: 13. 1. bis 14. 2. 1917 7 Salv.-Inj. 4. Kur: 14. 5. bis 26. 6. 1917 7 Salv.-Inj. Endolumbale Behandlung:

Dat.	Phase I	Pandy	Esb.	Lymph.	WR	end. Dos.	Liquor
2. 4. 1916	dtl. br. Ring	++		104	0,5 ± —, 1,0 ± ±	$^1/_2$ mg	40 ccm
26. 4. 1916	0 — opal	+	$2^3/_4$	24	0,2 + ±, 0,5 ++	1,2 ,,	45 ,,
12. 5. 1916	zart. Ring	++	$2^4/_5$	27	0,2 ∓ —, 0,5 + — 1,0 ∓ +	$^1/_2$,,	45 ,,
2. 6. 1916	opal	—	2	19	0,5 ±, 1,0 +	$^1/_2$,,	50 ,,
23. 6. 1916	zart. Ring	+	$2^1/_4$	18	0,2 ∓ ∓, 0,5 ± — 1,0 + ∓	$^1/_2$,,	50 ,,
19. 7. 1916	blutig	±	$1^3/_4$			$^3/_4$,,	60 ,,
30. 7. 1916	0 — opal	±	$1^1/_3$	6,4	0,5 ± ∓	$^2/_3$,,	60 ,,

Dat.	Phase I	Pandy	Esb.	Lymph.	WR	end. Dos.	Liquor
6. 10. 1916	opal	∓	$^3/_4$	3,6	1,0 + −	$^2/_3$ mg	60 ccm
12. 11. 1916	zart. Ring	∓	$^3/_4$	2	− −	$^3/_4$ „	35 „
7. 3. 1917	opal	−	$1^1/_2$	4	− −	$^1/_2$ „	60 „

Unter der zweiten endolumbalen Behandlung, die erheblich zu hoch dosiert war, entstanden
äußerst schmerzhafte Krisen in den Beinen, die sich bei den übrigen Behandlungen stets
auf ein erträgliches Maß beschränkten. Im Behandlungsintervall wurde Pat. bereits nach
der zweiten Behandlung völlig beschwerdefrei. Der Gang wurde sicherer und fester. Der
Behandlungserfolg blieb bis Oktober 1917 konstant, als Pat. in die Heimat zurückkehrte.
Er wurde, wie die meisten älteren Fälle, bei denen die meningealen Veränderungen gänzlich beseitigt, und ein normaler Liquor erzielt war, mit der Weisung entlassen, noch alljährlich 2 Salvarsankuren zu machen.

Die noch mit meningealen Entzündungserscheinungen einhergehenden
Tabesfälle waren häufig ganz erheblich resistenter gegen die Therapie als der
vorstehende Fall. Es sind wohl an 150 derartige Fälle mit mehr als 20 endolumbalen Behandlungen hier durchgegangen. Ein Teil der Fälle ist wegen
der Hartnäckigkeit der chronisch entzündlichen Liquorwerte zweifellos der
beginnenden Taboparalyse zuzurechnen und wird weiter unten noch zur Erörterung gelangen. Solange sich aber das Behandlungsmaß noch in mäßigen Grenzen
hält und zum Enderfolg führt, ist es wohl nicht nötig, auf den komplizierenden
latenten zerebralen Prozeß allzu viel Nachdruck zu legen. Für diese recht
zahlreichen Fälle nachstehendes Beispiel:

Nr. 2363. Ansteckung 1905. 1905 eine Schmierkur. Seit 1915 ausstrahlende Schmerzen
in den Beinen und Schwäche bei längerem Stehen. Seit einem Jahr Schmerzen in beiden
Unterschenkeln und taube Stelle an der linken Brustseite. Gleichzeitig geringe Abnahme
der Sehschärfe, besonders in der Dunkelheit. Rechte Pupille kleiner als die linke, etwas
entrundet. Lichtreaktionen und Konvergenzreaktion beiderseits träge. Deutliche Gesichtsfeldeinschränkung für Grün und Rot, Augenhintergrund nicht deutlich verändert. Patellar-
und Achillessehnenreflexe schlecht auslösbar, besonders rechts. Sensibilität in der Gürtelgegend herabgesetzt. Gegen kalt etwas überempfindlich. Romberg +. Des Nachts unsicherer Gang. Sonstiger Befund ohne Belang. SR 12. 10. 1917 ∓ ∓, späterhin meist
negativ. Allgemeinbehandlung:

1. Kur vom 16. 10. 1917 bis 23. 11. 1917   7 Salv.-Inj.
„   5. 11. 1917 „ 10.   2. 1918 15 Hg-Inj.
2. Kur vom 14.   2. 1818 bis 25.   3. 1918   6 Salv.-Inj.
„ 13.   5. 1918 „ 24.   6. 1918   8 Hg-Inj.
Am 22. 6. 1918 1 Salv.-Inj.; danach Ikterus
3. Kur vom   2.   9. 1918 bis 27. 10. 1918   8 Salv.-Inj.
„ 15. 11. 1918 „ 25. 12. 1918 Mergal.
4.   „   2.   3. 1919 „ 27.   5. 1919   8 Salv.-Inj.

Endolumbale Behandlung:

Dat.	Phase I	Pandy	Esb.	Lymph.	WR	end. Dos.	Liquor
14. 10. 1917	dtl. Ring	+++		15	0,2 +, 0,5+++	$^1/_2$ mg	98 ccm
31. 10. 1917	dtl. br. Ring	+++	3	5	0,2 ++ −, +++ (Kafka)	$^1/_2$ „	81 „
23. 11. 1917	dtl. Ring	+		13	0,2 −, 0,5 +++ „	1,0 „	95 „
19. 12. 1917	„ „	+		6	0,2 Spur, 0,5 + − ++ (Kafka)	1,2 „	115 „
11. 1. 1918	„ „	+	$2^1/_2$	6	0,5 +++ „	1,5 „	102 „
6. 2. 1918	opal	±	2	5	0,5 +++ „	1,5 „	107 „
8. 3. 1918	zart. Ring	±		4	0,5 inc., 1,0+++„	1,5 „	106 „
5. 4. 1918	dtl. Ring	+	$2^1/_2$	10	1,0 +++ „	1,5 „	101 „
8. 5. 1918	opal	±		3	1,0 +++ „	1,8 „	96 „
•1. 6. 1918	zart. Ring	+		3	1,0 incip. „	1,8 „	98 „
10. 7. 1918	„ „	+	$2^1/_5$	2	1,0 ++ − + „	1,8 „	83 „

Dat.	Phase I	Pandy	Esb.	Lymph.	WR		end. Dos.	Liquor
26. 7. 1918	0 — opal	±		6	$1,0 +--$	(Kafka)	1,5 mg	85 ccm
28. 8. 1918	zart. Ring	±	$1^4/_5$	3	$--$	„	1,5 „	82 „
18. 9. 1918	dtl. Ring	+	2	11	1,0 incip.	„	1,5 „	72 „
23. 10. 1918	zart. Ring	∓	$1^5/_6$	10	$--$	„	1,35 „	75 „
29. 11. 1918	0 — opal	∓	$1^1/_2$	1	$--$	„	1,35 „	72 „
28. 5. 1919	0	—		1	$--$	„	1,3 „	70 „

Pat. hatte nach den ersten 3—4 endolumbalen Behandlungen so wenig Reißen und Störung des Allgemeinbefindens, daß langsam mit der endolumbalen Dosis in die Höhe gegangen werden konnte. Die Schmerzen verschwanden sehr schnell. Auch die Sensibilitätsstörungen waren ca. von der 11. endolumbalen Behandlung ab nicht mehr nachweisbar. Zugleich ging auch die Sehstörung Ende Juli 1918 zurück. Keine Hemeralopie mehr! Der noch in Beobachtung stehende Patient ist bis Frühjahr 1920 gänzlich beschwerdefrei geblieben.

Ob der in diesem Falle und sehr zahlreichen anderen Fällen erzielte Erfolg als Dauerergebnis anzusprechen ist, bleibt abzuwarten. Vereinzelt habe ich noch nach 3 Jahren die unter endolumbaler Behandlung völlig zum Stillstand gelangte Tabes im Strang (leichte Krisen, Durchfälle) (bei normal bleibendem Liquor!) wieder aufflackern sehen, weshalb ich mich hinsichtlich des Dauererfolges selbst bei den reichlich seit 3 Jahren klinisch zum Stillstand gelangten und völlig beschwerdefreien Fällen noch zurückhaltend äußern möchte. Der vorstehende Fall erwies sich unter vorsichtiger Steigerung der Behandlung für größere Dosierungen zugänglich. Seine Ataxie war auch nicht wesentlicher Natur, weshalb die Möglichkeit zu einer höheren Dosierung gegeben war. Es ist aber stets nur die Minderheit der Fälle, bei denen sich eine allmähliche Steigerung der endolumbalen Dosierung ermöglichen läßt. Fortgeschrittene Tabesfälle, die sich für endolumbale Behandlung nicht mehr so recht eigneten, weil trotz kleiner Dosierung zu heftige Reizerscheinungen (äußerst schmerzhafte Krisen) eintraten, gelangten hier nur äußerst selten zur Beobachtung. Bei der Taboparalyse begegneten wir derartigen Fällen schon etwas häufiger (s. u.!).

Ein Tabesfall, der endolumbal nicht mehr behandlungsfähig war, war folgender:

Nr. 2816. Ansteckung Dezember 1902. Von August 1903 bis Oktober 1912 11 Hg-Kuren, davon 5 mit Ol. ciner. bei negativer SR. Seit Herbst 1914 gelegentliches Reißen in beiden Beinen, das in den letzten Jahren etwas zugenommen hat. Seit Frühjahr 1916 rechtsseitige Iritis und Uveitis luetica, die zur Enukleation führte. Am 9. 5. 1916 linke Pupille stark erweitert und starr. Patellar- und Achillessehnenreflexe fehlen. Keine wesentlichen Sensibilitätsstörungen! Kein Romberg! Klinisch ergab sich keinerlei Anhaltspunkt für ein fortgeschritteneres Stadium des tabischen Prozesses. Pat. erhielt vom 28. 4. 1916 bis 15. 4. 1918 5 intravenöse Kuren. Daneben wurde 2 mal endolumbal behandelt.

Dat.	Phase I	Pandy	Esb.	Lymph.	WR	end. Dos.	Liquormenge
10. 5. 1916	0 — opal	±	$2^1/_4$	10	$---$	$^2/_3$ mg	50 ccm
18. 6. 1916	„	∓	$^3/_4$	3	$---$	$^1/_2$ „	50 „

Nach beiden endolumbalen Behandlungen traten so heftige gastrische Krisen mit Störung des Allgemeinbefindens und Erbrechen auf, daß von einer weiteren Fortführung der endolumbalen Behandlung Abstand genommen werden mußte. Bis Frühjahr 1920 ist der Fall unter den energisch fortgeführten Salvarsankuren stationär geblieben. Eine weitere Ausbreitung des tabischen Prozesses war bei dem vorhandenen normalen Liquor allerdings nicht zu erwarten. Der bisherige Stillstand des Strangprozesses bleibt beachtenswert. Sehr wahrscheinlich ist es aber noch kein endgültiger.

Bestimmte Richtlinien, wonach eine Auswahl der für die endolumbale Behandlung geeigneten und günstig zu beeinflussenden Fälle getroffen werden könnte, sind bisher, wie schon oben gesagt, noch nicht feststellbar. Da uns weder klinische Erfahrungen noch der Liquorbefund im Zusammenhang mit der Vorgeschichte und dem klinischen Bild sichere Anhaltspunkte geben, so muß man vorläufig das Urteil über die Zweckmäßigkeit der endolumbalen Behandlung im Einzelfalle vom therapeutischen Versuch mit kleiner Anfangsdosis abhängig machen.

In wenigstens der Hälfte aller lumbalen Tabesfälle sind die meningealen Entzündungserscheinungen abgelaufen. Je nachdem der Prozeß mehr oder minder im Strang aufgestiegen ist und schwer geschädigte Nervenfasern hinter sich gelassen hat, sind die Ausfallserscheinungen mehr oder weniger ausgebildet. Auch hier möchte ich eine Reihe von Fällen anführen, um die prognostische Bedeutung der Liquorbefunde hinreichend zeigen zu können.

Ein wenig ausgedehntes Krankheitsbild zeigt nachstehender Fall:

Nr. 2135. Ansteckung 1907. 3 Monate später 14 Tage Schmierkur. Seit ca. 2 Jahren häufige Kreuzschmerzen und Empfindlichkeit gegen Kälte. Kann im Dunkeln schlechter sehen als früher. Rechte Pupille etwas entrundet, größer als die linke, beide etwas verengt, reagieren träge auf Licht, besser auf Konvergenz. Sehr geringe Gesichtsfeldeinschränkung. Augenhintergrund noch o. B. Patellar- und Achillessehnenreflexe erhalten. Bauchdeckenreflex fehlt. Kremasterreflex schwach. Hypästhesie im Bereich des 2. und 3. Lumbalsegments. Kein Romberg. SR +. Allgemeinbehandlung:

1. Kur vom 29. 11. 1915 bis 20. 1. 1916 9 Salv.-Inj. (0,3—0,45) + 15 Kalomelinj.
2. „   „   3. 2. 1915 „ 8. 5. 1916 18   „

Endolumbale Behandlung:

Dat.	Phase I	Pandy	Esb.	Lymph.	WR	end. Dos.	Liquormenge
28. 11. 1915	zart. Ring		$2^3/_4$	48	1,0 ++	1,35 mg	40 ccm
29. 12. 1915	„ „	+	1	9,3	— —	1,35 „	45 „
19. 1. 1916	opal	+	1	2,7	— —	1,3 „	45 „
5. 4. 1916	0	+	$^3/_4$	0	— —	1,3 „	45 „
3. 5. 1916	opal	+	1	3,3	— —	1,3 „	45 „
26. 7. 1916	0 — opal	—	$1^1/_3$	4	— —	1,3 „	45 „

Pat. bekam nach jeder endolumbalen Behandlung sehr heftiges Reißen in der Gürtelgegend und auch etwas am Gesäß. Die Dosierung war nach den heutigen Erfahrungen für eine Tabes im allgemeinen zu hoch. Wenn sich im vorliegenden Falle keine spinale Reizung einstellte, so lag das nur an der glücklichen Lokalisation des Prozesses. Bei tieferer Lokalisation würde sicher eine schwere ataktische Störung eingetreten sein.

Pat. wurde nach zwei endolumbalen Behandlungen gänzlich beschwerdefrei. Auch die Sehfähigkeit besserte sich völlig. Eine Nachuntersuchung Ende Juli 1916 ergab ein gutes Gesichtsfeld.

Im vorliegenden Falle war wegen der geringen Eiweiß- und Wassermann-Werte eine erhebliche meningeale Entzündung sowohl dem Umfang wie der Tiefe nach völlig auszuschließen. Eine zerebrale Komplikation und damit eine ungünstige Prognose kam von vornherein nicht in Betracht. Die vorhandenen Liquorveränderungen entsprachen geringen meningealen Entzündungsvorgängen wahrscheinlich an den hinteren Wurzeln und am Optikus. Die vorhandenen Entzündungswerte (48 Zellen) hätten jedoch die Möglichkeit zugelassen, daß von den vorhandenen Krankheitsherden aus späterhin noch weitere Wurzelnerven durch Weiterschwemmung und Bewegung der Spirochäten auf dem Liquorwege befallen worden wären. Nach Abschluß der seitherigen Behandlung halte ich jedoch ein erneutes Umsichgreifen der Tabes auf weitere Wurzelgebiete für recht unwahrscheinlich, während mir ein völliger Stillstand des Strangprozesses nach der bisherigen Beobachtungsdauer noch nicht genügend gesichert erscheint. Immerhin ist das erreichte Ergebnis so befriedigend, daß ich ein weiteres Zuwarten ohne spezifische Behandlung für zulässig halte.

Ältere Stadien der lumbalen Tabes werden auch noch durch die nachfolgenden Beispiele demonstriert. Der Beginn der Wurzelerkrankung reicht hier für gewöhnlich schon viele Jahre zurück. Die Zahl der erkrankten Segmente ist meist nicht sehr umfangreich. Die Zunahme der Beschwerden und Ausfälle vollzieht sich in der Mehrzahl der Fälle außerordentlich schleichend, in jahrelangem Verlauf. Nur in einer Minderzahl von Fällen ist die Progredienz des Prozesses stärker, so daß sie in die Mitte zwischen der eben angegebenen Mehrzahl der Tabesfälle und der Pseudotabes zu stellen sind.

Der nachstehende Fall ist bemerkenswert durch die maximale Mydriasis beider Pupillen.

Nr. 4068. Im Jahre 1895 weicher Schanker. 1896 Geschwür am After. 1898 Augenmuskellähmung, weswegen eine Schmierkur. Sonst keine spezifische Behandlung. Besitzt fünf angeblich gesunde Kinder (zwischen 1901 und 1911 geboren). Seit 1898 Abnahme des Sehvermögens. Seit 6—8 Jahren Ziehen und Reißen in den Beinen. Abnahme der Gehfähigkeit seit ca. einem Jahr. Seit einigen Jahren angeblich auch Gedächtnisschwäche. Pupillen beiderseits gleichweit, rund, stark erweitert und absolut starr. Augenbewegung gut. Augenhintergrund und Gesichtsfeld o. B. Periostreflexe an beiden Armen vorhanden, desgleichen Bauchdecken- und Kremasterreflex. Patellar- und Achillessehnenreflexe fehlen. Leichte Sensibilitätsstörungen an beiden Beinen. Potenz erhalten. Blasenfunktion gut. Romberg stark positiv. Ataktischer Gang. Intelligenz o. B. SR —.

Allgemeinbehandlung:

1. Kur vom 23. 9. bis 30. 10. 1916 6 Salv.-Inj.
2. „ „ 4. 1. „ 29. 1. 1917 6 „
3. „ „ 4. 6. „ 2. 8. 1917 · 8 „
4. „ „ 16. 10. „ 29. 11. 1917 7 „
5. „ „ 12. 3. „ 21. 5. 1918 8 „
6. „ „ 14. 8. „ 17. 9. 1918 7 „

Endolumbale Behandlung:

Dat.	Phase I	Pandy	Esb.	Lymph.	WR	end. Dos.	Liquormenge
15. 9. 1916	0	∓	$2^1/_4$	6	— —	$^1/_2$ mg	65 ccm
4. 10. 1916	0 — opal	±	2	9	— —	$^3/_4$ „	73 „
15. 11. 1916	„	∓	$1^1/_2$	7	— —	$^3/_4$ „	75 „
13. 12. 1916	„	∓	$1^1/_2$	9	— —	$^1/_2$ „	78 „
12. 1. 1917	„	∓	1	5	— —	$^1/_2$ „	87 „
8. 6. 1917	„	—	$1^1/_3$	2	— —	$^1/_2$ „	86 „

Das normale Verhalten des Liquors schließt das Vorhandensein nennenswerter meningealer Entzündungsvorgänge am Rückenmark völlig und am Zerebrum mit 99% Wahrscheinlichkeit aus. Schon bei der kleinen endolumbalen Dosis trat regelmäßig sehr starkes Reißen in beiden Beinen für 1—1 $^1/_2$ Tage ein. Eine Erhöhung der endolumbalen Dosis auf $^3/_4$ mg erwies sich wegen der Stärke der Lokalreaktion und Beeinträchtigung des Allgemeinbefindens als unzweckmäßig. Auch wurde der Gang durch die höhere Dosierung etwas ungünstig beeinflußt. Die Krisen kehrten nach der dritten endolumbalen Behandlung in den behandlungsfreien Zeiten nicht wieder. Der Gang wurde Ende Dezember 1916 wieder völlig sicher, so daß Pat. wieder sämtlichen Frontdienst mitmachen konnte. Der Kranke fühlte sich so frisch und kräftig, wie er seit langen Jahren nicht mehr gewesen war.

Im vorliegenden Falle ist sonst noch bemerkenswert, daß im unbehandelten Frühstadium offenbar eine Lues cerebri (Augenmuskellähmung bei basaler Meningitis 98) bestanden hat, nach der sich nach einer Reihe von Jahren eine lumbale Tabes entwickelt hat. Derartige Beobachtungen (s. o. Nr. 1409) sind keineswegs selten. Es ist daher anzunehmen, daß in den frischeren Stadien sehr häufig latente meningeale Prozesse am Großhirn, insbesondere an der Hirnbasis vorhanden sind, die sich oft spontan zurückbilden, während durch den Liquor verschleppte Spirochäten späterhin zur Tabes hinführen. Der

Bestand meningealer Entzündungen in den frischeren Luesstadien wird uns durch das häufige Vorkommen pathologischen Liquors bei Lues latens (bis zu 40%) ja genugsam vor Augen geführt. Zur klinischen Entwicklung dieser meningealen Prozesse fehlt es aber an den notwendigen biologischen Grundlagen, eben an der Provokation. Letztere hat bekanntlich immer zur Voraussetzung eine genügende Einschränkung der Allgemeindurchseuchung und einen erheblichen Virulenzabstand der meningealen Infektion von der des übrigen Organismus.

Ein ähnlich abgelaufener Fall wie der vorstehende war auch folgender:

Nr. 1117. Ansteckung 1897. Im frischen Stadium 6 Kuren bis 1902. Von 1906 bis 1912 häufig Kal. jodat. 1911 Auftreten tabischer Beschwerden (rheumatische Beschwerden in den Beinen und Nervosität). Ende 1913 Steigerung der nervösen Beschwerden, taubes Gefühl in den Händen, Abnahme der Sehkraft und unsicheres Gefühl beim Gehen. Bei der hiesigen Aufnahme am 9. 1. 1914 wurde festgestellt: Pupillen ungleich stark verengt, träge Lichtreaktionen, gute Konvergenzreaktion. Gesichtsfeld für Farben eingeschränkt. Augenhintergrund zeigt leichte temporale Abblassung der Papille. Patellar- und Achillessehnenreflexe fehlen. Bauchdecken- und Kremasterreflex +. Haut in der Gürtelgegend sehr überempfindlich gegen Kälte. Romberg +. SR —. Liquor 11. 2. 1914 völlig normal. Pat. erhielt vom 13. 1. bis 19. 10. 1914 25 Salv.-Inj. und später an Bord ambulant Salvarsan. Die Sehkraft wurde dadurch wieder normal, während die Krisen stark abnahmen. Der Gang blieb zwar etwas breitspurig, doch fühlte sich Pat. wieder völlig sicher auf den Beinen. Im Frühjahr 1915 nahmen die Krisen und die allgemeine Nervosität wieder zu, so daß am 29. 9. 1915 die endolumbale Behandlung aufgenommen wurde, neben welcher die intravenöse Behandlung fortgesetzt wurde. Im ganzen wurde Pat. 12 mal mit $^1/_2$ mg auf 70 bis 80 ccm Liquor endolumbal behandelt, wodurch die Krisen völlig beseitigt, und auch die Sicherheit des Gehens noch etwas verbessert wurde, so daß Pat. ohne Ermüdung größere Ausflüge machen konnte. Nach zweijähriger endolumbaler Behandlungspause vom Mai 1916 bis März 1918, währenddessen die intravenöse Behandlung regelmäßig fortgesetzt war, stellten sich wieder einige Krisen und etwas Blasenschwäche ein, die durch zwei endolumbale Behandlungen wieder behoben werden konnten. Pat. erhält jetzt noch zweimal im Jahr eine milde achtwöchige Salvarsankur, wodurch das seitherige Behandlungsergebnis bis Frühjahr 1920 erhalten wurde. Außer der vorhandenen Empfindlichkeit gegen Kälte ist Pat. frei von Beschwerden und in seiner beruflichen Tätigkeit unbehindert.

Ob dieser Fall durch die langdauernde Behandlung zum Abschluß gelangt ist, erscheint mir nach der beobachteten Rückfallneigung des tabischen Prozesses noch etwas zweifelhaft. Gleichwohl gibt es doch eine ganze Anzahl von alten Tabesfällen, die nach einer längeren gemischten Salvarsanbehandlung (intravenös und endolumbal) bis zu 6 Jahren stationär geblieben sind.

So ist z. B. ein längeres Behandlungsintervall im nachstehenden Fall zu verzeichnen.

Eu., Werftbeamter. Ansteckung unbekannt. Verheiratet, zwei gesunde Kinder. Im Jahre 1910 durch Werftarzt Pupillenstarre und fehlende Patellarreflexe festgestellt. Seit 1912 zunehmende Ataxie. Krisen nicht erheblich. Seit Winter 1915/1916 erhebliche Zunahme der Ataxie. Pat. kann trotz Führung nur mit Mühe einen 10 Minuten langen Weg zu seinem Bureau gehen. Treppensteigen sehr mühselig, besonders abwärts schleifen die Füße. Beim Zugehen am 22. 5. 1916 fanden sich stark erweiterte starre Pupillen, fehlende Patellar- und Achillessehnenreflexe, deutliche Sensibilitätsstörungen an beiden Beinen und schwere Ataxie. Sonst o. B. SR —. Liquor dauernd völlig normal. Außer drei intravenösen Kuren erhielt Pat. sechs endolumbale Behandlungen bis zum Februar 1917. Bereits nach der dritten endolumbalen Behandlung konnte Pat. besser gehen und Treppen steigen. Im Herbst 1916 war Pat. in der Lage, einen zweistündigen Weg zurückzulegen. Ohne weitere Fortsetzung der Behandlung ist Pat. bis zum Frühjahr 1920 ohne Rückfall geblieben.

Ähnliche Beobachtungen liegen auch noch in weiteren Fällen vor.

Wie weit es möglich ist, mit der endolumbalen Behandlung der Tabes zu einem gewissen Abschluß zu gelangen, läßt sich im einzelnen Falle nicht voraussehen, sondern muß der Nachkontrolle überlassen bleiben.

Behandlung der gastrischen Tabes.

Die Mehrzahl der hier beobachteten gastrischen Tabesfälle ging mit zerebralen Veränderungen einher, die zunächst latent blieben und nur nach dem Habitus des Liquors (hohe Wassermann-Werte) als vorhanden angenommen werden konnten. Sie werden bei der Taboparalyse noch weiter zur Erörterung gelangen. Im großen und ganzen sind die gastrischen Tabesfälle des fortgeschrittenen Stadiums kein besonders geeignetes Feld mehr für die endolumbale Salvarsanbehandlung. Die durch sie ausgelösten spinalen Reizerscheinungen sind gar nicht selten schon bei kleiner Dosierung ($^1/_3$ mg) so heftig, daß die Weiterbehandlung undurchführbar wird. Der Prozeß ist hier auch häufig schon soweit im Strange aufgestiegen, daß die endolumbale Behandlung keine genügende Tiefenwirkung mehr besitzt, während die intravenöse Behandlung oben im Strange, wo die Liquordiffusion erst wenig zur Geltung kommt, oft noch eine recht gute Angriffsfläche vorfindet und noch ganz leidliche symptomatische Erfolge herbeizuführen vermag.

In welchen Fällen man durch die endolumbale Behandlung nützen kann, läßt sich auch hier nach dem klinischen Befunde nicht beurteilen, sondern muß sich stets aus dem therapeutischen Versuch erweisen.

Ein sehr befriedigendes Ergebnis bot nachstehender Fall von marantischer Tabes:

v. G., österr. Off. Ansteckung 1895. Im frischen Stadium 3 Jahre gut mit Hg behandelt. Drei gesunde Kinder. Seit 1910 tabische Beschwerden. Anfänglich rheumatische Beschwerden. Seit 3 Jahren anfallsweise schwere gastrische Krisen. Trotz vielfacher Hg- und Salvarsanbehandlung ungebessert. Pat. ist zum Skelett abgemagert und schreit auf vor schmerzhaften Anfällen. Ausgesprochene reflektorische Pupillenstarre. Bauchdecken-, Kremaster- und Patellarreflexe erloschen. Romberg +. Wegen der furchtbar quälenden Krisen erhält Pat. sofort am Zugangstage am 6. 6. 1914 endolumbale Behandlung. Ph. I 0 — opal, L. 6, Esb. 2, WR — —, end. Dosis 1 mg auf 40 ccm Liquor. Bereits am nächsten Tage waren die Krisen verschwunden und sind nach drei weiteren Behandlungen nicht mehr aufgetreten.

Ein glänzendes Behandlungsergebnis zeitigte die endolumbale Behandlung in einem recht schweren Fall von gastrischer Tabes, der bereits als hoffnungslos aufgegeben worden war:

Sta., Werftarbeiter. Ansteckung 1918. Wegen Sekundaria im Herbste 1918 Hg-Salvarsankur. 1919 zwei gleiche Kuren. Seit März 1922 zunächst anfallsweise heftige gastrische Krisen mit Erbrechen, seit Mitte Mai 1922 dauernd heftige Schmerzen in der Magengegend und häufiges Erbrechen. Trotz Salvarsankur von 10 Injektionen keine Linderung, so daß Patient dauernd unter Morphium gehalten werden mußte. Seit Anfang Juni 1922 werden alle Speisen und Getränke erbrochen. Am 20. Juni wird Patient in einem sehr elenden Allgemeinzustande in die Klinik aufgenommen. Befund: Hochgradig abgemagerter 40jähriger Patient. Pupillen beiderseits gleich verengt; reflektorische Pupillenstarre. Patellar- und Achillessehenreflexe fehlen. Kremasterreflexe beiderseits schwach. Bauchdeckenreflexe negativ. Romberg angedeutet. Andauernde gastrische Krisen, galliges Erbrechen; Nahrungszufuhr verweigert. Patient muß dauernd unter Morphium gehalten werden. Täglich zwei bis drei Kochsalzklysmen und ein Nährklistier. Endolumbale Behandlung:

Dat.	Phase I	Pandy	Esb.	Lymph.	WR	endol. Dos.	Liquormenge
20. 6. 1822	dtl. Ring	+++	0,03 ⁰/₀₀	70	1,0+++	1 mg	85 ccm
20. 7. 1922	zart. Ring	++	0,025⁰/₀₀	13	1,0++	1,5 „	95 „
14. 7. 1922	„ „	—	—	8	—	1,8 „	93 „

Daneben wurde jeden fünften Tag Dos. III Natr.-Salv. gegeben.

Nach der ersten endolumbalen Behandlung noch keine Änderung. Acht Tage nach der zweiten endolumbalen Behandlung Nachlassen der Schmerzen und des Brechreizes. Nach der dritten endolumbalen Behandlung Aufhören aller Beschwerden. Patient hat enormen Hunger, verzehrt doppelte Portionen. Sehr schnelle Erholung. Behandlung wird fortgesetzt.

Der Fall ist sehr bemerkenswert durch den frühzeitigen Beginn der Tabes und das gänzliche Versagen der intravenösen Salvarsanbehandlung. Die entzündlichen Liquorwerte ließen die endolumbale Therapie als sehr aussichtsreich erscheinen; auch sprachen sie zusammen mit der Akuität des Prozesses für die Anwendbarkeit einer höheren endolumbalen Dosierung.

Zu sehr heftigen gastrischen Krisen führte die endolumbale Behandlung im nachstehenden Falle:

Nr. 4601. Ansteckung unbekannt. Gesunde Frau und 4 Kinder. Seit 2 Jahren häufige rheumatische Beschwerden und Verdauungstörungen angeblich infolge sehr empfindlichen Darms. Am 22. 5. 1917 findet sich: Pupillen etwas ungleich, verengt, sehr träge Lichtreaktionen, gute Konvergenzreaktion. Gesichtsfeld o. B. Kremaster-, Patellar- und Achillessehnenreflexe fehlen. Starke Überempfindlichkeit gegen Kälte vom Nabel abwärts. Romberg leicht +, Ernährungszustand stark herabgesetzt. Patient erhielt vom 28. 5. bis 3. 8. 1917 8 Salvarsaninjektionen und daneben vier endolumbale Behandlungen:

Dat.	Phase I	Pandy	Esb.	Lymph.	WR	end. Dos.	Liquormenge
23. 5. 1917	zart. Ring	+++	—	67	1,0 +±	1 mg	75 ccm
4. 7. 1917	„ „	++	3	28	1,0 ±∓	1 „	68 „
22. 8. 1917	„ „	+	2	11	1,0 inc.	1 „	65 „
12. 9. 1917	„ „	+	2 ¹/₄	5	1,0 inc.	²/₃ „	57 „

Pat. bekam nach jeder endolumbalen Behandlung sehr heftiges Erbrechen und sehr quälende gastrische Krisen. Vielleicht hätte eine geringere Dosierung von $^1/_3 - ^1/_2$ mg weniger Reizerscheinungen ausgelöst. Die heftigen Schmerzen unter der endolumbalen Behandlung gaben jedoch, wie auch in verschiedenen ähnlichen Fällen, den Anlaß, hiermit auszusetzen.

In einem anderen Falle war das unstillbare Erbrechen und Würgen noch durch eine schwere Benommenheit kompliziert, so daß akute Erstickungsgefahr vorlag. Auch in diesem Falle wurde die endolumbale Behandlung ausgesetzt und nur intravenös weiter behandelt, was jedoch trotz planmäßiger Fortführung der Kuren den Eintritt der Paralyse nach 2 ¹/₂ Jahren nicht verhindern konnte.

Der oben beschriebene Fall blieb nach vier endolumbalen Behandlungen 8 Monate beschwerdefrei, bekam dann aber zunehmende Sensibilitätsstörungen und leichte Paresen in beiden Händen neben Wiederkehr gastrischer Störungen. Nach fast 1¹/₂ jähriger planmäßiger Durchbehandlung mit 5 Salvarsankuren à 8—10 Salvarsaninjektionen wurde im Juni 1919 eine viermonatige Behandlungspause gemacht, wonach wieder heftige Krisen und Durchfälle einsetzten. Sie wurden durch intravenöse Behandlung erneut gebessert. Es soll aber demnächst ein nochmaliger Versuch mit endolumbaler Behandlung unternommen werden, um eventuell doch noch einen Stillstand des Prozesses herbeizuführen.

Zusammenfassung. Fälle mit gastrischer Tabes eignen sich besonders im akuten Beginn für die endolumbale Salvarsanbehandlung; die Erfolge sind dann ausgezeichnet und nach den bisherigen Erfahrungen auch dauerhaft. Ältere Stadien der gastrischen Tabes sind erheblich schwieriger zu beeinflussen;

ihre Behandlungsfähigkeit muß in jedem einzelnen Falle erst ermittelt werden. Selbst bei den endolumbal so äußerst heftig reagierenden Fällen von gastrischer Tabes konnten wir wiederholt die Beobachtung machen, daß die krisenfreie Remission schon nach geringer endolumbaler Behandlung bedeutend länger anhielt als nach intravenöser Behandlung. Im Interesse einer radikaleren Wirkung muß daher ein Versuch mit endolumbaler Behandlung zur Feststellung der Verträglichkeit und Beeinflußbarkeit des Prozesses in allen Fällen, wo keine Aneurysmen vorliegen, unternommen werden. Diese Fälle mit gastrischer Tabes eignen sich oft auch für die Behandlung mittels Doppelpunktion und zwei Büretten, von denen die obere stark, die untere nur wenig salvarsanisiert wird. Sie ist für alle diejenigen Fälle zu empfehlen, wo stärkere Liquorveränderungen auf einen noch latenten zerebralen Prozeß hinweisen. Wir werden hierauf auch bei der Taboparalyse noch zurückkommen.

3. Die Behandlung der Taboparalyse.

Die Taboparalyse findet sich ebenso häufig mit lumbaler wie mit dorsaler (gastrischer) Lokalisation des tabischen Prozesses. Der letztere ist für gewöhnlich schon mehr oder weniger lange Zeit in verschiedener Hochgradigkeit manifest, bevor es zum paralytischen Krankheitsausbruch kommt. Wie wir bei zahlreichen histologischen Meningorezidiven den späteren Übergang in Hirnlues und Metalues beobachtet haben, weil sie freiwillig oder unfreiwillig die Behandlung abbrachen, so haben wir aus denselben Gründen recht häufig auch den Übergang von Tabes in Taboparalyse verfolgen können. Bis auf verschwindend wenige Ausnahmen war jedoch dieser Ausgang an der schweren Form der Liquorveränderungen (hohe Wassermann-Werte) vorausgesehen worden. Man kann diese Tabesfälle mit den schweren Liquorveränderungen direkt als Tabo-Paralysis insistens bezeichnen.

Die intravenöse und endolumbale Behandlung gestaltet sich bei der Mehrzahl der Fälle sehr langwierig. Es steht jedoch zu erwarten, daß wir vermöge der Doppelpunktion und der endolumbalen Behandlung mittels zwei Büretten, wie sie oben näher beschrieben worden sind, in weit kürzerer Zeit als bisher an das gewünschte Ziel gelangen. Die neue Methode gestattet uns recht hohe endolumbale Dosierungen an die zerebralen Meningen zu bringen, während das Rückenmark, entsprechend den vorliegenden Veränderungen, nur mit kleinen Dosen (durch schwache Salvarsanisierung der unteren Bürette) behandelt wird. Ein weiteres Hilfsmittel zur Abkürzung der Behandlungsdauer ist auch die Fieberbehandlung. Bei komplizierender Optikusatrophie benutzen wir aber ausschließlich die erstgenannte Methode, während wir bei den reinen Fällen von Taboparalyse neuerdings auch gelegentlich die Fieberbehandlung versuchen. Ihre Erfolge waren aber bisher noch nicht sehr ermutigend.

Entsprechend der stärker ausgebreiteten Syphilosis der weichen Hirn- und Rückenmarkshaut bei der Taboparalyse ist es wohl auch kein Wunder, daß man gerade bei ihr so häufig auch der tabischen (besser metaluetischen) Optikusatrophie begegnet.

Die Behandlungsaussichten hängen bei der Taboparalyse aber nicht allein von dem Grade der seitherigen Entwicklung, sondern auch in hohem Maße von der Lokalisation des tabischen Prozesses ab. Da man mit dem angesetzten

16*

Salvarsan-Liquorgemisch an dem lädierten Rückenmark vorbei muß, so ist es bei der einfachen endolumbalen Technik ganz außerordentlich schwierig, mit genügend wirksamen Dosen an den zerebralen Prozeß heranzukommen. Wie verschieden diese Dinge liegen, dafür einige Beispiele, und zwar zunächst aus der Reihe der Paralysis insistens-Fälle:

Nr. 2319. Ansteckung unbekannt. Verheiratet, 2 Kinder. Wegen Sehstörung im Mai 1912 in der Universitätsklinik Rostock, 12 Salv.- + 12 Hg-Inj. + Schmierkur. Aus gleicher Ursache vom 8. 12. bis 29. 12. 1915 ebenfalls in Rostock 6 Salv.-Inj. Hiesiger Zugang am 12. 1. 1916. Pupillen beiderseits sehr eng, rechts mehr als links. Lichtreaktion beiderseits aufgehoben, Konvergenzreaktion erhalten. Das Sehvermögen hat in den letzten 3 Jahren konstant abgenommen, so daß Pat. die Signallaufbahn aufgeben mußte. Gesichtsfeld zeigt deutliche Einschränkung, besonders für Farben. Auf dem rechten Auge außerdem Brechungsfehler. Keine Parästhesien nennenswerter Art. Patellarreflexe etwas herabgesetzt. Überempfindlichkeit gegen Kälte in der Gürtelgegend. Romberg —. Sonst o. B.

Pat. erhielt hier vom 13. 1. 1916 bis 21. 5. 1918 9 Salvarsankuren, 4 Hg-Kuren und reichlich Kal. jodat. Die Salvarsandosierung bewegte sich zwischen Dos. 0,25—0,45 Salv.-Natr., Altsalvarsan, bzw. Neosalvarsan (stets nach wirksamer Substanz-Altsalvarsan gerechnet); jede Kur belief sich auf 6—10 Injektionen. Seit Mitte des Jahres 1917 wurde zur Einschränkung der Ikterusgefahr Neosalvarsan verwendet. Dei SR wurde erst nach 7 Kuren negativ. Endolumbale Behandlung:

Dat.	Phase I	Pandy	Esb.	Lymph.	WR	end. Dos.	Liquormenge
14. 1. 1916	dtl. br. Ring	+++	2	24	0,2 +++	$^1/_2$ mg	40 ccm
2. 2. 1916	,, ,, ,,	+++	2	6	0,2 +++	$^3/_4$,,	40 ,,
23. 2. 1916	,, ,, ,,	+++	1	6	0,2 +++	1 ,,	45 ,,
5. 4. 1916	,, ,, ,,	+++	1	4	0,2 +++	1,2 ,,	45 ,,
26. 4. 1916	,, ,, ,,	+++	$1^1/_4$	3	0,2 + ±	1,3 ,,	50 ,,
17. 5. 1916	,, ,, ,,	+	$1^1/_3$	4	0,2 + ±	1,3 ,,	50 ,,
7. 6. 1916	zart. Ring	++	$1^1/_2$	4	0,2 + ±	1,35 ,,	50 ,,
30. 6. 1916	,, ,,	++	$2^1/_2$	9	0,2 + ±	1,3 ,,	50 ,,
19· 7. 1916	,, ,,	+	$2^1/_4$	2	0,2 +−	1,3 ,,	60 ,,
16. 8. 1916	,, ,,	+	$^3/_4$	0	0,5 ++	1,2 ,,	60 ,,
30. 8. 1916	opal	++	$2^1/_4$	5	0,5 ++	1,2 ,,	60 ,,
4. 10. 1916	dtl. Ring	++	$1^1/_2$	5	0,5 ∓ −	1,3 ,,	73 ,,
19. 11. 1916	zart. Ring	∓	$2^1/_4$	2	0,2 ++	1,4 ,,	85 ,,
13. 12. 1916	,, ,,	+	$2^1/_3$	1	0,2 + ∓	1,0 ,,	68 ,,
12. 1. 1917	,, ,,	+	$1^1/_2$	3	0,2 ± +	1,4 ,,	85 ,,
9. 2. 1917	,, ,,	++	$1^1/_3$	2	0,2 ∓ ∓	1,4 ,,	85 ,,
7. 3. 1917	,, ,,	++	$1^3/_4$	6	0,5 ++	1,35 ,,	106 ,,
4. 4. 1917	,, ,,	++	−	3	0,5 ± ±	1,5 ,,	75 ,,
27. 4. 1917	,, ,,	+	−	2	1,0 ± ±	1,5 ,,	80 ,,
23. 5. 1917	,, ,,	+	−	3	1,0 inc.	1,5 ,,	80 ,,
20. 6. 1917	,, ,,	±	1	3	− −	1 ,,	83 ,,
8. 8. 1917	0 − opal	+	1	3	− −	1 ,,	76 ,,
12. 9. 1917	,,	±	$1^2/_3$	1	1,0 ∓	$^3/_4$,,	66 ,,
17. 10. 1917	0	±	2	3	− −	$^2/_3$,,	75 ,,
5. 12. 1917	0 − opal	±	$1^1/_2$	3	− −	1 ,,	65 ,,
28. 5. 1918	,,	∓	−	2	− −	1 ,,	75 ,,

Die hohen Wassermann- und Eiweißwerte neben geringen Zellwerten verraten stets einen weit fortgeschrittenen zerebralen Prozeß, der vom klinischen Ausbruch der Paralyse nicht mehr lange entfernt ist. Während die spinale Affektion im vorliegenden Falle erst gering und in der Entwicklung begriffen war, machte die tabische Optikusatrophie bereits funktionell deutliche Erscheinungen in der Abnahme der Sehkraft, die eine Versetzung des Patienten aus der Signal- in die Bootsmannslaufbahn notwendig machten. Die im Sommer 1917 sich einstellende geringe Blasenschwäche infolge der endolumbalen Behandlung war offenbar durch die tabische Anlage vorbereitet.

Die Sehkraft besserte sich nach der 5. bis 6. endolumbalen Behandlung in merklicher Weise. Ende November 1916 war auch das Gesichtsfeld wieder normal. Die endolumbale

Übersicht zeigt ferner deutlich, daß bei noch vorhandenen erheblichen Wassermann- und Eiweißwerten eine längere endolumbale Pause (nach dem 4. 10. 1916) sehr bald eine erneute Verschlechterung des Liquors nach sich zieht. Eine erneute Kontrolle im Frühjahr 1919 ergab völlig normale Befunde.

Ähnliche Behandlungserfolge in der Assanierung des Liquors und in der Beseitigung klinischer Ausfälle sind bei der Behandlung der Taboparalyse (insistens) mit intravenösen Salvarsankuren allein · niemals zu verzeichnen gewesen. Trotz dreijähriger planmäßiger Durchbehandlung ist keiner der von 1910—1914 behandelten Fälle vom Ausbruch der Paralyse verschont geblieben. Von den inzipienten Fällen möchte ich hier nur noch einen weiteren Fall erwähnen, der durch die Länge der bisherigen Beobachtungszeit von besonderem Werte ist.

· Nr. 1439. Ansteckung 1895 in Japan. 90 g geschmiert. Wegen Kopfschmerzen 1903 und 1904 Jodkali. 1905 wegen Benommenheit Hg-Spritzkur. 1907 wegen Pupillendifferenz Schmierkur, 1908 2 Spritzkuren, 1909 1 Schmierkur. SR seit 1909 dauernd negativ. Im Herbst 1914 beginnende Parästhesien in beiden Füßen. Am 30. 10. 1914 rechte Pupille etwas weiter als die linke, linke leicht entrundet. Lichtreaktion links —, rechts sehr träge und wenig ausgiebig. Konvergenzreaktion erhalten. Gesichtsfeld und Augenhintergrund o. B. Patellar- und Achillessehnenreflexe wenig ausgiebig. Sensibilität an beiden Füßen und am Unterschenkel etwas herabgesetzt. Am Oberschenkel und in der Kreuzgegend starke Überempfindlichkeit. Kein Romberg. Sonstiges ZNS o. B. Pat. erhielt vom 31. 10. 1914 bis 4. 10. 1917 9 Salvarsankuren (à 6—8 Salv.-Inj.), 6 Hg-Kuren und reichlich Kal. jodat.; daneben 27 endolumbale Behandlungen.

Dat.	Phase I	Pandy	Esb.	Lymph.	WR	end. Dos.	Liquormenge
30. 10. 1914	dtl. br. Ring	+++	3	75	$0{,}2 ++$	—	—
27. 8. 1915	dtl. Ring	+++	$1^1/_2$	4	$0{,}5 ++$	1 mg	40 ccm
22. 9. 1915	zart. Ring	+++	2	6	$0{,}5 + \pm$	$^1/_3$,,	40 ,,
15. 10. 1915	dtl. Ring	+++	$1^1/_2$	1	$0{,}5 + \pm$	$^1/_3$,,	00 ,,
24. 11. 1915	,, ,,	++	$^3/_4$	1	$0{,}2 + \mp$	$^1/_3$,,	40 ,,
15. 12. 1915	,, ,,	++	$^1/_3$	3	$0{,}2 - \mp$	$^1/_2$,,	40 ,,
7. 1. 1916	zart. Ring	++	$^1/_4$	0	$0{,}5 + \mp$	$^1/_2$,,	47 ,,
28. 1. 1916	,, ,,	++	1	13	$0{,}5 + \mp$	$^1/_2$,,	40 ,,
16. 2. 1916	,, ,,	++	$1^1/_2$	3	$0{,}5 + \mp$	$^1/_2$,,	40 ,,
8. 3. 1916	,, ,,	++	$^4/_5$	4	$0{,}2 \mp \mp$	1 ,,	50 ,,
31. 3. 1916	dtl. Ring	+++	$2^3/_4$	5	$0{,}5 \mp \mp$	1 ,,	50 ,,
19. 4. 1916	,, ,,	+++	$2^1/_2$	14	$0{,}5 \mp \mp$	1 ,,	50 ,,
10. 5. 1916	zart. Ring	+++	$1^1/_4$	3	$0{,}5 \mp \mp$	1 ,,	50 ,,
2. 6. 1916	,, ,,	+	2	14	$0{,}5 ++$	1,2 ,,	50 ,,
21. 6. 1916	,, ,,	+	$1^1/_3$	18	$0{,}5 ++$	1,2 ,,	60 ,,
26. 7. 1916	,, ,,	++	$1^1/_3$	13	$0{,}5 \mp -$	1,2 ,,	60 ,,
7. 8. 1916	,, ,,	++	$2^1/_2$	10	$0{,}5 \mp -$	1,25 ,,	60 ,,
2. 8. 1916	,, ,,	++	2	9	$1{,}0 ++$	1,2 ,,	60 ,,
01. 9. 1916	,, ,,	++	2	8	$1{,}0 ++$	1,25 ,,	89 ,,
3. 10. 1916	,, ,,	++	$1^1/_2$	5	$1{,}0 ++$	1,35 ,,	82 ,,
8. 11. 1916	,, ,,	+++	$1^1/_2$	11	$1 0 ++$	1,35 ,,	85 ,,
26. 12. 1916	,, ,,	+	2	23	$1{,}0 -+$	1,35 ,,	78 ,,
9. 2. 1917	,, ,,	+	2	3	$1{,}0 -+$	0,5 ,,	80 ,,
23. 6. 1917	0 — opal	±	2	0	$--$	0,75 ,,	85 ,,
15. 8. 1917	,,	±	$1^1/_3$	3	$--$	1,0 ,,	77 ,,
11. 9. 1917	,,	$\mp$	$^2/_3$	5	$--$	1,0 ,,	78 ,,
18. 10. 1918	,,	$\mp$	$1^1/_4$	0	$--$	0,5 ,, ·	83 ,,

Gleich auf die erste endolumbale Behandlung kam es zu Parästhesien an beiden Füßen, so daß sofort mit der Dosis heruntergegangen wurde. Anfang Dezember 1916 machte sich etwas Darmträgheit und Müdigkeit in den Beinen geltend, nachdem mehrmals 1,35 mg genommen worden war. Nach viermonatlicher endolumbaler Pause waren diese Beschwerden verschwunden. Der Erfolg der erhöhten Dosierung blieb aber konstant. Die weitere endolumbale Behandlung nach dem 6. Dezember 1916 kam für den zerebralen Prozeß nur wenig in Betracht. Im allgemeinen kann man damit rechnen, daß man zur Beseitigung älterer zerebraler und am Optikus vorhandener Krankheitsvorgänge etwas über 1 mg auf 75—90 ccm Liquor notwendig hat. Der bisherige Dauererfolg beträgt im letzten Falle 2 Jahre.

Die zerebrale Komplikation der Tabes muß noch relativ oberflächlich und entzündlich sein, wenn es gelingen soll, den Liquor mit kleiner Dosis unter 1,0 bei höheren Eiweißwerten zu assanieren. Bei fortgeschrittenerem Stadium des tabischen Prozesses ist es aber jedesmal ein Risiko, die endolumbale Dosis von $^1/_2$ mg zu überschreiten, weil leicht Erhöhung der Ataxie und Blasenstörungen hervorgerufen werden. Ein Versuch mit allmählicher Steigerung der endolumbalen Dosierung zur Erfassung der vorhandenen zerebralen Herde ist aber statthaft, weil sich geringe spinale Irritationen wieder völlig zurückbilden.

Als Grenzfall für etwas erhöhte Dosierung bei schon recht deutlicher Ataxie möchte ich nachstehenden anführen.

Nr. 6067. 1904 Ulkus. Keine spezifische Behandlung. Seit 1916 langsam beginnend gelegentlich bei Witterungswechsel leichte Parästhesien an den Beinen und zunehmende Ataxie. Seit Frühjahr 1918 fällt ihm das Exerzieren schwer; auch fühlt er sich im Dunkeln unsicher. Bei der Aufnahme am 3. 6. 1918 findet sich: Pupillen gleichweit, Lichtreaktionen etwas träge, Konvergenzreaktion positiv. Gesichtsfeld o. B. Bauchdecken- und Kremasterreflex +. Patellar- und Achillessehnenreflex fehlen. Sensibilität an beiden Beinen wesentlich herabgesetzt. Ataktischer Gang. Romberg +. Sonstiges ZNS o. B. SR dauernd —. Pat. erhielt vom 6. 6. 1918 bis 21. 4. 1919 2 Salvarsankuren und 14 endolumbale Behandlungen.

Dat.	Phase I	Pandy	Esb.	Lymph.	WR	end. Dos.	Liquormenge
5. 6. 1918	zart. Ring	++	$3^1/_3$	155	0,5 +++	$^1/_2$ mg	74 ccm
21. 6. 1918	dtl. Ring	+	$3^1/_5$	14	0,5 +++	$^1/_2$,,	68 ,,
5. 7. 1918	zart. Ring	++	$2^5/_6$	16	0,5 +++	$^1/_2$,,	80 ,,
18. 7. 1918	opal	++	$2^1/_5$	4	0,5 +++	$^1/_2$,,	89 ,,
2. 8. 1918	zart. Ring	++	$2^1/_6$	5	1,0 +++	$^1/_2$,,	93 ,,
16. 8. 1918	,, ,,	++	$^6/_7$	8	1,0 +++	$^2/_3$,,	92 ,,
30. 8. 1918	,, ,,	++	$2^1/_4$	15	1,0 +++	$^3/_4$,,	94 ,,
27. 9. 1918	dtl. Ring	±	—	3	1,0 +++	$^3/_4$,,	78 ,,
23. 10. 1918	zart. Ring	±	$1^1/_4$	1	1,0 +++	$^3/_4$,,	71 ,,
13. 11. 1918	opal	±	—	4	1,0 +++	$^1/_2$,,	68 ,,
11. 12. 1918	,,	±	2	5	1,0 — ± —	$^1/_2$,,	58 ,,
8. 1. 1919	0	±	—	3	— —	$^1/_2$,,	70 ,,
29. 1. 1919	0 — opal	±	—	2	— —	$^3/_4$,,	53 ,,
9. 4. 1919	,,	—	—	2	— —	$^1/_2$,,	60 ,,

Ataktische Fälle können erfahrungsgemäß meist nur eben $^1/_2$ mg auf 75—90 ccm Liquor vertragen. Auch im vorliegenden Falle machte sich die mehrmalige Steigerung der endolumbalen Dosis in einer kurze Zeit anhaltenden größeren Unsicherheit im Stehen bemerkbar. Das Reißen unter der endolumbalen Behandlung war bemerkenswerterweise keineswegs besonders stark, als daß es ein Hindernis für eine höhere Dosis gebildet hätte. Im April 1919 wurde Pat. mit außerordentlich verbessertem Gehvermögen und frei von jeglichen Krisen in die Heimat entlassen. Nach den bisherigen Beobachtungen wird die Wiederkehr eines zerebralen Prozesses für sehr unwahrscheinlich gehalten, während der Fortbestand des Strangprozesses keinesfalls ausgeschlossen ist. Die weitere Beobachtung wird uns über das Dauerergebnis aufklären müssen.

Im nächsten Falle war eine energische Dosierung nicht durch Ataxie, sondern durch äußerst heftige Krisen unter der endolumbalen Behandlung erschwert, die den Patienten jedesmal etwas angriffen. Nach Ausbruch der Revolution entzog sich Patient der weiteren Behandlung, so daß der spätere Ausgang nicht zweifelhaft bleiben konnte.

Nr. 4044. Ansteckung 1908. Wurde von mir im frischen Sekundärstadium im Lazarett
K. W. mit Schmierkur + 5 Kalomelspritzen und Lichtbädern behandelt. 2. Kur mit
Kalomel 1909. 1912 in anderweitiger Behandlung 6 Salv.-Inj. + 5 Kalomel (Provokation!).
Seit Sommer 1915 Ziehen und Reißen in beiden Beinen und gelegentliche Kopfschmerzen.
Bei der Aufnahme am 2. 9. 1916 findet sich: Pupillen etwas ungleich und verengt. Sehr
träge Lichtreaktionen bei erhaltener Konvergenzreaktion. Sehnen- und Periostreflexe
an beiden Armen gesteigert. Bauchdecken und Kremasterreflexe links besser als rechts.
Patellarrelfex links lebhaft, rechts schwach, desgleichen Achillessehnenreflex. Sensibilität
in der Gürtelgegend etwas erhöht, am rechten Bein etwas herabgesetzt; Romberg angedeutet.
SR dauernd —, Keine Intelligenzstörung.

Pat. erhielt vom 11. 9. 1916 bis 10. 2. 1919 8 planmäßige Salvarsankuren von 6 bis
8 Salvarsaninjektionen. In den vierteljährigen Pausen zwischen den Salvarsankuren wurden
Hg-Injektionen oder Gelokalkapseln gegeben, so daß die Behandlung fortlaufend war.
Außerdem erhielt Pat. 28 endolumbale Behandlungen.

Dat.	Phase I	Pandy	Esb.	Lymph.	WR	end. Dos.	Liquor
8. 9. 1916	dtl. Ring	+ +	3	42	0,2 ± −, 0,5 + + +	¹/₂ mg	50 ccm
1. 10. 1916	zart. Ring	+ +	2³/₄	11	0,2 ± −, 0,5 + + +	1 ,,	65 ,,
8. 11. 1916	,, ,,	+ +	2¹/₄	13	0,2 + −, 0,5 + + +	1,1 ,,	73 ,,
24. 11. 1916	dtl. Ring	+	1³/₄	11	0,2 ± −, 0,5 + + +	1 ,,	80 ,,
13. 12. 1916	zart. Ring	+ −	2	12	0,2 ± −, 0,5 + + +	³/₄ ,,	88 ,,
5. 1. 1917	,, ,,	+	1²/₃	5	0,5 ∓ ∓	1 ,,	90 ,,
2. 2. 1917	,, ,,	+	2¹/₆	8	0,5 ∓ ∓	³/₄ ,,	85 ,,
2. 3. 1917	opal	∓	2	5	1,0 + + +	³/₄ ,,	90 ,,
27. 6. 1917	,,	+	1¹/₂	41	0,5 ∓, 1,0 +	1 ,,	75 ,,
13. 7. 1917	,,	+	2	16	1,0 + + ∓	1 ,,	65 ,,
15. 8. 1917	zart. Ring	+	2	8	0,5 ∓, 1,0 + schw.	1 ,,	70 ,,
19. 9. 1917	dtl. Ring	+	3¹/₄	33	1,0 +	1 ,,	73 ,,
10. 10. 1917	zart. Ring	+ +	3	33	0,5 inc., 1,0 + + +	1 ,,	55 ,,
7. 11. 1917	dtl. Ring	+	2²/₃	32	1,0 + + +	1 ,,	66 ,,
5. 12. 1917	zart. Ring	+	2¹/₃	16	0,5 + ±, 1,0 + +	1 ,,	50 ,,
4. 1. 1918	dtl. Ring	+	2¹/₆	9	0,5 +, 1,00, + +	1 ,,	70 ,,
13. 2. 1918	zart. Ring	+	1¹/₂	18	0,5 +, 1,0 + + +	1,2 ,,	75 ,,
1. 3. 1918	dtl. Ring	+	1¹/₄	19	1,0 +	1,2 ,,	70 ,,
3. 4. 1918	zart. Ring	+	2¹/₂	18	1,0 − + +	1,2 ,,	68 ,,
24. 4. 1918	,, ,,	+	−	8	1,0 + + +	1,2 ,,	74 ,,
15. 5. 1918	,, ,,	+	1³/₄	18	0,5 inc., 1,0 + + +	1,2 ,,	77 ,,
12. 6. 1918	,, ,,	∓	2¹/₂	13	0,5 inc., 1,0 + + +	1,25 ,,	70 ,,
28. 6. 1918	opal	+	1⁵/₆	8	p,5 inc., 1,0 + + +	1,25 ,,	79 ,,
17. 7. 1918	,,	±	1¹/₂	5	0,5 inc., 1, + + +	1,25 ,,	70 ,,
7. 8. 1918	zart. Ring	±	2	8	1,0 + + +	1,5 ,,	70 ,,
28. 8. 1918	0	±	−	6	1,0 − + +	1,0 ,,	71 ,,
9. 10. 1918	dtl. Ring	∓	−	21	1,0 +	1,3 ,,	72 ,,

Im vorliegenden Falle bildete der schon ziemlich weit fortgeschrittene tabische Prozeß
ein schwerwiegendes Hindernis für eine höhere endolumbale Dosierung, die wegen des
hartnäckigen Liquor-Wassermanns und der leicht rezidivierenden Entzündungswerte
dringend notwendig gewesen wäre. Nach jeder endolumbalen Behandlung traten für
1 ¹/₂ Tage äußerst heftige, nur eben noch erträgliche Schmerzen in der Gürtelgegend und
etwas weniger auch an beiden Beinen auf. Da wir in ähnlichen Fällen durch Steigerung
der endolumbalen Dosis Eintritt, bzw. Zunahme von Funktionsstörungen (Ataxie, Blasenschwäche) sahen, so konnten wir uns nur schwer zur Steigerung der endolumbalen Dosis
entschließen, zumal wir die für Tabes übliche Durchschnittsdosis von ¹/₂ mg bereits überschritten hatten.

Leider war es dem Patienten aus dienstlichen Gründen nicht möglich, häufiger zur
endolumbalen Behandlung zu kommen; er mußte die 2—3 wöchige Pause oft um ein Erhebliches überschreiten. Längere Pausen brachten, wie z. B. am 27. 6., 19. 9. 7. 11. und 5. 12.
immer wieder einen sichtlichen Rückschritt im Liquorbefund trotz intensiver intravenöser
Salvarsanbehandlung, so daß wir doch allmählich zu etwas höherer Dosierung gedrängt

wurden, die, wie der Befund am 28. 8. 1918 zeigt, Aussicht bot, doch noch des zerebralen
Prozesses Herr zu werden.

Nach der Revolution kam Patient nur noch zur intravenösen Behandlung, schob die
endolumbale Behandlung aber immer weiter hinaus. Im Oktober 1919, genau 1 Jahr nach
der letzten endolumbalen Behandlung, brach bei ihm die Paralyse aus. Ohne daß wesentliche Intelligenzstörungen nachweisbar waren, stellten sich zunächst nur Wahnideen ein.
Die baldige Verschlechterung des Zustandes erforderten jedoch sehr bald seine Überweisung
in die Provinzial-Pflegeanstalt, wo er bereits im Frühjahr 1920 starb.

Denselben Ausgang nahm noch eine größere Anzahl ähnlicher Fälle, die
nach meinem Ausscheiden aus dem Marinedienst nicht mehr endolumbal weiterbehandelt wurden.

Seit der Einführung der Doppelpunktion im Herbst 1921 haben sich natürlich die therapeutischen Aussichten für alle Fälle der oben beschriebenen Art
von Grund aus geändert. Dadurch, daß es heute trotz schwerer Affektion
des Rückenmarkes gelingt, hohe zerebrale Dosierungen anzuwenden, ist die
Prognose in fast allen psychisch noch nicht veränderten Fällen gut geworden.
Die einzige Ausnahme bilden diejenigen Fälle, welche ein so heftiges zerebrales
Erbrechen bekommen, daß eine längere Durchführung der Doppelpunktionsbehandlung mit hoher Dosierung nicht mehr angängig erscheint. Im übrigen
ist aber bei sehr umsichtiger Doppelpunktionsbehandlung nicht nur die bisher
so störende Klippe der spinalen Irritation vermeidbar, sondern auch in weit
kürzerer Zeit das gewünschte Ziel zu erreichen.

a) Behandlung der inzipienten Taboparalyse mit gastrischer Tabes.

Dieselben Schwierigkeiten in der Anwendung hinlänglich großer endolumbaler Dosen ergeben sich bei der gastrischen Tabes, die mit noch latenten
meningealen Entzündungsvorgängen am Gehirn verbunden ist. Auch hier
wird die Behinderung in der endolumbalen Dosierung mit zunehmendem Alter
des tabischen Prozesses größer. Bei einem Teil der Fälle sind neben der gastrischen Lokalisation noch Anzeichen von lumbaler Tabes (Parästhesien an Beinen,
fehlende Patellar- und Achillessehnenreflexe) vorhanden, bei einem anderen
fehlen sie.

Das Fehlen von Zeichen lumbaler Tabes kann die Diagnose Tabes sehr
unsicher machen, zumal wenn gewisse psychische Erscheinungen die Aufmerksamkeit mehr auf den vorhandenen zerebralen Herd hinlenken. Aus einer Reihe
von Beobachtungen geht ferner hervor, daß die gastrische Tabes schon geraume
Zeit bestanden und sich fortentwickelt haben muß, bevor es zum spontanen
Ausbruch von Krisen kommt. Durch Anwendung der endolumbalen Behandlung
gelangt indessen eine gastrische Lokalisation sofort zur Feststellung, weil sich
schon wenige Stunden später heftige Leibschmerzen und Würgen einstellen.

Näheres ergibt sich aus nachstehendem Beispiel:

Nr. 2671. Ansteckung 1902. 1902 Schmierkur. März 1906 Schmierkur Laz. K. W.
Im März 1916 wegen allgemeiner nervöser Abgespanntheit und aufgeregten Wesens auf
der Nervenabteilung in Kiel-Wik aufgenommen. Nach Schmierkur hierher überwiesen.
Die auf der Nervenabteilung gestellte Diagnose Lues cerebri schien auch uns als das wahrscheinlichste. Linke Pupille leicht entrundet, weiter als rechts. Lichtreaktionen beiderseits sehr gering, Konvergenzreaktion besser. Bauchdeckenreflex fehlt. Patellar- und
Achillessehnenreflexe sehr lebhaft. Kein Romberg. Leicht aufgeregtes Wesen. Intelligenz
und Gedächtnis ungestört. SR schwach positiv. Allgemeinbehandlung: vom 1. 4. bis
18. 12. 1916 3 Salvarsankuren. Endolumbale Behandlung.

Dat.	Phase I	Pandy	Esb.	Lymph.	WR	end. Dos.	Liquor
5. 4. 1916	dtl. Ring	$+++$	$3^1/_2$	40	$0{,}2 +++$	1,5 mg	40 ccm
10. 5. 1916	dtl. br. Ring	$+++$	$2^3/_4$	7	$0{,}5 + \pm$	$^3/_4$ „	40 „
2. 6. 1916	dtl. Ring	$+++$	$1^1/_3$	3	$0{,}5 + \pm$	$^3/_4$ „	45 „
5. 7. 1916	„ „	$+++$	$3^1/_3$	21	$0{,}5 + \pm$	$^3/_4$ „	45 „
2. 8. 1916	„ „	$++$	$1^3/_4$	3	$0{,}5 + \pm$	1 „	45 „
8. 9. 1916	zart. Ring	$++$	2	2	$0{,}5 + \pm$	1 „	50 „
22. 11. 1916	dtl. Ring	$++$	—	8	$0{,}5 + \mp,\ 1{,}0 + \pm$	1 „	55 „
5. 12. 1916	„ „	$++$	$2^3/_4$	12	$0{,}5 + \mp,\ 1{,}0 + \pm$	$^2/_3$ „	56 „
31. 1. 1917	opal	$+$	$1^1/_2$	15	$1{,}0 ++$	$^2/_3$ „	33 „

Auf die erste endolumbale Behandlung mit der üblichen endolumbalen Dosierung für Lues cerebri kam es zu 2 Tage lang anhaltenden heftigen gastrischen Krisen mit Würgreiz. Diese spinalen Irritationserscheinungen wiederholten sich bei jeder weiteren endolumbalen Behandlung, obleich die Dosis sehr herabgesetzt worden war, Das aufgeregte Wesen verlor sich sofort nach der ersten endolumbalen Behandlung. Die endolumbale Behandlung nahm den Pat. aber jedesmal körperlich etwas mit, so daß die Pausen das übliche Intervall von 2—3 Wochen erheblich überschritten. Anfang Februar 1917 wurde Pat. von der Marine entlassen und versah dann noch $^3/_4$ Jahre seine Stellung als Lehrer an einem Technikum. Im November 1917 stellte sich Paralyse ein, der Pat. 1 Jahr später erlag. Die ihm aufgegebene Nachbehandlung konnte Pat. in seiner Heimat nicht fortsetzen, so daß der auf Grund der erheblichen Wassermann- und Eiweißwerte von vornherein vorauszusehende Ausgang in Paralyse nicht sehr lange auf sich warten ließ.

Durch Fortsetzung der endolumbalen Behandlung wäre es wohl möglich gewesen, diesen Ausgang zu verhindern, aber es hätte dauernd fortbehandelt werden müssen. Eine definitive Beseitigung des zerebralen Prozesses muß indessen bei der schlechten Verträglichkeit wirksamer endolumbaler Dosen als recht fraglich bezeichnet werden. Da es sich um einen ziemlich kleinen Patienten handelte, so hätte vielleicht eine dichter zusammengelegte, etwa 14 tägige endolumbale Behandlung mit Dosierung 1 mg auf 60 ccm Liquor zum Ziele führen können. Bei der unzulänglichen Kriegsverpflegung war jedoch der ziemlich schwächliche Organismus einer derart anstrengenden Behandlung auf keinen Fall gewachsen.

Bei anderen Fällen sind von vornherein eine Reihe von Symptomen vorhanden, die den Fall als Tabes einwandfrei charakterisieren. Ein Beispiel dieser Art bietet nachstehender Fall:

v. A. Ansteckung 1880. Im frischen Stadium eine Reihe von Hg-Kuren. Seit 1905 Reißen in beiden Beinen, das im Laufe der Jahre allmählich zunahm. Seit 1911 auch heftige Kreuzschmerzen und Blasenschwäche. Reiten außerordentlich beschwerlich. Wegen Schmerz- und Schwächeanfälle häufige Ruhelage erforderlich. 1912/13 von Schreiber Magdeburg punktiert und mit Salvarsan behandelt. Hiesiger Zugang 15. 2. 1914. Pat. klagt über ziemlich häufig auftretende Schmerzanfälle im Kreuz und beiden Beinen und darüber, daß er den Harn nicht halten kann. Pupillen sind ziemlich eng, gleichweit, zeigen reflektorische Pupillenstarre bei guter Sehfähigkeit. An beiden Beinen, insbesondere an beiden Oberschenkeln und am Gesäß Gefühl herabgesetzt. Kälteempfindung im Rücken stark erhöht. Patellar- und Achillessehnenreflexe fehlen, desgleichen Bauchdeckenreflex. Kremasterreflex schwach. Gang völlig sicher. Romberg kaum angedeutet. Pat. wurde zunächst nur endolumbal behandelt:

Dat.	Phase I	Pandy	Esb.	Lymph.	WR	end. Dos.	Liquormenge
21. 2. 1914	dtl. br. Ring	$+++$	$3\,^1/_2$	60	$0{,}2 +++$	1,6 mg	30 ccm
9. 3. 1914	„ „ „	$+++$	3	23	$0{,}2 +++$	1 „	35 „
4. 4. 1914	dtl. Ring	$++$	$2\,^1/_4$	20	$0{,}2 +++$	1,5 „	35 „

Während der ersten 24 Stunden nach der endolumbalen Behandlung hatte Pat. erhebliches Reißen in beiden Beinen, blieb aber nachher von schmerzhaften Anfällen gänzlich verschont, hatte eine recht gute Harnkontinenz und war körperlichen Anstrengungen wieder gewachsen. Nach der dritten endolumbalen Behandlung trat eine mäßige Taubheit am Gesäß und an beiden Oberschenkeln ein, die sich aber während der intravenösen Salvarsanbehandlung von April bis Ende Juni 1914 (8 Salv.-Inj.) wieder verlor.

Auf dem Rückzuge nach der Marneschlacht stellten sich beim Pat. schwere gastrische
Krisen ein. Der Magen verweigerte jede Nahrungsaufnahme; tagelang bestand heftigster
Würgreiz. Körperlich und seelisch völlig zusammengebrochen, suchte Pat. mich Ende
September 1914 in Kiel wieder auf. Auf erneute endolumbale Behandlung kam es gleich
zu heftigen gastrischen Krisen, wie er sie im Felde bekommen hatte. Nach zwei endolum-
balen Behandlungen und 7 Salvarsaninjektionen, durch die eine deutliche klinische Bes-
serung des Gesamtzustandes erreicht wurde, mußte ich die Behandlung wegen eigenen
Bordkommandos aussetzen.

Der Liquorbefund zeigte bei den beiden letzten endolumbalen Behandlungen (26. 9.
und 23. 10. 1914) gegen früher keine Änderung, so daß ich die Angehörigen über die ungünstige Prognose (Ausgang in Paralyse) aufklärte. Unter weiterer Jodeinnahme stellten
sich im Frühjahr 1915 wieder gastrische Krisen ein, während derer tagelang jede Nahrungsaufnahme verweigert wurde. Im Herbst 1915 setzte geistiger Verfall ein. Nach verschiedentlicher Hg-Behandlung in Göttingen ging Pat. Ende 1915 an Paralyse zugrunde.

Der soeben angeführte Fall lag nach den heutigen Erfahrungen von Anbeginn
an hoffnungslos, weil mit der anfänglichen Technik der endolumbalen Behandlung ältere zerebrale Prozesse nicht genügend erfaßt werden konnten. Da es
sich um einen sehr großen Patienten handelte, so wären wenigstens 90 ccm
Liquor zur Verdünnung und zum Heranbringen genügender Salvarsanmengen
an die zerebrale Oberfläche notwendig gewesen. Die Anwendung einer höheren
Dosierung (1,5—1,8 mg) wäre augenscheinlich möglich gewesen, nachdem
1 mg auf 40 ccm keine Störung bewirkt hatte. Der tabische Krankheitsprozeß
war durch die endolumbale Behandlung von Februar bis April 1814 wesentlich
gebessert worden. Pat. war nicht nur frei von Reißen geblieben, sondern konnte
auch das Wasser gut halten, reiten und die sonstigen Strapazen des Front-
dienstes auf sich nehmen. Erst nach fünfmonatiger endolumbaler Behandlungspause erfolgte die Verschlimmerung und weitere Ausbreitung des tabischen
Prozesses.

Aus den wenigen Beispielen ist schon zu ersehen, daß die gastrische ebenso
wie die ataktische Tabes ein wesentliches Hindernis bei der endolumbalen
Behandlung zerebraler Prozesse bildet, mögen diese klinisch noch latent sein
und ihr Bestehen nur im Liquor zum Ausdruck bringen oder bereits zum klinischen
Ausfall geführt haben. Am günstigsten sind, abgesehen von den inzipienten
Fällen, solche Tabesfälle, bei denen sich der Prozeß im oberen Dorsalmark
(2.—6. Segment) oder auch im oberen Lendenmark (1. und 2. Segment) lokalisiert hat. Bei ihnen kann man häufig noch größere endolumbale Dosen anwenden,
durch die der komplizierende zerebrale Krankheitsherd erreicht wird, während
die eintretende spinale Irritation außer Milderung der Schmerzen keine wesentlichen, geschweige denn bleibende Störungen nach sich zieht.

Wenn die paralytische Komponente bei den inzipienten Taboparalysefällen in ihren vorklinischen Entwicklungsstadien noch wieder beseitigt werden
soll, so bedarf es ebenso wie bei der Paralyse selbst einer sehr langwierigen
Behandlung. Es ist daher natürlich, daß die günstigen Ergebnisse zumeist
der Privatklientel entstammen, die jahrelang durchbehandelt werden konnte.
Bei den mit Geistesstörungen behafteten Marineangehörigen konnte dahingegen die Behandlungsdauer eine gewisse Zeit nicht überschreiten, während
derer eine Wiederkehr der Dienstfähigkeit erwartet werden mußte.

Für die endolumbale Salvarsanbehandlung der Taboparalyse kommen
naturgemäß nur ziemlich frische Fälle in Betracht. Bei den älteren, wo schon
viel Nervensubstanz zugrunde gegangen ist, ist das durch viele Arbeit erzielte

Endergebnis wenig befriedigend. Aus den vorhandenen Beobachtungen ergibt sich ferner, daß der Eintritt zerebraler Ausfallserscheinungen bei der Taboparalyse in den verschiedenen Entwicklungsstadien des meningitischen Entzündungsvorganges erfolgen kann (entsprechend dem verschiedenen Stande der Provokation). Die verschiedenen Entwicklungsstadien sind nach dem Grade der entzündlichen Werte und ihrem Verhältnis zu den anderen Werten leicht zu unterscheiden. Die hauptsächlichsten Typen werden durch nachstehende Beispiele veranschaulicht.

Der erste Fall zeigt sehr ausgiebige Entzündungserscheinungen, die ziemlich schnell zurückgehen unter gleichzeitiger, überraschend schneller Abnahme der hohen Wassermann-Werte im Liquor.

Fall 2061. Kunstmaler. Ansteckung wahrscheinlich 1895 oder 1896. Keine Kuren. Seit ca. 15 Jahren verheiratet, gesunde Kinder. Seit Frühjahr 1915 Sehstörungen und zeitweilige blitzartige Parästhesien in den Beinen. Seit Juli 1915 fällt Pat. durch unklare Antworten, Gedächtnisschwäche und läppisches Wesen auf. Im Oktober 1915 wegen zunehmender Demenz Aufnahme auf einer Nervenabteilung. Da durch Schmierkur und Jodkali keine wesentliche Besserung eintrat, wurde der Fall auf die hiesige Abteilung überwiesen. Bei seiner Aufnahme am 10. 11. 1915 ergab sich: Reflektorische Pupillenstarre. Sehnen- und Periostreflexe sehr lebhaft. Patellar- und Achillessehnenreflex links etwas stärker als rechts. Bauchdecken- und Kremasterreflex vorhanden. Potenz gering. Geringe Sensibilitätsstörungen an beiden Oberschenkeln. Kein deutlicher Romberg. Trotz wenig herabgesetzter Intelligenz macht Pat. einen sehr stumpfen Eindruck. Merkfähigkeit etwas mangelhaft. Keine Krankheitseinsicht. Keine Sprachstörung. Kein deutlicher Romberg. Spezialaugenuntersuchung (Oloff) ergibt: Doppelbilder. Beim Blick geradeaus weicht der linke Bulbus nach außen ab. Bei äußerster Abduktion erreicht der rechte Bulbus nicht ganz den äußeren Lidwinkel. Beiderseits fibrilläre Lidmuskelzuckungen. In den seitlichen Endstellungen Nystagmus. Pupillen beiderseits eng und entrundet, beiderseits reflektorische Pupillenstarre. Rechte Papille stellenweise etwas blaß mit unscharfen Grenzen. S. = rechts $^6/_{12}$, links $^6/_6$. Gesichtsfeld nicht untersucht. Pat. erhielt 2 Salvarsankuren vom 13. 11. bis 26. 12. 1915 8 Salv.-Inj. und vom 7. 2. bis 3. 4. 1916 8 Salv.-Inj. (Dos. III—V Salv.-Natr.) und daneben 7 endolumbale Behandlungen:

Dat.	Phase I	Pandy	Esb.	Lymph.	WR	end. Dos.	Liquor
14. 11. 1915	dtl. Ring	+++	—	220	0,2 +++	1,5 mg	45 ccm
28. 11. 1915	zart. Ring	++	2	70	0,2 +++	1,5 ,,	45 ,,
12. 12. 1915	,, ,,	+	? $^1/_2$	27	0,5 ∓ ∓	1,35 ,,	45 ,,
12. 1. 1916	,, ,,	+	2	30	0,5 ∓ ∓, 1,0 + ∓	1,35 ,,	55 ,,
12. 2. 1916	,, ,,	+	2 $^1/_3$	30	1,0 ∓ —	1,35 ,,	60 ,,
23. 2. 1916	opal	+	2 $^1/_4$	28	1,0 ∓ —	1,35 ,,	60 .,
24. 3. 1916	0 — opal	±	2 $^1/_4$	16	— —	1,2 ,,	60 ,,

Nach der ersten endolumbalen Behandlung stellten sich Kopfschmerzen und mäßiges Reißen in beiden Beinen ein, die am zweiten Tage wieder verschwanden. Am dritten Tage nach der Behandlung war Pat. frei von jedem Kopfdruck und wieder ziemlich gut geordnet. Nach der dritten endolumbalen Behandlung war er psychisch ganz normal, in jeder Hinsicht unterrichtet und geistig sehr rege. Die Doppelbilder waren verschwunden. Die Sehleistung blieb unverändert. Die Sensibilitätsstörungen traten nicht wieder auf. Trotz des guten Benandlungserfolges brach Pat. auf Anraten seines Divisionsarztes die Weiterbehandlung ab und ging zum Stabe der Mittelmeerdivision. Hier stellten sich ein Jahr später, wie von mir vorausgesagt worden war, Krampfanfälle ein.

Nach dem schnellen Rückgange der klinischen Erscheinungen und der Liquorveränderungen unter der endolumbalen Behandlung mußte trotz der tabischen Erscheinungen auf eine noch in der Entwicklung begriffene diffuse syphilitische Meningitis geschlossen werden; da diese nach dem letzten Liquorbefund vom 24. 3. 1916 nicht völlig beseitigt wurde, so war nach der sehr energischen Allgemeinbehandlung mit einer ziemlich akuten und diffusen Rezidivmeningitis und damit sehr wahrscheinlich mit einem epileptiformen Rückfall zu rechnen. Im vorliegenden Falle handelte es sich demnach um die ersten Anfänge einer Tabes, kompliziert mit einer Lues cerebri. Die frische Natur der Veränderungen gestattete eine relativ hohe endolumbale Dosierung und macht auch die auffallend schnelle Rückbildung des Prozesses erklärlich.

Hinsichtlich des Umfanges der entzündlichen Veränderungen steht der nächste Fall dem vorhergehenden nicht erheblich nach, war jedoch in der Entwicklung der klinischen Veränderungen etwas voraus. Das machte sich auch nach Beseitigung der meningealen Veränderungen geltend, wonach sich aus gewissen Beschwerden und Beobachtungen unter erneuter endolumbaler Behandlung Hinweise daraufhin ergaben, daß der Krankheitsprozeß vielleicht noch nicht als ganz abgeschlossen zu betrachten war. Therapeutisch lag aber auch dieser Fall insofern günstig, als es sich weder um eine gastrische, noch ataktische Tabes handelte. Der Krankheitsprozeß saß hauptsächlich an den Wurzeln des 1. und 2. Lumbalsegmentes.

A., Handwerksmeister. Ansteckung 1905. Von 1905 bis 1907 5 Hg-Kuren. 1913/14 3 Salvarsankuren. Seit Frühjahr 1917 allmählich zunehmendes Schwindelgefühl, Augenflimmern, häufiges Brennen in der ganzen Harnröhre und wechselnde Blasenschwäche. Seit April 1917 auch häufig Reißen in der linken Seite und sehr vereinzelt auch an beiden Oberschenkeln. Der Kopf ist seit März 1917 stark eingenommen. Pat. ist vergeßlich, kann nicht denken und ist geistig nicht mehr in der Lage, seinem Geschäft nachzugehen. Kopf nicht klopfempfindlich. Pupillen beiderseits gleich, sehr eng, reagieren nur auf Annäherung. Gesichtsfeld zeigt geringe periphere Einschränkung für Farben, Papille leichte temporale Abblassung. Oberbauchdecken- und Kremasterreflex vorhanden. Unterer Bauchdeckenreflex sehr gering. Patellarreflex links kaum nachweisbar, rechts etwas besser. Achillessehnenreflexe sehr schwach, aber vorhanden. Romberg sehr gering. Psychisch sind eine gewisse Langsamkeit des Denkens und geringe Merkfähigkeitsstörungen vorhanden. Sonstige Intelligenzstörungen und Beeinträchtigung der Sprache fehlen. Pat. erhielt vom 16. 5. 1917 bis 12. 9. 1919 8 Salvarsankuren zu 6—8 Injektionen, und zwar 1917 und 1918 je 3 Kuren und 1919 2 Kuren, daneben 3 Hg-Kuren und 3 mal im Jahre 6—8 Wochen Kal. jodat. Außerdem wurde Pat. 20 mal endolumbal behandelt, und zwar zunächst fortlaufend bis zum Eintritt eines normalen Liquors und später annähernd alle halbe Jahre.

Dat.	Phase I	Pandy	Esb.	Lymph	WR	end. Dos.	Liquor
19. 5. 1917	dtl. br. Ring	+++	0,4 °/oo	190	0,25 +++	1,0 mg	78 ccm
1. 6. 1917	,, ,, ,,	+++	0,4 °/oo	56	0,25 +++	1,2 ,,	82 ,,
19. 6. 1917	,, ,, ,,	++	0,35°/oo	35	0,25 +++	1,35 ,,	85 ,,
13. 7. 1917	zart. Ring	++	0,25°/oo	26	0,5 ++	1,35 ,,	83 ,,
3. 8. 1917	,, ,,	+	0,3 °/oo	28	0,5 ++	1,25 ,,	80 ,,
24. 8. 1917	,, ,,	+	0,3 °/oo	23	0,5 ± ±, 0,75 ++	1,3 ,,	87 ,,
16. 9. 1917	,, ,,	+	0,3 °/oo	12	0,5 ± +, 0,75 ×+	1,3 ,,	82 ,,
5. 10. 1917	opal	+	0,3 °/oo	11	0,75 ++	1,2 ,,	85 ,,
16. 11. 1917	,,	+	0,25°/oo	19	0,75 ++	1,25 ,,	85 ,,
14. 12. 1917	0 — opal	±	0,25°/oo	11	1,0 ++	125 ,,	86 ,,
18. 1. 1918	,,	±	0,25°/oo	3	1,0 ∓ ∓	1,25 ,,	78 ,,
8. 2. 1918	opal	±	0,25°/oo	14	1,0 + ±	1,2 ,,	81 ,,
1. 3. 1918	0 — opal	±	0,25°/oo	10	1.0 ∓ —	1,3 ,,	88 ,,
22. 3. 1918	.,	∓	0,2 °/oo	8	— —	1,0 ,,	82 ,,
4. 5. 1918	0	∓	0,2 °/oo	9	— —	0,75 ,,	80 ,,
13. 6. 1918	0 — opal	— -	0,2 °/oo	5	— —	1,0 ,,	80 ,,
26. 7. 1918	.,	— -	0,2 °/oo	2	— —	0,75 ,,	82 ,,
16. 10. 1918	0	- - -	0,2 °/oo	4	— —	0,66 ,,	83 ,,
27. 6. 1919	0	—	0,2 °/oo	3	— —	0,66 ,,	78 ,,
5. 12. 1919	0	—	0,2 °/oo	3	— —	0,5 ,,	85 ,,

In den ersten 24—36 Stunden nach der endolumbalen Behandlung stellten sich bei den ersten 4 Malen außer starkem Reißen in den unteren Gliedmaßen auch heftige Kopfschmerzen ein, die aber allmählich geringer ausfielen. Bei den späteren Behandlungen hielt sich die endolumbale Dosierung immer an der eben erträglichen Grenze, entsprechend den Beobachtungen bei der vormaligen Dosierung. Die spinale Empfindlichkeit nahm allmählich immer mehr zu. Die Schmerzanfälle unter der endolumbalen Behandlung waren zuletzt sogar auf $^1/_2$ mg hin unerträglich und äußerten sich auch an den höher gelegenen spinalen Segmenten.

Der klinische Erfolg war überaus zufriedenstellend. Nach der dritten endolumbalen Behandlung bekam Pat. einen klaren Kopf. Nach der vierten Injektion war Pat. völlig schwindelfrei, hatte kein Flimmern mehr vor den Augen und fühlte sich wieder arbeitsfähig. Die Parästhesien der Harnröhre verschwanden. Die Blasenfunktion wurde trotz zweimaliger leichter spinaler Reizung, die den Detrusor etwas hemmte, fast völlig normal. Trotz des endolumbal hochempfindlich gewordenen Rückenmarks hatte Pat. späterhin keinerlei Schmerzanfälle mehr. Im Juni 1919 stellten sich jedoch beim Pat. nach einer halbjährigen Behandlungspause sehr heftige Kopfschmerzen ein, für die der normale Liquorbefund (27. 6. 1919) keine Erklärung gab. Pat. brachte ihr Auftreten immer mit Stuhlverhaltungen in Zusammenhang. Eine erneute intravenöse Salvarsankur hatte einen günstigen Einfluß, so daß man auch im vorliegenden Falle trotz des normalen Liquors mit der Möglichkeit rechnen muß, daß der Krankheitsprozeß doch noch nicht völlig beseitigt ist. Die Nachuntersuchung am 18. 5. 1920 ergab bei einwandfreiem Wohlbefinden und völliger geistiger Frische wieder normalen Liquor. Die Pupillen zeigen noch stärkste Miosis. Patellarreflexe sind beiderseits schwach auslösbar. Sensibilität an beiden Oberschenkeln und am Gesäß etwas eingeschränkt.. Im März 1922 einwandfreier psychischer Befund bei normalem Liquor.

Noch weiter fortgeschritten hinsichtlich der zerebralen Erkrankung war das nachstehende Beispiel. In der Nervenklinik, wo Patient wegen der fortschreitenden Demenz längere Zeit untergebracht war, war man anscheinend geneigt, den Fall mehr der Lues cerebri zuzuordnen. Nach der Entwicklung, die zahlreiche analoge Fälle genommen haben, wie auch wegen der begleitenden tabischen Symptome, ist der Fall jedoch wohl mehr als ein Vorstadium der Taboparalyse anzusprechen. Therapeutisch lag auch dieser Fall, wie vorausgeschickt werden soll, sehr günstig, weil der tabische Prozeß die beiden oberen Lumbalsegmente betraf.

Fö. Ansteckung ca. 1901. Keine spezifische Behandlung. 1918 Eintritt von Pupillenstörungen, Reißen in beiden Oberschenkeln und erschwertem Harnlassen. 1912 wegen Zunahme der Beschwerden und starker Nervosität 4 Salv.-Inj. in der mediz. Klinik Kiel. Im Frühjahr 1918 starke Abnahme der Sehleistung (nach Angabe des behandelnden Augenarztes Akkommodationslähmung). Liquorbefund stark pathologisch. Von März bis September 1918 2 Salvarsankuren (8 + 6 Injekt.). Im Frühjahr 1919 wegen zunehmender Demenz und starker Unruhe zunächst in der med. Klinik und seit Ende April 1919 in der Nervenklinik behandelt. Am 7. 3. 1919 nach Eintritt von Beruhigung in häusliche Pflege entlassen. Bei der hiesigen Untersuchung am 17. 7. 1919 ergab sich: Pat. macht einen stumpfen, geistesabwesenden Eindruck. Orientierung und geistiger Besitzstand sehr mäßig. Gedächtnis gering. Sprache sehr langsam und zögernd, doch ohne Silbenstolpern. Er ist sehr leicht erregbar. Rechte Pupille größer als links, lichtstarr; Konvergenzreaktion erhalten. Patellarreflexe rechts deutlicher als links, Achillessehnenreflex beiderseits positiv, desgleichen Bauchdecken- und Kremasterreflex. Sensibilität an beiden Oberschenkeln und am Gesäß etwas herabgesetzt. Blasenfunktion etwas erschwert. Romberg angedeutet. Pat. erhielt bisher nachstehende Allgemeinbehandlung.

    1. vom 17. 7. 1919 bis 26. 8. 1919 8 Natr.-Salv.-Inj. + Kal. jodat.
    2. „ 31. 8. 1919 „ 27. 10. 1919 10 Silbersalv.-Inj. (0,1—0,2).
    3. „ 31. 11. 1919 „ 25. 2. 1920 Intervallkur von 8 Silbersalv.-Inj. (0,15—0,2)
    4. „ 5. 3. 1920 „ 10. 5. 1920 10 Salv.-Natr.-Inj. + Kal. jodat.

Endolumbale Behandlung:

Dat.	Pahse I	Pandy	Esb.	Lymph.	WR	end. Dos.	Liquormenge
8. 8. 1919	dtl. br. Ring	milchig	0,5 $^0/_{00}$	23	0,2 +++	1 mg	90 ccm
22. 8. 1919	„ „ „	„	0,5 $^0/_{00}$	15	0,2 +++	1,2 „	90 „

Dat.	Phase I	Pandy	Esb.	Lymph.	WR	end. Dos.	Liquormenge
5. 9. 1919	dtl. br. Ring	milchig	0,5 $^o/_{oo}$	11	0,2 +++	1,35 mg	90 ccm
29. 9. 1919	,, ,, ..	+++	0,35$^o/_{oo}$	13	0,2 +++	1,5 ,,	100 ,.
17. 10. 1919	,, ,, ,,	+++	0,35$^o/_{oo}$	8	0,2 +++	1,5 .,	100 ,:
4. 11. 1919	dtl. Ring	+++	0,3 $^o/_{oo}$	7	0,2 +++	1,8 ,,	100 ,,
21. 11. 1919	,, ,, ,,	+++	0,3 $^o/_{oo}$	11	0,2 +++	1,8 ,,	100 ,,
19. 12. 1919	,. ,, ,,	+++	0,3 $^o/_{oo}$	6	0,2 +++	1,8 ,,	100 ,,
16. 1. 1920	,, ,, ,,	++	0,3 $^o/_{oo}$	8	0,5 ++	1,8 ,,	100 ,,
6. 2. 1920	,, ,, ,,	++	0,3 $^o/_{oo}$	4	0,2 ++	1,8 ,,	10 ,,
3. 3. 1920	,, ., ,,	++	0,3 $^o/_{oo}$	5	0,2 ++	1,8 ,,	100 ,,
24. 3. 1920	,, ,, ,,	++	0,3 $^o/_{oo}$	7	0,5 ++	1,8 ,,	100 ,,
31. 4. 1920	,, ,, ,,	++	0,3 $^o/_{oo}$	3	1,0 ++	1,8 ,,	100 ,,

Im Gegensatz zu den Fällen mit Lues cerebri dauerte es im vorliegenden Falle recht lange, bis sich die positive Liquor-WR zurückbildete. Auffallend ist auch der Fortbestand der starken Globulinreaktion nach Besserung der Liquor-WR. Auch der klinische Rückgang des Krankheitsbildes ging sehr langsam vor sich. Nach zweimonatiger Behandlung wurde Pat. etwas klarer, blieb aber noch leicht reizbar und zeigte eine deutliche Merkschwäche. Noch Anfang Januar 1920 bekam er immer wieder starke Erregungszustände, namentlich wenn er laut spielende Kinder hörte. Ende März verschwanden auch diese völlig. Zugleich stellte sich auch die Arbeitsfähigkeit im alten Umfange wieder her. Erinnerungsvermögen und Urteilskraft waren völlig wieder in Ordnung. An seinen Arbeiten im kaufmännischen Bureau der Torpedowerkstatt Friedrichsort ergaben sich nicht die geringsten Ausstellungen. Am ersten Tage nach jeder endolumbalen Behandlung litt Pat. an sehr heftigem Reißen in beiden Beinen, so daß er unter Morphium gehalten werden mußte. Die Blasenfunktion besserte sich bis zur Norm. Irgendeine spinale Irritation trat trotz der fortlaufenden hohen endolumbalen Dosierung nicht ein. Im Herbst 1921 Spontanfraktur des linken Schenkelhalses nach schweren körperlichen Arbeiten. Im Röntgenbild schwere arthropathische Veränderungen am oberen Femurende. Pat. blieb bis zum Frühjahr 1922 trotz einjähriger Unterbrechung der Behandlung psychisch ohne Befund.

Aller Voraussicht nach dürfte der zerebrale Prozeß wohl zu einem definitiven Abschluß gelangen, ohne daß mit einem Rückfall zu rechnen ist. Von der tabischen Affektion dürften nach den bisherigen Erfahrungen aber sehr wahrscheinlich einige Reste zurückbleiben, die ca. zweimal im Jahre eine gewisse Nachbehandlung benötigen werden. Die enorm hartnäckig sich erhaltende positive Liquor-WR spricht im Einklange mit den psychischen Ausfallserscheinungen für einen paralytischen Charakter des vorliegenden zerebralen Prozesses. Es handelte sich aber sicherlich noch um ein Vorstadium oder Grenzstadium, insofern die noch fortbestehende Meningoenzephalitis erst in geringem Umfange zur Diffusion ins Nervenparenchym Veranlassung gegeben hatte.

Ein etwas leichterer Fall, aber bemerkenswert durch seine lange, aber ergebnislose Vorbehandlung ist folgender:

Fall Wü. Infektion 1907. Condylomata lata und Angina specifica. 1907, 1908 und 1910 je eine Schmierkur. Seit 1910 Kopftremor und stichartige rheumatische Beschwerden in den Beinen. Bei der Aufnahme in der Kieler Klinik im Juli 1919 fand sich geringe Pupillendifferenz, fehlende Patellarreflexe, Babinsky zweifelhaft, Romberg negativ, WR negativ. Der Liquorbefund (Nonne + L 353, Nissel 7, WR von 0,4 an positiv) sprach unzweifelhaft für einen komplizierenden zerebralen Prozeß. Die Behandlung bestand in drei Kombinationskuren:

ab 17. 6. 1919　7 Salvarsan und 9 Ol. ciner.

,, 19. 8. 1919　9　　,,　　　　,, Schmierkur

,, 5. 1. 1920 10　　,,　　　　,,　　　,,

Ende 1920 stellten sich beim Kranken ein eingenommener Kopf und Gedächtnisschwäche ein, er wurde nachlässig im Dienst und konnte sich oft nicht mehr auf der Werft zurechtfinden. Das Reißen in beiden Beinen war unerträglich geworden. Bei seinem hiesigen

Zugang am 18. 12. 20 fand sich: Pupillen wenig different, Lichtreaktion etwas träge, Konvergenzreaktion prompt. Sehnerv o. B. Patellarreflexe und linker Achillessehnenreflex fehlen, rechter Achillessehnenreflex vorhanden. Periostreflexe an beiden Armen deutlich gesteigert. Bauchdecken- und Kremasterreflexe positiv. Deutliche Sensibilitätsstörungen an beiden Beinen. Romberg negativ. Keine Sprachstörung. WR negativ. Bei der ersten endolumbalen Behandlung am 29. 12. 1920 ergab sich folgender Befund: Phase I dtl. Ring L. 28, Pandy $+++$, Esbach $0{,}04^o/_{oo}$, WR $0{,}5 +++$. Sowohl nach dem klinischen wie nach dem Liquorbefund war der Fall als inzipiente Taboparalyse anzusprechen. Unter der endolumbalen Behandlung wurde Pat. geistig wieder völlig klar und leistungsfähig. Er war bis zum Frühjahr 1922 bis auf ein sehr seltenes Ziehen in beiden Beinen bei Witterungswechsel frei von allen Beschwerden. Pat. erhielt bis zum Frühjahr 1922 8 endolumbale Behandlungen und $3^1/_2$ Kombinationskuren, durch die der Liquor bis auf eine geringe überdauernde Phase I-Reaktion völlig normal wurde. Nach dem bisherigen Behandlungsergebnis darf man wohl annehmen, daß der zerebrale Prozeß, der ohne den Hinzutritt der endolumbalen Behandlung binnen kurzem zur Paralyse geführt hätte, vollkommen beseitigt worden ist.

Der Erfolg der endolumbalen Salvarsanbehandlung ist bei inzipienten Taboparalysefällen mit günstiger Lokalisation des tabischen Prozesses durchweg sehr befriedigend gewesen. Als günstige Lokalisation kommt, wie schon erwähnt, das 2.—6. Dorsalsegment und 1.—2. Lumbalsegment in Betracht; die hier bei gesteigerter endolumbaler Dosierung eintretende spinale Irritation kann wohl erhebliches Reißen besonders bei etwas älteren Fällen, aber keine gastrischen Krisen oder ataktischen Störungen hervorrufen. Letztere sind jedoch bei enormer Überdosierung (über 2 mg) nicht völlig ausgeschlossen, weil sich eventuell noch in den tieferen Lumbalsegmenten inzipiente meningeale Entzündungsvorgänge abspielen können. Ist der tabische Prozeß in der als günstig bezeichneten Lokalisation schon sehr weit fortgeschritten, so treten bei der endolumbalen Behandlung so schmerzhaftes Ziehen und Reißen auf, daß eine wirksame (zerebrale) Dosierung nicht mehr möglich ist.

Um einen zerebralen Prozeß metaluetischen Charakters stationär zu halten, muß die endolumbale Dosierung 1—1,2 mg auf 70—80 ccm Liquor betragen. Will man einen derartigen Prozeß noch beseitigen, so muß die Dosis auf 1,25 bis 1,8 mg auf 75—90 ccm Liquor gesteigert werden. In welchem Umfange es mit Hilfe der Fieberbehandlung gelingen wird, mit kleineren endolumbalen Dosierungen auszukommen, darüber liegen bisher noch keine exakten Untersuchungsergebnisse vor. Es genügt hier keineswegs die von verschiedenen Autoren berichtete klinische Besserung, sondern es kommt auf die Feststellung an, ob sich die prognostisch so ungünstigen höheren Eiweiß- und Wassermannwerte im Liquor beseitigen lassen. Am günstigsten dürften sich aber die Behandlungsergebnisse gestalten, wenn die endolumbale Behandlung in Form der oben erwähnten Doppelpunktion angewendet wird, die eine recht ausgiebige und isolierte zerebrale Dosierung gestattet. Nach den bisherigen Erfahrungen genügt es, wenn nach Einlauf des salvarsanisierten Liquors (10—25 ccm) noch 35—50 ccm salvarsanfreien Liquors aus der unteren Bürette zum Einlauf gebracht werden, um das erkrankte Rückenmark vor chemischen Irritationen zu schützen. Zwischen den beiden Punktionsstellen müssen unbedingt 1 oder auch 2 Wirbelzwischenräume freibleiben! Der Salvarsanzusatz für die obere Bürette ist bei allen komplizierenden Rückenmarksaffektionen stets langsam zu steigern (1,0, 1,5, 1,8, 2,0, 2,25, 2,5—3,0). Es ist ferner unbedingt erforderlich, die Bettruhe nach der Doppelpunktionsbehandlung zu verlängern und bei allen höheren Dosen (von ca. 1.8 mg an) auf wenigstens 4 Tage zu bemessen, damit ein Herabsteigen des salvarsanisierten Liquors aus dem zerebralen Teile des Lumbalsackes unter allen Umständen vermieden wird.

Daß die intravenöse Salvarsanbehandlung, welche in planmäßigen Kuren fortgeleitet, neben der endolumbalen Behandlung herläuft, zur Erreichung des Erfolges beiträgt und keinesfalls entbehrt werden kann, braucht nach den obigen Ausführungen hier nicht mehr wiederholt zu werden. Beide Behandlungen kommen sich am Krankheitsherd entgegen und haben einen verschiedenen Wirkungsbereich. Der intravenöse nimmt zur meningealen Oberfläche hin ab, während der endolumbale nach der Tiefe zu an Intensität einbüßt. Wo nun die Grenze der inzipienten (aussichtsreichen) Fälle zu ziehen ist, ist nach den klinischen Ausfallserscheinungen schwer zu beurteilen. Wie wir später noch bei der Paralyse sehen werden, sind häufig Fälle mit erheblichem klinischen Ausfall noch besserungsfähig, während andere Fälle, wo mittlere Dosierungen nur eben noch anwendbar sind, sich ständig weiter entwickeln. Es gibt zwischen Lues cerebri, und zwar der syphilitischen Meningitis und Meningoenzephalitis des Spätstadiums auf der einen und der kompakten Paralyse auf der anderen Seite, fließende Übergänge, die weder klinisch, noch pathologisch-anatomisch eine glatte Scheidung ermöglichen. Selbstverständlich bleibt die syphilitische Meningitis und Meningoenzephalitis als Vorstadium von der Paralyse absolut zu trennen. Der Übergang der Meningoenzephalitis in Paralyse vollzieht sich aber in sehr vielen Fällen aus kleinen Anfängen heraus, wo eben die Liquordiffusion beginnt. Eine Zeitlang laufen daher beide Prozesse nebeneinander her. Der Versuch, derartige Fälle genau zu klassifizieren, würde nur gekünstelt sein.

Es ist schließlich noch ein weiterer Vorgang bei einer erfolgreichen endolumbalen Behandlung zu berücksichtigen, dessen Wichtigkeit sich erst bei der zunehmenden Erfahrung herausgestellt hat. Er wurde bereits oben gestreift: Man darf beim Zurücklaufen des Liquors den endolumbalen Druck nicht vermehren, weil man dadurch den Liquor noch mehr in das Nervengewebe hinein drückt und dadurch eine Hauptkomponente in der Zunahme des paralytischen Prozesses vermehrt. Läßt man z. B. 100 ccm Liquor zurücklaufen, so stockt der Rückfluß für gewöhnlich bei einem Rest von 30—40 ccm in der Bürette. Hat man noch höhere Liquormengen benützt (s. u. bei Paralyse!), so kommt der langsame Rücklauf schon bei einem Bürettenrest von 40 bis 50 ccm. Bis zum völligen Einlauf dieses Restes dauerte es oft über 20 bis 30 Minuten. Es ist dringend ratsam, diesen Bürettenrest (oder besser noch mehr!) fortzugießen, weil er zum endolumbalen Überdruck, zum tieferen Eindringen der Flüssigkeit ins Nervengewebe und damit zum Fortschritt des paralytischen Vorganges und schließlich zum Anfall führt. Daß der Rücklauf des Liquors möglichst langsam erfolgen muß, wurde bereits oben eindringlichst betont.

Unter diesem Gesichtswinkel möchte ich hier ein Beispiel von inzipienter Taboparalyse anführen, dessen ungünstiger Ausgang durch den soeben angeführten technischen Fehler bei der endolumbalen Behandlung gefördert wurde. Der tabische Prozeß war bei ihm bereits im älteren Stadium, während die Paralyse beim Zugehen noch gänzlich fehlte. Nur aus den hohen Eiweiß- und Wassermann-Werten des Liquors mußte unbedingt auf einen schwerwiegenden meningealen Prozeß an der zerebralen Pia geschlossen werden.

Nr. 2731. Musiker. Ansteckung 1898. Im ersten Jahre eine Hg-Kur. Seit 1912 bei Witterungswechsel mäßige rheumatische Beschwerden in beiden Beinen. Im Januar 1916 erlitt er auf dem Wege zum Dienst einen Spontanbruch des linken Fersenbeines. Die Durchleuchtung ergab tabische Arthropathie des linken Fersen- und Sprungbeines. Nach Schmierkur von Januar bis April 1916 im Lazarett Bellevue wurde Pat. nach hier verlegt. Rechte Pupille war etwas größer als die linke. Licht- und Konvergenzreaktionen waren gut. Sehleistung und Augenhintergrund o. B. Bauchdecken- und Kremasterreflex erhalten. Patellar- und Achillessehnenreflexe fehlen. Sensibilität an beiden Beinen leicht herabgesetzt. Romberg leicht positiv. Beim Gang wird das linke Bein etwas nachgezogen. Sonst keine bemerkenswerte Ataxie. Intelligenz ungestört. Pat. wurde vom 24. 4. 1916 bis 24. 6. 1918 mit 8 Salvarsankuren (6—8 Inj.) fortlaufend behandelt. ŠR 18. 4. 1916 +, vom 23. 8. 1916 ab dauernd —.

Die endolumbale Behandlung begann mit den üblichen kleinen Tabesdosen. Da weder sie, noch die energische intravenöse Salvarsanbehandlung die schweren Liquorveränderungen umstimmten, so wurde unter Steigerung der angewandten Liquormenge allmählich zu höheren endolumbalen Dosierungen hinaufgegangen, soweit es die eintretenden Krisen eben noch als erträglich zuließen. Besonders zu beachten ist, daß eine längere Anwendung wirksamer (zerebraler) Dosen nicht erreichbar war, und daß die großen Liquormengen damals noch völlig wieder infundiert wurden.

Dat.	Phase I	Pandy	Esb.	Lymph.	WR	end. Dos.	Liquor
21. 4. 1916	dtl. Ring	+++	$3^1/_6$	11	0,2 +++	$^1/_2$ mg	50 ccm
10. 5. 1916	,, ,,	+++	$2^1/_4$	15	0,2 +++	$^3/_4$,,	50 ,,
31. 5. 1916	,, ,,	+++	blutig		0,2 +++	$^1/_2$,,	50 ,,
7. 6. 1916	,, ,,	+++	$1^1/_2$	1	0,2 +++	$^3/_4$,,	65 ,,
30. 6. 1916	,, ,,	+++	$3^1/_3$	17	0,2 −++	$^3/_4$,,	75 ,,
2. 8. 1916	,, ,,	+++	3	16	0,2 +++	1 ,,	75 ,,
23. 8. 1916	,, ,,	+++	2	2	0,2 +++	1 ,,	80 ,,
13. 9. 1916	,, ,,	+++	2	8	0,2 +++	1 ,,	83 ,,
4. 10. 1916	zart. Ring	+++	$2^1/_2$	7	0,2 +++	1 ,,	85 ,,
8. 11. 1916	,, ,,	+++	$2^1/_2$	15	0,1 +++	$^1/_2$,,	90 ,,
12. 1. 1917	dtl. br. Ring	+++	$2^1/_2$	61	0,2 +++	$^1/_2$,,	90 ,,
14. 2. 1917	,, ,, ,,	+++	$2^1/_2$	18	0,2 +++	$^2/_3$,,	100 ,,
7. 3. 1917	zart. Ring	+++	$3^1/_4$	4	0,2 +++	$^2/_3$,,	106 ,,
28. 3. 1917	,, ,,	+++	$2^1/_3$	5	0,2 +++	$^3/_4$,,	92 ,,
20. 4. 1917	,, ,,	+++	—	1	0,2 incip.	1,0 ,,	110 ,,
16. 5. 1917	dtl. Ring	++	2	0	0,5 —	1,2 ,,	120 ,,
3. 6. 1917	,, ,,	++	$3^1/_5$	6	0,5 + — incip.	1,2 ,,	113 ,,
4. 7. 1917	dtl. Ring	+++	2	14	1,0 +++	1,2 ,,	160 ,,
13. 7. 1917	,, ,,	++	$1^4/_5$	10	0,5 ++	1,2 ,,	145 ,,
17. 8. 1917	,, ,,	++	$3^1/_3$	29	1,0 ++	1,2 ,,	110 ,,
19. 9. 1917	,, ,,	+	$3^1/_2$	23	0,2 +++	1,2 ,,	125 ,,
17. 10. 1917	,, ,,	+	—	9	0,2 +++	1,2 ,,	110 ,,
14. 11. 1917	,, ,,	+	$1^3/_4$	4	0,5 +++	1,0 ,,	118 ,,
5. 12. 1917	,, ,,	++	$1^2/_3$	16	1,0 +++	1,0 ,,	112 ,,
28. 12. 1917	,, ,,	++	$2^1/_3$	30	0,2 +++	1,0 ,,	107 ,,
16. 1. 1918	,, ,,	+++	$3^1/_2$	14	0,2 +++	1,25 ,,	120 ,,
8. 2. 1918	zart. Ring	+++	$1^3/_4$	6	0,5 +++	1,25 ,,	112 ,,
6. 3. 1918	,, ,,	+++	2	3	0,5 incip.	1,3 ,,	90 ,,
27. 3. 1918	dtl. Ring	+++	$3^1/_3$	21	0,5 incip.	1,3 ,,	105 ,,
24. 4. 1918	,, ,,	+++	$3^1/_3$	22	0,2 +, 0,5 +++	1,35 ,,	86 ,,
24. 5. 1918	,, ,,	+++	$2^1/_3$	40	0,2 ++, 0,5 +++	1,35 ,,	95 ,,

Nach jeder endolumbalen Behandlung stellte sich heftiges Reißen in beiden Beinen und im Rücken für ca. 36 Stunden ein. Die Dosierung wurde allmählich gesteigert und hielt sich an der eben erträglichen Grenze. Bei der Entnahme der großen Liquormengen kam es nur zu mäßigen, durchaus erträglichen Kopfschmerzen. Es stellte sich weder Übelkeit, Erbrechen, Pulsverlangsamung, noch Kollaps ein, die sonst bei Steigerung der Liquormenge in bedrohlicher Nähe warten. Weshalb die paralytische Rinde weniger empfindlich ist, und weshalb meist große Liquormengen vorhanden sind, wird unten noch zu erörtern sein. Im tabischen Prozeß machte sich eine wesentliche klinische Besserung schon nach wenigen endolumbalen Behandlungen bemerkbar. Pat. ging auf dem linken Fuß ohne Beschwerden und war in den Behandlungspausen frei von Schmerzanfällen.

Nach den großen Liquorentnahmen im Juni und Juli 1917 kam es beim Pat. zum ersten Male zu leichten Krampfanfällen mit Bewußtseinstörungen ca. $^1/_2$ Stunde nach der endolumbalen Behandlung. Von Januar 1918 ab stellten sie sich nicht nur regelmäßig nach der endolumbalen Behandlung ein, sondern sie verschlimmerten sich und kamen auch im Behandlungsintervall häufiger vor. Zugleich machten sich vorübergehende Sprachstörungen und eine gewisse Abnahme des Gedächtnisses und der Intelligenz bemerkbar. Am 1. Juli 1918 wurde der Fall entlassen. Im Frühjahr 1919 schrieb Pat. noch ziemlich klar und ausführlich wegen Heiratserlaubnis, im Sommer 1919 schrieb er nochmals aus einer Irrenanstalt, wohin er hatte überführt werden müssen.

Einen ähnlichen Verlauf und Ausgang haben wir in zahlreichen Fällen beobachtet, wo die anwendbare Dosierung und die angewandte endolumbale Methodik den ungünstigen Ausgang nicht nur nicht aufhielten, sondern beschleunigten. Leider gab es damals noch keine Doppelpunktionsbehandlung, sonst wäre die Prognose dieses Falles absolut günstig gewesen, weil bei seinem Zugehen noch kein zerebraler Ausfall auf psychischem Gebiet zu verzeichnen war.

b) Die Behandlung der fortgeschrittenen tabischen Optikusatrophie und Taboparalyse.

Die Vorbedingungen für die endolumbale Salvarsanbehandlung sind bei der tabischen Optikusatrophie in den örtlichen Veränderungen in gleicher Weise gegeben wie bei den übrigen metaluetischen Prozessen. Die rein luetische Optikusatrophie wurde durch das Vordringen der syphilitischen Entzündungen der pialen Optikusscheide oder noch weiter zurückliegender Teile der Sehbahn in das Nervengewebe hervorgerufen. Am Optikus selbst wurde dabei sehr leicht das besonders septierte papillomakuläre Bündel und damit das zentrale Sehen geschädigt. Die infiltrierte Pia ist in diesen akut entzündlichen Stadien noch nicht für den Liquor durchlässig, so daß die intravenöse Salvarsanbehandlung noch unverwässert am Krankheitsherd im Optikus zur Wirkung gelangt und zumeist eine Beseitigung des Prozesses herbeizuführen vermag.

Am tabisch erkrankten Sehnerven hat sich ebenfalls an seiner Peripherie eine piale Entzündung abgespielt (s. Stargardt!), sie hat aber im frischen Stadium noch nicht die Progredienz besessen, um zur Tiefe vorzudringen. Sie hat vielmehr nach langdauerndem Verlauf die piale Decke allmählich, wie bei den anderen metaluetischen Lokalisationen, zermürbt und für die Liquordiffusion hergerichtet, die dann gemeinsam mit den in das Parenchym vordringenden Spirochäten nahezu konzentrisch von der Peripherie her die Sehbahn zerstört.

Sobald der Liquoreinbruch an der pialen Optikusscheide mehr oder weniger vollständig ist, kommt der intravenösen Salvarsanbehandlung nur noch eine beschränkte Wirkung zu, je nachdem das an den Krankheitsherd gelangende Salvarsan mehr oder weniger durch den Liquordiffusionsstrom verwässert wird. Hinsichtlich der Intensität des eindringenden Liquorstromes gibt es entsprechend dem Fortschritt der Zerstörung der Pia und entsprechend der ständig zunehmenden Auslaugung der Pia und der Optikusrandpartien alle möglichen Gradunterschiede. Je mehr aber der Liquor das Nervenparenchym auslaugt und den

Spirochäten die Wege ebnet, um so schneller schreitet nicht nur der Funktionsausfall fort, sondern macht sich auch ein Versagen der intravenösen Salvarsanbehandlung bemerkbar. Schließlich wird unter Zunahme der Atrophie die Liquordiffusion so stark, daß das intravenös einverleibte Salvarsan in der Sehnervenperipherie um ein Vielfaches verdünnt und damit gänzlich wirkungslos wird.

Dann stellt sich unter der intravenösen Salvarsanbehandlung jener Zustand ein, den man als Provokation der Optikusatrophie zu bezeichnen hat. Sie wird dadurch bewirkt, daß die intravenöse Behandlung die restlichen Körperherde immer mehr einschränkt und dadurch das Gegengewicht gegen das Aufflackern und Emporwuchern ungeschädigter Spirochätenherde immer mehr beseitigt. Die im Optikus vorhandenen Spirochäten erhalten somit durch die intravenöse Salvarsanbehandlung eine zunehmende Ausbreitungstendenz und bewirken dadurch weit schneller die völlige Zerstörung des Nerven, als es ohne die spezifische Allgemeinbehandlung der Fall gewesen sein würde. In welchen Fällen auf die intravenöse Salvarsanbehandlung zu verzichten ist, um das Augenlicht noch so lange als möglich zu erhalten, hängt in erster Linie von der Progredienz des Sehnervenschwundes ab.

In den Anfangsstadien der Erkrankung kann die intravensöe Salvarsanbehandlung die endolumbale Behandlung unterstützen und führt in Verbindung mit ihr keinesfalls zur Steigerung der Progredienz. In den rapid zunehmenden Fällen ist dagegen von der Allgemeinbehandlung dringend abzuraten. Der Verlauf kann dadurch noch auf Wochen und Monate hinausgezögert werden. Der Endausgang in Erblindung ist aber nicht mehr aufzuhalten, wenn die Patienten zu spät den Arzt aufgesucht haben. Gelangen die Patienten aber rechtzeitig zur endolumbalen Behandlung, so ist die Prognose unter den bekannten Voraussetzungen — Anwendbarkeit wirksamer (zerebraler) Dosen — keineswegs ungünstig. Seit Einführung der Doppelpunktionsbehandlung hat sich die Prognose für die inzipienten Fälle sogar von Grund aus gewandelt.

Bei den fortgeschrittenen Fällen kann die Aufgabe der Behandlung naturgemäß nur darin bestehen, den weiteren Fortschritt des Leidens zu hemmen. Eine Wiederherstellung zerstörter Nervenfasern kommt zwar nicht in Betracht, aber gelegentlich gelingt es doch, die bereits vorhandene Funktionsstörung nachweislich zu bessern. In der Beschreibung übergehe ich alle Fälle mit inzipienten Störungen, wo sich der Erkrankte des beginnenden Funktionsausfalles oft gar nicht bewußt ist, wo nur die perimetrische Untersuchung eine Abnahme des peripheren Gesichtsfeldes festzustellen vermag. In solchen Fällen gelingt es in der überwiegenden Mehrzahl der Fälle, den Ausfall zu beseitigen. Sehr viel seltener ist dies bei älteren und fortgeschritteneren Fällen zu beobachten, bei denen man zwischen langsam und schnell fortschreitenden unterscheiden kann.

Zu ersteren gehörte nachstehender Fall, der sich nach vorausgegangener Ophthalmoplegia interna eingestellt hatte.

Nr. 2347. Ansteckung 1903. Keine Kuren. Am 2. 9. 1914 Augenmuskellähmung, behandelt mit Schmierkur und 10 Salv.-Inj. Damaliger Befund Ophthalmoplegia interna beiderseits und Ptosis links. Erneuter Zugang am 15. 1. 1916 wegen zunehmender Sehschwäche seit ca. einem Jahre. Links besteht Ophthalmoplegia externa leichten Grades. Pupillen sind maximal erweitert und völlig starr. Augenbewegung o. B. Die Sehleistung beträgt noch ca. $^6/_{15}$—$^6/_{12}$ bdsts. Sehnervenpapille zeigt deutliche Abblassung. Gesichtsfeld für Farben erheblich, für weiß weniger eingeengt. Schlechtes Sehen, besonders bei

Dunkelheit. Übriges ZNS o. B. SR —. Vom 17. 1. bis 28. 2. 8 Salv.-Inj.; vom 16. 1. bis 20. 4. 15 Hg-Inj. Endolumbale Behandlung:

Dat.	Phase I	Pandy	Esb.	Lymph.	WR	end. Dos.	Liquormenge
19. 1. 1916	zart. Ring	$+\,+$	$3\,^1/_3$	29	$1{,}0\mp\,-$	1 mg	50 ccm
18. 2. 1916	,, ,.	$\pm$	$1\,^1/_2$	4	$-\,-$	1,35 ,,	60 ,,
5. 3. 1916	,, ,.	$\pm$	$2\,^1/_2$	8	$-\,-$	1,0 ,,	60 ,,
5. 4. 1916	0 — opal	$\mp$	$1\,^3/_4$	7	$-\,-$	1,3 ,,	60 ,,

Unter der endolumbalen Behandlung stellten sich jedesmal für $1\,^1/_2$ Tage Funkenerscheinungen und angeblich auch etwas schlechteres Sehen auf beiden Augen ein. Eine Besserung der Sehleistung wurde nicht erreicht. Bei der Entlassung von der Marine Anfang Mai 1916 ergab sich jedoch, daß das Leiden während der Behandlung keine weitere Zunahme erfahren hatte. Da vorher eine beharrliche Verschlechterung stattgefunden hatte, so war der erreichte Stillstand des Prozesses während einer Zeit von 4 Monaten als ein befriedigendes Ergebnis zu bezeichnen. Nach der Entlassung des Falles aus dem Marinedienst war eine weitere Kontrolle nicht mehr möglich.

Im nachstehenden Falle handelt es sich um eine hohe Tabes d. h. eine isolierte Optikusatrophie, die eine ziemlich rasche Entwicklung genommen hatte.

Fall Kö. 45 Jahre alt. Ansteckung unbekannt. Zugang am 27. 8. 1920. Pat. bemerkte seit 3—4 Monaten eine rapide Abnahme seiner Sehkraft auf beiden Augen. Der Augenarzt, Herr Dr. Weißner, Kiel, welcher den Pat. nach erfolgloser Salvarsanbehandlung überwiesen hatte, hatte folgenden Befund festgestellt: Es besteht beiderseitige Miosis und reflektorische Pupillenstarre. Totale Abblassung beider Pupillen, hochgradige Einschränkung des Gesichtsfeldes; Grünrotempfindung nur noch sehr gering. Sehleistung beträgt annähernd noch $^1/_{30}$. Sonstige tabische Symptome fehlten. Die endolumbale Behandlung konnte daher sofort mit hoher Dosierung angefangen werden; sie verlief folgendermaßen:

Dat.	Phase I	Lymph.	Es.	WR	end. Dos.	Liquormenge
27. 8. 1920	zart. Ring	3	$0{,}025\,^0/_{00}$	—	1,5 mg	85 ccm
10. 9. 1920	,, ,,	10	,, ,,	—	1,8 ,,	93 ,,
27. 9. 1920	0 — opal	7	,, ,,	—	2,25 ,,	90 ,,
9. 10. 1920	,,	5	,, ,,	—	2,25 ,,	95 ,,

Bei jeder Behandlung wurden 40—45 ccm des salvanisierten Liquors übrig gelassen und fortgegossen. Daneben wurde auch die intravenöse Salvarsankur nach hiesiger Weisung in der Heimat des Pat. wieder aufgenommen. Das Leiden gelangte zum völligen Stillstand. Die Sehleistung besserte sich soweit, daß Pat. größere Schrift wieder ohne Lupe lesen konnte.

Diese Fälle mit isolierter tabischer Optikusatrophie sind selbst bei sehr progredienten Fällen ein sehr günstiges Behandlungsobjekt für die Doppelpunktion und die Behandlung mit zwei Büretten. Man kann in diesen Fällen ebenso wie bei der Paralyse sofort mit recht hohen endolumbalen Dosen beginnen. In letzter Zeit wurde hier unter langsamer Steigerung der Dosierung von 1,8 bis 3 mg der jedesmalige Salvarsanzusatz in der oberen Bürette nur mit 10 ccm Liquor vermischt, wonach sich keinerlei Reizsymptome, wohl aber eine vorzügliche Wirkung einstellten.

Der nachstehende Fall von Optikusatrophie und Taboparalyse wurde bereits ausschließlich mit Doppelpunktion behandelt und bot einen unerwartet günstigen Behandlungserfolg.

Fall As. 58 Jahre alt. Infektion vor 38 Jahren. In den ersten Jahren 4—5 Kuren. Seit 3—4 Jahren Abnahme der Sehkraft auf dem linken Auge, das trotz verschiedentlicher Hg-Behandlung völlig erblindete. Seit $1\,^1/_2$ Jahren auch Abnahme der Sehkraft auf dem rechten Auge. Auf Anraten des Augenarztes erfolgte keine spezifische Behandlung. In den letzten Monaten nahm die Sehschwäche erheblich zu. Ende Februar 1921 plötzlicher Anfall von starker Sprachstörung, desgl. 14 Tage später. Gleichzeitig machte sich eine zunehmende Demenz bemerkbar, so daß Pat. seinen Beruf aufgeben mußte. Im April 1921 kehrte die Sprachstörung wieder, außerdem stellte sich ein Anfall von schwerer

Bewußtseinsstörung ein. Bei der Untersuchung am 20. 6. 21 ergab sich folgender Befund: Pupillen etwas ungleich, links größer als rechts, verengt. Lichtreaktionen fehlen. Konvergenzreaktion rechts vorhanden. S 1 = 0, r $^1/_{24}$. Beide Papillen atrophisch. Gesichtsfeld rechts konzentrisch ca. auf $^1/_6$ eingeengt, am meisten für Grün und Rot. Patellar- und Achillessehnenreflexe fehlen, Bauchdecken und Kremasterreflexe sehr schwach auslösbar. Es bestehen Parästhesien in beiden Beinen, besonders in beiden Oberschenkeln und in der Kreuzbeingegend. Deutliche Sensibilitätsstörungen an beiden Oberschenkeln und in der Kreuzbeingegend. Keine Ataxie, kein Romberg. Pat. ist sehr stumpf, aber noch leidlich über Ort und Zeit orientiert. Sehr schlechtes Gedächtnis, ausgesprochene Urteilsschwäche und Merkfähigkeitsstörung. Pat. wiederholt immer dasselbe. Zur Zeit kein Silbenstolpern.

Wenn auch die paralytische Komplikation bereits seit längerer Zeit bestand, so waren doch die therapeutischen Aussichten wegen der dementen Form der eingetretenen Geistesstörung nicht gerade ungünstig. Auch hinsichtlich der tabischen Optikusatrophie waren die therapeutischen Aussichten wegen der langsamen Entwicklung des Krankheitsprozesses nicht als schlecht anzusprechen. Pat. erhielt außer 10 Salvarsaninjektionen (fünftägig 3 mal Dos. III und 7 mal Dos. IV) und Jodkali nachstehende endolumbale Behandlung:

Dat.	Phase I	Lymph.	Esb.	WR	Pandy	end. Dos.	Liquormenge
16. 10. 1921	dtl. Ring	27	0,04 $^0/_{00}$	0,05 +++	+++	1,2 mg	90 ccm
28. 11. 1921	stark. Ring	6	0,035$^0/_{00}$	0,05 +++	+++	1,35 ,,	85 ,,
10. 12. 1921	dtl. Ring	5	0,03 $^0/_{00}$	0,5 +++	+++	1,35 ,,	92 ,,
15. 1. 1922	zart. Ring	4	0,03 $^0/_{00}$	1,0 ++++	+++	1,5 ,,	87 ,,
10. 2. 1922	,, ,,	11	0,03 $^0/_{00}$	1,0 ++++	+++	1,8 ,,	90 ,,
3. 3. 1922	,, ,,	5	0,03 $^0/_{00}$	1,0 ++++	+++	2,0 ,,	95 ,,

Bei jeder endolumbalen Behandlung erfolgte die Mischung des Salvarsans in der oberen Bürette auf 10 ccm. Vor dem Einlauf der Bürette wurde der Schlauch dicht an der Punktionsnadel zugedrückt, und der Inhalt des Schlauches nach der Bürette zu vorsichtig ausgequetscht. Dann erst wurde die Bürette geschüttelt und zum Rücklauf gebracht. In der unteren Bürette, die erst nach Einlauf der oberen Bürette langsam zum Rückfluß gebracht wurde, wurden regelmäßig 40—50 ccm übrig gelassen und späterhin fortgegossen. Die Behandlung verlief trotz der tabischen Komplikation nahezu ohne jegliche Reizerscheinung am Rückenmark, während die Wirkung auf den zerebralen Herd und den Optikusprozeß ausgezeichnet war. Nach der dritten endolumbaler Behandlung war der psychische Zustand nahezu als wieder normal anzusprechen, während die Sehschwäche immer mehr zurückging. Nach der 4. endolumbalen Behandlung konnte Pat. seine Hilfsbrille beiseite legen; seine Sehleistung erreichte nach Ausgleich der Refraktionsanomalie die Hälfte der normalen. Das Gesichtsfeld konnte bei dem auswärts wohnenden Pat. bisher noch nicht wieder kontrolliert werden; eine gewisse Besserung dürfte aber auch hierin zu verzeichnen sein. Vom 10. 2. ab erhielt Pat. auch drei Fieberinjektionen mit steigenden Dosen von Natr. nucleinic. nach O. Fischer-Prag, die jedesmal ein zweitägiges Fieber bis zu 41° C zur Folge hatten und den Pat. körperlich sehr herunterbrachten. Im psychischen Befund trat danach leider eine deutliche Verschlechterung sowohl im Sehen wie im psychischen Zustand ein, so daß auf eine weitere Fortsetzung der Fieberbehandlung in diesem Falle verzichtet wurde. Eine ähnliche ungünstige Wirkung der Fieberbehandlung trat auch im Falle Sd. (s. S. 200!) zutage, wo es sich ebenfalls um einen älteren und tieferen Zerstörungsprozeß handelte. Anscheinend eignet sich die Fieberbehandlung mehr für die frischeren und ausgedehnteren Krankheitsprozesse, wo sie trotz erheblichen Umfanges eine günstige Angriffsfläche findet. Die durch die Fieberbehandlung erfolgte Verschlechterung wurde durch die nächste endolumbale Behandlung, welche mit 3 mg auf 25 ccm Liquor vorgenommen wurde, prompt wieder ausgeglichen.

Es ist hier noch zu erwähnen, daß es bei der Taboparalyse unter allmählicher Steigerung der endolumbalen Dosierung in jedem einzelnen Falle erst ausprobiert werden muß, wie weit sich bei Anwendung der Doppelpunktion die endolumbale Dosis steigern läßt, ohne daß eine spinale Irritation späterhin nachfolgt. Auf die unbedingt notwendige Verlängerung der Bettruhe nach hoher Dosierung der Doppelpunktionsbehandlung wurde bereits oben nachdrücklichst hingewiesen (4 Tage!). Auch an das Freibleiben von 1—2 Wirbelzwischenräumen zwischen den beiden Punktionsstellen ist hier nochmals zu erinnern.

Eine sehr langwierige Behandlung erfolgte im nächsten Falle. Er gehört zu denjenigen Fällen, wo wir eine objektive Besserung der Optikusatrophie nachweisen,konnten. Auch dieser Fall hat sich aus einer Lues cerebri heraus entwickelt, dafür spricht der Befund eines beiderseitigen zentralen Skotoms, wie er sonst bei Tabes nicht vorkommt.

Nr. 2721. Ansteckung April 1904. Von 1904 bis 1908 über 100 Hg-Injektionen. Oktober 1910 1 Salv.-Inj. in Bremen. Seit Frühjahr 1914 bemerkt Pat. rheumatische Beschwerden in beiden Beinen und Abnahme seines Sehvermögens. Im Juli 1914 wurde auf der Augenabteilung Kiel (Prof. Oloff) tabische Optikusatrophie festgestellt. Seitdem befand sich Pat. fortlaufend bis 1919 in Behandlung, bzw. Beobachtung. Von Juli bis September 1914 erhielt Pat. 7 Salv.-Inj. + 10 Kalomel-Inj. Am 15. 10. kam er hier in Zugang. Es bestanden häufige Kopfschmerzen, schlechtes Sehen im Dunkeln und gelegentliches Reißen in beiden Beinen (Oberschenkel!). Das Lesen von Zeitung und längere schriftliche Arbeiten, besonders bei Lampenlicht, machen Schwierigkeiten, weil die Buchstaben bald durcheinanderlaufen. Pupillen sind bdsts. stark verengt, links etwas mehr, bdsts. leichte Entrundung, Lichtreaktionen völlig erloschen, Konvergenzreaktion erhalten. Bdsts. deutliche Atrophie beider Papillen, besonders temporal. Im peripheren Gesichtsfeld partielle Einschränkung, besonders für Farben. S rechts $^6/_{24}$, links $^6/_{12}$; Gläser bessern nicht. Patellarreflexe vorhanden, rechts besser als links. Achillessehnenreflexe schwach. Sensibilität an beiden Oberschenkeln etwas herabgesetzt. Kein Romberg. Sonstiges ZNS o. B. Pat. erhielt vom 24. 10. 1914 bis 10. 10. 1918 alljährlich 3 Salvarsankuren zu 6 bis 8 Injektionen (à 0,3 bis 0,4 Alt-Salv. oder entspr. Natr.-Salv.), daneben 6 Hg-Kuren und zweimal im Jahre 8 Wochen Kal. jodat. Zweimal war Pat. in Oeynhausen, von wo er jedesmal erheblich verschlechtert zurückkam, weil dort keine spezifische Therapie stattfand. Die ersten endolumbalen Behandlungen gab ich dem Pat. 1914:

Dat.	Phase I	Esb.	WR	end. Dos.	Liquormenge
19. 10. 1914	dtl. Ring	0,3 $^0/_{00}$	1,0 +++	1,5 mg	30 ccm
6. 11. 1914	„ „	0,17$^0/_{00}$	1,0 —	1,5 „	35 „

Nach jeder endolumbalen Behandlung bekam Pat. heftiges Reißen in den Beinen. Die Kopfschmerzen gingen zurück. Der Augenbefund blieb unverändert. Während meines Kommandos in der Flotte (1914/15) schickte ich den Pat. zu Nonne zur endolumbalen Behandlung. Anfang April 1916 kehrte Pat. in meine Behandlung zurück. Es hatten sich wieder Kopfschmerzen und eine Verschlechterung des Sehvermögens eingestellt (Behandlungspause seit August 1915). Rotschrift verschwand völlig. Lesen war nur kurze Zeit möglich. Die endolumbale Behandlung wurde sofort wieder aufgenommen, anfangs mit sehr kleiner Dosierung, weil sich bei der letzten endolumbalen Behandlung eine gewisse Blasenschwäche geltend gemacht hatte. Mit Steigerung der Liquormenge zur endolumbalen Behandlung im Sommer 1916 wurde auch allmählich zu höherer Dosierung übergegangen. Es war nun sehr deutlich zu erkennen, daß mit Aufnahme der höheren endolumbalen Dosierung auch langsam eine Besserung des Sehvermögens einsetzte. Die kleine Dosierung hatte im Verein mit der sehr kräftigen intravenösen Behandlung gerade ausgereicht, den Fortschritt des Leidens zu hemmen. Die hohen Eiweiß- und Wassermannwerte wiesen auf einen schwerwiegenden zerebralen Prozeß hin und kennzeichneten den Fall als Anwärter auf Paralyse. Eine Beeinflussung dieser prognostisch schwerwiegenden Liquorveränderungen erfolgte erst nach weiterer Steigerung der endolumbalen Dosierung (1,5 mg).

Dat.	Phase I	Pandy	Esb.	Lymph.	WR	enn.Dos.	Liquor
16. 4. 1916	0 — opal	++	1	3	0 5 — ++	$^1/_3$ mg	50 ccm
23. 7. 1916	zart Ring	++	3$^1/_2$	24	0,5 — ++	$^3/_4$ „	50 „
13. 8. 1916	dtl. Ring	++	2	6	0,5 — ++	$^3/_4$ „	50 „
3. 9. 1916	opal	×	1$^1/_4$	4	0,5 — ++	$^2/_3$ „	50 „
29. 9. 1916	„	+	2$^1/_4$	5	0,5 — ++	$^3/_4$ „	60 „
5. 11. 1916	„	+	1$^3/_4$	4	0,5 — ++	$^3/_4$ „	75 „

Dat.	Phase I	Pandy	Esb.	Lymph.	WR	end.Dos.	Liquor
3. 12. 1916	zart. Ring	+	$1^3/_4$	2	0,5 — ++	$^3/_4$ mg	85 ccm
20. 12. 1916	„ „	+	2	8	0,5 — ++	$^2/_3$ „	76 „
10. 1. 1917	0 — opal	+	f.	3	0,5 — ++	$^2/_3$ „	90 „
7. 2. 1917	zart. Ring	+	$1^2/_4$	2	0,5 — ++	$^2/_3$ „	90 „
7. 3. 1917	„ „	+	2	5	0,5 — ++	1 „	80 „
28. 3. 1917	0 — opal	+	$1^1/_2$	2	0,5 — ++	1,2 „	80 „
18. 4. 1917	„	+	f.	2	0,5 incip.	1,2 „	83 „
9. 5. 1917	„	+	3	5	0,5 incip.	1,3 „	87 „
30. 5. 1917	„	+	f.	2	0,5 incip.	1,3 „	90 „
22. 6. 1917	„	+	2	5	1,0 incip.	1,3 „	94 „
13. 7. 1917	0 — opal	±	$2^1/_4$	6	1,0 +++	1,3 „	110 „
12. 9. 1917	zart. Ring	±'	$1^3/_4$	4	1,0 +++	1,25 „	90 „
17. 10. 1917	0 — opal	±	$2^1/_4$	5	1,0 +++	1,25 „	83 „
9. 11. 1917	zart. Ring	±	1	8	1,0 +++	1,35 „	83 „
19. 12. 1917	„ „	+	$1^1/_2$	5	0,5 +++	1,25 „	85 „
16. 1. 1918	„ „	±	$1^1/_2$	3	0,5 — ++	1,35 „	80 „
20. 2. 1918	„ „	+	$1^3/_4$	3	0,5 — ++	1,0 „	30 „
20. 3. 1918	„ „	+	$1^3/_4$	8	0,5. — ++	1,4 „	85 „
17. 4. 1918	„ „	+	f.	15	0,5 inc., 1,0 +++	1,4 „	77 „
1. 5. 1918	„ „	+	f.	7	1,0 +++	1,5 „	86 „
22. 5. 1918	„ „	±	f.	10	0,5 inc., 1,0 +++	1,5 „	85 „
12. 6. 1918	opal	×	$1^4/_5$	4	0,5 inc., 1,0 +++	1,5 „	80 „
19. 9. 1917	„	±	$1^5/_6$	3	0,5 inc., 1,0 +++	1,5 „	125 „
14. 8. 1918	zart. Ring	±	$1^5/_6$	5	1,0 — — —	1,5 „	81 „
25. 9. 1918	opal	∓	$1^3/_5$	4	1,0 — — —	1,5 „	78 „
25. 10. 1918	0 — opal	±	$1^3/_4$	1	1,0 — — —	1,5 „	82 „

Unter jeder endolumbalen Behandlung stellte sich Reißen in beiden Beinen ein. Bei höherer
Dosierung waren auch Kopfschmerzen vorhanden. Neben Funkensehen war gleich nach
der Behandlung subjektiv eine geringe Verschlechterung des Sehens vorhanden, die sich
nach 8—10 Tagen wieder ausglich. Von günstigem Einfluß war wohl bei den letzten sechs
endolumbalen Behandlungen, daß die letzten 20—25 ccm in der Bürette, deren Rückfluß nur langsam vor sich ging, fortgegossen wurden. Dadurch wurde ein weiteres Hineindrücken des Liquors in die Nervensubstanz an den pialen Krankheitsherden verhindert.
Beim Ablassen des Liquors wurde immer bis zur äußersten Grenze der Erträglichkeit der
Kopfschmerzen gegangen, so daß das Salvarsan-Liquorgemisch beim Rückfluß sicher weit
genug in den zerebralen Teil des Lumbalsackes nach oben gelangte. Erst mit der höheren
endolumbalen Dosierung gelang es, die hohen Wassermannwerte im Liquor zu beseitigen.
Es entspricht dies durchaus den bei inzipienten Taboparalysen erhobenen Erfahrungen,
wonach bei der der Paralyse vorausgehenden zerebralen Meningitis, bzw. Meningoenzephalitis
eine Mindestdosierung der endolumbalen Behandlung von 1,25 mg vorhanden sein muß.

Bis zum Herbst 1919 ging es Pat. gesundheitlich einwandfrei; auch das Sehvermögen
erfuhr keinerlei Verschlechterung. Die lange Behandlungsdauer des Falles hätte sich zweifellos ganz erheblich abkürzen lassen, wenn die im Frühjahr 1916 übliche Technik der endolumbalen Behandlung bereits eine höhere Dosierung zugelassen hätte. Wie oben erwähnt,
wurde aber erst im Sommer 1916 zur Anwendung möglichst großer Liquormengen übergegangen.

Die Feststellung derjenigen Tabesfälle, welche sich für eine mittlere und
höhere endolumbale Dosierung eigneten (2—6 DS und 1—2 LS), erfolgte auch
erst 1917. Als ein wesentlicher therapeutischer Fortschritt konnte das Fortgießen derjenigen Liquormenge betrachtet werden, welche in der Geschwindig-
keit des Rückflusses in den Lumbalsack abstoppte. Hierdurch wird jedem
Überdruck im Lumbalsack vorgebeugt, während es durch die starke Liquorentnahme sehr wahrscheinlich gelingt, gewisse Liquormengen, welche durch
die zerstörte Pia bereits ins Nervengewebe eingedrungen sind, herauszuziehen.
Der angeführte Fall stellt ungefähr die Grenze in der Entwicklung der tabischen

Optikusatrophie dar, wo man auf Stillstand des Prozesses und eventuell sogar noch auf Funktionsbesserung bei guter endolumbaler Behandlung hoffen kann.

Der nachstehende Fall ist das typische Beispiel einer vielfach behandelten Syphilis mit Ausgang in Tabes. Die enorme Hg-Behandlung konnte die Entwicklung einer Tabes nicht ändern, während Hg und Salvarsan und vielseitige sonstige Behandlung den ständigen Fortschritt des Sehnervenschwundes nicht mehr aufhalten konnten.

v. J. Ansteckung 1894. Von 1897 bis 1901 jährlich 1—2 Schmierkuren, 1903 bis 1907 2 Hg-Kuren. 1908 Badekur und Schmierkur. 1910 1 Salvarsan- + 2 Hg-Kuren. 1911 Schwefelinjektionen. 1913 wegen beginnender Tabes 12 Salvarsaninjektionen. August 1914 4 Salvarsan- und 4 Hg salic.-Injektionen. 1915 bis 1917 jährlich 2 Schmierkuren. 1918 15 Alttuberkulin-Injektionen + 10 Hg salic., 9 Salvarsan-Injektionen und Natr. jodat. intravenös. Das Nachlassen der Sehkraft begann 1917, um 1918 rapid zuzunehmen. Die Alttuberkulin-Injektionen übten keinen bessernden Einfluß aus, die Sehkraft wurde langsam schlechter. Unter der nachfolgenden intravenösen Salvarsanbehandlung verschlechterte sich die Sehkraft etwas schneller als vordem. Beim hiesigen Zugang am 29. 4. 1918 klagte Pat. über zeitweilige ziehende Schmerzen in beiden Beinen und ein geringes Sehvermögen. Pupillen stark verengt und lichtstarr, Konvergenzreaktion gut. Kremaster- und Bauchdeckenreflex +, Patellar- und Achillessehnenreflexe —. Romberg schwach +. Beim Gehen mit geschlossenen Augen leichtes Schwanken. Im Dunkeln völlig unsicherer Gang (Hemeralopie). Sensibilität vom Nabel abwärts herabgesetzt. Psyche o. B. Spezialaugenbefund ergibt S rechts fast $^1/_{60}$, links Fingerzählen. Sehnervenpapille beiderseits nahezu völlig weiß. Gesichtsfeld für Farben erloschen, für weiß sehr eingeengt. Lesen mit sehr starkem Vergrößerungsglas noch möglich.

Der Fall wurde zunächst nur endolumbal behandelt. Nachdem eine kleine Anfangsdosis gut vertragen worden war und keine wesentlichen Schmerzanfälle ausgelöst hatte, wurde sofort in der Dosierung wesentlich gesteigert. Der Pat. war selbst für kleinste Verschlechterung des Sehens hoch empfindlich, weil der noch vorhandene Rest des Sehvermögens gerade eben noch ausreichte, um Buchstaben mittelst Lupe zu entziffern. Bei der ersten endolumbalen Behandlung mit der kleinen Dosierung zeigte sich keinerlei Erfolg. Das Sehen nahm noch um ein Geringes ab, um dann unter den nächsten endolumbalen Behandlungen bis Ende Mai 1918 trotz kleiner Schwankungen, die sich 2—3 Tage nach der endolumbalen Behandlung bemerkbar machten, stationär zu bleiben. Pat. konnte auch bestimmte Objekte in der Umgebung des Lazaretts stets gleich deutlich erkennen. Zeitweilig glaubte Pat. sogar eine geringe Besserung bemerken zu können. Dies änderte sich sehr schnell nach Aufnahme der intravenösen Salvarsanbehandlung, die hauptsächlich wegen der hohen Wassermannwerte im Liquor (Hinweis auf eine sich vorbereitende Paralyse!) für notwendig gehalten wurde. Pat. erhielt vom 20. 5. bis 10. 6. 1918 4 Salvarsaninjektionen. Endolumbale Behandlung:

Dat.	Phase I	Pandy	Esb.	Lymph	WR	end. Dos.	Liquormenge
29. 4. 1918	dtl. Ring	+	$2^1/_1$	25	0,2 +++	$^3/_4$ mg	90 ccm
10. 5. 1918	zart. Ring	+	f.	10	0,2 +++	1,8 ,,	117 ,,
22. 5. 1918	,, ,,	+	$2^1/_5$	11	0,2 +++	1,8 ,,	118 ,,
2. 6. 1918	,, ,,	+	$2^4/_6$	3	0,0 +++	2,0 ,,	140 ,,
12. 6. 1918	,, ,,	±	$2^1/_5$	9	0,2 +++	2,5 ,;	140 ,,
22. 6. 1918	dtl. Ring	+	$2^1/_2$	10	0,2 +++	2,5 ,,	140 ,,
24. 6. 1918	,, ,,	+	f.	15	0,2 +++	0 ,,	160 ,,

Nachdem durch die intravenöse Salvarsanbehandlung eine Verschlechterung des Sehens zu verzeichnen war, wurde durch Steigerung der endolumbalen Dosierung und schnellere Aufeinanderfolge der endolumbalen Injektionen versucht, den weiteren Sehnervenverfall aufzuhalten. Der Erfolg blieb aber aus. Pat. konnte am 22. 6. die ihn besuchenden Personen nur noch undeutlich erkennen. Fingerzählen geschah sehr unsicher. Bei der letzten endolumbalen Behandlung am 22. 6. machten sich sehr heftiges Reißen in den Beinen und Taubheit am Gesäß geltend. Letztere war sehr wahrscheinlich schon einige Tage vorher vorhanden gewesen, aber der Nachuntersuchung entgangen. Um weiteren Komplikationen vorzubeugen, entfernte ich am 24. 6. den salvarsanisierten Liquor wieder und spülte den Lumbalsack mehrmals mit Ringerscher Lösung aus. Die Taubheit am Gesäß und eine merkliche Verschlechterung des Gehens, die nach dem Aufstehen am 26. 6. vorhanden waren, bildeten sich nach einigen Wochen völlig zurück, während gleichzeitig das Sehvermögen gänzlich erlosch. Weitere Nachrichten über das Endschicksal des in österreichischen Diensten stehenden Offiziers habe ich nicht mehr erhalten. Nach den hohen Wassermannwerten des Liquors dürfte aber der Ausgang in Paralyse trotz eventueller weiterer intravenöser Behandlung binnen eines Jahres zu erwarten sein.

Auch bei anderen gleichweit fortgeschrittenen Fällen ließ sich außer vorübergehendem Stillstand kein nennenswerter Erfolg mehr erzielen.

Im letzten Stadium der Optikusatrophie ist die Liquordiffusion und damit auch das Virus schon so weit in den Optikus vorgedrungen, daß das endolumbal einverleibte Salvarsan keine genügende Tiefenwirkung mehr erreicht. Die ärztliche Aufmerksamkeit muß daher darauf gerichtet sein, die tabische Sehnervenerkrankung möglichst in ihren Anfangsstadien aufzudecken und einer frühzeitigen kombinierten intravenösen und endolumbalen Behandlung zuzuführen.

Wie die Vorgeschichte des zuletzt angeführten Beispiels ergibt, so zeigen alle bisher erhobenen Erfahrungen, daß nur mit Allgemeinbehandlung (Hg- und Salvarsan) die Weiterentwicklung einer eben beginnenden tabischen Optikusatrophie nicht aufzuhalten ist. Sobald sich daher eine periphere partielle Gesichtsfeldeinschränkung bei Tabes feststellen läßt, darf mit endolumbaler Behandlung nicht länger zugewartet werden. Bei allen diesen Fällen ist prinzipiell nur Doppelpunktionsbehandlung mit längerer Bettruhe vorzunehmen.

Welche Tabesfälle späterhin an Sehnervenschwund erkranken, läßt sich nicht voraussehen. Er ist nur dann nicht mehr zu erwarten, wenn es sich um Tabesfälle mit normalem Liquor handelt, bei denen also die meningealen Entzündungserscheinungen bereits abgelaufen sind.

Als besonders gefährdet sind die mit latenten zerebralen Prozessen einhergehenden Tabesfälle anzusehen, bei denen sehr leicht eine Fortleitung der meningealen Entzündung auf die Sehbahn eintreten kann (s. a. Stargardt!). Wie schon mehrfach erwähnt, ist das Vorhandensein latenter zerebraler Prozesse an der Konvexität, die späterhin zur Paralyse führen, aus den hohen Wassermannwerten des Liquors mit Sicherheit zu schließen.

Es kommt daher immer wieder darauf hinaus, den Liquor zu assanieren, d. h. die meningealen Entzündungserscheinungen zu beseitigen. Diese Aufgabe ist schon in den frischen Luesstadien, wo es gilt, durch Liquorkontrollen 1 und 2 $\frac{1}{2}$ Jahre nach der Behandlung die noch latenten meningealen Entzündungen festzustellen, die Hauptindikation zur endolumbalen Behandlung. Aber auch in den späteren Luesstadien, insbesondere bei der Tabes, muß, so lange noch ein pathologischer Liquor vorhanden ist, durch möglichst frühzeitige Anwendung der endolumbalen Behandlung auf eine Beseitigung der meningealen Entzündung hingearbeitet werden. Die endolumbale Salvarsanbehandlung ist demnach zur Prophylaxe sowohl gegen Paralyse wie gegen tabische Optikusatrophie unbedingt erforderlich. Je frühzeitiger die endolumbale Salvarsanbehandlung bei der Tabes angewendet wird, um so eher wird auch das Rückenmark noch höhere endolumbale Dosierungen vertragen. Auf Grund der klinischen Untersuchung wird man stets wichtige Anhaltspunkte über die Lokalisation und das Stadium des tabischen Prozesses erhalten. Wie bereits oben ausführlicher vermerkt, eignen sich meist für höhere endolumbale Dosierung alle Prozesse im Bereich des 2. bis 6. Dorsalsegmentes und 1. bis 2. Lumbalsegmentes, während gastrische und ataktische Fälle für gewöhnlich nur noch kleine Dosierungen vertragen.

Das Fehlen von Bauchdecken- und Kremasterreflex mahnt zu recht vorsichtiger Dosierung, selbst wenn sonstige Symptome einer gastrischen Tabes noch nicht hervorgetreten sind; dieselbe Zurückhaltung ist am Platze bei ataktischen Fällen. Nähere Anhaltspunkte für die Dosierung ergeben sich bei den ersten Behandlungen mit kleiner Anfangsdosierung ($^1/_3$—$^1/_2$ mg). Bei erträglichen Reaktionserscheinungen und Ausbleiben von Blasenstörungen und von Zunahme der Ataxie kann man langsam in der endolumbalen Dosierung ansteigen, um dann bei der zweiten oder dritten Behandlung zur Doppelpunktion überzugehen. In der oberen Bürette werden dann unter allmählicher Steigerung 1—3 mg auf 10—25 ccm Liquor je nach Größe des Patienten rein zerebral appliziert, während der Liquor der unteren Bürette nur einen geringen Salvarsanzusatz ($^1/_3$ mg) erhält oder ganz freibleibt.

Solange noch keine reichhaltigeren Erfahrungen in der Dosierungsfrage vorhanden sind, ist es ratsam, mit dreiwöchigen Pausen endolumbal zu behandeln, weil in dieser Zeit eine eventuell eingetretene spinale Irritation sicher zum klinischen Ausdruck gelangt. In erster Linie ist zu achten auf Zunahme der Ataxie, des Romberg und des Schwindel- und Unsicherheitsgefühls und auf Eintritt von Taubheitsgefühl am Gesäß, Oberschenkel und Fußsohlen. In zweiter Hinsicht ist Pat. gründlich auszufragen nach Änderungen in der Blasen- und Mastdarmfunktion. Kleine Störungen auf diesem Gebiete gleichen sich in wenigen Wochen wieder aus. Wenn man aber auf eine eingetretene chemische Irritation nochmals mit gesteigerter Dosierung behandelt, so können sich die hierdurch gesetzten Störungen dauernd erhalten. Sobald jedoch die Patienten vor jeder neuen endolumbalen Behandlung eingehend exploriert und untersucht werden, so ist die Gefahr der chemischen Irritation am Tabesherd recht gering.

Was die intravenöse Salvarsanbehandlung in den ziemlich schnell zunehmenden Fällen von Sehnervenschwund anbelangt, so möchte ich ihre Anwendung nach den hier vorliegenden Erfahrungen nur dann empfehlen, wenn eine Doppelpunktionsbehandlung mit hoher zerebraler Dosierung möglich ist. Andernfalls wird sie den Ablauf des Sehnervenschwundes nur beschleunigen. Im Einzelfalle müßte man sich aber wohl darüber schlüssig werden, was für den Pat. das beste ist, die möglichst lange Erhaltung einer gewissen Sehfähigkeit oder die Beseitigung der schweren Liquorveränderungen, die in absehbarer Zeit den Eintritt einer Paralyse mit Sicherheit erwarten lassen. Soll dieser Komplikation entgegengearbeitet werden, so ist die intravenöse Behandlung nicht zu entbehren. Sie ist ferner unbedingt in allen inzipienten Fällen neben der endolumbalen Behandlung ausgiebigst anzuwenden.

g) Die Behandlung der Paralyse.

Die Frage, ob es sich lohnt, eine Paralyse noch spezifisch zu behandeln, ist nur bedingt zu bejahen. Die für die Behandlung maßgebenden pathologisch-anatomischen Einzelheiten sind oben bereits ausführlich erörtert worden, so daß hier nur noch auf das Wichtigste kurz hingewiesen werden soll. Bereits die

der Paralyse vorausgehende chronische syphilitische Meningitis und Meningoenzephalitis konnte durch die intravenöse Salvarsanbehandlung nicht zur Ausheilung gebracht werden, weil der Liquor in die erkrankte Pia einbricht und
durch Verwässerung der Gewebsflüssigkeit das aus den Blutgefäßen austretende
Salvarsan nicht genügend zur Wirkung kommen läßt. Letztere ist in der Tiefe

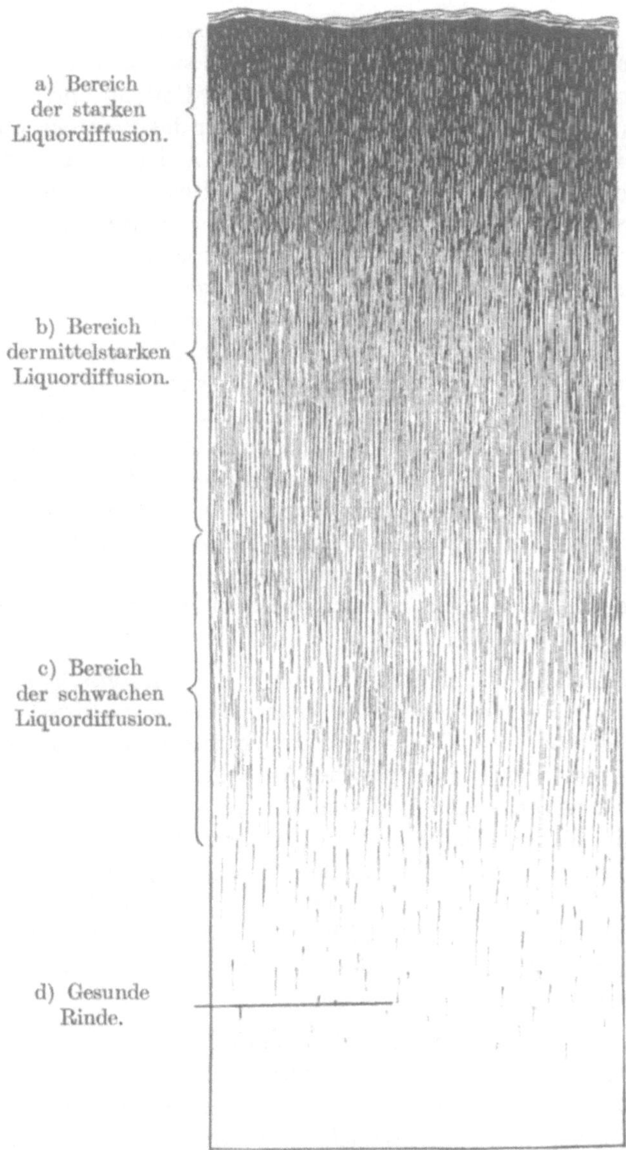

Abb. 7. Schema IV: Liquordiffusion bei der paralytischen Rinde. Die Stärke der
Liquordiffusion nimmt durch den Widerstand des noch gesunden Nervengewebes nach der
Tiefe zu ab. Parenchymdegeneration und Hochgradigkeit der Liquordiffusion gehen einander
parallel. Gefärbte Hirnschnitte geben daher infolge Abnahme der Färbbarkeit der degenerierten Partien ein umgekehrtes Bild wie das von der Stärke der Liquordiffusion.

naturgemäß besser als in den oberflächlichen Partien, wo die Liquordiffusion am stärksten ist. Schon in diesem Vorbereitungsstadium der Paralyse bedurfte es einer sehr energischen und langwierigen Behandlung von beiden Seiten (intravenös und endolumbal), um die Pia wieder zur Ausheilung zu bringen.

Bei der Paralyse ist der Liquoreinbruch durch die durchlässig gewordene Pia, welche durch neugebildete Gefäße und Lymphbahnen innig mit dem Rindenparenchym verlötet ist, bis in letzteres vorgedrungen. Er bringt hier durch Auslaugung das Nervengewebe zur fortschreitenden Nekrose und ebnet den hineingeschwemmten Spirochäten den Weg, so daß sie auf dem ihnen sonst versperrten Nährboden fortwuchern können. Je nach Umfang und Intensität der Liquordiffusion, die von der Anlage, bzw. dem Alter des Prozesses abhängig sind, vermag die intravenöse Salvarsanbehandlung an der Grenze zwischen normalen Nervengewebe und dem durch die Liquordiffusion und den ihr erst nachfolgenden Spirochäten soeben in Angriff genommenen Nervengewebe noch eine gewisse Einwirkung auf die vordringenden Spirochäten zu entwickeln. Im übrigen hat aber diese Behandlungsweise auf diejenigen Spirochäten keinerlei Einfluß mehr, die sich in dem Teil des Nervengewebes befinden, das schon längere Zeit unter dem Einflusse der Liquordiffusion steht, und wo von einer richtigen Gewebslymphe gar keine Rede mehr sein kann. Auf der anderen Seite reicht die Wirkung der endolumbalen Behandlung, welche nicht durch Gefäße überall hin ins Gewebe geführt wird, sondern durch den Diffusionstrom ins Nervengewebe gelangt, nur bis zu einer gewissen Entfernung von der meningealen Oberfläche. Beim Durchtritt durch das Gewebe wird das Salvarsan wie ein Farbstoff zurückgehalten. Auf diese Weise erhalten die oberflächlichen Schichten mehr Salvarsan als die tieferen. Nach einer gewissen Entfernung von der pialen Oberfläche hört die Wirkung auch der stärksten endolumbalen Dosierung auf.

An einem schematischen Durchschnitt durch die paralytisch erkrankte Rinde können wir uns den Fortschritt der Liquordiffusion entsprechend den bekannten Tatsachen über den Gang des Parenchymschwundes in drei verschiedenen Stärken vorstellen (siehe vorstehendes Schema!). Eine Einwirkung der intravenösen Salvarsanbehandlung kommt zweifellos nur im Bezirk C in Betracht, wo die Liquordiffusion nur in geringem Maße den Gewebssaft verdünnt. Die Reichweite der endolumbalen Behandlung erstreckt sich je nach der Größe der Dosierung durch die zerstörte Pia hindurch eine gewisse Strecke ins Parenchym hinein. Wo ihr noch gut ernährtes Gewebe gegenübersteht, wird sie weniger tief eindringen als dort, wo sie vom degenerierten Gewebe leichter durchgelassen wird.

Der Infiltrationszustand der Pia, der Grad ihrer Hyperplasie fällt für die Retention des endolumbal einverleibten Salvarsans in der Pia wesentlich ins Gewicht. Aber selbst bei sehr geringen Hemmungen in der Pia wird das endolumbal einverleibte Salvarsan keinesfalls auch nur annähernd so weit ins Nervengewebe gelangen, wie die Liquordiffusion selbst. Wir können mit großer Wahrscheinlichkeit annehmen, daß der größte Teil des endolumbal einverleibten Salvarsans durch die Pia und die obersten Parenchymschichten im Bereich der starken Liquordiffusion a abfiltriert wird. Es müssen daher schon äußerst günstige Verhältnisse bei inzipienter Paralyse vorliegen, wenn sich intravenöse und endolumbale Salvarsanbehandlung· am Krankheitsherd soweit entgegenkommen, daß sie die Infektion noch genügend erfassen könnten. Zumeist wird die Sachlage auch bei den frischen Paralysefällen so liegen, daß zwischen den Reichweiten beider Behandlungsweisen am Krankheitsherd ein Streifen b liegt, in welchem die dorthin gelangten Erreger von keiner Seite genügend erfaßt werden können.

Daraus ergibt sich zwar in vielen Fällen die Möglichkeit der Begrenzung des Prozesses, der Hemmung der Expansion der Erreger, d. h. einer erheblichen klinischen Besserung und Erhaltung eines stationären Stadiums für längere Zeit, falls eine energische kombinierte Behandlung stattfindet. Sobald sie aber aufhört, nimmt die Weiterentwicklung der Paralyse durch das weitere Vordringen der Spirochäten und der Liquordiffusion sehr schnell ihren Gang. Diesen Hergang können wir in der überwiegenden Mehrzahl der energisch behandelten frischen Paralysen verfolgen. Unter kombinierter Behandlung gelangen sie nur mit einem mehr oder weniger kleinen Defekt, der meist in einem Mangel gewisser Hemmungen und einer gewissen Urteilsschwäche besteht, in einen stationären Zustand. Dieser kann in günstigen Fällen über 4 Jahre und länger erhalten bleiben, aber auch langsam wieder abbröckeln, weil die weiter vordringende Liquordiffusion für den Nachschub der Erreger erneut günstiges Terrain schafft.

Ein sehr wichtiger Beitrag zur Reichweite der endolumbalen Behandlung bei der Paralyse gelangte dadurch in unsere Hände, daß einer der früher von mir behandelten Fälle in anderweitiger Behandlung zugrunde ging. Er starb wenige Tage nach einer endolumbalen Behandlung, die er zur Prophylaxe eines Rückfalls alle Vierteljahr nachsuchte, an einer eitrigen Meningitis.

Nr. 848. Infektion September 1908. Wegen Ulcus durum 1908 Schmierkur. Wegen positiver SR März/April 1911 6 Salvarsan- und 8 Kalomelinjektionen. Hiesiger Zugang am 17. 3. 1913 mit Latenz und negativer SR. Liquor am 18. 3. 1913 Phase I trüb, L 157, Esbach 0,04⁰/₀₀, WR negativ. Unter 4 Salvarsan-Hg-Kuren vom 20. 3. 1913 bis 17. 2. 1914 wurde der Liquor normal. Erneuter Zugang mit Paralyse am 18. 10. 1915. Pat. klagt über Kopfschmerzen, Abnahme des Gedächtnisses und Sprachstörung. Rechte Pupille größer als links, reagieren beide träge auf Licht und Konvergenz. Reflexe gesteigert, Sensibilität o. B. Pat. ist örtlich und zeitlich noch ziemlich gut unterrichtet. Es bestehen Merkfähigkeitsstörungen und Silbenstolpern. Der erste Liquorbefund am 20. 10. 1915 ergab: Phase I stark trübe, Esbach 0,05⁰/₀₀, L. 24, WR 0,2 ++++. SR. ++++. Unter 6 Salvarsan-Hg-Kuren und 29 endolumbalen Behandlungen wurde Pat. wieder völlig hergestellt. Der Liquor wurde wieder völlig normal; selbst die von Kafka angestellte Mastisolreaktion, die anfänglich eine typische Paralysekurve zeigte, hatte sich völlig zurückgebildet. Bei seiner Vorstellung im Sommer 1917 auf der Nordwestdeutschen Neurologentagung in Hamburg-Friedrichsberg bot Pat. keinerlei Ausfall mehr. Er wurde dann in größeren Intervallen intravenös und endolumbal zunächst von mir und späterhin von meinem Nachfolger weiterbehandelt. Er ging im 6. Jahre nach Ausbruch der Paralyse zugrunde. Aus dem Sektionsprotokoll ist folgendes zu entnehmen:

Die weichen Häute sind stark durchfeuchtet. Die Flüssigkeit im allgemeinen klar, nur an wenigen Stellen, hinten und seitwärts am Hinterhaupt sieht man um die Gefäße gelblich weiße verdickte Streifen. Im übrigen sind sie in großer Ausdehnung, besonders dem Verlauf der Gefäße folgend, weißlich trübe. Die Gefäße sind reichlich gefüllt sichtbar. Die Furchen sind tief. Die Windungen sind gewölbt. An der Basis findet sich, daß die weichen Häute über der Brücke und dem Kleinhirnstiel und dem Infundibulum um das Chiasma herum an der Basis der Stirnlappen bis zur Hälfte nach vorn an den seitlichen und unteren Stellen der Schläfenlappen und ebenso im Verlauf der Sylvischen Furche, desgleichen an der hinteren unteren Fläche des Kleinhirns, jederseits von der Mittellinie ungefähr die Hälfte einnehmend, ein gelblichgraues schmieriges Exsudat aufweisen. Die Häute über der Medulla stark gerötet, ohne Exsudat. Das Exsudat sitzt seitlich der Pons in dem Kleinhirnbrückenwinkel. Auch die austretenden Nerven, besonders auf der rechten Seite in ihrer Umgebung eitrig infiltriert. Die Dura an der Basis ist etwas gerötet, Am Klivus und Eingang in den Gewölbekanal ein feuchter Belag vorhanden. In den Seiten-höhlen befindet sich eine sehr reichliche Menge trüber, mit gelben Flocken vermischter Flüssigkeit. Der Balken ist erweicht, rot gesprenkelt, ebenso die Höhlenauskleidung, außer-dem noch mit einem feuchten, zum Teil gelb-eiterigen Belage, fühlt sich aber noch ziemlich fest an.

Die Gefäße sind eiterig infiltriert." (Geheimrat Döhle.)

Es wurden Schnitte aus dem Frontalhirn und Temporalhirn mit Kresylviolett, Toluidin, Unna-Pappenheim, v. Gieson und nach Jahnel gefärbt. Es kam uns hauptsächlich auf die Feststellung an, ob in diesem solange behandelten Falle, und in welchen Schichten noch Spirochäten vorhanden waren, bzw. ob man aus dem Vorhandensein von Lympho-zyten und Plasmazellen in den Gefäßscheiden noch auf die Anwesenheit von Spirochäten in den Rindenpartien schließen konnte. Infolge des sehr akuten Ablaufs der vornehmlich basal lokalisierten eiterigen Meningitis war die Beteiligung der frontalen Pia an der akuten Eiterung nur stellenweise und nicht besonders hochgradig, so daß die Abgrenzung der durch den syphilitischen Prozeß gesetzten Veränderungen, bzw. der ihm nachfolgenden Störungen keine Schwierigkeiten verursachte: Die Pia ist im ganzen ziemlich dünn, an einigen Stellen stark skerosiert und zeigt nur noch wenig Infiltrationszellen; an anderen Stellen ist sie stark mit Leukozyten und Rundzellen durchsetzt, während die Gefäße stark erweitert sind. Im Bereich der zuerst genannten Partien sind Verwachsungen zwischen Pia und Rinde deutlich erkennbar. Ein Übergang der Piainfiltration auf die Rinde den Pialtrichtern entlang ist nirgends vorhanden. Die Rindensubstanz zeigt in ihren oberen vier Schichten eine ziemlich gleichmäßige architektonische Zerwerfung. Die Nervenzellen zeigen an vielen Stellen Schwund der Kerne und scholligen Zerfall, während Gliazellen häufig angelagert sind. Die Randglia ist am stärksten gewuchert, jedoch bei weitem nicht so stark wie man es für gewöhnlich bei der Paralsye findet. Auch in den übrigen Schichten finden sich überall Ansätze zur Gliawucherung, Spinnenzellen und Stäbchenzellen. Auch Körnchenzellen sind vorhanden. In einer Stelle der zweiten Schicht findet sich ein völlig hyalin degeneriertes Gefäß, im sonstigen Degenerationsbereich sind aber deutliche Ansätze zu Gefäßvermehrung bzw. Neubildung vorhanden. In den beiden oberen Schichten sind die Gefäßscheiden völlig frei von Plasmazellen, erst in der dritten und vierten Schicht sind in den Lymphscheiden auch Kerne erkenntlich, die wegen ihrer Radstruktur wohl als Reste von Plasmazellen anzusprechen sind. Nur an einer Stelle der vierten Schicht wurde in einer Gefäßscheide eine Plasmazelle gesehen. Die Jahnelfärbung war in den beiden obersten Schichten gut gelungen, während sie in den tieferen Schichten nicht ganz einwand-frei differenziert war. Es fanden sich nirgends Spirochäten.

Da in den beiden oberen Randschichten weder Plasmazellen noch Spirochäten nachweisbar waren, so kann wohl mit größter Wahrscheinlichkeit angenommen werden, daß der infektiöse Prozeß hier unter der endolumbalen Behandlung erloschen war. Auch in den tieferen Schichten dürfte der Mangel an Plasmazellen wohl darauf hinweisen, daß das Virus entweder beseitigt oder soweit reduziert worden ist, daß reaktive Entzündungen in den Gefäßscheiden nicht mehr genügend angeregt wurden. Das vorliegende Untersuchungsergebnis ist somit für die Einschätzung der Reichweite der endolumbalen Behandlung von größter Bedeutung und fordert dazu auf, die Behandlungstechnik noch weiterhin in der Weise zu vervollkommnen, daß noch höhere endolumbale Dosen an die zerebrale Pia herangebracht werden, um auf diese Weise die Tiefenwirkung des Salvarsans noch zu erhöhen.

Die Entwicklung der spezifischen Paralysebehandlung möchte ich noch ganz kurz streifen. Trotzdem die klinische Erfahrung lehrte, daß die spezifische Behandlung der Paralyse keine Besserung wesentlicher Art herbeiführte, ist sie immer wieder versucht worden. Der Mißerfolg der antisyphilitischen Heilmittel führte dann zu der von Wagner und v. Jauregg inaugurierten Fieberbehandlung, weil vereinzelt beobachtet worden war, daß interkurrente, stark fieberhafte Infektionskrankheiten einen günstigen Einfluß auf den Verlauf der Paralyse ausgeübt hatten. Diese Behandlung wird wissenschaftlich noch durch die Beobachtung weiter gestützt, daß in Gegenden mit endemischer Malaria und Recurrens Metalues nicht beobachtet wird. Es wird angenommen, daß einmal die hohen Körpertemperaturen bei den häufigen Fieberattacken den Spirochäten schädlich sind und zum anderen die Abwehrreaktion des Organismus erhöhen. Letzteres ist wahrscheinlich dadurch möglich, daß die durch die Abwehrreaktion auf die anderen Infektionen von den Körperzellen abgerissenen Immunkörper zum Teil auch gegen das Syphilisvirus gerichtet sind, weil sie von Zellen stammen, die zum Teil schon gegen das Syphilisgift umgestimmt sind, zum Teil durch die Fieberreaktion noch überempfindlicher geworden sind. Auch Ehrlich stand 1914 einer Fieberbehandlung der Paralyse durchaus nicht ablehnend gegenüber. Leider sind aber die Behandlungsversuche der Metalues mit Rekurrens, zu denen Ehrlich mich damals anregte, durch den Krieg verhindert worden.

Inzwischen sind, wie oben berichtet, die Versuche mit Fieberbehandlung nicht nur mit Tuberkulin, sondern auch mit Natr. nucleinic., Malaria und Rekurrens von einer Reihe von Autoren (Wagner, v. Jauregg, Weygandt und Mühlens, Schacherl, Donath und Fischer) weiter ausgebaut worden und haben zum Teil in Kombination mit der Allgemeinbehandlung zu zum Teil durchaus ermutigenden Ergebnissen geführt. Die therapeutischen Grundlagen dieser Behandlung haben durch die schon oben erwähnten Tierversuche von Weichbrodt und Jahnel — bei künstlicher Erhöhung der Körpertemperatur bis auf 45° wurde Abnahme, bzw. Verschwinden der Spirochäten festgestellt — eine bemerkenswerte Stütze erhalten. Ob allerdings die Wirksamkeit der Fieberbehandlung hauptsächlich in der Temperatursteigerung oder nach der Ansicht von O. Fischer auch in einer Zellaktivierung beruht, läßt sich zur Zeit noch nicht völlig überblicken. Wahrscheinlich spielen aber bei der Paralysebehandlung beide Faktoren eine Rolle. Das Optimum ihrer Wirkung dürfte in den mehr proximalen Partien des Krankheitsherdes liegen, wo einmal die vitalen Funktionen des Gewebes durch die Liquordiffusion noch nicht so hochgradig geschädigt sind, wie in den peripheren Krankheitspartien, und wo zum anderen infolge einer besseren Durchblutung wohl auch eine höhere Temperatur erreicht wird, als in den oberflächlichsten Parenchymschichten, die nur eine einseitige Blutversorgung erhalten. Möglicherweise können auch abkühlende Einflüsse von außen dahin wirken, daß die oberflächlichen Krankheitsherde nicht in dem gleichen Maße an der Temperatursteigerung teilhaben, wie die tieferen Parenchymschichten. Auf diese Art und Weise dürfte es sich wohl erklären lassen, daß sich die Liquorveränderungen bei der Fieberbehandlung trotz klinischer Besserung erheblich hartnäckiger verhalten, als bei gleichzeitiger endolumbaler Behandlung. Bei letzterer liegen die Verhältnisse, wie wir unten noch sehen werden, gerade umgekehrt. Hier werden alle oberflächlichen Krankheitsvorgänge, insbesondere die meningealen Veränderungen, wie am Rückgange der pathologischen Liquorwerte erkenntlich, am besten beeinflußt. Trotz sehr guter klinischer Erfolge bleibt aber zwischen den Reichweiten der intravenösen, bzw. endolumbalen Salvarsanbehandlung oft eine Krankheitszone, wo die Spirochäten nicht völlig vernichtet werden und nach einer genügend langen

Behandlungspause wieder zum Rückfall führen. Diese chemotherapeutisch schwer erreichbare Zone dürfte nach der schematischen Zeichnung auf S. 267 zwischen Bereich b und c zu suchen sein. Aus diesen theoretischen Betrachtungen geht hervor, daß Fieberbehandlung und Chemotherapie (intravenöse und endolumbale Salvarsanbehandlung) geeignet sind, sich gegenseitig zu ergänzen. Die endolumbale erfaßt alle oberflächlichen Krankheitsherde und baut einer meningealen Rezidivbildung vor, während die Fieberbehandlung für alle zentraler gelegenen Krankheitsherde von Nutzen sein kann. Ihre Kombination wird um so mehr zum Erfolg führen, je mehr die Fieberbehandlung in der chemotherapeutisch schwer zugänglichen Krankheitszone zur Geltung zu kommen vermag.

Der günstige Einfluß einer länger dauernden interkurrenten fieberhaften Erkrankung auf die Paralyse war im nachstehenden Falle unverkennbar vorhanden:

Im Frühjahr 1916 bekam ich einen 53jährigen höheren Marine-Ingenieur aus dem Lazarett Seebadeanstalt-Kiel wegen Paralyse (die ca. $^1/_2$ Jahr bestand) und schwerer Aortitis in Privatbehandlung. Luesanamnese negativ. Mehrfach an Malaria erkrankt. Frau und zwei Kinder gesund. Es handelt sich um eine demente Form der Paralyse mit verschiedenen Wahnvorstellungen. Insbesondere glaubte er, daß seine Familie durch seinen Abschied von der Marine verhungern müsse, machte ständig Berechnungen seiner Vermögensverhältnisse, wurde sehr geizig und vernachlässigte sich. Seine Behandlung bestand in zwei Salvarsankuren je zu 8 Natr.-Salv.-Inj. (Dos. III—IV) und 4 oder 5 endolumbalen Behandlungen (1,35—1,8 mg). Die letzte endolumbale Behandlung war nur unter äußerster Überredung möglich. Pat. hatte sich bis dahin so außerordentlich gebessert, daß er bei der gewöhnlichen Unterhaltung auch nicht den geringsten Ausfall mehr bot. Die mittelhohe Zellzahl (80) und der stark positive (bei 0,2 ccm) Liquor-Wassermann waren nach der letzten endolumbalen Behandlung wesentlich gebessert (L. 8, WR 0,5 ++). Nach der Rückkehr in seine Wohnung, 2 Tage nach der letzten endolumbalen Behandlung, bekam Pat. sehr heftige Kopfschmerzen und angeblich auch Ohnmachtsanfälle. Da ich das Krankheitsbild nicht mehr als zerebrale Reaktion ansah, sondern einen zu starken Liquorabfluß nach zu frühem Aufstehen mit den nachfolgenden Symptomen des Liquorunterdruckes (Meningismus) für das wahrscheinlichste hielt, gab ich dem Pat. eine größere intravenöse Kochsalzinfusion, die erfahrungsgemäß die Liquorproduktion beschleunigt und die Unterdrucksymptome sehr schnell beseitigt. Dieser Erfolg trat auch prompt ein. Während der Vorbereitungen für die Infusion in der Privatwohnung hatte sich jedoch die Kochsalzlösung etwas abgekühlt, so daß sich Pat. durch diese eine Erkältung zuzog. 2 Tage später bekam Pat. eine Pneumonie, die er trotz achttägigen Fiebers gut überstand. Ohne jede weitere spezifische Behandlung blieb Pat. danach ein halbes Jahr recht gut stationär und noch zwei weitere Jahre nur unwesentlich verschlechtert. Das Gedächtnis des sehr vielseitig begabten Pat. blieb für vergangene Dinge ungestört, während die Eindrücke der Gegenwart nur unvollkommen hafteten. Auch stellte sich nach Ablauf eines Jahres eine gewisse Reizbarkeit und Sparsucht wieder ein. Er ging 2 $^1/_2$ Jahre nach der Behandlung an Grippe zugrunde.

Einen derartig verzögerten Verlauf der Paralyse muß man nach der stattgehabten Salvarsanbehandlung als sehr ungewöhnlich bezeichnen. Der außerordentlich lange Fortbestand einer guten Intelligenz dürfte schwerlich auf einer alleinigen Nachwirkung der unzulänglich gebliebenen endolumbalen Behandlung beruhen, sondern kann nach den hiesigen Erfahrungen nur mit der durchgemachten Fieberreaktion in Zusammenhang gebracht werden.

Für die Kombinationstechnik ist auch bei der Paralysebehandlung maßgebend, daß die Salvarsanallgemeinbehandlung mit der Fieberbehandlung nicht zusammenstoßen darf, weil dadurch die Verträglichkeit und eventuell sogar die weitere Durchführbarkeit der intravenösen Salvarsanbehandlung gefährdet

werden kann. Erfahrungsgemäß führt die endolumbale Behandlung am
schnellsten bei den dementen Fällen zum Ziele, während die expansiven und
agitierten Formen wegen der zunächst nach der endolumbalen Behandlung
oft zunehmenden motorischen Unruhe erheblich schwieriger zu behandeln und
zu beeinflussen sind. Es ist daher am zweckmäßigsten in verschiedener Weise
vorzugehen.

Bei der ersten Gruppe der dementen Fälle ist die Fieberbehandlung, falls
man sich zu einem derartigen Versuch entschließen sollte, erst nach Abschluß
der ersten Salvarsankur vorzunehmen. An diese schließt sich die Zwischenkur
an (alle 3, bzw. 2 Wochen Dos. III Natr. Salv. über ca. 3 Monate). Während
dieser Zeit ist die ein- bis zweimalige Anwendung eines 2—3 Wochen dauernden
Injektionszyklus mit Natr. nucleinic. oder auch eine acht- bis zehntägige Fieberbehandlung mit Malaria ohne eine besondere Kollisionsgefahr mit der intravenösen Salvarsananbehandlung durchführbar.

In denjenigen Fällen, wo die Fieberbehandlung den klinischen Befund
verschlechtert und das bisherige Behandlungsresultat gefährdet, muß sie natürlich sofort abgesetzt werden. Die weitere Fortsetzung dieses therapeutischen
Versuchs ist dann nicht nur zwecklos, sondern auch schädlich.

Bei der zweiten Gruppe, den expansiven und agitierten Formen der Paralyse wird eine Kombination mit Fiebertherapie am besten in der Weise gehand-
habt, daß zunächst ein Versuch mit letzterer angestellt wird, um durch eine
eventuelle Remission die Anwendbarkeit und die weitere Durchführung der
endolumbalen Salvarsananbehandlung zu erleichtern. Sollte nach der Fieberbehandlung noch keine wesentliche Beruhigung des Pat. eingetreten sein, so
müssen die ersten endolumbalen Behandlungen im Dämmerschlaf (unter Sko-
polamin oder Duboisin plus Morphium) vorgenommen werden. Um eine möglichst hohe zerebrale Dosierung ohne gleichzeitige spinale Irritation zu ermöglichen, ist auch hier der Behandlungsweg mittels Doppelpunktion und zweier
Büretten am meisten zu empfehlen. Bei dieser Krankheitsgruppe ist indessen
wegen der großen Krankheitsoberfläche ganz besonders darauf zu achten,
daß unter der endolumbalen Behandlung und zwar beim Liquorrücklauf jeglicher Überdruck im Lumbalsack vermieden wird. Nach Einlauf der oberen
Bürette soll auch die untere Bürette nur soweit erhoben werden, daß ein recht
langsamer Liquorrückfluß zustande kommt. Falls erhebliche Liquormengen
(über 100—150 ccm) abgelaufen waren, so muß unbedingt mehr als das meist
übliche Drittel des entnommenen Liquors fortgegossen werden. Oftmals habe
ich nur wenig mehr zurücklaufen lassen, als zur Beseitigung der bei der Liquorentnahme entstandenen Kopfschmerzen und zur Wiederherstellung allgemeinen
Wohlbefindens ausreichte. Bei der Doppelpunktion wurden aus der oberen
Bürette nur 20—25 ccm (Salvarsanzusatz 1,8—3,0 mg), aus der unteren Bürette
durchschnittlich ca. 35—50 ccm zum langsamen Rücklauf gebracht. Auf diese
Weise wurden häufig nahezu zwei Drittel des entnommenen Liquors übrig
gelassen und fortgegossen.

Der Ausbau der Chemotherapie der Paralyse hat sich natürlich sehr allmählich vollzogen.

Die alleinige intravenöse Salvarsananbehandlung der Paralyse hat in Frühfällen gelegentlich weitgehende Remissionen herbeigeführt (s. a. Raeke und
Runge). Der Endausgang ist dadurch aber nicht wesentlich verzögert worden.

Die hier beobachteten Frühfälle nahmen nach einjährigem Verlauf eine ungünstige Wendung. Trotz dauernder Fortbehandlung setzten dann Sprachstörung und paralytische Anfälle ein. An diesem Verlauf änderte die ursprüngliche endolumbale Technik kaum etwas, denn die benutzten Flüssigkeitsmengen reichten schwerlich weiter hinauf, als bis zum vierten Ventrikel. Ein Beispiel aus jener Zeit ist vielleicht auch deshalb ganz zweckmäßig, weil zum Teil noch nach der endolumbalen Methode von Swift und Ellis gearbeitet wurde. Es ist das große Verdienst dieser Methode, daß sie uns die Gangbarkeit des endolumbalen Weges gezeigt hat; für die Behandlung der Paralyse ist sie aber wegen der geringen Salvarsanmenge und wegen des kleinen Flüssigkeitsquantums belanglos.

Nr. 580. Oberzahlmeister. Ansteckung 1901. 1901, 1903 und 1908 je eine Hg-Kur. 1908 wegen Pupillenstarre und stark pathologischen Liquors von Siemerling bereits als Anwärter für Paralyse bezeichnet. Im Frühjahr 1912 Versagen im Dienst. Nachlassen des Gedächtnisses und läppisches Wesen. Reflektorische Pupillenstarre, erhöhte Reflexe. Intelligenz und Merkfähigkeit nur wenig gestört. Sprache langsam, aber noch ohne Artikulationsstörung. Allgemeinbehandlung:

1.	Kur vom	4.	5.	bis 25.	6.	1912	7	Salv.-Inj. (0,3—0,6).
2.	„ „	10.	10.	„ 11.	12.	1912	8	„ „
3.	„ „	13.	2.	„ 29.	3.	1913	8	„ „
4.	„ „	27.	5.	„ 23.	6.	1913	7	„ „
5.	„ „	4.	8.	., 30.	10.	1913	12	.. ..

Daneben vom 12. 10. 1912 bis 14. 4. 1913 3 Kalomelkuren zu 15 Injektionen. Liquorbefunde:

Dat.	Phase I	Esb.	Lymph.	WR	endolumbale Dosis	Liquor
1. 10. 1912	trüb	1 $^0/_{00}$	40	+++	—	—
5. 2. 1913	„	1 $^0/_{00}$	45	+++	—	—
19. 3. 1913	opal — trüb	0,7 $^0/_{00}$	10	+++	—	—
25. 6. 1913	zart. Ring	f.	13	+++	—	—
12. 9. 1913	dtl. Ring	f.	73	+++	—	—
23. 9. 1913	dtl. „	f.	27	0,5 ++	12 ccm salvarsan. Serum	30 ccm
27. 9. 1913	„ „	1,1 $^0/_{00}$	23	0,5 ++	15 „ „ „	35 ccm
7. 11. 1913	„ „	f.	9	1,0 ++	1 $^1/_2$ mg	40 ..
22. 12. 1913	0 — opal	0,5 $^0/_{00}$	13	1,0 ++	2 „	40 „

Im Sommer 1913 nahmen die geistigen Fähigkeiten merklich ab, so daß ihm nur noch leichter Bureaudienst überlassen wurde. Im Oktober 1913 setzten plötzlich schwere Sprachstörungen ein zugleich mit leichten Bewußtseinsstörungen. Die Intelligenzstörung nahm schnell zu, so daß Pat. Anfang November 1913 der Nervenklinik überwiesen wurde. Der Verlauf aller anderen Fälle in der ersten Zeit der endolumbalen Behandlung war meist noch schneller als der vorstehende. Trotz der wenig ermutigenden Ergebnisse wurde die endolumbale Behandlung bei inzipienten Paralysen fortgesetzt. Die Sachlage änderte sich dann sehr bald beim Übergang zu höheren Liquormengen.

Um die Notwendigkeit der kombinierten Behandlung, der intravenösen und der endolumbalen Behandlung zu zeigen, möchte ich zunächst über einen Fall berichten, der ausschließlich endolumbal fortbehandelt wurde, nachdem er durch eine Salvarsandermatitis gegen Allgemeinbehandlung überempfindlich geworden war.

Nr. 4655. Ansteckung April 1910 (!). 1910 im frischen Sekundärstadium 2 Schmierkuren. Wegen positiver SR in Wilhelmshaven 2 Kuren: Juli 1916 6 Salvarsaninjektionen + 9 Hg-Injektionen und Februar/März 1917 5 Salvarsan- + 10 Hg-Injektionen. Seit 11. 4. 1917 universelle Dermatitis. Hiesiger Zugang mit abheilender Dermatitis und Kopfschmerzen am 15. 5. 1917. Pupillen o. B. Gesteigerte Periost- und Sehnenreflexe. Pat. macht einen müden Eindruck. Intelligenz o. B. SR dauernd negativ. Auf kleine Versuchsdosen Salvarsan (1—3 Zentigramm) reagierte Pat. regelmäßig mit dermatitischer Reizung. Sogar auf die endolumbale Behandlung hin bekam Pat. ein leicht schuppendes Erythem um die Augen herum bis zu den Schläfen, das 4—5 Tage anhielt (!!). Endolumbale Behandlung:

Dat.			Phase I	Pandy	Esb.	Lymph.	WR	end. Dos.		Liquor	
16.	5.	1917	zart. Ring	+++	$2^1/_2$	80	1,0 + — ++	1,35	mg	70	ccm
29.	6.	1917	dtl. Ring	++	3	28	1,0 + — +++	1,35	,,	75	,,
13.	7.	1917	,, ,,	++	3	33	1,0 + — ++	1,5	,,	91	,,
1.	8.	1917	,, ,,	+	$2^1/_3$	26	1,0 + — ∸+	1,35	,,	94	,,
22.	8.	1917	zart. Ring	±	3	1	1,0 — — Sp. inc.	1,5	,,	96	,,
19.	9.	1917	,, ,,	+	$2^3/_4$	31	0,5 + — inc.	‛1,5	,,	87	,,
17.	10.	1917	opal	+	$3^3/_4$	12	1,0 +++	1,4	,,	76	,,
14.	11.	1917	dtl. br. Ring	++	$1^1/_2$	12	— — — —	1,35	,,	80	,,
30.	11.	1917	dtl. Ring	+++	$2^1/_6$	42	— —	1,3	,,	90	,,
14.	12.	1917	zart. Ring	+++	$3^1/_4$	48	— — — —	1,3	,,	89	,,
28.	12.	1917	,, ,,	+	$2^1/_3$	32	— — — —	1,35	,,	92	,,
11.	1.	1918	dtl. Ring	++	$2^5/_6$	130	1,0 ++	1,5	,,	85	,,
8.	2.	1918	,, ,,	++	$3^1/_3$	47	1,0 +++	1,4	,,	56	,,
20.	3.	1918	zart. Ring	++	f.	19	fehlt	1,7	,,	95	,,
8.	5.	1918	,, ,,	+	f.	13	— — —	1,8	,,	102	,,

Die Kopfschmerzen des Pat. verschwanden bereits nach einer endolumbalen Behandlung. Die Behandlung verursachte fast jedesmal Kopfschmerzen und nahm den schwächlichen Pat. etwas mit, so daß Dosierung wie Häufigkeit der Behandlung auf ein erträgliches Maß gesetzt werden mußten. Dienstliche Gründe erzwangen Anfang Mai 1918 das Aussetzen der Behandlung, obgleich der Liquor noch restliche Veränderungen aufwies. Pat. war fast 1 Jahr an Bord als Steuermann und kehrte am 9. 4. 1919 mit deutlichen paralytischen Symptomen in hiesige Behandlung zurück. Unter erneuter endolumbaler Behandlung zeigten Demenz und Sprachstörung eine deutliche Besserung. Er erkannte vor allem vollkommen den Ernst seiner Erkrankung.

Der Liquorbefund war dadurch hochinteressant, daß er trotz des schweren Krankheitsbildes noch bis 0,5 negativen Liquor-Wassermann aufwies. Der Krankheitsherd in der Pia war durch die frühere endolumbale Behandlung sehr zurückgegangen, während er sich zum Parenchym hin weiter ausgebreitet hatte.

Dat.			Phase I	Pandy	Esb.	Lymph.	WR	end. Dos.		Liquormenge	
9.	4.	1919	dtl. Ring	+++	f.	2	0,5 — — —	1,3	mg	90	ccm
23.	4.	1919	,, ,,	++	f.	35	0,5 — — —	1,3	,,	90	,,
14.	5.	1919	,, ,,	++	f.	1	0,5 — — —	1,3	,,	80	,,
4.	6.	1919	,, ,,	+	f.	27	0,5 — — —	1,0	,,	70	,,

Der neuerliche Erfolg der endolumbalen Behandlung war nur von kurzer Dauer, woran zum Teil der erhebliche Schwächezustand des Pat. schuld war, der eine energische endolumbale Behandlung nicht mehr zuließ. Im August erhielt Pat. von Zimmern Karotideninjektionen, die zwar zur Dermatitis führten, aber eine sichtliche Besserung der eingetretenen Demenz bewirkten. Der weitere Verlauf der Paralyse, die 2 Monate später im Anfall zum Tode führte, wurde dadurch nicht aufgehalten.

Die durch die Karotideninjektion herbeigeführte Besserung ist insofern beachtenswert, als sie auf die Beeinflußbarkeit gewisser Parenchymherde und damit auf die Notwendigkeit der Salvarsanbehandlung von der Blutbahn aus hinweist. Die Karotideninjektion selbst halte ich hinsichtlich ihres Unterschiedes von der intravenösen Salvarsanwirkung für belanglos. Das Heranbringen der höheren Salvarsandosis an den zerebralen Krankheitsherd durch die Carotis interna ist zu kurzdauernd, um sich von der intravenösen Behandlung nennenswert unterscheiden zu können.

Bei der kombinierten (intravenös und endolumbal) Salvarsanbehandlung sind im allgemeinen diejenigen Paralysefälle prognostisch am günstigsten, bei denen die Wassermannwerte nicht hochgradig und bald rückbildungsfähig sind.

Fortgeschrittene Stadien zu behandeln ist, wie wir noch sehen werden, ganz zwecklos, weil das Endergebnis die aufgewendete Mühe nicht lohnt. Etwas ältere Fälle, bis etwa zu einem halben Jahre nach Ausbruch des Leidens, eignen sich namentlich dann noch zur Behandlung, wenn höhere Zellwerte auf noch vorhandene Entzündungsvorgänge hinweisen, womit eine Angriffsfläche für die endolumbale Behandlung gegeben ist. Ob noch in weiteren Fällen ein Behandlungsversuch zweckmäßig ist, kann nur von Fall zu Fall entschieden werden. Gewisse Richtlinien ergeben sich, wie wir noch sehen werden, aus der Schwere und Progredienz des klinischen Bildes, dem Umfange des paralytischen Prozesses und aus dem Verhalten des Liquorbefundes.

Fälle mit sehr niedrigen oder normalen Zellwerten und hohen Wassermannwerten (bei 0,1 und 0,2) sind erfahrungsgemäß kein günstiges Behandlungsobjekt, selbst wenn der angebliche Ausbruch der Paralyse erst wenige Wochen oder Monate zurückliegt. So erinnere ich mich z. B. aus dem Jahre 1917 eines ziemlich akuten Falles, bei dem ich in Hamburg zugezogen wurde und die Behandlung wegen normalen Zellbefundes (L. 9) und starkem Liquor-Wassermann (0,2 $+++$) ablehnte. Der Fall starb 8 Tage später im akuten Anfall, ein Ausgang, der nach eventueller Behandlung sicher dieser zur Last gelegt worden wäre.

Einige besondere Bemerkungen, bzw. Einschränkungen sind an die Behandlung der Lissauerschen Paralyse zu knüpfen. Bei diesen Fällen treten kurz nach der endolumbalen Behandlung schwere Krampfanfälle mit Trismus und starker Zyanose auf. Sie sind wesentlich schwerer und langdauernder als sie für gewöhnlich bei Lues cerebri zur Beobachtung gelangen. Ihr Anlaß unterscheidet sich auch in gewisser Hinsicht von demjenigen bei Lues cerebri, wo es sich offensichtlich nur um eine Herxheimersche Reaktion handelte (s. u.!). Oft ist jedoch bei den Paralysefällen eine Beteiligung der motorischen Region nicht von vornherein anzusehen. Es fehlen Krämpfe oder vorübergehende motorische Störungen, welche auf eine Ausbreitung des paralytischen Prozesses auf die Zentralwindungen oder noch weiter dahinterliegende Abschnitte des Großhirns hinweisen könnten. Befinden sich hier jedoch Krankheitsherde in Vorbereitung, so kommt es gleich unter der ersten endolumbalen Behandlung zu motorischen Reizerscheinungen. Je nach Umfang und Hochgradigkeit der Veränderungen stellen sich entweder nur leichte Zuckungen und motorische Unruhe oder auch mehr oder minder heftige Krämpfe ein, die infolge starker Zyanose den Bestand des Individuums in ernster Weise bedrohen können.

Die Möglichkeit eines Krampfanfalles und seine Gefahren werden durch eine eingehende Beachtung der für den Liquorrücklauf in diesen Fällen gegebenen Anweisungen außerordentlich eingeschränkt.

Ob man Fälle mit schweren Anfällen unter der endolumbalen Behandlung noch weiter behandeln soll, wird einmal von der Schwere der Anfälle und zum anderen von den Hilfsmitteln abhängen, welche dem behandelnden Arzt zur Verfügung stehen. Besteht der Anfall nur in Benommenheit und motorischer Unruhe, die oft bis zu 24 Stunden anhalten, so ist keinerlei Lebensgefahr vorhanden; auch kommt der Anfall bei den nächsten Behandlungen nur in geringerem Umfange oder überhaupt nicht wieder, wenn die wiederholt angeführten technischen Vorschriften beachtet werden. Hinsichtlich der unter der endolumbalen Behandlung zu erwartenden spezifischen Reaktionserscheinungen (Herxheimersche Reaktion an den zerebralen Krankheitsherden) bei der Paralyse haben besonders die Erfahrungen mit der Doppelpunktionsbehandlung einiges Neues ergeben. Bei Anwendung dieser Methode können sich nämlich, wie schon weiter oben kurz erwähnt, die Herxheimerschen Reaktionen bei Steigerung der Behandlungsdosis wiederholen. Es kommt dann wieder zu Fieber und Herderscheinungen (Kopfschmerzen, Benommenheit, Krampfanfällen, eventuell mit Beteiligung des Atemzentrums und sonstigen vorübergehenden Funktionsstörungen), die auf das tiefere Eindringen des Salvarsans am Krankheitsherd und auf das beim Absterben der Spirochäten entstehende entzündliche Ödem zurückzuführen sind. Es steht natürlich außer jeglicher Frage, daß diese Reaktionserscheinungen die Paralysebehandlung manchmal nicht unerheblich erschweren und gelegentlich auch das Leben des Erkrankten akut gefährden können. Wenn uns selbst bisher auch noch kein Unglücksfall vorgekommen ist, so ist es für den Therapeuten doch notwendig, über die vorliegenden Gefahrzonen unterrichtet und auch gegen sie gewappnet zu sein.

Die einzelnen Fälle von Paralysis incipiens sprechen ferner durchaus verschieden auf die erste Behandlung an. Der eine Fall wird von der zweiten oder dritten Behandlung an zunehmend klarer, ohne daß zwischendurch eine Zunahme der Verwirrtheit, der Zwangsvorstellungen und der Demenz zu verzeichnen ist. In dem anderen Falle setzt die motorische Unruhe, Verwirrtheit und Angst in vermehrtem Maße nach der ersten endolumbalen Injektion ein, so daß die Patienten nur sehr schwer auf einer offenen Abteilung oder in Privatpflege bleiben können. Sobald aber die dritte Behandlung unter gleichzeitiger intravenöser Behandlung erfolgt ist, tritt fast regelmäßig der Umschwung ein. Die Beeinflußbarkeit wechselt indessen sehr entsprechend dem Umfange des paralytischen Prozesses. Der eine Fall wird wieder ganz leidlich arbeitsfähig, ohne daß er irgendwie auffällt. Bei anderen bleiben mehr oder minder deutliche Ausfälle zurück, welche jegliche Verwendungsfähigkeit oder gar berufliche Tätigkeit ausschließen. Tritt auch nach der vierten Behandlung keine befriedigende Klarheit bei dem Patienten ein, so ist die weitere Fortführung der Behandlung für gewöhnlich nicht als lohnend zu bezeichnen.

Im allgemeinen würde ich also in allen inzipienten Fällen zum therapeutischen Versuch raten, zumal wenn der Liquor die oben angegebenen günstigen Handhaben bietet. Eine Einschränkung ist hauptsächlich bei ungünstigem Liquorbefunde vor Aufnahme der Behandlung und bei sehr großer Oberfläche der Erkrankung zu machen (Lissauersche Paralyse). Bei großer Krankheitsoberfläche ist der Liquoreinbruch so profus und führt naturgemäß zu einem so massiven Fortschreiten des Krankheitsvorganges nach der Tiefe des Parenchyms, daß die in Etappen vor sich gehende kombinierte (intravenöse + endolumbale) Behandlung viel zu schwächlich ist, um den Prozeß wesentlich aufhalten zu können.

Das Abwarten einer spontanen Remission etwa zur weiteren Klärung des Falles oder zur Vermeidung von Reaktionserscheinungen ist unzweckmäßig, weil jeder Tag die Zerstörung des Parenchyms vorwärts bringt.

Die allmähliche Entwicklung der spezifischen Behandlung der Paralyse (und Taboparalyse) ergibt sich auch an nachstehenden Übersichten.

Behandlungserfolge der verschiedenen Methoden.

	unbeeinflußt oder verschlechtert	mäßig	gut	sehr gut gebessert	Summe
Fortlaufende intrav. Sal-varsanbehandlung . .	5	4	1	—	10
Intrav.Salvarsan-+endo-lumbale Behandlung (alte Methode)	3	1	1	1	6
Intrav.Salvarsan-+endo-lumbale Behandlung (neue Methode) . . .	5	7	8	18	38

Der Begriff Besserung ist, wie auch aus den Berichten der einzelnen Autoren ersichtlich ist, sehr relativer Natur. Als gut wird sie hier nur dann angesprochen, wenn Pat. bei oberflächlicher Betrachtung nichts Auffälliges mehr bietet und dienstlich weitere Verwendung finden kann. Die hierunter aufgeführten Fälle haben bis auf einen Fall, der bereits verabschiedet war, noch 1—4 Jahre Dienst versehen. Das Behandlungsergebnis wird als sehr gut angesprochen, wenn die geistigen Funktionen als normal zu bezeichnen sind. Bei der alten endolumbalen Technik betrug der Dauererfolg nach Aussetzen der Behandlung (infolge Kriegsausbruch) in dem Falle mit dem guten Ergebnis 1 Jahr, in dem sehr gut gebesserten Falle nur $^1/_2$ Jahr, weil er beim Annahen einer geringen Verschlechterung Suizid beging. Unter der neuen endolumbalen Methode wurden nachstehende Dauerergebnisse beobachtet:

Dauer der Be-handlung, bzw. Beobachtung	1 Jahr	$1^1/_2$ Jahre	2 Jahre	$2^1/_2$ Jahre	3 Jahre	über 4 Jahre	erst1Jahr in Be-handlung
Gut gebesserte Fälle . . .	1	2	3	2	—		—
Sehr gut ge-besserte Fälle	1	2	3	2	2	6	2

Bei einem Teil der Fälle setzte nach $1^1/_2$—2 jähriger Behandlung eine allmähliche Verschlechterung der geistigen Fähigkeiten ein. Es waren dies zumeist Fälle, wo mit zu großen Liquormengen behandelt worden war. In den übrigen Fällen mit einer Beobachtungs- und Behandlungszeit unter 4 Jahren dauerte es nach Aussetzen der Behandlung selten länger als 1 Jahr, bis die Fälle in schwerster Form rückfällig wurden. Von den 6 Fällen mit einwandfreiem Dauererfolg bekam einer gegen Ende des 5. Jahres einen Krankheitsrückfall; seine Behandlung hatte über 1 Jahr ausgesetzt. 3 Fälle blieben auch nach längerem Aussetzen der Behandlung normal bei einwandfreiem Liquor. Von zwei weiteren Fällen fehlt die spätere Nachbeobachtung. Mit einem Dauererfolg ist nach den vorliegenden Erfahrungen nur dann zu rechnen, wenn der Liquor über eine Behandlungspause von $1^1/_2$ Jahren normal bleibt.

Von den 18 Fällen mit sehr gutem klinischen Erfolge trat die spätere Verschlechterung nur dreimal noch unter der Behandlung (zu große Liquormengen!) ein. Für gewöhnlich kann man damit rechnen, die Pat. so lange bei guter Funktion zu erhalten, als die Behandlung planmäßig fortgeführt wird. Einige Fälle haben infolgedessen im Laufe der Jahre 30—40 endolumbale Behandlungen bekommen neben der in planmäßigen intermittierenden Kuren angeordneten intravenösen Behandlung. Falls auf 3—4 endolumbale Behandlungen eine deutliche klinische Besserung eintritt, so besteht die Möglichkeit, allmählich auch die meist enorm hartnäckige positive WR im Liquor zu beseitigen.

Am günstigsten für die Behandlung sind von den inzipienten Paralysefällen diejenigen mit möglichst kleiner Krankheitsoberfläche, wo dementsprechend auch die WR von vornherein nur mittlere Werte aufweist. Fälle dieser Art sind folgende:

Nr. 2830. Ob.-Stckm.-Mt. Ansteckung Oktober 1905. 1905, 1906 und 1907 je eine Hg-Kur. Verheiratet. Gesunde Kinder. Im Januar 1916 bekam Pat., nachdem er schon längere Zeit durch aufgeregtes und streitsüchtiges Wesen aufgefallen war, Tobsuchtsanfälle, die seine Überführung in eine Nervenklinik bewirkten, wo sein Zustand als Paralyse angesprochen wurde. Er erhielt hier bis April 1916 13 Salvarsaninjektionen und wurde, nachdem Beruhigung eingetreten war, nach hier überwiesen. Befund: Rechte Pupille 3 mm, linke 5 mm weit, beiderseits entrundet. Konvergenzreaktion beiderseits + +; Lichtreaktionen beiderseits — —, nur bei konzentrierter künstlicher Beleuchtung Andeutung rechts. Augenhintergrund und Augenbewegungen o. B. Patellar- und Achillessehnenreflexe schwer auslösbar. Periostreflexe leicht gesteigert. Keine Sensibilitätsstörungen. Romberg angedeutet. Pat. ist sehr leicht erregbar, macht aber noch einen leidlich geordneten Eindruck. An die Anfälle an Bord und später hat er keinerlei Erinnerungsvermögen. Geistig wenig regsam und stumpf. Geringe Merkfähigkeitsschwäche. Sprachstörung angedeutet. Der Versuch, den Pat. bei seiner Familie zu lassen, mißglückte wegen erneuter Aufregungszustände. SR —. Pat. erhielt vom 11. 5. 1916 bis 1. 7. 1918 7 Salvarsankuren zu 7—12 Injektionen, 2 Hg-Kuren und Kal. jodat. Endolumbale Behandlung:

Dat.	Phase I	PandyEsb.	Lymph.		WR	end. Dcs.	Liquor
10. 5. 1916	dtl. br. Ring	+ + +	$3^1/_2$	55	0,2 + ∓	1,35 mg	60 ccm
26. 5. 1916	,, ,, ,,	+ + +	$2^1/_2$	8	0,2 + ∓	1,25 ,,	60 ,,
14. 6. 1916	,, ,, ,,	+ + +	$2^1/_2$	9	0,5 + +	1,3 ,,	60 ,,
30. 6. 1916	,, ,, ,,	+ + +	$2^3/_4$	12	0,5 + +	1,3 ,,	60 ,,
21. 7. 1916	,, ,, ,,	+ + +	$2^1/_4$	8	0,5 ∓ ∓	1,3 ,,	60 ,,
11. 8. 1916	,, ,, ,,	+ +	$2^1/_2$	12	0,5 ∓ ∓	1,35 ,,	70 ,,
1. 9. 1916	zart. Ring	+ +	$1^1/_2$	7	1,0 — —	1,4 ,,	70 ,,
22. 9. 1916	,, ,,	+	$2^3/_4$	9	1,0 — —	1,35 ,,	70 ,,
13. 10. 1916	,, ,,	∓	$1^1/_1$	5	1,0 — —	1,7 ,,	88 ,,
17. 11. 1916	,, ,,	∓	$1^3/_4$	4	0,5 ∓ = 1,0 + ∓	1,5 ,,	90 ,,
8. 12. 1916	,, ,,	+	$1^1/_3$	7	0,5 ∓ = 1,0 + ∓	1,5 ,,	90 ,,
5. 1. 1917	,, ,,	+	$2^1/_2$	7	0,5 ∓ = 1,0 + ∓	1,8 ,,	15 ,,
7. 2. 1917	,, ,,	—	$1^1/_3$	4	0,5 ∓ = 1,0 + ∓	1,6 ,,	55 ,,
28. 3. 1917	opal	∓	$3/_4$	2	— — —	1,8 ,,	80 ,,
25. 4. 1917	zart. Ring	∓	$1^1/_6$	6	1,0 + — + +	1,8 ,,	80 ,,
16. 5. 1917	,, ,,	+	7	3	1,0 + — + +	1,8 ,,	90 ,,
6. 6. 1917	,, ,,	±	7	2	— — —	1,75 ,,	87 ,,
27. 6. 1917	0 — opal	±	$3/_4$	3	1,0 inc.	1,65 ,,	87 ,,
25. 7. 1917	,,	±	$1/_2$	3	— — —	1,5 ,,	61 ,,
15. 8. 1917	,,	±	1	1	— — —	1,5 ,,	81 ,,
12. 9. 1917	,,	±	$1^1/_2$	7	— — —	1,3 ,,	78 ,,
3. 10. 1917	dtl. Ring	±	$1^1/_2$	4	— — —	1,35 ,,	72 ,,
24. 10. 1917	0 — opal	±	$1^3/_4$	7	— — —	1,3 ,,	68 ,,
28. 11. 1917	,,	±	$1^3/_4$	3	— — —	1,3 ,,	75 ,,
9. 1. 1918	,,	+	$1^3/_4$	9	— — —	1,5 ,,	51 ,,

Dat.	Phase I	Pandy	Esb.	Lymph.		WR	end. Dos.		Liquor	
15. 1. 1918	0 — opal	±	$1^5/_6$	4		— — — —	1,3	mg	77	ccm
25. 3. 1918	,,	∓	$1^1/_4$	3		— — — —	1,5	,,	73	,,
1. 5. 1918	opal	∓	$1^1/_5$	4		— — — —	1,0	,,	67	,,
16. 10. 1918	,,	∓	$1^1/_5$	3		— — — —	1,35	,,	68	,,

Nach drei endolumbalen Behandlungen wurde Pat. geistig regsamer und gut geordnet. Aufregungszustände wiederholten sich nicht wieder. Nach der 6. endolumbalen Injektion bot Pat. keinen psychischen Ausfall mehr und machte Garnisondienst. Instruktion und Kommandieren machten ihm keine Schwierigkeiten. Gedächtnis und Intelligenz blieben auch dauernd einwandfrei. Wie lange der Behandlungserfolg angehalten hat, entzieht sich meiner Kenntnis, weil mit meinem dienstlichen Ausscheiden jede weitere Kontrolle aufgehört hat. Immerhin bleibt der erzielte Erfolg bereits beachtenswert, zumal die erste Kontrollpunktion im Oktober 1918 normalen Liquorbefund ergab [1]).

Ähnlich gute Dauererfolge ergaben sich, wie oben vermerkt, sechsmal. Es ist jedoch zu erwähnen, daß in einem Falle ein Jahr nach der letzten endolumbalen Behandlung erneut Kopfschmerzen und Liquorveränderungen ohne psychische Veränderungen auftraten, die eine erneute Behandlung erforderlich machten und wieder gut zurückgingen. Zur Erhaltung des Ergebnisses erscheint es daher ratsam, zweimal im Jahre eine kurzdauernde Behandlung (2—3 endolumbale und 6 intravenöse Injektionen vorzunehmen.

Unter den sonst recht gut verlaufenen Paralysefällen befinden sich einige, bei denen zwar eine völlig ausreichende Wiederkehr der Intelligenz und des Gedächtnisses eintritt, die aber doch in ihrem Benehmen nach dieser oder jener Richtung gelegentlich etwas auffallen. So blieb ein Fall im Dienst leicht reizbar und in seinem Auftreten Untergegebenen gegenüber sehr schroff, so daß er als Polizeiunteroffizier wieder abgelöst werden mußte. Bei anderen stellt sich die Urteilskraft nicht ganz wieder her oder sie behalten auffällige Manieren. Einer von den Fällen in dieser Gruppe ist folgender:

3021. Offizier. Ansteckung Januar 1910. 1910 und 1911 je eine Hg-Kur. 1911 eine Salvarsankur. März/April 1914 Salvarsankur auf „SMS Gneiseanu". Bei deren Untergang geriet er in englische Gefangenschaft, wo im Dezember 1915 die Paralyse ausbrach. Im März ausgeliefert, kam er zunächst nach Bonn in eine Anstalt und von dort am 3. August 1916 nach hier. Befund: Schwächlicher Pat. in mäßigem Ernährungszustande. Linke Pupille größer als rechte. Linke quer oval entrundet. Reaktion auf Licht kaum sichtbar, auf Konvergenz sehr träge. Fundus: deutliche Abblassung der temporalen Hälfte der Papillen. Periostreflexe an den Unterarmen nicht gesteigert. Patellar- und Achillessehnenreflexe erheblich gesteigert. Fußklonus leicht auszulösen. Bauchdecken- und Kremasterreflex nicht auslösbar. Sensibilität o. B. Kein Romberg. Pat. ist leicht aufgeregt, zeigt erhebliche motorische Unruhe. Über die Vorgeschichte seiner Erkrankung und über den Anlaß zu seiner Auslieferung kann er keine sicheren Angaben machen. Das Gedächtnis für frühere Erlebnisse vor der Erkrankung ist noch recht gut. Merkfähigkeit und Denkvermögen deutlich herabgesetzt. Völlige Urteilsschwäche. Ständig wechselnde und sprunghafte Ideengänge. Erzählt häufig dasselbe. Findet sich in bekannter Gegend nicht zurecht. Zeigt auffällige Manieren und Gewohnheiten. Sprache manchmal etwas verwaschen. Muß ständig unter Aufsicht bleiben. Pat. erhielt hier vom 3. 8. 1916 bis 22. 10. 1918 9 Salvarsankuren à 6—8 Injektionen und dreimal im Jahre 6 Wochen Kal. jodat. Endolumbale Behandlung:

Dat.	Phase I	Pandy	Esb.	Lymph.	WR	end. Dos.		Liquor	
4. 8. 1916	dtl. Ring	milchig	$4^2/_3$	43	0,5 ± ±	1,2	mg	60	ccm
18. 8. 1916	,, ∷	,,	$2^3/_4$	11	0,2 ± +	1,5	,,	60	,,
8. 9. 1916	,, ,,	+ +	$2^3/_4$	9	0,2 × +	1,6	,,	60	,,

---

[1]) Nachforschung hat ergeben, daß der frühere Pat. seit 1920 als Beamter im Finanzamt Kiel angestellt ist.

Dat.	Phase I	Pandy	Esb.	Lymph.	WR	end. Dos.	Liquor
29. 9. 1916	dtl. Ring	$++$	3	3	$0,2 +++$	1,35 mg	60 ccm
5. 11. 1916	,, ,,	milchig	3	6	$0,2 +++$	1,25 ,,	65 ,,
26. 11. 1916	zart. Ring	,,	$1^3/_4$	4	$0,2 +++$	1,0 ,,	65 ,,
15. 12. 1916	,, ,,	,,	$2^2/_3$	2	$0,2 +++$	1,2 ,,	67 ,,
17. 1. 1917	,, ,,	$++$	$2^1/_2$	8	$0,2 +++$	1,3 ,,	73 ,,
2. 2. 1917	,, ,,	$++$	$2^1/_2$	3	$0,2 +++$	1,2 ,,	50 ,,
14. 2. 1917	,, ,,	$++$	$1^1/_2$	14	$0,5 \mp +$	1,3 ,,	85 ,,
7. 3. 1917	,, ,,	$++$	$1^4/_5$	7	$0,2 - \mp$	1,3 ,,	80 ,,
23. 3. 1917	dtl. Ring	$+++$	$1^4/_5$	7	$0,5 ++$	1,3 ,,	76 ,,
11. 4. 1917	,, ,,	$+++$	$1^1/_2$	3	$1,0 ++$	1,3 ,,	74 ,,
29. 4. 1917	zart. Ring	$+$	$1^1/_2$	3	$0,5$ inc.	1,35 ,,	72 ,,
16. 5. 1917	,, ,,	$+$	$1^1/_2$	6	$0,5$ inc.	1,5 ,,	30 ,,
3. 6. 1917	dtl. Ring	$++$	$2^1/_5$	8	$1,0 ++$	1,8 ,,	83 ,,
20. 6. 1917	,, ,,	$++$	$1^4/_5$	6	$1,0 ++$	1,35 ,,	75 ,,
7. 7. 1917	,, ,,	$+$	$1^1/_2$	8	$1,0 ++$	1,35 ,,	61 ,,
25. 7. 1917	zart. Ring	$+$	2	4	$0,5 ++, 1,0 +++$	1,3 ,,	69 ,,
12. 8. 1917	,, ,,	$+$	$1^3/_4$	19	$0,5 ++, 1,0 +++$	1,35 ,,	71 ,,
29. 8. 1917	,, ,,	$\pm$	$1^3/_4$	5	$1,0 + \pm$	1,35 ,,	72 ,,
19. 9. 1917	0 — opal	$\mp$	$2^1/_3$	1	$1,0 ++$	1,35 ,,	64 ,,
10. 10. 1917	zart. Ring	$\pm$	$2^1/_4$	21	$1,0 ++$	1,3 ,,	65 ,,
26. 10. 1917	0 — opal	$\pm$	$2^2/_3$	5	$1,0 +++$	1,35 ,,	73 ,,
5. 12. 1917	opal	$+$	$1^2/_3$	10	$1,0 +++$	1,35 ,,	70 ,,
9. 1. 1918	,,	$++$	$2^1/_2$	3	$1,0 +-+$	1,35 ,,	60 ,,
23. 1. 1918	zart. Ring	$+$	$2^3/_4$	8	$1,0 +++$	1,35 ,,	61 ,,
6. 2. 1918	0 — opal	$\mp$	$2^1/_6$	7	$1,0 +++$	1,35 ,,	68 ,,
20. 2. 1918	dtl. Ring	$++$	$2^1/_6$	8	$1,0 +++$	1,5 ,,	70 ,,
6. 3. 1918	,, ,,	$++$	$1^2/_3$	3	$1,0 +++$	1,5 ,,	66 ,,
20. 3. 1918	,, ,,	$+$	$2^1/_6$	5	$1,0 +++$	1,4 ,,	59 ,,
3. 4. 1918	s. zart. Ring	$++$	$2^1/_2$	5	$---$	1,3 ,,	52 ,,
24. 4. 1918	zart. Ring	$+$	$1^1/_2$	4	$1,0 +++$	1,4 ,,	67 ,,
15. 5. 1918	,, ,,	$\pm$	$1^1/_2$	2	$1,0 +++$	1,0 ,,	55 ,,
5. 6. 1918	opal	$+$	$1^1/_2$	6	$1,0 +++$	1,5 ,,	67 ,,
26. 6. 1918	zart. Ring	$++$	$1^1/_2$	17	$1,0 ++$	1,5 ,,	75 ,,
31. 7. 1918	,, ,,	$+$	2	5	$1,0 ++$	1,5 ,,	62 ,,
30. 8. 1918	,, ,,	$+$	2	2	$1,0 ++$	1,5 ,,	57 ,,
25. 9. 1918	,, ,,	$+$	2	6	$1,0 ++$	1,5 ,,	59 ,,
23. 10. 1918	,, ,,	$++$	3	12	$1,0 ++$	1,3 ,,	59 ,,
22. 5. 1919	,, ,,	$\pm$	3	13	$0,5 ++, 1,0 +++$	1,35 ,,	55 ,,

Nach dreimonatiger Behandlung nahm die Demenz wesentlich ab. Pat. wurde ziemlich gut geordnet, ruhiger im Wesen und fand sich wieder in seiner Umgebung zurecht. Im Sommer 1917 nahm die Besserung immer mehr zu, so daß er wieder im Bureaudienst Verwendung finden konnte. Seine Arbeitskraft war jedoch nicht erheblich und litt etwas unter Urteilsschwäche. Im gesellschaftlichen Verkehr bot er im Winter 1917/18 nichts Auffälliges, außer daß er sich gelegentlich wiederholte und etwas vorlaut war. Er war im übrigen stets korrekt und zuvorkommend und im Dienst stets pünktlich und zuverlässig. Im Sommer 1918 war seine intravenöse Behandlung sehr unregelmäßig, ebenso auch späterhin nach seiner Verabschiedung im Herbst 1918, so daß es nicht mehr gelang, den positiven Liquor-Wassermann zu beseitigen. Bei seiner Vorstellung am 22. 5. 1919 war er noch ganz gut geordnet, war aber nach seiner eigenen Angabe durch die Revolutionsvorgänge in Berlin, wo er Dienst bei der Sicherheitswehr tat, etwas nervös geworden. Obgleich weitere Nachrichten fehlen, so ist doch anzunehmen, daß der Krankheitsrückfall in spätestens einem halben Jahre einsetzen wird. Durch Fortsetzung der endolumbalen und intravenösen Behandlung wäre es sehr wahrscheinlich möglich gewesen, den Fall noch lange Zeit stationär zu halten. Ob es bei weiterer Durchbehandlung gelungen wäre, den positiven Liquor-Wassermann zu beseitigen, muß dahingestellt bleiben.

Eine günstige Beobachtung war die während der Liquorentnahme im Frühjahr 1918 sich einstellende höhere Empfindlichkeit der Rinde. Es wurde wegen

der unter der Entnahme schon sehr früh bei ca. 40 ccm einsetzenden Kopfschmerzen immer schwerer, die zur Salvarsanvermischung notwendigen Liquormengen zu erhalten. Es ist an sich bei der endolumbalen Paralysebehandlung
ein prognostisch günstiges Zeichen, wenn sich bei der Liquorentnahme wieder
bei relativ kleiner Menge (ca. 50—60 ccm) schon Kopfschmerzen einstellen.
Diese wieder auftretende meningeale Empfindlichkeit weist ganz offenbar auf
fortschreitende Heilungsvorgänge der Pia mit anschließender Erholung des
Nervenparenchyms hin. Die Pia wird demnach an vielen Stellen wieder dicht,
wodurch die im Parenchym vorhandenen Spirochäten für die intravenöse Behandlung wieder zugänglich werden. Wie sehr letztere notwendig ist, läßt sich
an den Liquorbefunden direkt ablesen; wo Rückschläge ersichtlich sind, hat
die intravenöse Behandlung längere Zeit gefehlt.

Leider mußte die intravenöse Dosierung bei dem sehr schwächlichen Pat.
ziemlich niedrig (Dos. III) gehalten werden; eine weitere Steigerung war wegen
der schlechten Ernährungsbedingungen während des Krieges nicht möglich.
Auch dieser Fall lehrt sehr eindringlich, daß intravenöse und endolumbale
Salvarsanbehandlung gut ineinandergreifen müssen, um am Krankheitsherd die
bestmögliche therapeutische Wirkung zu entfalten.

Das im großen und ganzen befriedigende Ergebnis im vorstehenden Falle
war in erster Linie wohl auf den relativ geringen Umfang des meningealen
Prozesses zurückzuführen. Bei der Aufnahme der Behandlung befand sich
Pat. bereits in einer geringen Remission. Jedenfalls traten nur etwa alle 8 Tage
Anfälle von Aufgeregtheit und leichter Benommenheit ein. Der längere Bestand
des Leidens war aber prognostisch nicht besonders günstig, weshalb den Angehörigen bei Aufnahme der Behandlung keine besonderen Hoffnungen gemacht
wurden. Unter Umständen läßt sich daher auch bei etwas älteren Paralysefällen ein therapeutischer Versuch unternehmen und von dem Ergebnis einer
oben bereits erwähnten Probebehandlung (3—4 endolumbale Behandlungen)
die Fortsetzung der spezifischen Behandlung abhängig machen.

Bevor ich zu den prognostisch erheblich ungünstigeren Paralysefällen mit
größerer Flächenerkrankung übergehe, möchte ich hier nochmals auf die bereits
oben einmal erwähnten Paralysefälle mit normalem Liquor zurückkommen.
Sie sind zwar so vereinzelt, daß ihr Vorkommen keine praktische Bedeutung
besitzt, aber ich möchte hier trotzdem ein Beispiel kurz anführen, um auf die
Schwierigkeit in der Erkennung dieser Fälle hinzuweisen.

Nr. 62. Ansteckung 18. 12. 1909. Wegen Sekundaria 1. Kur 25. 3. bis 20. 5. 1910
120 g Ungt. ciner., 5 Kalomel, 3 Hg atoxylic., 2 Ol. ciner. 2. Kur: 7. 7. bis 30. 8. 1910
3 Kalomel, 3 Hg atoxyl., 5 Ol. ciner. + 26. 9. 1910 0,5 Salvarsan subkutan. Vom 7. 6. 1910
ab SR dauernd negativ. Im Sommer 1913 wurde der bis dahin sehr frische und lebensfrohe Offizier nachlässig und interesselos im Dienst und machte einen dauernd schläfrigen
Eindruck. Trotz guten Willens und sehr regelmäßiger Lebensweise war er seinen dienstlichen Aufgaben in keiner Weise mehr gewachsen. Gedächtnis, Intelligenz und Sprache
waren ungestört. SR war negativ. Die hiesige Untersuchung Anfang November 1913
ergab normale Pupillenreaktion, Reflexe und Sensibilität regelrecht. Kein psychischer
Ausfall. Benehmen in jeder Hinsicht einwandfrei. Zeitweilig bestanden Kopfschmerzen.
Pat. schläft sehr viel und ist geistig wenig lebhaft. Liquor war am 14. 11. 1913 Ph. I 0 — opal,
L. 4, Esb. 0,25°/₀₀, WR 1,0 — —. Pat. machte dann drei neue Salvarsankuren von Sommer
1913 bis Frühjahr 1914 in Cuxhaven. Eine erneute Liquorkontrolle vom 17. 6. 1914 ergab
wiederum völlig normale Werte. ¦ Nach einer weiteren Kur im Frühjahr 1915 erhielt Pat.

ein neues Bordkommando, in dem er aber wieder versagte, so daß er nur noch in Landstellungen in Wilhelmshaven Verwendung fand. Dort erkrankte er nach Angabe seiner Quartiersleute am 23. 9. 1916 mit Müdigkeit und Appetitlosigkeit. Am 24. 9. stellte sich Erbrechen und zeitweilige Benommenheit ein. Am 25. 9. ließ er Stuhl und Urin unter sich und wurde in soporösem Zustande ins Lazarett aufgenommen, wo er am 26. 9. früh zugrunde ging. Die dort entnommene Blutkultur blieb steril. SR negativ.

Die Sektion ergab leichte Verdickung der weichen Hirnhaut, besonders in der Scheitelgegend und in der Mitte der Basis. Die Gefäße sind nicht verdickt. Die Windungen des Gehirns sind an der Konvexität etwas schmal, doch ist die Veränderung nicht erheblich. Das Gehirn ist von mittlerer Konsistenz. Die weichen Hirnhäute lassen sich ohne Defekte (!!) abziehen, die graue Substanz ist etwas blaß, aber nicht verschmälert, gut abgesetzt gegen die ziemlich bluthaltige weiße Substanz. Letztere ist weich, besonders im Bereich des Balkens und der angrenzenden Hirnteile. In den etwas weiten Hirnhöhlen befindet sich etwa ein Eßlöffel voll etwas getrübte, gelbliche Flüssigkeit. Im Querschnitt erscheint die Zeichnung nur im Bereich des Bodens des 3. Ventrikels verwaschen, sonst ist sie überall gut ausgeprägt. Sonstige Organe o. B.

Anatomische Diagnose: Entartungen und Erweichungen im Gehirn. Chronische Entzündung der weichen Hirnhäute. Todesursache: Progressive Paralyse.

Die leichte Abziehbarkeit der weichen Hirnhaut spricht eigentlich gegen progressive Paralyse. Sehr wahrscheinlich ist der piale Krankheitsherd sehr geringen Umfanges gewesen, die Entzündung der Pia selbst, wie es am häufigsten bei den tabischen Prozessen ist, bereits abgeklungen. Die Liquordiffusion und das Vordringen der Spirochäten bestanden, wenn auch in einem sehr umschriebenen Gebiet (daher negativer Wassermann im Blut und im Liquor!) fort, und führten in dem eröffneten Lymphbereich zur fortschreitenden Erweichung. Das Versagen der intravenösen Salvarsanbehandlung spricht im Einklange mit dem klinischen Verhalten des Pat. dafür, daß bereits 1913 inzipiente Paralyse vorlag. Da in einem ähnlichen Falle (s. o. unter Lues cerebri Fall IX 1910!) die endolumbale Behandlung zum guten Erfolge führte, so besteht die Möglichkeit, daß durch rechtzeitige Aufnahme der kombinierten Behandlung (intravenös und endolumbal) der ungünstige Ausgang vermieden worden wäre.

Behandlung der Paralyse mit großer Oberfläche.

Die Paralyse mit großer Krankheitsoberfläche kennzeichnet sich durch verschiedene Merkmale. Neben dem ziemlich akut einsetzenden und komplexen psychischen Ausfall fehlt nur selten die Sprachstörung und die frühzeitige Beteiligung der motorischen Zentren. Letztere braucht sich bei Ausbruch des Leidens noch nicht gleich bemerkbar zu machen. Nach der ersten endolumbalen Injektion stellen sich aber eventuell schon Anfälle von Krämpfen mit schwerer Bewußtlosigkeit ein. Bei 2—3 Monate alten Paralysen, die bisher noch keinerlei spontane Reizerscheinungen der motorischen Rindenzentren aufzuweisen hatten, wurden hier verschiedentlich leichte Zuckungen in den unteren Gliedmaßen ohne Bewußtseinsstörung oder schwere Krampfanfälle kurz nach der endolumbalen Behandlung oder wenige, Stunden später beobachtet.

Die weitere Erfahrung bei diesen Fällen hat ferner gezeigt, daß sie trotz energischster Kombinationsbehandlung hinsichtlich ihres Liquor-Wassermanns außerordentlich hartnäckig bei hohen Werten verharren. Letztere kann man daher trotz noch fehlender motorischer Störungen als kennzeichnend für eine erhebliche meningeale und damit zerebrale Oberfläche des paralytischen Prozesses ansprechen. Die Behandlungserfolge sind bei diesen Fällen trotz energischer

Behandlung sowohl hinsichtlich der Güte wie der Dauer des Erfolges in relativ engen Grenzen gehalten.

Unter der endolumbalen Behandlung dieser Fälle ergaben sich sehr häufig hochinteressante Beobachtungen über die ursächliche Bedeutung der Liquordiffusion für das Zustandekommen wie den Fortschritt der Paralyse. Ließ man z. B. bei den Fällen mit großer Liquorentnahme (120—180 ccm) zur endolumbalen Behandlung den ganzen Liquor wieder zurückfließen, so liefen 70—90 ccm meist sehr schnell (2—4 Minuten) zurück; nur die letzten 30—60 ccm brauchten lange Zeit (20—40 Minuten) bis zum völligen Auslauf aus der Bürette. Um den Einlauf überhaupt zu erreichen, mußte die Bürette aufs äußerste hochgehoben und der Kopf besonders tief gelagert werden. Die Folge dieses allmählichen Hineindrückens des Liquors äußerte sich nicht nur in Krampfanfällen spätestens $\frac{1}{2}$ Stunde nach der Behandlung, sondern auch in Zunahme der klinischen Ausfallerscheinungen, z. B. Hinzutritt von häufigen Schwindel- und Krampfanfällen, die sich ganz unversehens auf der Straße oder während der beruflichen Tätigkeit einstellten, von sensorischer Aphasie neben erheblicher Verschlechterung der Sprachstörung, von vorübergehenden Lähmungserscheinungen meist · einer Körperseite und von einer sprungartigen Zunahme der Demenz. Diese ganzen klinischen Symptome setzten innerhalb weniger Tage so komplex und schlagartig ein, und zwar in allen Fällen, wo ich bei der genannten Lokalisation der Paralyse große Liquormengen hatte zurücklaufen lassen.

Damit war es aber klar, daß das eigentliche Movens der Paralyse die Liquordiffusion war. Was schon die vernunftgemäße Überlegung als einzig möglich nahegelegt hatte, wurde durch diese neuen Betrachtungen auf das deutlichste erwiesen, daß nämlich die ins Parenchym vordringende Liquordiffusion dieses aufs schwerste in der Ernährung stört und damit der Spirochätenwucherung einen Nährboden zugänglich macht, der bei unverwässertem Gewebssaft auch nicht eine einzige Spirochäte annimmt, sondern, wie wir es bei den rein luetischen Vorgängen überall im Organismus sehen, dem syphilitischen Virus absoluten Widerstand leistet.

Der weitere Einbruch der Liquordiffusion genügt, um die Nervensubstanz prompt weiter zum Ausfall zu bringen in gleicher Weise, wie es bei einer Meningitis serosa traumatica aseptica der Fall ist, wo allein die Verletzung der Pia zur Liquordiffusion und damit zur Ernährungsstörung des Nervengewebes Veranlassung gibt. Die bei der Paralyse der vordringenden Liquordiffusion nachrückenden Spirochäten vertiefen durch Vermehrung der Ernährungsstörung des Parenchyms den Funktionsausfall und tragen dazu bei, ihn irreparabel zu machen.

Es ist völlig ausgeschlossen, daß der so schnell auf eine endolumbale Behandlung mit großer Liquormenge eintretende neue Funktionsausfall auf einer Herxheimerschen Reaktion beruht, denn die klinische Erfahrung lehrt, daß diese nicht bereits in einer Viertel- bis halben Stunde nach einer spezifischen Behandlung eintreten kann.

Bei der regelmäßig bei den einzelnen Fällen (mit 160—200 ccm Liquorentnahme) wenige Tage nach der Behandlung einsetzenden Verschlechterung, die sich auch nach jeder weiteren Behandlung mit hoher Liquormenge noch steigerte, kann es sich keinesfalls um die Wirkung eines rein zufällig einsetzenden, im

Krankheitsprozeß begründeten neuen Spirochätenschubes handeln. Eine derartig schnelle Vermehrung und kompaktes Vordringen der Spirochäten in so kurzer Zeit (einen Tag bis zu wenigen Tagen) ist weder im frischen, geschweige denn im Spätstadium der Lues möglich. Aber selbst denjenigen Autoren gegenüber, die bezüglich der Ätiologie der Paralyse immer wieder lediglich die Spirochätenbefunde in den Vordergrund stellen und demzufolge vielleicht auch eine so enorme Spirochätenwucherung und Tiefenschub in der angeführten kurzen Zeit für möglich halten sollten, kann ich eine derartige Annahme nicht zugeben.

Nachdem sich nämlich bei uns die Erkenntnis von der schädlichen Bedeutung des erzwungenen Liquorrückflusses bei einem so großen Entnahmequantum herausgestellt und uns zum Fortgießen des schwerer zurückfließenden Restes (von 40—60 ccm) veranlaßt hatte, hörte nicht nur die jedesmalige Progredienz der Fälle nach der endolumbalen Behandlung auf, sondern es trat auch eine weitgehende Rückbildung der allein hydromechanisch erzeugten Exazerbation der Paralyse ein. Neben Aufhören der Schwindel- und Krampfanfälle trat auch eine sehr erhebliche Besserung der Demenz, der Aufgeregtheit, der motorischen Unruhe und der Sprachstörung ein. Ein derartiger Rückgang bereits manifester Störungen, die unter jeder endolumbalen Behandlung ruckweise zugenommen hatten, könnte sich unmöglich vollziehen, wenn bereits Spirochäten das neue Krankheitsterrain besetzt gehabt hätten. Die Behandlung blieb doch genau die gleiche, nur mit der einen Abänderung, der Beseitigung derjenigen Liquormenge, welche eine Erhöhung des endolumbalen Druckes hätte erzeugen können. Dadurch, daß die exazerbierende Komponente, die Erhöhung des Liquordruckes, in Fortfall kam, konnten sich die allein durch den Liquor geschädigten Parenchymteile wieder erholen (wie bei einer Meningitis serosa traumatica), während die kombinierte Salvarsanbehandlung von beiden Seiten soweit an die eigentlichen Krankheitsherde herangelangte, als es auf dem Wege alleiniger Osmose möglich war.

Die angegebenen Erfahrungen haben auch eine gewisse praktische Bedeutung. Sie erweisen einmal die Nützlichkeit der Herabsetzung des Liquordruckes durch Fortgießen nicht unerheblicher Liquormengen. Sie zeigen ferner, daß die Wirkung der endolumbalen Behandlung durch das Hineinpressen des Liquors in den Lumbalsack nicht besser wird. Das endolumbal einverleibte Salvarsan wird eben wie eine dünne Farblösung von den oberflächlicher gelegenen Gewebsschichten abfiltriert, wie es bereits oben näher beschrieben worden ist.

Aus den berichteten Beobachtungen ergibt sich auch unschwer die richtige Erklärung für die sehr ausgiebigen Spirochätenbefunde, welche Jacob kürzlich bei Anfallsparalysen berichtet hat. Mit den anfallsweise erfolgenden Schüben der Liquordiffusion werden immer wieder von neuem weite Strecken des Parenchyms aufs schwerste in ihrer Ernährung gestört. Damit finden die Spirochäten immer wieder einen frischen Nährboden vor sich, in welchem sie aufs üppigste wuchern können. Würden die biologischen Verhältnisse im Spätstadium eine Entwicklungsgeschwindigkeit der Spirochäten wie in einem frisch infizierten Organismus zulassen, so würde es aber wenigstens 14 Tage dauern, bis die Spirochäten den neuen Raum ausgefüllt hätten. Eine derart schnelle Entwicklungsmöglichkeit dürfte nach den bisherigen Erfahrungen im Spätstadium kaum in Betracht kommen. Durch ihr Hineinwuchern in das neue Diffusionsgebiet werden die Spirochäten selbstverständlich allmählich durch

Verbrauch ihres Nährbodens das Krankheitsbild vertiefen; ihre Beteiligung am Zustandekommen des paralytischen Prozesses bleibt aber stets sekundär.

Letzten Endes möge hier noch Erwähnung finden, daß die nach Aufnahme der endolumbalen Salvarsanbehandlung bei den akut einsetzenden Paralysen gar nicht selten einsetzende starke Zunahme der Verwirrtheitszustände, Halluzinationen und motorischen Unruhe zum Teil auf eine Erweiterung der Diffusionspforten in der Pia und auf eine Vermehrung der Liquordiffusion selbst zurückzuführen ist.

Wo eine Verschlimmerung der angeführten Symptome sehr heftig war, habe ich verschiedentlich schon vorzeitig den therapeutischen Versuch aufgegeben, zum Teil weil die Fälle schlecht in der offenen Privatklinik zu halten waren, zum Teil weil sie wegen der sich kundgebenden großen Krankheitsoberfläche kein zufriedenstellendes Behandlungsergebnis versprachen. Diese Fälle sind mit denen, die gleich nach der ersten endolumbalen Behandlung mit bedrohlichen Krampfanfällen reagieren, fast in gleiche Reihe zu stellen.

Die Schwere des Krankheitsbildes war bei den hier frisch zugehenden Fällen verschieden, entsprechend dem meningealen Umfange des Prozesses und je nach der bisher verstrichenen Zeit seit Eintritt der ersten Störungen.

Die initialen Symptome sind aber häufig so allgemein neurasthenischer Art, daß es schwierig ist, den eigentlichen Beginn der Paralyse zeitlich festzulegen. Oft wechseln auch die Zeiten beginnender geistiger Störung mit Zeiten normaler Geistesfunktion sehr schnell. Vielfach sind unsere Paralytiker vor Feststellung ihres Leidens schon längere Zeit wegen Neurasthenie Gegenstand ärztlicher Behandlung gewesen. Dies war in früherer Zeit noch weit häufiger der Fall als heute, wo man mit der Lumbalpunktion etwas freigiebiger geworden ist.

Die vorbereitenden Stadien sind, wie bereits oben verschiedentlich berichtet, unter den Fällen mit anscheinend leichter Lues cerebri (isolierte Pupillenstörungen!) zu suchen. Das Krankheitsbild entwickelt sich aber nicht als solche weiter, sondern geht, wie es schon bei Kriegsbeginn bei mehreren Fällen beobachtet wurde, sehr bald in Paralyse über. Wegen der Wichtigkeit der Erkennung dieses Vorstadiums der Paralyse möchte ich hier noch kurz ein Beispiel anführen, das klinisch als leichte Lues cerebri anzusprechen ist, dessen Liquorbefund sowohl hinsichtlich der Schwere wie der Hartnäckigkeit der Veränderungen auf eine sehr ausgedehnte und fortgeschrittene meningeale Oberflächenerkrankung (Meningoenzephalitis) hinweist.

Fall 6807. Ansteckung Juni 1913. Zugang 16. 10. 1913 mit PA am Glied. Spirochätenbefund +. 22. 10. 1913 Exanthem nach der ersten Kalomelspritze. Behandlung: vom 17. 10. 1913 bis 10. 1. 1914 15 Kalomelspritzen. Vom 11. 11. 1913 bis 7. 3. 1914 13 Salvarsaninjektionen. SR 17. 10. bis 23. 10. schwach +, 26. 10. bis 4. 11. +, dann —. Liquor am 4. 11. 1913 und 2. 1. 1914 normal, am 1. 5. 1914 pathologisch: Ph. I trüb, L. 15, Esb. 0,4%$_{00}$, WR —. Weitere Behandlung 6. 4. bi· 25. 4. 4 Salvarsan- und 5 Kalomelinjektionen, 11. 6. bis 18. 6. 2 Salvarsan- und 2 Kalomelinjektionen. Im März 1915 in englischer Gefangenschaft Haarausfall (!!) und wunde Stellen am After; deshalb 4 Hg-Injektionen. Im September/Oktober 1918 wegen Kopfschmerzen und allgemeiner Nervosität 8 Hg-Injektionen in Rotterdam. Erneuter Zugang 21. 1. 1919 mit Klagen über nervöse Unruhe, Schlaflosigkeit und Kopfdruck. Pat. ist sehr niedergedrückt und kann sich schlecht konzentrieren. Die Pupillen sind bei direkter Lichtreaktion etwas träge, die linke Pupille wird nach Verengerung beim Berühren wieder weiter. Konsensuelle und Konvergenzreaktion gut. Patellarreflexe sind lebhaft. Die Angaben des Pat. über die Daten seiner früheren antisyphilitischen Behandlung und seine Erlebnisse in England sind recht ungenau und unsicher. Sonst ist keine Intelligenzstörung nachweisbar. Die SR war +. Der Liquor zeigte am 22. 1. 1919 schwerste Veränderungen. Seine Menge war, wie die Entnahmemöglichkeit großer Quanten zeigte, anscheinend vermehrt. Die Behandlung des Falles ist zwar noch nicht abgeschlossen; ihre Mitteilung erscheint aber angebracht, um den Abstand dieser Fälle von denen mit Lues cerebri, wo sich der Liquor durch relativ wenige endolumbale Behandlungen in Kombination mit der intravenösen assanieren läßt, nochmals hervortreten zu lassen.

Allgemeinbehandlung: Vom 23. 1. bis 7. 3. 1919 8 Salv.-Inj.
„ 3. 5. „ 7. 8. 1919 12 „
„ 12. 8. „ 20. 10. 1919 13 „
„ 17. 1. „ 20. 3. 1920 8 „

Endolumbale Behandlung:

Dat.	Phase I	Pandy	Esb.	Lymph.	WR	end. Dos.	Liquormenge
22. 1. 1919	dtl. br. Ring	milchig	$2^1/_3$	93	0,1 +++	1,8 mg	68 ccm
12. 2. 1919	„ „ „	„	2	8	0,1 +++	1,5 „	73 „
26. 2. 1919	dtl. Ring	+++	f.	1	0,1 +++	1,5 „	90 „
2. 4. 1919	„ „	+++	—	30	0,1 +++	2,0 „	100 „
16. 4. 1919	„ „	++	—	5	0,1 +++	1,8 „	85 „
7. 5. 1919	„ „	++	—	6	0,25 ++	1,6 „	85 „
12. 5. 1919	„ „	++	—	5	0,25 ++	1,5 „	78 „
28. 5. 1919	„ „	+	—	9	0,1 ++	1,8 „	92 „
11. 6. 1919	„ „	±	—	33	0,25 ∓	1,8 „	88 „
25. 6. 1919	„ „	±	—	9	0,5 +++	1,8 „	94 „
9. 7. 1919	„ „	++	—	10	0,5 +++	1,8 „	90 „
30. 7. 1919	zart. Ring	±	—	4	0,25 +++	1,8 „	87 „
13. 8. 1919	dtl. Ring	+	—	13	0,25 +++	1,8 „	96 „
27. 8. 1919	opal	±	—	1	0,5 +++	1,8 „	90 „
17. 9. 1919	zart. Ring	±	—	8	0,5 ±	1,8 „	90 „
26. 9. 1919	dtl. Ring	±	—	7	0,25 ++	1,8 „	90 „
8. 10. 1919	„ „	±	—	5	0,25 ++	1,8 „	90 „
22. 10. 1919	zart. Ring	±	—	20	0,25 ++	1,8 „	90 „
5. 11. 1919	„ „	±	—	7	1,0 — — —	1,8 „	90 „
20. 11. 1919	„ „	±	—	29	1,0 — — —	1,8 „	90 „
3. 12. 1919	„ „	±	—	16	0,25 ++	1,8 „	90 „
18. 12. 1919	„ „	±	—	21	0,25 +++	1,8 „	90 „
8. 1. 1920	„ „	±	—	6	0,5 +	1,8 „	90 „

Die nervösen Beschwerden des Falles verloren sich nach der dritten endolumbalen Behandlung, um nach 30 tägiger Pause in abgeschwächtem Maße wiederzukehren. Nach der fünften Behandlung fühlte sich Pat. frei im Kopf. Bis dahin traten noch nach jeder endolumbalen Behandlung erhebliche Kopfschmerzen und anfänglich auch Fieber auf.

Sehr beachtenswert ist der sehr langsame Rückgang der schweren Wassermann- und Eiweißwerte trotz der hohen endolumbalen Dosen, woraus man mit größter Wahrscheinlichkeit auf einen recht erheblichen Umfang des meningealen Prozesses schließen kann. Nicht minder interessant ist die Beobachtung eines pathologischen Liquors und einer spezifischen Alopezie in den frischeren Stadien des Falles, wodurch er als Anwärter auf Metalues von vornherein gekennzeichnet ist.

Der Fall erweist die dringende Notwendigkeit der Liquorassanierung im frischen Luesstadium. Die jetzt notwendig gewordene Behandlung ist ungemein langwierig und mühevoll; sie wird aber nach Maßgabe ganz analoger Fälle voraussichtlich zur gänzlichen Ausheilung führen [1].

Nach dieser kurzen Abschweifung auf das Vorstadium wollen wir auf einige Beispiele mit ausgesprochenen klinischen Symptomen eingehen. Als Übergang soll über einen klinisch noch nicht besonders weit fortgeschrittenen Fall berichtet werden.

---

[1] Sie gelangte im August 1920 zum Abschluß, nachdem der Liquor mehrfach normal befunden war.

Nr. 4631. Ansteckung 1902. 1902 Schmierkur. Seit ca. einem Jahre Sehstörung auf beiden Augen. Seit mehreren Monaten unpünktlich und zerstreut im Dienst. In letzter Zeit leicht gereizt, sehr einsilbig, vergeßlich und im Benehmen auffällig, so daß er zum Arzt geschickt wird. Bei der Überweisung am 11. 5. 1917 klagt Pat. über Flimmern vor den Augen. Er macht einen sehr stumpfen Eindruck. Der rechte Bulbus befindet sich in leichter Auswärtsschielstellung, rechte Pupille weiter als die linke und lichtstarr, Lichtreaktion links Spur. Konvergenzreaktion beiderseits $++$, Tension erhöht. S.: rechts $= 0$, links $^6/_{24}$, Akkommodation dem Alter entsprechend. Rechte Papille atrophisch und exkaviert, in der Peripherie Netzhaut-Aderhaut Herde (Glaukom). Links Linsentrübungen, Hintergrund o. B. Patellar- und Achillessehnenreflexe lebhaft, links mehr als rechts. Bauchdecken- und Kremasterreflex o. B. Sprachstörung nicht charakteristisch. Deutliche Demenz. Merkfähigkeit herabgesetzt. Findet sich im Lazarett nicht zurecht. Pat. erhielt vom 15. 5. 1917 bis 4. 2. 1918 3 Salvarsan- und 1 Kalomelkur und 3×8 Wochen Jod. Endolumbale Behandlung:

Dat.	Phase I	Pandy	Esb.	Lymph.	WR	end. Dos.	Liquor
13. 5. 1917	dtl. Ring	$++$	$2^1/_2$	44	0,25 $+++$	1,0 mg	55 ccm
29. 6. 1917	,, ,,	$++$	$2^1/_2$	1	0,25 $+++$	1,35 ,,	42 ,,
29. 8. 1917	,, ,,	$++$	$2^1/_2$	3	0,25 $++$	1,35 ,,	57 ,,
26. 9. 1917	zart. Ring	$++$	$2^1/_2$	12	0,25 $+++$	1,5 ,,	62 ,,
2. 10. 1917	dtl. Ring	$+$	$2^1/_4$	4	0,25 $+++$	1,35 ,,	64 ,,
23. 11. 1917	opal	$+$	$2^1/_4$	7	0,25 $+++$	1,3 ,,	65 ,,
14. 12. 1917	,,	$+$	$2^2/_3$	12	0,25 $+++$	1,3 ,,	55 ,,
2. 1. 1918	dtl. Ring	$+$	$2^2/_3$	6	0,25 $+++$	1,3 ,,	66 ,,
23. 1. 1918	,, ,,	$++$	$2^1/_6$	8	0,25 $+++$	1,3 ,,	52 ,,
13. 2. 1918	0 — opal	$+$	$1^3/_4$	2	0,25 $+++$	1,3 ,,	65 ,,
6. 3. 1918	dtl. Ring	$++$	$1^1/_2$	5	0,25 $+++$	1,3 ,,	58 ,,
27. 3. 1918	,, ,,	$++$	$2^1/_3$	4	0,25 $+++$	1,3 ,,	58 ,,
24. 4. 1918	zart. Ring	$+$	f.	4	0,5 $+++$	1,3 ,,	60 ,,
22. 5. 1918	opal	$+$	$1^5/_7$	15	0,5 $++$	1,3 ,,	60 ,,
19. 6. 1918	zart. Ring	$++$	$2^4/_5$	15	0,5 $+$, 1,0 $+++$	1,3 ,,	61 ,,
17. 7. 1918	,, ,,	$++$	$3^1/_6$	9	0,5 $+++$	1,4 ,,	57 ,,
14. 8. 1918	,, ,,	$++$	f.	58	0,5 $++$	1,35 ,,	62 ,,
18. 9. 1918	opal	$++$	$2^1/_2$	6	0.5 $++$	1,35 ,,	59 ,,
9. 10. 1918	dtl. Ring	$+$	f.	22	0,5 $++$	1,35 ,,	59 ,,
4. 12. 1918	,, ,,	$++$	4	1	0,5 $++$	1,8 ,,	60 ,,

Die klinische Besserung, welche nach 4—5 endolumbalen Behandlungen erzielt wurde, war derart befriedigend, daß Pat. im Dienst behalten werden konnte. Er wurde geistig frischer und regsamer und fiel in seinem Benehmen nicht mehr auf. Im Herbst 1918 wurde aber festgestellt, daß er die Fortsetzung seiner intravenösen Behandlung seit einem halben Jahr vergessen hatte. Der ursprünglich von uns als Lues cerebri gedeutete Fall wurde auf Grund der hartnäckigen Liquorwerte als sehr wahrscheinlich paralytisch angesprochen. Der weitere Verlauf bestätigt diese Annahme, insofern der Fall 9 Monate nach Abbruch der Behandlung wegen zunehmender Demenz, Sprachstörung und Krampfanfällen der Pflegeanstalt überwiesen werden mußte.

Einen weit schwereren Verlauf schon unter der Behandlung nahm folgender Fall:

Nr. 2615. Ansteckung Ende März 1908. Von 1908—1911 je 1 Hg-Kur. 1912 2 Salv.-Inj. Seit Ende 1911 Pupillendifferenz. Seit 1 $^1/_2$ Jahren zeitweilig lanzinierende Schmerzen. Im Winter 1915/16 unternahm Pat. in Wilhelmshaven verschiedene Dinge, die Konflikte nach sich zogen. Er fuhr dann noch mehrere Monate als Arzt auf einer Torpedobootsflotille, wo er sowohl dienstlich wie auch im Verkehr in der Messe durch Zerstreutheit und gereiztes Wesen auffiel. Am 17. 3. 1916 kam er hier in Zugang zur Untersuchung und Punktion. Er klagte über Kopfschmerzen, starke Vergeßlichkeit und Sprachstörung. Die linke Pupille war größer als die rechte. Lichtreaktionen beiderseits etwas träge, Konvergenzreaktion gut. Augenhintergrund o. B. Patellar- und Achillessehnenreflexe gesteigert. Angedeuteter Fußklonus. Bauchdecken- und Kremasterreflex o. B. Sensibilität o. B. Kein Babinski, kein Romberg.

Pat. machte einen stark nervösen Eindruck. Es bestanden häufige Zuckungen in der Gesichtsmuskulatur. Die Intelligenz war merklich herabgesetzt, das Begriffsvermögen war verlangsamt. Die Merkfähigkeit war etwas gestört. Die Sprache war langsam und anstoßend (deutliches Silbenstolpern). Die Kennworte fielen ihm schwer. Auf seinen Wunsch wurde er am 19. 3. wieder entlassen, weil er die Außerdienststellung seiner Halbflotille in Wilhelmshaven nicht verabsäumen wollte. Am 2. 4. 1916 kam er erst wieder zur Aufnahme, bereits erheblich verschlechtert. Er fand sich kaum noch zurecht, hatte auf Wohnungssuche von drei verschiedenen Wohnungen die Schlüssel mitgenommen, nahm verkehrte Kleidungsstücke an sich, ohne es zu merken. Er bot alle Anzeichen fortschreitender Demenz. Im allgemeinen verhielt er sich ruhig, doch war er leicht reizbar. Zu jeder dienstlichen Verwendung war er ungeeignet.

Die geringen Zellzahlen des Liquors neben den hohen Wassermann- und Eiweißwerten ließen den Fall von vornherein als wenig aussichtsvoll erscheinen. Nach sechswöchiger Behandlung trat indessen eine merkliche Besserung ein, trotzdem die endolumbale Dosierung wegen der lanzinierenden Schmerzen zunächst in mäßigen Grenzen verlief. Er wurde ruhiger und klarer, betätigte sich etwas auf der Abteilung und benahm sich bis auf kleine Dissonanzen mit Kameraden im Kasino ganz geordnet. Er las wieder mit Interesse medizinische Zeitschriften, spielte recht gut Karten und bot in seinem Benehmen nichts Auffälliges mehr. Am 6. 9. 1916 erhielt Pat. die erste große endolumbale Dosis (1,8 mg) mit 140 ccm Liquor. 12 Tage später bekam Pat. während der ärztlichen Tätigkeit einen schweren, einstündigen Krampfanfall mit tiefer Bewußtlosigkeit, Trismus, Glottiskrampf und schwerster Zyanose. Nach Anlegung von Kiefersperre und Zungenhalter mußte fast eine ganze Stunde künstliche Atmung gemacht werden. Die Augen waren nach rechts oben außen verdreht, die Pupillen starr. Der ganze Körper befand sich in spastischem Krampf. Etwa $^1/_2$ Stunde nach dem Anfall fragte Pat., ob er einen epileptischen Anfall gehabt habe oder ob der Zustand durch Gehirnödem (!) bedingt sei. Er sei froh, daß der Anfall im Lazarett eingetreten sei, denn tags zuvor sei er auf einem längeren Ausflug begriffen gewesen. Am Nachmittag gegen 6 Uhr, ungefähr 7 Stunden nach dem Anfall erfolgte Erbrechen.

Während des Anfalles erhielt Pat. Salvarsan 0,3 intravenös. Bei der mit Anfällen einhergehenden Lues cerebri galt es hier als Regel, daß bei der endolumbalen Behandlung zur Abschwächung oder Vermeidung der zu erwartenden Anfälle gleichzeitig oder kurz danach Salvarsan intravenös gegeben wurde. Über die günstige Einwirkung dieser Maßnahme aber nur bei gleichzeitiger endolumbaler Behandlung ist oben unter Lues cerebri bereits berichtet.

Der Zusammenhang des Krampfanfalls mit der erstmaligen Anwendung einer großen Liquormenge bei der endolumbalen Behandlung war uns zu jener Zeit nicht ersichtlich. Es lag damals näher die intravenöse Salvarsanbehandlung — die zweite Kur lag 6 Wochen zurück — noch für ungenügend zu halten.

Pat. erholte sich sehr bald nach dem Anfall, er hatte aber noch **mehrere** Wochen Doppelbilder, die nach zwei weiteren endolumbalen Behandlungen verschwanden. Am 7. 11. wird aber noch vermerkt, daß seit dem Krampfanfall Zittern der Hände und Mitbewegungen der Gesichtsmuskulatur zugenommen haben. Sein psychischer Zustand blieb unverändert gut. Von Mitte Januar ab stellten sich nun nach der endolumbalen Behandlung ganz allmählich an Häufigkeit zunehmende leichte Ohnmachtsanfälle oder ein schwerer Krampfanfall ein, je nachdem mehr oder minder große Liquormengen zur endolumbalen Behandlung benutzt worden waren. Meist setzte der Anfall etwa eine halbe Stunde nach der endolumbalen Behandlung ein. Außer schwerer Bewußtlosigkeit, Zyanose infolge Larynxkrampf bestand leichter Strabismus divergens, Verziehung der Gesichtsmuskulatur und beiderseitige Krämpfe, bei denen rechts die Beuger, links die Strecker überwogen. Nach diesen Krampfanfällen war Pat. immer wieder klar, war über die Kriegsbegebenheiten gut unterrichtet, verteidigte sachgemäß seine Ansichten über politische Fragen und erledigte seine ärztlichen Obliegenheiten ganz zufriedenstellend. Nach dem schweren Krampfanfall am 12. 1. 1917, wo 180 ccm entnommen worden waren, kam es erst Ende Februar, wo zum zweiten Male 180 ccm entnommen waren, zu einem leichten Krampfanfall, der den Pat. einige Tage nach der Behandlung auf der Straße ereilte. Der nächste schwere Anfall unmittelbar ($^1/_2$ Stunde) nach der endolumbalen Behandlung ereignete sich am 30. 5., als 180 ccm entleert und wieder eingeflossen waren. Nach den nächsten endolumbalen Behandlungen im Juni und Juli, wo die benutzten Liquormengen noch weiter gesteigert wurden, häuften sich die Anfälle sowohl im Lazarett wie auch außerhalb desselben. Es waren stets Krämpfe mit starker Benommenheit und nachfolgenden Verwirrtsheitszuständen und häufigem Erbrechen. Unmittelbar nach den Anfällen machte sich regelmäßig eine Verschlimmerung des Krankheitsbildes bemerkbar. Das Silbenstolpern nahm zu. Der Kranke wurde immer verwirrter, gab nur stereotype Antworten, erkannte seine Umgebung nicht mehr und bekam eine zunehmende sensorische Aphasie. Nach längerer endolumbaler Pause erholte er sich etwas wieder, wurde klarer; ein großer Teil der Ausfälle ging jedoch nicht mehr zurück. Pat. hatte selbst die Empfindung, daß sein Krankheitszustand nach jeder endolumbalen Behandlung verschlechtert wurde. Ende September machte die Verblödung des Pat. immer weitere Fortschritte. Der Gang wurde unsicher — er wich nach rechts ab. Die Sprache wurde verwaschen, die Wortfindung oft unmöglich. Beim Schreiben ließ er Buchstaben und Worte aus.

Im auffallenden Gegensatz zu der plötzlichen Verschlechterung des Krankheitsbildes steht die Besserung des Liquor-Wassermanns und der Eiweißwerte. Mit einer Zunahme der syphilitischen Komponente des paralytischen Prozesse konnte daher die Verschlechterung unmöglich zusammenhängen. Sie ist zweifellos nur durch das Hineindrücken großer Liquormengen in das Rindenparenchym durch die durchlässige Pia hindurch hervorgerufen worden. Bei den großen Liquorentnahmen von etwa 180 ccm flossen beim Rücklauf 100 bis 120 ccm ohne Hemmung zurück, während die letzten 60—80 ccm oft eine halbe Stunde und länger gebrauchten, bis sie bei stark erhobener Bürette gänzlich in den Lumbalsack zurückgelaufen waren. Durch das Hineinpressen des Liquors in die zugänglichen Stellen der Rinde (zunehmende Meningitis serosa) wurde der Gewebssaft in den tieferen, vom Syphilisvirus noch gänzlich unberührten Teilen des Parenchyms stark verwässert. Die Folge war eine ganz akute Rindenreizung und bei längerem Fortbestande der hydromechanischen Schädigung ein zunehmender, sich immer mehr vertiefender und schließlich irreparabler Funktionsausfall.

Der Zusammenhang dieser rapiden Exazerbation des paralytischen Prozesses mit dem gewaltsamen Hineindrücken großer Liquormengen in den Lumbalsack ergab sich einwandfrei aus dem zeitlichen Zusammenfallen der einzelnen Schübe mit der endolumbalen Behandlung. Die Beteiligung der Spirochäten an dieser zunächst rein traumatischen Meningitis serosa war anfänglich = 0. Sobald die Behandlung längere Zeit aufgehört hat, können sie natürlich durch ausgiebiges Wachstum allmählich in das zugänglich gewordene Terrain hineinwuchern und dann den Funktionsausfall vermehren. Die Angabe Jacobs, daß er bei Anfallsparalysen sehr reichlich Spirochäten in der ganzen Rinde gefunden hat, ist daher sehr verständlich. Daß die Spirochäten aber als Anlaß für die Anfälle in Betracht kommen, ist mit unseren Beobachtungen unvereinbar. Etwas anderes ist es natürlich bei Lues cerebri, wo das Parenchym unter dem Druck einer entzündlichen Bindegewebswucherung steht. Bei dieser sind die Spirochäten in jeder Hinsicht der unmittelbare Anlaß des Entzündungsprozesses und seiner Folgen für das Parenchym. Die Behandlung des vorstehenden Falles war wie folgt:

```
1. Kur vom  2. 4. bis 4.  5. 1916 7 Salv.-Inj.
2.  „   „   1. 7.  „  5.  8. 1916 5     „       daneben 3 Kalomelkuren
3.  „   „  21. 9.  „  4. 11. 1916 8     „       und Kal. jodat. 3 mal im
4.  „   „  12. 1.  „  1.  3. 1917 7     „          Jahr 8 Wochen
5.  „   „  17. 5.  „  2.  7. 1917 7     „
6.  „   „  22. 8.  „  6. 10. 1917 8     „
```

Endolumbale Behandlung:

Dat.	Phase I	Pandy	Esb.	Lymph.	WR	end. Dos.	Liquor
17. 3. 1916	dtl. Ring	milchig	$4\,^1/_3$	49	0,2 +++	1,35 mg	60 ccm
12. 4. 1916	breit. Ring	„	$3\,^1/_4$	32	0,2 +++	1,35 „	60 „
30. 4. 1916	„ „	+++	$2\,^3/_4$	28	0,2 +++	1,2 „	60 „
17. 5. 1916	„ „	+++	$2\,^1/_2$	18	0,2 +++	1,2 „	60 „
16. 6. 1916	„ „	+++	$3\,^1/_2$	20	0,2 +++	1,2 „	80 „
7. 7. 1916	„ „	+++	$2\,^3/_4$	22	0,2 +++	1,25 „	90 „
30. 7. 1916	„ „	+++	$2\,^3/_4$	10	0,2 +++	1,3 „	90 „
18. 8. 1916	„ „	+++	2	10	0,2 +++	1,3 „	120 „
6. 9. 1916	„ „	+++	f.	11	0,2 +++	1,8 „	140 „
29. 9. 1916	„ „	milchig	$4\,^1/_4$	15	0,2 +++	1,8 „	150 „

Dat.	Phase I	Pandy	Esb.	Lymph.	WR	end. Dos.		Liquor	
16. 10. 1916	dtl. Ring	+++	$2\,^3/_6$	4	0,2 +++	2,0	mg	170	ccm
5. 11. 1916	zart. Ring	+++	$1\,^3/_4$	5	0,2 +++	2,0	,,	170	,,
26. 11. 1916	,, ,,	+++	$2\,^1/_2$	5	0,2 +++	1,4	,,	130	,.
15. 12. 1916	dtl. Ring	+++	3	10	0,2 +++	1,8	,.	150	,,
12. 1. 1917	,, ,,	+++	$1\,^1/_2$	15	0,2 +++	2,0	,,	180	,,
26. 1. 1917	,, ,,	++	$2\,^1/_2$	9	0,2 + ∓	2,0	,,	168	,,
11. 2. 1917	,, ,,	+	2	5	0,2 ++	1,8	.,	160	,,
25. 2. 1917	opal	+	$1\,^4/_5$	3	0,2 ± ±	1,8	.,	180	,,
11. 2. 1917	zart. Ring	++	2	6	0,2 ± ±	1,8	..	140	,,
25. 3. 1917	dtl. Ring	+	2	3	0.2 ∓ ∓	1,8	,.	180	,,
13. 4. 1917	0	+++	$1\,^1/_2$	0	0,5 incip., 1,0 +++	1,8	,,	160	.,
29. 4. 1917	dtl. Ring	+++	f.	4	0,5 incip., 1,0 +++	1,8	.,	160	,,
13. 5. 1917	zart. Ring	+++	f.	12	1,0 +	2,0	,,	160	,,
30. 5. 1917	dtl. Ring	+++	2	3	0,5 +, 1,0 +++	2,0	.,	180	,,
13. 6. 1917	,, ,.	+	$1\,^2/_3$	0	0,5 incip., 1,0 +++	2,2	.,	190	,,
27. 6. 1917	zart. Ring	+	$1\,^1/_2$	5	0,5 0-incip., 1,0+++	1,5	.,	200	,,
13. 7. 1917	dtl. Ring	∓	$1\,^1/_3$	4	1,5 0-incip., 1,0+++	1,5	..	180	,,
1. 8. 1917	,, ,,	+	1	11	1,0 +++			45 ent-	
								nommen	
3. 8. 1917	blutig					1,8	.,	210	,.
17. 8. 1917	zart. Ring	∓	$^3/_4$	5	1,0 +	2,2	.,	215	ccm
31. 8. 1917	s. zart. Ring	±	$2\,^1/_3$	6	1,0 ++	2,0	,,	205	,,
14. 9. 1917	dtl. Ring	+	$2\,^1/_2$	10	?	2,5	,.	165	,,

Die Übersicht zeigt die enorme Steigerung der zur endolumbalen Behandlung gebrauchten Liquormengen. Ihr Rücklauf war, wie oben ausgeführt, ein technischer Mißgriff, der den anfänglich unerwartet günstig verlaufenden Fall direkt auf hydromechanischem Wege eben durch das Hineindrücken des Liquors ins Parenchym verschlechterte.

Der infektiöse Teil des Krankheitsvorganges wurde, wie die Besserung des Liquors zeigt, durch die eingeschlagene Methodik keineswegs ungünstig beeinflußt. Letzteres blieb aber für die eingetretene stürmische Beschleunigung der Paralyse völlig belanglos. Pat. wurde von hier nach Friedrichsberg-Hamburg überwiesen, wo er nach einem halben Jahr zugrunde ging. Die Sektion bestätigte die Diagnose Paralyse.

Der Fall ist ein Beitrag für die ätiologische Bedeutung der Liquordiffusion bei der Metalues. Wir ersehen aus ihm, daß bei der Paralyse — nächst der vorausgegangenen Meningitis, welche zur Zerstörung der Pia und zur nachfolgenden Liquordiffusion geführt hat, — die seröse Enzephalitis das Primäre, der nachweisbare infektiöse Prozeß das Sekundäre ist. Die gleichen Beobachtungen hinsichtlich der Exazerbation des paralytischen Prozesses durch Rücklauf großer Liquormengen ergaben sich bei einer größeren Anzahl von Fällen. Bei verschiedenen gelang es dann aber durch noch rechtzeitige Abänderung der Technik die eingetretene Progredienz wieder auszugleichen und noch einen längeren stationären Verlauf zu erzielen, solange als die Fälle in Behandlung blieben.

In zweiter Hinsicht waren die erhobenen Beobachtungen insofern wichtig, als sie dartaten, daß·sich durch den erzwungenen Rücklauf sehr großer und genügend salvarsanisierter Liquormengen keine erhöhte Heilwirkung auf die Paralyse erzielen ließ. Das Eindringen des Salvarsans ins Parenchym mußte vielmehr unter Vermeidung jeglichen Überdruckes lediglich den osmotischen Vorgängen überlassen bleiben. Um eine Paralyse zu bessern, kommt es eben nicht nur darauf an, die Spirochäten zu schädigen, sondern auch die seröse Enzephalitis aufzuhalten, d. h. das weitere Vorwärtsdringen des Liquors in das Parenchym nicht zu fördern, sondern zu verhindern.

Die soeben berichteten Erfahrungen über die Schädlichkeit des Rücklaufes des Liquorüberschusses nach großen Liquorentnahmen bei Paralyse fanden noch bei einer Reihe von Fällen Beachtung und erfolgreiche Nutzanwendung, wo der technische Mißgriff zu einer Verschlimmerung des Krankheitsbildes bereits hingeführt hatte. Ein solches Beispiel bietet nachstehender Fall:

Nr. 4227. Ansteckung unbekannt. Angeblich 1904 oder 1906 Schanker. Keine spezifische Behandlung. Hiesiger Zugang 1. 12. 1916. Pat. hatte an Bord bereits mehrere Wochen im Dienst versagt. Zunehmende Verwirrtheit und Eintritt von Sprachstörung veranlaßten seine Überweisung nach hier. Pupillen zeigten leicht abgeschwächte Lichtreaktionen, Konvergenzreaktion ++. Periost- und Sehnenreflexe deutlich gesteigert. Bauchdecken- und Kremasterreflex ++. Intelligenz und Gedächtnis haben sehr nachgelassen. Merkfähigkeit stark eingeschränkt. Sprache sehr langsam und artikulatorisch gestört. Pat. ist sehr euphorisch und besitzt keinerlei Krankheitseinsicht. Findet sich im Lazarett nicht zurecht. Muß ständig unter Aufsicht bleiben. SR 23. 11. 1916 +, 21. 3. 1917 —.

Allgemeinbehandlung:

1. Kur vom	4. 12. 1916	bis	9. 1. 1917	7 Salv.-Inj.			
2. „ „	1. 3. 1917	„	16. 4. 1917	7	„		
3. „ „	2. 7. 1917	„	16. 8. 1917	8	„	daneben 4 Hg-Kuren	
4. „ „	13. 10. 1917	„	26. 11. 1917	8	„	mit Jodeinnahme	
5. „ „	17. 3. 1918	„	21. 5. 1918	10	„		
6. „ „	21. 10. 1918	„	20. 12. 1918	8	„		

Endolumbale Behandlung:

Dat.	Phase I	Pandy	Esb.	Lymph.	WR		end. Dos.	Liquor
1. 12. 1916	dtl. Ring	+++	4	57	0,2 +++		1,35 mg	105 ccm
20. 12. 1916	dtl. br. Ring	+++	2	7	0,2 ∓++		1,5 „	74 „
10. 1. 1917	„ „ „	+++	3 1/2	5	0,2 +++		1,8 „	85 „
2. 2. 1917	dtl. Ring	+++	2 1/2	6	0,2 ∓++		1,5 „	75 „
23. 2. 1917	„ „	+++	3	5	0,2 —++		1,5 „	96 „
11. 4. 1917	„ „	+++	2 1/3	3	0,2 ∓++		1,5 „	75 „
4. 5. 1917	„ „	+++	f.	3	0,5 inc., 1,0 +++		1,8 „	95 „
23. 5. 1917	„ „	+++	f.	21	0,5 ∓—		1,8 „	93 „
13. 6. 1917	„ „	++	3	16	0,5 ∓—+, 1,0+++	Kafka	1,8 „	105 „
27. 6. 1917	„ „	++	4	23	0,5 inc., 1,0 +++		1,8 „	95 „
13. 7. 1917	„ „	++	2 1/2	20	?		1,8 „	98 „
22. 8. 1917	„ „	++	1 2/3	7	1,0 inc. ++		1,8 „	90 „
12. 9. 1917	zart. Ring	+++	3 3/4	2	1,0 inc. ++		1,8 „	130 „
10. 10. 1917	dtl. Ring	+++	3 1/3	11	1,0 +++		1,8 „	80 „
7. 11. 1917	„ „	++	2 1/6	7	1,0 +++		1,8 „	71 „
7. 12. 1917	dtl. Ring	milchig	3 1/6	8	1,0 +—++		1,0 „	80 „
9. 1. 1918	opal	„	3 8/4	7	0,5 +—++		1,2 „	70 „
18. 2. 1918	zart. Ring	++	3 1/6	14	0,5 — incip.		1,2 „	65 „
15. 3. 1918	„ „	++	2 1/2	6	1,0 +++		1,5 „	65 „
10. 4. 1918	dtl. Ring	+++	2 2/3	14	1,0 +++		1,5 „	63 „
0. 5. 1918	„ „	+++	7	12	1,0 +++		1,5 „	75 „
7. 6. 1918	zart. Ring	+++	f.	6	1,0 ————		1,6 „	52 „
12. 7. 1918	dtl. Ring	++	2 1/5	4	?		1,5 „	82 „
9. 8. 1918	„ „	+	2	6	1,0 +++		1,5 „	83 „
13. 9. 1918	„ „	+++	3 1/2	7	0,25 ++		1,35 „	71 „
11. 10. 1918	opal	++	2 1/2	14	0,25 ++		1,5 „	80 „
13. 11. 1918	dtl. Ring	++	f.	2	0,25 ++	serol. Abt. der Marine	1,5 „	68 „
11. 12. 1918	„ „	++	3	8	0,25 ++		1,5 „	75 „
15. 1. 1919	„ „	++	1 3/4	12	0,25 +++		1,5 „	60 „
12. 2. 1919	„ „	+++	2	1	0,25 ++		1,5 „	64 „

Zunächst ist zu erwähnen, daß der Liquor-Wassermann als unsere wichtigste prognostische Handhabe sehr vielseitig kontrolliert wurde, weil sich aus den Ergebnissen der Bakt. Abt. des Sanitätsamts häufig Unstimmigkeiten mit dem Krankheitsbild ergaben. Auch in diesem Falle entspricht der von Kafka ausgeführte Liquor-Wassermann vollkommen dem Krankheitsverlauf, während dies bei den Liquor-Wassermann-Ergebnissen vom 13. 9. 1918 ab nicht mehr der Fall ist.

Außer erheblichen Kopfschmerzen und geringen Temperatursteigerungen verlief die endolumbale Behandlung in den ersten Behandlungsmonaten reaktionslos. Die klinische Besserung erfolgte ziemlich schnell. Nach der 6. endolumbalen Behandlung war Pat. gut geordnet und hatte keine wesentliche Intelligenzstörung mehr. Nur die Sprache blieb ziemlich lange häsitierend und auch bis zuletzt noch schwerfällig und langsam. Im Frühjahr 1918 war Patient bei einem Fortbau als Artillerie-Mechaniker tätig und füllte seine Stellung bis zum Sommer gut aus. Von Ende Juni ab stellten sich inessen nach den hohen Liquormengen, die zur endolumbalen Behandlung gebraucht wurden, Bewußtseinsstörungen und Krampfanfälle ca. eine Stunde nach der Infundierung ein. Pat. bekam auch außerhalb des Lazaretts Schwindelanfälle, wurde wieder zerstreut und merkte deutlich, daß seine Konzentrations- und Arbeitsfähigkeit nachließ. Er mußte sein Kommando wechseln und leichte Beschäftigung erhalten.

Vom 7. 11. 1917 ab hörten jedoch mit der Verwendung kleiner Liquormengen die Krampfanfälle wieder auf; die endolumbale Behandlung wurde wieder gut vertragen. Die Zerstreutheit bildete sich allmählich vollkommen zurück. Intelligenz- und Merkfähigkeitsstörungen waren 1918 nicht mehr nachweisbar. Die Sprache blieb etwas langsam, aber ohne artikulatorische Störung. Pat. war bis zur Revolution Lehrer auf der Werft und füllte diese Stellung zur Zufriedenheit aus.

Mit Auflösung des Lazaretts Ravensberg schied er im Februar 1919 aus der Behandlung aus. Bis zum Herbst blieb er nach Angabe der Angehörigen gut geordnet. Dann setzten Größenideen ein. Er machte unter anderen große Einkäufe und Schenkungen, so daß er im Dezember der Nervenklinik zugeführt werden mußte.

Dieselben Beobachtungen wie im vorstehenden Falle ergaben sich bei mehreren gleichgearteten Paralysefällen. Die anfänglich erzielte Besserung hielt nach Übergang zu höheren Liquormengen nicht stand. Dieser technische Mißgriff führte schlagartig nach jeder endolumbalen Behandlung zu Ohnmachts- und Schwindelanfällen und zur Zunahme des Ausfalles. Um diese Fehlerquelle der endolumbalen Behandlung der Paralyse auszuschalten, wurde zunächst die Liquorentnahme selbst auf die individuell zulässig erscheinende Liquormenge (70—85 ccm) beschränkt. Späterhin erwies es sich, wie bereits oben an einem Beispiel bei der Taboparalyse ausgeführt, als das zweckmäßigere $^1/_8$—$^1/_2$ der abgeflossenen Liquormenge beim Rücklauf des salvarsanisierten Liquors fortzugießen.

Von dieser dritten Gruppe der Paralysefälle mit größerer Krankheitsoberfläche ist keiner zum dauernden Stillstand des Prozesses gelangt. Ein Teil der Fälle verdankte die schnell zunehmende Verschlechterung der oben angeführten fehlerhaften Technik und wurde wegen offenbarer Aussichtslosigkeit von der Weiterbehandlung abgesetzt. Die übrigen Fälle waren nach Abbruch der Behandlung infolge Auflösung des Lazaretts und Entlassung noch $^1/_2$ bis $^3/_4$ Jahr in guter Remission, um dann mit sehr massivem und stark fortschrittlichen Krankheitsbild rückfällig zu werden. Ob sich diese Fälle bei sachgemäßer Fortführung der Behandlung in einem guten Funktionszustande noch lange hätten stationär halten lassen, konnte ich nach Abgabe der Krankenabteilung nicht mehr zur Entscheidung bringen, halte es aber für sehr wahrscheinlich. Nur so viel läßt sich aus den gewonnenen Beobachtungen mit Sicherheit entnehmen, daß die überwiegende Mehrzahl der dieser Krankheitsgruppe zugehörigen Fälle unter sachgemäßer Behandlung eine weitgehende Remission erreicht und mehrere Jahre darin erhalten werden kann.

Auch bei diesen Fällen ist natürlich die Prognose seit der Einführung der Doppelpunktionsbehandlung wesentlich günstiger geworden, insofern ausgiebigere und nachhaltigere Remissionen zu erwarten sind. Zu beachten ist nur, daß die endolumbale Dosierung unter allmählicher Steigerung innerhalb der erträglichen Reaktionsbreite gehalten werden soll. Im übrigen wird die Zweckmäßigkeit der Behandlung im Einzelfalle von den oben erörterten Gesichtspunkten (Liquorbefund und Ergebnis des therapeutischen Versuchs) abhängig zu machen sein.

Zusammenfassung. Zusammenfassend ist über die kombinierte (intravenöse und endolumbale) Salvarsanbehandlung der Paralyse festzustellen, daß sich in den Anfangsstadien meistens eine sehr weitgehende Remission in relativ kurzer Zeit herstellen und auch für mehrere Jahre erhalten läßt. Eine gewisse Auswahl der Fälle nach Akuität und Umfang des Prozesses ist erforderlich. In zweifelhaften Fällen soll die Entscheidung dem therapeutischen Versuch überlassen bleiben.

Nächst den klinischen Gesichtspunkten — Umfang der Demenz, Krampfanfälle, motorische Störungen — bietet auch der Liquorbefund eine wertvolle prognostische Handhabe. Hohe Zellbefunde und nicht zu starke oder bald erweichende Wassermann-Werte bieten besonders günstige Aussichten. Die Behandlungsdauer ist in keinem Falle abzusehen. Solange der Liquor erhebliche Werte aufweist, muß die endolumbale Behandlung alle 2—3 Wochen stattfinden, bei Grenzwerten alle 4 Wochen und nach Eintritt normalen Liquors alle Vierteljahre. Wie bei allen anderen zerebralen Prozessen, so soll auch bei der Paralyse ausschließlich nur die neue Doppelpunktionsbehandlung zur Anwendung gelangen, weil sie uns unter Vermeidung jeglicher spinalen Irritationen eine hohe und besonders wirksame endolumbale Dosierung ermöglicht. Mit der neuen Methodik, die sich bisher, sowohl hinsichtlich der klinischen Erfolge, wie auch hinsichtlich der Abkürzung der Behandlungsdauer außerordentlich bewährt hat, ist die endolumbale Salvarsanbehandlung auf ihrem Höhepunkt angelangt.

Die Einführung der Fieberbehandlung in den chemotherapeutischen Kurplan geschieht am zweckmäßigsten nach den oben erörterten Gesichtspunkten. Von ihrer Anwendung ist voraussichtlich bei den dafür geeigneten Fällen noch eine Besserung der Dauererfolge und vielleicht auch eine Steigerung der Behandlungsfähigkeit und der Behandlungsergebnisse bei den expansiven Formen zu erwarten.

Die intravenöse Salvarsanbehandlung ist stets nach den oben erwähnten Grundsätzen zu ordnen. Es ist vielleicht hier nur noch zu erwähnen, daß auch während der Salvarsan-Intervallkur nach Möglichkeit 2 Tage nach jeder endolumbalen Behandlung eine intravenöse Salvarsaninjektion von mittlerer Dosierung gegeben werden soll.

Im ganzen dürften die Ergebnisse der endolumbalen Behandlung bei inzipienten Paralysefällen als befriedigend anzusehen sein. Wenn auch die Behandlungsdauer an Arzt wie Patienten recht erhebliche Anforderungen stellt, so leistet die neue Methodik doch das, was nach Art der zugrunde liegenden pathologisch-anatomischen Veränderungen von ihr erwartet werden kann. Falls der Krankheitsprozeß keine zu erhebliche Oberfläche aufweist, vermag die endolumbale Salvarsanbehandlung im Anfangsstadium der Paralyse doch recht häufig für eine Reihe von Jahren Remissionen zu erzeugen, die einer geistigen Gesundheit mehr oder minder ähnlich sind.

Die Hauptaufgabe der endolumbalen Behandlung ist indessen nicht in ihrer Anwendung bei den metaluetischen Krankheitsprozessen zu erblicken, wo sie in der Mehrzahl der Fälle keine Aussichten auf einen Radikalerfolg besitzt, sondern in der Bekämpfung aller Frühstadien der meningealen Entzündung.

Wie oben ausführlich gezeigt worden ist, bildete die endolumbale Salvarsanbehandlung bisher die einzige Methode, welche sowohl im Latenzstadium des meningealen Entzündungsvorganges, wie bei allen syphilitischen und bei den der Metalues vorausgehenden meningealen Prozessen noch eine völlige Assanierung der Meningen ermöglicht. Je frühzeitiger sie im Latenzstadium zur Anwendung gelang, um so schneller führt sie zum Ziel. Über die Wirksamkeit der Fieberbehandlung in der Liquorassanierung der Latenzstadien liegen zwar zur Zeit noch keine Erfahrungen vor; nach den Behandlungsergebnissen dieser Methode bei der Spätsyphilis dürfte es sich aber doch empfehlen, sie zur schnelleren Beseitigung der schwereren Liquorveränderungen der älteren Latenzstadien neben der endolumbalen Behandlung mit heranzuziehen.

Abweichungen von der angegebenen endolumbalen Technik sind zu vermeiden, weil sonst der Behandlungserfolg ausbleibt, und ferner recht störende Irritationen eintreten können.

Wie notwendig es ist, sich in jedem einzelnen Syphilisfalle selbst bei seronegativer Latenz vom Zustande der Meningen durch eine rechtzeitige Liquorkontrolle zu überzeugen, bedarf nach den Ausführungen über den Entwicklungsgang der meningealen Syphilis keiner erneuten Hervorhebung.

Literatur.

Die angeführte Literatur findet sich in nachstehenden Werken:

Hirschl und Marburg, Syphilis des Nervensystems einschließlich Tabes und Paralyse. Im Handbuch der Geschlechtskrankheiten von Finger und Jadassohn. Verlag Hölder, Wien und Leipzig 1916.

Krause, Beiträge zur pathologischen Anatomie der Hirnsyphilis. Verlag Gustav Fischer, Jena 1915.

Alzheimer und Nißl, Histologische Studien zur Differentialdiagnose der progressiven Paralyse. Histol. und histopathol. Arbeiten über die Großhirnrinde, herausgegeben von Nißl 1904.

Nonne, Syphilis und Nervensystem. Verlag S. Karger, Berlin 1915.

Oppenheim, Lehrbuch der Nervenkrankheiten. Berlin 1908.